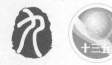

国家卫生健康委员会"十三五"规划教材

全国高等学校教材

供基础、临床、预防、口腔医学类专业用

核医学

Nuclear Medicine

第9版

主　审　李少林

主　编　王荣福　安　锐

副主编　李亚明　李　林　田　梅　石洪成

人民卫生出版社

PEOPLE'S MEDICAL PUBLISHING HOUSE

图书在版编目（CIP）数据

核医学/王荣福,安锐主编. —9 版. —北京:人民卫生出版社,2018

全国高等学校五年制本科临床医学专业第九轮规划教材

ISBN 978-7-117-26671-0

Ⅰ.①核… Ⅱ.①王…②安… Ⅲ.①核医学-高等学校-教材 Ⅳ.①R81

中国版本图书馆 CIP 数据核字(2018)第 167276 号

| 人卫智网 | www.ipmph.com | 医学教育、学术、考试、健康,购书智慧智能综合服务平台 |
| 人卫官网 | www.pmph.com | 人卫官方资讯发布平台 |

核 医 学

第 9 版

主　　编:王荣福　安　锐

出版发行:人民卫生出版社(中继线 010-59780011)

地　　址:北京市朝阳区潘家园南里 19 号

邮　　编:100021

E - mail:pmph @ pmph.com

购书热线:010-59787592　010-59787584　010-65264830

印　　刷:三河市宏达印刷有限公司(胜利)

经　　销:新华书店

开　　本:850×1168　1/16　印张:20　插页:16

字　　数:592 千字

版　　次:1979 年 5 月第 1 版　2018 年 8 月第 9 版
　　　　　2018 年 11 月第 9 版第 2 次印刷(总第 48 次印刷)

标准书号:ISBN 978-7-117-26671-0

定　　价:72.00 元

打击盗版举报电话:010-59787491　E-mail:WQ @ pmph.com

(凡属印装质量问题请与本社市场营销中心联系退换)

编　委

以姓氏笔画为序

马庆杰（吉林大学中日联谊医院）

王荣福（北京大学第一医院）

王振光（青岛大学附属医院）

石洪成（复旦大学附属中山医院）

田　梅（浙江大学医学院附属第二医院）

兰晓莉（华中科技大学同济医学院附属协和医院）

刘亚强（清华大学）

刘建军（上海交通大学医学院附属仁济医院）

安　锐（华中科技大学同济医学院附属协和医院）

李　林（四川大学华西医院）

李　娟（宁夏医科大学总医院）

李小东（北京大学国际医院）

李亚明（中国医科大学附属第一医院）

李思进（山西医科大学第一医院）

吴　华（厦门大学附属第一医院）

汪　静（空军军医大学第一附属医院）

张建华（北京大学第一医院）

张祥松（中山大学附属第一医院）

陈　跃（西南医科大学附属医院）

林岩松（北京协和医学院）

周海中（扬州大学附属苏北人民医院）

庞　华（重庆医科大学附属第一医院）

赵长久（哈尔滨医科大学附属第四医院）

秦永德（新疆医科大学第一附属医院）

韩星敏（郑州大学第一附属医院）

缪蔚冰（福建医科大学附属第一医院）

秘　书

闫　平（北京大学第一医院）

覃春霞（华中科技大学同济医学院附属协和医院）

3

融合教材阅读使用说明

融合教材介绍：本套教材以融合教材形式出版，即融合纸书内容与数字服务的教材，每本教材均配有特色的数字内容，读者阅读纸书的同时可以通过扫描书中二维码阅读线上数字内容。

《核医学》（第9版）融合教材配有以下数字资源：

　教学课件　　案例　　视频　　图片　　自测试卷　　英文名词读音

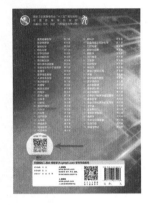

❶ 扫描教材封底圆形图标中的二维码，打开激活平台。

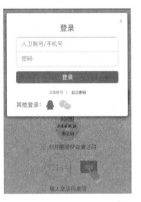

❷ 注册或使用已有人卫账号登录，输入刮开的激活码。

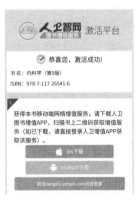

❸ 下载"人卫图书增值"APP，也可登录 zengzhi.ipmph.com 浏览。

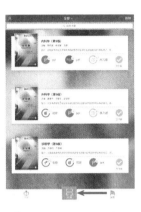

❹ 使用APP"扫码"功能，扫描教材中二维码可快速查看数字内容。

配套教材(共计56种)

全套教材书目

全套教材书目

《核医学》(第9版)配套教材
《核医学学习指导与习题集》（第3版）　主编：安锐、王荣福
《核医学实习指导》（第3版）　主编：王荣福、安锐

读者信息反馈方式

欢迎登录"人卫e教"平台官网"medu.ipmph.com"，在首页注册登录后，即可通过输入书名、书号或主编姓名等关键字，查询我社已出版教材，并可对该教材进行读者反馈、图书纠错、撰写书评以及分享资源等。

党的十九大报告明确提出,实施健康中国战略。 没有合格医疗人才,就没有全民健康。 推进健康中国建设要把培养好医药卫生人才作为重要基础工程。 我们必须以习近平新时代中国特色社会主义思想为指引,按照十九大报告要求,把教育事业放在优先发展的位置,加快实现教育现代化,办好人民满意的医学教育,培养大批优秀的医药卫生人才。

着眼于面向 2030 年医学教育改革与健康中国建设,2017 年 7 月,教育部、国家卫生和计划生育委员会、国家中医药管理局联合召开了全国医学教育改革发展工作会议。 之后,国务院办公厅颁布了《国务院办公厅关于深化医教协同进一步推进医学教育改革与发展的意见》(国办发〔2017〕63 号)。 这次改革聚焦健康中国战略,突出问题导向,系统谋划发展,医教协同推进,以"服务需求、提高质量"为核心,确定了"两更加、一基本"的改革目标,即:到 2030 年,具有中国特色的标准化、规范化医学人才培养体系更加健全,医学教育改革与发展的政策环境更加完善,医学人才队伍基本满足健康中国建设需要,绘就了今后一个时期医学教育改革发展的宏伟蓝图,作出了具有全局性、战略性、引领性的重大改革部署。

教材是学校教育教学的基本依据,是解决培养什么样的人、如何培养人以及为谁培养人这一根本问题的重要载体,直接关系到党的教育方针的有效落实和教育目标的全面实现。 要培养高素质的优秀医药卫生人才,必须出版高质量、高水平的优秀精品教材。 一直以来,教育部高度重视医学教材编制工作,要求以教材建设为抓手,大力推动医学课程和教学方法改革。

改革开放四十年来,具有中国特色的全国高等学校五年制本科临床医学专业规划教材经历了九轮传承、创新和发展。 在教育部、国家卫生和计划生育委员会的共同推动下,以裘法祖、吴阶平、吴孟超、陈灏珠等院士为代表的我国几代著名院士、专家、医学家、教育家,以高度的责任感和敬业精神参与了本套教材的创建和每一轮教材的修订工作。 教材从无到有、从少到多、从多到精,不断丰富、完善与创新,逐步形成了课程门类齐全、学科系统优化、内容衔接合理、结构体系科学的立体化优秀精品教材格局,创建了中国特色医学教育教材建设模式,推动了我国高等医学本科教育的改革和发展,走出了一条适合中国医学教育和卫生健康事业发展实际的中国特色医药学教材建设发展道路。

在深化医教协同、进一步推进医学教育改革与发展的时代要求与背景下,我们启动了第九轮全国高等学校五年制本科临床医学专业规划教材的修订工作。 教材修订过程中,坚持以习近平新时代中国特色社会主义思想为指引,贯彻党的十九大精神,落实"优先发展教育事业""实施健康中国战略"及"落实立德树人根本任务,发展素质教育"的战略部署要求,更加突出医德教育与人文素质教育,将医德教育贯穿于医学教育全过程,同时强调"多临床、早临床、反复临床"的理念,强化临床实践教学,着力培养医德高尚、医术精湛的临床医生。

我们高兴地看到,这套教材在编写宗旨上,不忘医学教育人才培养的初心,坚持质量第一、立德树人;在编写内容上,牢牢把握医学教育改革发展新形势和新要求,坚持与时俱进、力求创新;在编写形式上,聚力"互联网+"医学教育的数字化创新发展,充分运用 AR、VR、人工智能等新技术,在传统纸质教材的基础上融合实操性更强的数字内容,推动传统课堂教学迈向数字教学与移动学习的新时代。 为进一步加强医学生临床实践能力培养,整套教材还配有相应的实践指导教材,内容丰富,图文并茂,具有较强的科学性和实践指导价值。

我们希望,这套教材的修订出版,能够进一步启发和指导高校不断深化医学教育改革,推进医教协同,为培养高质量医学人才、服务人民群众健康乃至推动健康中国建设作出积极贡献。

2018 年 2 月

全国高等学校五年制本科临床医学专业
第九轮 规划教材修订说明

全国高等学校五年制本科临床医学专业国家卫生健康委员会规划教材自1978年第一轮出版至今已有40年的历史。几十年来，在教育部、国家卫生健康委员会的领导和支持下，以裘法祖、吴阶平、吴孟超、陈灏珠等院士为代表的我国几代德高望重、有丰富的临床和教学经验、有高度责任感和敬业精神的国内外著名院士、专家、医学家、教育家参与了本套教材的创建和每一轮教材的修订工作，使我国的五年制本科临床医学教材从无到有，从少到多，从多到精，不断丰富、完善与创新，形成了课程门类齐全、学科系统优化、内容衔接合理、结构体系科学的由规划教材、配套教材、网络增值服务、数字出版等组成的立体化教材格局。这套教材为我国千百万医学生的培养和成才提供了根本保障，为我国培养了一代又一代高水平、高素质的合格医学人才，为推动我国医疗卫生事业的改革和发展做出了历史性巨大贡献，并通过教材的创新建设和高质量发展，推动了我国高等医学本科教育的改革和发展，促进了我国医药学相关学科或领域的教材建设和教育发展，走出了一条适合中国医药学教育和卫生事业发展实际的具有中国特色医药学教材建设和发展的道路，创建了中国特色医药学教育教材建设模式。老一辈医学教育家和科学家们亲切地称这套教材是中国医学教育的"干细胞"教材。

本套第九轮教材修订启动之时，正是我国进一步深化医教协同之际，更是我国医疗卫生体制改革和医学教育改革全方位深入推进之时。在全国医学教育改革发展工作会议上，李克强总理亲自批示"人才是卫生与健康事业的第一资源，医教协同推进医学教育改革发展，对于加强医学人才队伍建设、更好保障人民群众健康具有重要意义"，并着重强调，要办好人民满意的医学教育，加大改革创新力度，奋力推动建设健康中国。

教材建设是事关未来的战略工程、基础工程，教材体现国家意志。人民卫生出版社紧紧抓住医学教育综合改革的历史发展机遇期，以全国高等学校五年制本科临床医学专业第九轮规划教材全面启动为契机，以规划教材创新建设，全面推进国家级规划教材建设工作，服务于医改和教改。第九轮教材的修订原则，是积极贯彻落实国务院办公厅关于深化医教协同、进一步推进医学教育改革与发展的意见，努力优化人才培养结构，坚持以需求为导向，构建发展以"5+3"模式为主体的临床医学人才培养体系；强化临床实践教学，切实落实好"早临床、多临床、反复临床"的要求，提高医学生的临床实践能力。

在全国医学教育综合改革精神鼓舞下和老一辈医学家奉献精神的感召下，全国一大批临床教学、科研、医疗第一线的中青年专家、学者、教授继承和发扬了老一辈的优秀传统，以严谨治学的科学态度和无私奉献的敬业精神，积极参与第九轮教材的修订和建设工作，紧密结合五年制临床医学专业培养目标、高等医学教育教学改革的需要和医药卫生行业人才的需求，借鉴国内外医学教育教学的经验和成果，不断创新编写思路和编写模式，不断完善表达形式和内容，不断提升编写水平和质量，已逐渐将每一部教材打造成了学科精品教材，使第九轮全套教材更加成熟、完善和科学，从而构建了适合以"5+3"为主体的医学教育综合改革需要、满足卓越临床医师培养需求的教材体系和优化、系统、科学、经典的五年制本科临床医学专业课程体系。

其修订和编写特点如下：

1．教材编写修订工作是在国家卫生健康委员会、教育部的领导和支持下，由全国高等医药教材建设研究学组规划，临床医学专业教材评审委员会审定，院士专家把关，全国各医学院校知名专家教授编写，人民卫生出版社高质量出版。

2．教材编写修订工作是根据教育部培养目标、国家卫生健康委员会行业要求、社会用人需求，在全国进行科学调研的基础上，借鉴国内外医学人才培养模式和教材建设经验，充分研究论证本专业人才素质要求、学科体系构成、课程体系设计和教材体系规划后，科学进行的。

3．在教材修订工作中，进一步贯彻党的十九大精神，将"落实立德树人根本任务，发展素质教育"的战略部署要求，贯穿教材编写全过程。全套教材在专业内容中渗透医学人文的温度与情怀，通过案例与病例融合基础与临床相关知识，通过总结和汲取前八轮教材的编写经验与成果，充分体现教材的科学性、权威性、代表性和适用性。

4．教材编写修订工作着力进行课程体系的优化改革和教材体系的建设创新——科学整合课程、淡化学科意识、实现整体优化、注重系统科学、保证点面结合。继续坚持"三基、五性、三特定"的教材编写原则，以确保教材质量。

5．为配合教学改革的需要，减轻学生负担，精炼文字压缩字数，注重提高内容质量。根据学科需要，继续沿用大16开国际开本、双色或彩色印刷，充分拓展侧边留白的笔记和展示功能，提升学生阅读的体验性与学习的便利性。

6．为满足教学资源的多样化，实现教材系列化、立体化建设，进一步丰富了理论教材中的数字资源内容与类型，创新在教材移动端融入 AR、VR、人工智能等新技术，为课堂学习带来身临其境的感受；每种教材均配有2套模拟试卷，线上实时答题与判卷，帮助学生复习和巩固重点知识。同时，根据实际需求进一步优化了实验指导与习题集类配套教材的品种，方便老师教学和学生自主学习。

第九轮教材共有53种，均为**国家卫生健康委员会"十三五"规划教材**。全套教材将于2018年6月出版发行，数字内容也将同步上线。教育部副部长林蕙青同志亲自为本套教材撰写序言，并对通过修订教材启发和指导高校不断深化医学教育改革、进一步推进医教协同，为培养高质量医学人才、服务人民群众健康乃至推动健康中国建设寄予厚望。希望全国广大院校在使用过程中能够多提供宝贵意见，反馈使用信息，以逐步修改和完善教材内容，提高教材质量，为第十轮教材的修订工作建言献策。

全国高等学校五年制本科临床医学专业第九轮规划教材
教材目录

序号	书名	版次	主编			副主编			
1.	医用高等数学	第7版	秦 侠	吕 丹		李 林	王桂杰	刘春扬	
2.	医学物理学	第9版	王 磊	冀 敏		李晓春	吴 杰		
3.	基础化学	第9版	李雪华	陈朝军		尚京川	刘 君	籍雪平	
4.	有机化学	第9版	陆 阳			罗美明	李桂来	李发胜	
5.	医学生物学	第9版	傅松滨			杨保胜	邱广蓉		
6.	系统解剖学	第9版	丁文龙	刘学政		孙晋浩	李洪鹏	欧阳宏伟	阿地力江·伊明
7.	局部解剖学	第9版	崔慧先	李瑞锡		张绍祥	钱亦华	张雅芳	张卫光
8.	组织学与胚胎学	第9版	李继承	曾园山		周 莉	周国民	邵淑娟	
9.	生物化学与分子生物学	第9版	周春燕	药立波		方定志	汤其群	高国全	吕社民
10.	生理学	第9版	王庭槐			罗自强	沈霖霖	管又飞	武宇明
11.	医学微生物学	第9版	李 凡	徐志凯		黄 敏	郭晓奎	彭宜红	
12.	人体寄生虫学	第9版	诸欣平	苏 川		吴忠道	李朝品	刘文琪	程彦斌
13.	医学免疫学	第7版	曹雪涛			姚 智	熊思东	司传平	于益芝
14.	病理学	第9版	步 宏	李一雷		来茂德	王娅兰	王国平	陶仪声
15.	病理生理学	第9版	王建枝	钱睿哲		吴立玲	孙连坤	李文斌	姜志胜
16.	药理学	第9版	杨宝峰	陈建国		臧伟进	魏敏杰		
17.	医学心理学	第7版	姚树桥	杨艳杰		潘 芳	汤艳清	张 宁	
18.	法医学	第7版	王保捷	侯一平		丛 斌	沈忆文	陈 腾	
19.	诊断学	第9版	万学红	卢雪峰		刘成玉	胡申江	杨 炯	周汉建
20.	医学影像学	第8版	徐 克	龚启勇	韩 萍	于春水	王 滨	文 戈	高剑波 王绍武
21.	内科学	第9版	葛均波	徐永健	王 辰	唐承薇	周 晋	肖海鹏	王建安 曾小峰
22.	外科学	第9版	陈孝平	汪建平	赵继宗	秦新裕	刘玉村	张英泽	孙颖浩 李宗芳
23.	妇产科学	第9版	谢 幸	孔北华	段 涛	林仲秋	狄 文	马 丁	曹云霞 漆洪波
24.	儿科学	第9版	王卫平	孙 锟	常立文	申昆玲	李 秋	杜立中	母得志
25.	神经病学	第8版	贾建平	陈生弟		崔丽英	王 伟	谢 鹏	罗本燕 楚 兰
26.	精神病学	第8版	郝 伟	陆 林		李 涛	刘金同	赵旭东	王高华
27.	传染病学	第9版	李兰娟	任 红		高志良	宁 琴	李用国	

序号	书名	版次	主编		副主编					
28.	眼科学	第9版	杨培增	范先群	孙兴怀	刘奕志	赵桂秋	原慧萍		
29.	耳鼻咽喉头颈外科学	第9版	孙虹	张罗	迟放鲁	刘争	刘世喜	文卫平		
30.	口腔科学	第9版	张志愿		周学东	郭传瑸	程斌			
31.	皮肤性病学	第9版	张学军	郑捷	陆洪光	高兴华	何黎	崔勇		
32.	核医学	第9版	王荣福	安锐	李亚明	李林	田梅	石洪成		
33.	流行病学	第9版	沈洪兵	齐秀英	叶冬青	许能锋	赵亚双			
34.	卫生学	第9版	朱启星		牛侨	吴小南	张正东	姚应水		
35.	预防医学	第7版	傅华		段广才	黄国伟	王培玉	洪峰		
36.	中医学	第9版	陈金水		范恒	徐巍	金红	李锋		
37.	医学计算机应用	第6版	袁同山	阳小华	卜宪庚	张筠莉	时松和	娄岩		
38.	体育	第6版	裴海泓		程鹏	孙晓				
39.	医学细胞生物学	第6版	陈誉华	陈志南	刘佳	范礼斌	朱海英			
40.	医学遗传学	第7版	左伋		顾鸣敏	张咸宁	韩骅			
41.	临床药理学	第6版	李俊		刘克辛	袁洪	杜智敏	闫素英		
42.	医学统计学	第7版	李康	贺佳	杨土保	马骏	王彤			
43.	医学伦理学	第5版	王明旭	赵明杰	边林	曹永福				
44.	临床流行病学与循证医学	第5版	刘续宝	孙业桓	时景璞	王小钦	徐佩茹			
45.	康复医学	第6版	黄晓琳	燕铁斌	王宁华	岳寿伟	吴毅	敖丽娟		
46.	医学文献检索与论文写作	第5版	郭继军		马路	张帆	胡德华	韩玲革		
47.	卫生法	第5版	汪建荣		田侃	王安富				
48.	医学导论	第5版	马建辉	闻德亮	曹德品	董健	郭永松			
49.	全科医学概论	第5版	于晓松	路孝琴	胡传来	江孙芳	王永晨	王敏		
50.	麻醉学	第4版	李文志	姚尚龙	郭曲练	邓小明	喻田			
51.	急诊与灾难医学	第3版	沈洪	刘中民	周荣斌	于凯江	何庆			
52.	医患沟通	第2版	王锦帆	尹梅	唐宏宇	陈卫昌	康德智	张瑞宏		
53.	肿瘤学概论	第2版	赫捷		张清媛	李薇	周云峰	王伟林	刘云鹏	赵新汉

第七届全国高等学校五年制本科临床医学专业教材评审委员会名单

顾 问

吴孟超　王德炳　刘德培　刘允怡

主任委员

陈灏珠　钟南山　杨宝峰

副主任委员（以姓氏笔画为序）

王　辰　王卫平　丛　斌　冯友梅　孙颖浩　李兰娟
步　宏　汪建平　张志愿　陈孝平　陈志南　陈国强
郑树森　郎景和　赵玉沛　赵继宗　柯　杨　桂永浩
曹雪涛　葛均波　赫　捷

委 员（以姓氏笔画为序）

马存根　王　滨　王省良　文历阳　孔北华　邓小明
白　波　吕　帆　吕兆丰　刘吉成　刘学政　李　凡
李玉林　吴在德　吴肇汉　何延政　余艳红　沈洪兵
陆再英　赵　杰　赵劲民　胡翊群　南登崑　药立波
柏树令　闻德亮　姜志胜　姚　智　曹云霞　崔慧先
曾因明　雷　寒　颜　虹

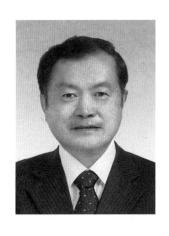

李少林

男，1945 年 3 月出生于四川省成都市。博士生导师，享受国务院政府特殊津贴，国家二级教授，全国优秀教师，重庆市政协常委，重庆市学术技术带头人，重庆市学位委员会委员，重庆市政府安全生产专家，四川省核学会常务理事。

从事核医学教学、临床及科研工作 30 余年。20 世纪 80～90 年代先后赴日本 Karazawa University、Kyoto University 及 East Hospital of National Cancer Center 等留学和高访。曾任重庆市人大代表。从 20 世纪末起至今一直被聘为临床医学系全国统编教材《核医学》主编，还著有专著《放射防护学》《放射肿瘤学》《实用临床肿瘤学》《肿瘤学》及《乳腺癌的生物学特性和临床对策》等。

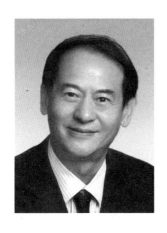

王荣福

男，1955 年 9 月出生于福建省浦城县。 医学和药学博士，二级教授、主任医师，博士生导师，教育部"核技术应用"重点学科学术带头人。 现任北京大学医学部核医学系主任、北京大学第一医院和国际医院核医学科主任、北京大学第一临床学院—美国霍普金斯大学医学院分子影像中心主任，第十一届国家药典委员会委员，国家科学技术奖励、中华医学科技奖和国家自然科学基金评审专家。 兼任全国高建委名医名院发展促进专业委员会核医学专业主任委员、中国核学会核医学分会和中国核医学装备与技术专业委员会副主任委员、北京核学会副理事长和核医学与分子影像学专业委员会主任委员及其他多个学术团体常委和国内外多种学术期刊编委与审稿专家。

从事教学工作 36 年。 承担临床医学本科、长学制、研究生、住院医师和进修医师等教学，培养了一大批专业学术骨干和优秀人才。 承担多项国家级、部委级课题项目，主编教材 12 部和专著 3 部。 在国内外学术期刊发表论文 500 余篇，获得 3 项中国发明专利和美国核医学荣誉奖、教育部高等学校自然科学二等奖、北京科学技术进步二等奖、美国核医学最佳基础科学研究优秀论文奖、北京大学教学成果一等奖、北京大学"核医学"精品课程、北京市高等教育精品教材、北京大学优秀教学奖和北京大学医学部优秀人才计划奖励。

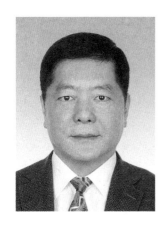

安 锐

男，1959 年 7 月出生于黑龙江省哈尔滨市。 医学博士，二级教授、主任医师，博士生导师，享受国务院政府特殊津贴专家。 现任华中科技大学同济医学院副院长、附属协和医院副院长、分子影像湖北省重点实验室副主任。兼任中国医师协会核医学分会候任会长，中国医学影像技术研究会副会长，中华医学会核医学分会第八届至第十届委员会副主任委员等。 担任《中华核医学与分子影像杂志》《中国临床医学影像杂志》《影像诊断与介入治疗》《华中科技大学学报（医学版）》、*American Journal of Nuclear Medicine and Molecular Imaging（USA）*、*International Journal of Nuclear Medicine Research（USA）* 等杂志的编委。

从事核医学临床、教学、科研、管理及培干等工作 35 年，先后在国内外专业学术期刊上发表学术论文 80 余篇，参加 20 余部教材和大型专业参考书的编写工作，其中包括担任全国高等学校八年制教材《核医学》第 3 版主编，参编七年制、研究生及本科生规划教材。 承担国家自然科学基金课题 4项、省部级科研课题 5 项。 先后获得湖北省科技进步一等奖 1 项、三等奖 2项，教育部科技进步二等奖 1 项，中华医学科技奖二等奖 1 项。

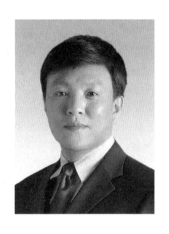

李亚明

男，1960年10月出生于辽宁省。教授，博士生导师。现任中国医科大学附属第一医院核医学科主任、东亚核医学联合会会长、中华医学会核医学分会第十一届委员会前任主任委员、中国核学会核医学分会候任理事长、中国医师协会核医学医师分会副会长、中国核医学产业技术创新联盟理事会理事长及《中华核医学与分子影像杂志》副总主编。

从事核医学教学工作30多年，获评辽宁省普通高等学校本科教学名师等荣誉称号。主编教育部普通高等教育"十一五""十二五"国家级规划教材多部，主编全国住院医师规范化培训教材《核医学》。

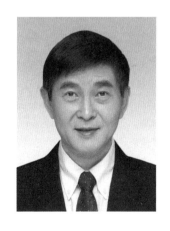

李　林

男，1961年5月出生于四川省成都市。现任四川大学华西医院核医学科主任，四川省学术技术带头人，四川省卫生厅学术技术带头人，中华医学会核医学分会副主任委员，中国医师协会核医学医师分会副会长，中国核学会核医学分会副理事长，四川省医学会核医学专业委员会主任委员。

1983年毕业后，分配到四川医学院附属医院工作，从事教学工作30余年。先后承担国家和部、省级科研项目22项（目前在研课题包括国家自然科学基金、教育部博士点基金、科技部重大专项等6项），在国家级刊物发表论文80余篇（其中SCI 31篇），获发明专利3项、四川省科技进步三等奖1项。

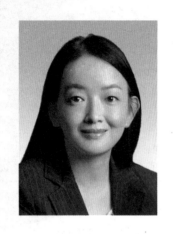

田 梅

　　女，1972年7月出生于山西省太原市。　现任浙江省科协副主席、浙江大学医学中心副主任、浙江大学医学院杭州滨江医院副院长、浙江省医学分子影像重点实验室主任，国家"千人计划"专家联谊会副会长；教育部"长江学者"特聘教授、国家杰出青年科学基金获得者、科技部"重点领域创新团队"负责人。　美国、欧洲、英国、日本等国核医学会、世界分子影像学会会刊编委、副主编。

　　从事核医学工作20年。　在影像介导重大疾病精准诊治、细胞示踪、脑机融合方面取得系列创新成果。　获得中国青年五四奖章、中国青年科技奖、中国青年女科学家奖、树兰医学青年奖。

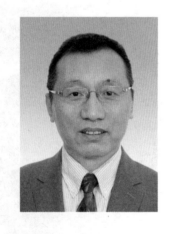

石洪成

　　男，1964年5月出生于辽宁省抚顺市。　现任复旦大学附属中山医院核医学科主任，复旦大学核医学研究所所长。　美国核医学研究院荣誉Fellow（FACNM），博士，教授，主任医师，博士生导师。　兼任中华医学会核医学分会副主任委员，中国医师协会核医学医师分会常委等职。

　　从事教学工作20余年。　以第一（通讯）作者发表论文130（其中SCI收录70）余篇。　主编《心脏核医学》及《SPECT/诊断CT操作规范与临床应用》，担任住院医师规范化培养教材《核医学》副主编。　主译《人类行为的脑影像学SPECT图谱》。　参编教材和专著30余部。　承担国家自然科学基金、科技部国家重点研发项目等课题多项。

全国高等学校五年制本科临床医学专业规划教材从20世纪70年代第一轮出版至今，经过九轮修订，已发展成为我国整体质量最高、影响最广、培养人才最多的临床医学专业"干细胞"教材，为推动我国医药卫生事业改革和发展作出了巨大贡献。

为全面贯彻落实"全国医学教育改革发展工作会议"及《关于深化医教协同进一步推进医学教育改革与发展的意见》（国办发〔2017〕63号）的精神，人民卫生出版社精心策划和组织全面启动全国高等学校五年制本科临床医学专业第九轮规划教材修订工作，遴选长年从事核医学医教科一线骨干教师联合编写，本教材充分体现了权威性、实用性和科学性。

本版教材编写的主要指导思想是紧跟时代步伐，反映现代医学的发展和教学改革成果，按照以"5+3"（5年本科教育、3年临床规培实践）为主体、以"3+2"为补充的我国临床医学人才培养模式，深化医教协同和以岗位胜任力为导向的临床医学五年制本科人才培养改革。贯彻和强化医学生的人文、医德素养和临床实践能力的培养，培养医学生关爱患者、尊重生命的职业操守和运用核医学知识解决临床实际问题的能力。

在本次教材修订中，本着传承、融合、人文、创新的理念，在坚持"三基"（基础理论、基本知识、基本技能）、"五性"（思想性、科学性、先进性、启发性、适用性）和"三特定"（特定对象、特定目标、特定限制）基础上，充分体现现代医学多学科联合诊疗、新思维、新技术方法的飞跃发展，体现大数据和人工智能在医学中的应用，体现核医学分子影像技术和靶向诊疗的特点以及在转化医学和精准医疗中的作用。教材在编写内容和风格上有较大变化，力争传承、创新和打造精品教材，力求全面精炼、概念准确、层次清晰、重点突出、注重实用；增加近年来已经在临床上应用的仪器设备、计算机软件、药物及其制备、临床转化以及相关分子核医学技术，淘汰目前临床上已经基本不用或陈旧的诊治方法，突出核素示踪技术在疾病靶向诊治的临床应用价值及其各学科之间的交叉融合的综合运用，强化创新与实践能力的培养，灵活运用核医学知识解决临床实际问题能力的培养。为了更好地应用网络与多媒体教育手段，本教材还同时出版了以纸质教材为载体的数字资源的融合教材，数字内容作为纸书的一部分，用模块方式以章节为单位呈现，包括课程PPT、案例、图片、试卷、视频和英文音频等，通过书内二维码融入数字内容，阅读纸书时即可学习数字资源，实现纸数内容融合一体化服务。因此本版教材能较全面地反映当前核医学的基本状况、先进的教学思想和教学手段。

《核医学》全书分为绪论、基础篇和临床篇，共二十四章。第一至第七章为核医学基础知识，这部分内容主要涉及核物理、仪器、药物、体外分析技术、辐射防护、核素示踪与核医学显像技术和分子核医学及其应用，同时与时俱进，在上一版基础上增加了新型放射性药物临床转化、精准医疗与转化医学、ISO15189质量控制体系以及核医学防护、健康体检和废物处理新规、计算机在核医学中的应用；第八章至第十八章为临床诊断核医学，包括功能测定、放射性核素显像在各系统疾病诊断临床应用，重点阐述显像原理和临床应用，精简检查方法；第十九章至第二十三章为临床治疗核医学，增加新的治疗放射性药物，强调核医学病房管理；新增第二十四章为核医学在儿科疾病的应用，阐述核医学在小儿疾病诊治的临床价值与成人核医学诊疗的差异。

本书精选图172幅，表格27张，图文并茂、深入浅出，内容全面，可作为五年制本科临床医学专业学生及三年临床规培实践硕士研究生学习之用，也可作为核医学工作人员的参考书。编写过程中得到有关高等医学院校领导的鼎力支持和各位编写者的通力合作，本书编写秘书闫平副教授、覃春霞副教授在统稿过程中做了大量工作，在此一并致谢。编写本书要求高、时间短，纸数融合教材新编，难免存在错误和不妥之处，真诚地希望广大读者批评指正。

王荣福　安　锐

2018 年 5 月

目　录

绪论 ○○ **1**

一、核医学定义、内容　1
二、核医学特点　2
三、核医学发展与现状　3

第一篇　基　础　篇

第一章　核医学物理基础

○○ **10**

第一节　同位素、核素、同质异能素　10
一、原子与原子结构　10
二、同位素、核素、同质异能素　10
三、稳定核素、放射性核素　10
第二节　核衰变　10
一、核衰变方式　11
二、核衰变规律　12
第三节　射线与物质的相互作用　13
一、带电粒子与物质的相互作用　13
二、光子与物质的相互作用　13

第二章　核医学仪器

○○ **15**

第一节　放射性探测仪器的基本原理　15
一、放射性探测的基本原理　15
二、放射性探测仪器的基本构成和工作原理　16
第二节　γ 相机　18
一、γ 相机的基本结构　18
二、γ 相机的显像原理与动态显像　19
第三节　SPECT 与 SPECT/CT　20
一、SPECT 基本结构　20
二、SPECT 工作原理与显像特点　21
三、SPECT 数据采集和断层图像重建　21
四、SPECT/CT 与图像融合技术　21
第四节　PET 与 PET/CT、PET/MR　22
一、PET 的显像原理和基本结构　22

二、PET/CT　22
三、PET/MR　23
第五节　脏器功能测定仪器　23
一、甲状腺功能测定仪　24
二、肾功能测定仪　24
三、多功能测定仪　24
第六节　放射性计数测量仪器　24
一、γ 闪烁计数器　24
二、放射免疫测量仪器　25
三、手持式 γ 射线探测器　25
四、活度计　25
五、液体闪烁计数器　25
六、表面污染和工作场所剂量监测仪　25
七、个人剂量监测仪　26
第七节　放射性药物合成、分装仪　26
一、正电子药物合成模块系统　26
二、正电子药物分装仪　26
三、^{131}I 自动分装仪　26

第三章　放射性药物　　　28

第一节　放射性药物性能及类别　28
一、放射性药物基本特性　28
二、诊断用放射性药物　29
三、治疗用放射性药物　31
第二节　放射性核素的来源　32
一、核反应堆生产　32
二、医用回旋加速器生产　32
三、放射性核素发生器生产　33
第三节　放射性药物制备及质量控制　34
一、放射性药物标记常用方法　34
二、放射性药物质量控制　35
第四节　放射性药物使用　36
一、正确使用　37
二、不良反应　37
三、不良反应的预防及处理　37
第五节　新型放射性药物临床转化　38

第四章　核素示踪与核医学显像技术　　　40

第一节　放射性核素示踪技术　40
一、基本原理与类型　40
二、方法学特点　41

第二节　放射性核素显像技术　41
一、方法学原理　41
二、显像类型与特点　42
三、图像分析要点　44
四、放射性核素显像的特点　45

第五章　核医学分子影像　　　　　　　　　　　　　　　　　　　　○。**47**

第一节　分子影像与核医学分子影像的概念　47
一、分子影像学与核医学分子影像的概念　47
二、核医学分子影像的特点　47
三、核医学分子影像的主要内容　48
第二节　核医学分子影像的应用实例　50
一、核医学分子影像在精准医学中的支撑作用　50
二、核医学分子影像与新药创制　51
三、核医学分子影像的常用临床应用　51
四、核医学分子影像在新型治疗方法中的应用　52
第三节　核医学分子影像与影像组学　52
一、影像组学的概念　52
二、核医学分子影像在影像组学的应用　53

第六章　体外分析技术　　　　　　　　　　　　　　　　　　　　　○。**55**

第一节　放射性标记分析技术　55
一、放射免疫分析　55
二、免疫放射分析　59
三、放射受体分析与受体的放射配体结合分析　60
第二节　非放射性标记免疫分析技术　61
一、酶标记免疫分析　61
二、化学发光免疫分析　61
三、电化学发光免疫分析　62
四、光激化学发光免疫分析　62
五、时间分辨荧光免疫分析　62
六、上转换发光免疫分析技术　63
第三节　其他体外分析方法　63
一、液相色谱-质谱联用技术　63
二、分子诊断技术　63
三、流式细胞技术　63
第四节　体外分析实验室质量控制　63
一、人员要求　63
二、设施和环境管理　64
三、设备试剂耗材管理　64
四、分析前质量控制　64

五、分析中质量控制　64

六、分析后质量控制　65

七、实验室信息管理　65

八、实验室风险管理　65

第五节　常用体外分析实验室管理方法简介　65

一、核医学体外分析实验室管理规范　66

二、医学实验室质量和能力认可准则　66

三、六西格玛质量管理　66

四、6S 管理　67

第六节　体外分析的临床应用　67

第七章　计算机技术在核医学中的应用　71

第一节　核医学设备中的计算机系统　71

一、采集工作站和图像处理工作站　71

二、嵌入式计算机系统　72

三、数字化显像设备　72

第二节　核医学图像处理　73

一、图像重建技术　73

二、图像显示　73

三、图像处理技术　74

第三节　与核医学相关的医院数据系统　75

一、医学数字成像和通信　75

二、PACS 系统　75

三、RIS 系统与 HIS 系统　75

第四节　辅助诊断技术与人工智能诊疗　76

第八章　辐射防护　78

第一节　作用于人体的电离辐射　78

一、天然辐射　78

二、医疗辐射　79

三、其他辐射　79

第二节　辐射剂量　79

一、辐射剂量单位　79

二、辐射防护辅助剂量　80

第三节　电离辐射生物学效应　80

一、辐射生物学效应及作用机制　80

二、辐射生物学效应分类　81

三、影响辐射对机体作用的因素　82

第四节　辐射防护　83

一、放射防护的目的、基本原则和措施　83

二、电离辐射防护的剂量限值　83

三、外照射防护　85

四、内照射防护　85

第五节　核医学辐射防护　85

一、核医学工作场所布局及放射防护要求　85

二、核医学诊断、治疗放射防护要求　86

三、放射工作人员健康监测　89

四、放射性废物处理原则　89

五、放射卫生防护法规与政策　90

第二篇　临　床　篇

第九章　肿瘤显像　　92

第一节　PET/CT 肿瘤显像　92

一、葡萄糖代谢显像　92

二、其他代谢显像　95

三、受体显像　97

四、放射免疫显像　98

第二节　^{18}F-FDG PET/CT 在肿瘤的临床应用　98

一、诊断和鉴别诊断　98

二、分期与再分期　101

三、疗效监测与预后评价　103

四、放射治疗生物靶区勾画中的应用　105

第三节　SPECT/CT 肿瘤显像　107

一、^{99m}Tc 标记药物肿瘤显像　107

二、其他核素标记肿瘤显像　109

第四节　前哨淋巴结显像　110

一、显像原理与方法　110

二、临床应用　111

第十章　心血管系统　　112

第一节　心肌灌注显像　112

一、原理与显像剂　112

二、显像方法　113

三、图像分析　114

四、临床应用　115

五、心肌灌注显像与相关诊断技术的比较　116

第二节　心肌代谢显像与存活心肌评估　117

一、心肌代谢显像的种类　117

二、存活心肌的评估　118

三、临床应用　118

第三节　心血池显像　118

一、原理与方法　119

二、图像分析　119

三、临床应用　121

四、心血池显像与相关影像技术的比较　122

第十一章　神经系统　123

第一节　常用显像方法和原理　123

一、脑血流灌注显像　123

二、脑代谢显像　125

三、脑受体显像　126

四、脑脊液间隙显像　128

五、脑血管和血脑屏障功能显像　128

第二节　临床应用　129

一、脑血管疾病　129

二、癫痫　130

三、阿尔茨海默病　131

四、帕金森病　131

五、脑积水、脑脊液漏、脑脊液分流术后疗效观察　132

六、脑功能研究　133

七、其他　133

第三节　与相关影像学的比较　135

第十二章　骨骼系统　137

第一节　骨显像的原理、方法及图像分析　137

一、原理　137

二、显像剂　138

三、显像方法　138

四、图像分析　139

第二节　临床应用　143

一、转移性骨肿瘤　143

二、原发性骨肿瘤　146

三、骨代谢性疾病　147

四、骨感染性疾病　149

五、骨缺血性疾病　150

六、骨创伤　151

七、骨关节疾病　152

第三节　骨密度的测定　154

一、原理与方法　154

二、影响因素和诊断标准　155

三、临床应用　155

第四节　骨显像与相关影像学检查比较　156

第十三章　内分泌系统　158

第一节　甲状腺　158
　　一、甲状腺功能测定　158
　　二、甲状腺显像　162
第二节　甲状旁腺显像　166
　　一、原理与方法　166
　　二、适应证与禁忌证　166
　　三、图像分析　166
　　四、临床应用　167
第三节　肾上腺显像　167
　　一、原理与方法　167
　　二、图像分析　167
　　三、临床应用　168

第十四章　泌尿系统　169

第一节　肾动态显像　169
　　一、原理与方法　169
　　二、介入试验　170
　　三、图像分析　171
第二节　肾功能测定　173
　　一、肾图　173
　　二、肾小球滤过率测定　176
　　三、肾有效血浆流量测定　177
第三节　肾动态显像及肾功能测定临床应用　177
　　一、判断肾实质功能　177
　　二、评价分肾实质功能　177
　　三、移植肾的监测　178
　　四、上尿路梗阻的诊断与鉴别诊断　178
　　五、诊断肾血管性高血压　179
　　六、其他疾病应用　179
第四节　肾静态显像　179
　　一、原理与方法　179
　　二、正常影像　180
　　三、临床应用　180
第五节　与其他相关检查技术的比较　181

第十五章　消化系统　182

第一节　放射性核素肝胆动态显像　182

一、原理与方法　182

二、适应证　183

三、影像分析　183

四、临床应用　184

第二节　消化道出血显像　185

一、原理与方法　185

二、影像分析　185

三、临床应用　186

第三节　异位胃黏膜显像　186

一、梅克尔憩室显像　186

二、Barrett 食管显像　187

第四节　消化道动力学研究　187

一、食管通过显像　187

二、胃食管反流显像　188

三、胃排空显像　189

四、十二指肠-胃反流显像　190

五、小肠通过显像　191

六、^{99m}Tc-GSA 肝功能评价　191

第五节　唾液腺显像　192

一、原理与方法　192

二、影像分析　192

三、临床评价　193

第六节　肝血流灌注和肝血池显像　193

一、原理与方法　193

二、适应证　193

三、影像分析　193

四、临床评价　195

第七节　消化系统功能检测　196

一、^{13}C 或^{14}C-尿素呼气试验诊断幽门螺杆菌感染　196

二、^{14}C-氨基比林呼气试验评价肝功能　196

第十六章　呼吸系统

197

第一节　肺灌注与通气功能显像　197

一、肺灌注显像原理与方法　197

二、肺通气显像原理与方法　198

第二节　临床应用　200

一、肺栓塞的诊断与疗效评价　200

二、肺减容手术前后功能评价与预测　203

三、COPD 评价　203

第三节　双下肢深静脉显像　204

一、显像原理　204

二、显像方法　205

三、图像分析 205
四、下肢深静脉血栓的诊断 205
第四节 与其他影像学检查的比较 206
一、超声心动图 206
二、胸部 X 射线平片 206
三、CT 肺血管造影 206
四、磁共振肺血管造影 207
五、肺动脉造影检查 207

第十七章 造血与淋巴系统 ◎° **208**

第一节 骨髓显像 208
一、原理与显像剂 208
二、显像方法 208
三、影像分析 209
四、临床应用 210
第二节 脾显像 211
一、原理与显像剂 211
二、显像方法 212
三、影像分析 212
四、临床应用 212
第三节 淋巴显像 213
一、原理与显像剂 213
二、显像方法 214
三、影像分析 214
四、临床应用 215

第十八章 炎症显像 ◎° **217**

第一节 ^{18}F-FDG 炎症显像 217
一、原理与方法 217
二、临床应用 217
第二节 其他炎症显像 219
一、^{67}Ga 显像 219
二、放射性核素标记白细胞显像 219
三、其他显像方法 220

第十九章 放射性核素治疗概论 ◎° **221**

第一节 放射性核素治疗原理 221
一、放射性核素靶向治疗原理 221
二、放射性核素内照射治疗特点 222
第二节 常用的治疗用放射性核素 222

一、选择或评价治疗用放射性核素的主要指标　222
二、治疗常用的放射性核素　223
三、治疗剂量估算与辐射评估　223
第三节　放射性核素治疗存在的问题及可能的解决方法　223
一、放射性核素治疗存在的问题　223
二、可能的解决方法　224

第二十章　^{131}I治疗甲状腺疾病　　225

第一节　甲状腺功能亢进症　225
一、病因和临床表现　225
二、诊断与鉴别诊断　226
三、常见并发症　227
四、甲亢治疗方法的选择　227
第二节　^{131}I治疗甲状腺功能亢进症　227
一、^{131}I治疗甲亢的目标、适应证和禁忌证　227
二、治疗前准备　228
三、治疗剂量的确定与修正　229
四、给药方法及注意事项　229
五、常见的治疗反应及处理　230
六、疗效评价　231
第三节　^{131}I治疗分化型甲状腺癌　231
一、甲状腺癌的流行病学与组织学分类　231
二、分化型甲状腺癌的初始手术治疗与术后危险度分层　233
三、分化型甲状腺癌^{131}I治疗适应证与禁忌证　235
四、^{131}I治疗前准备　235
五、^{131}I治疗方法　236
六、随访及疗效评价　237
七、增强转移灶摄取^{131}I功能的方法　239
八、治疗病房管理与辐射防护措施病案分析　239

第二十一章　放射性核素治疗恶性肿瘤骨转移　　242

第一节　常用放射性药物　242
一、原理　242
二、放射性药物　243
第二节　临床应用　244
一、适应证和禁忌证　244
二、治疗前准备及注意事项　244
三、治疗方法　245
四、疗效的评价标准和随访观察指标　245
五、疗效观察及影响疗效的因素　245
六、不良反应　246

七、重复治疗指征　246

八、综合治疗　246

九、治疗方法的选择　247

第二十二章　放射性粒子植入治疗 ◉◦ 248

第一节　治疗原理与粒子特性　248

一、基本原理　248

二、粒子种类及物理特性　248

三、治疗技术　249

四、治疗计划与剂量验证　249

第二节　临床应用　250

一、治疗前列腺癌　250

二、治疗非小细胞肺癌　251

三、治疗胰腺癌　253

四、治疗头颈部肿瘤　254

第二十三章　其他放射性核素治疗 ◉◦ 257

第一节　放射性药物生物靶向治疗　257

一、放射免疫导向治疗　257

二、受体介导核素治疗　259

三、基因靶向治疗　260

第二节　其他治疗　261

一、放射性核素敷贴治疗　261

二、嗜铬细胞瘤、神经母细胞瘤的^{131}I-MIBG 治疗　262

三、肝癌动脉导管介入治疗　265

四、血管内放射性支架介入治疗　267

五、硼中子俘获治疗及重离子治疗　268

六、放射性核素示踪干细胞应用　269

第二十四章　核医学在儿科疾病的应用 ◉◦ 271

第一节　儿科核医学检查特点　271

一、准备工作　271

二、放射性药物剂量　271

第二节　常见儿科疾病的核医学诊断应用　272

一、骨骼系统　272

二、泌尿系统　273

三、消化系统　274

四、内分泌系统　274

五、神经系统　275

六、循环系统　276

七、呼吸系统　276

八、造血与淋巴系统　277

九、肿瘤与炎症　277

第三节　常见儿科疾病的核医学治疗应用　277

一、甲状腺疾病放射性核素治疗　278

二、神经母细胞瘤[131]I-MIBG 治疗　279

推荐阅读　　　　　　　　　　　　　　　◎。 **280**

中英文名词对照索引　　　　　　　　　　◎。 **282**

本书测试卷

绪　　论

教学目的与要求

【掌握】核医学的定义、内容和特点。

【熟悉】现代核医学与分子影像学的新技术应用及其进展。

【了解】核医学发展历史与现状，引导同学们热爱核医学学科、激发同学们学习核医学专业知识的热情和内在驱动力，为今后临床工作打下良好基础。

核医学(nuclear medicine)是核科学技术在医学的应用，是现代医学的重要组成部分。核医学在医学领域中具有独特的地位和作用，并与其他基础和临床专业学科知识相互渗透，与时俱进，其新技术、新方法在临床疾病诊断和治疗及生物医学研究中发挥越来越重要的作用。

一、核医学定义、内容

核医学是研究核科学技术在疾病诊治及生物医学研究的一门学科。

核医学是利用核素示踪技术(radionuclide tracing technique)实现分子功能显像(molecular functional imaging)诊断和靶向治疗(targeted therapy)的最具有新时代的专业学科特色，其主要利用核素示踪进行生物医学基础理论的研究，探索生命现象本质和物质变化规律，为认识正常生理、生化过程和病理过程提供新理论和新技术，其与分子生物学技术(molecular biological technique)紧密有机结合衍生了分子核医学(molecular nuclear medicine)。分子核医学应用核素示踪技术从分子和细胞水平认识疾病，阐明病变组织受体密度与功能的变化、基因的异常表达、生化代谢变化及细胞信息传导异常等探索生命现象本质和物质变化规律，为认识正常生理、生化过程和病理过程提供新理论和新技术，为临床诊断、治疗和疾病的研究提供分子水平信息的核医学分支学科。分子核医学是分子影像学最成熟的技术之一，并为分子影像学的最重要组成部分。

分子影像学作为一门新兴的交叉学科，通过无创性成像手段，在细胞和分子水平上检测活体分子过程的主要事件，了解体内特异性基因或蛋白质表达位点、水平、分布及持续时间，进行实时、无创、动态、定性或定量的可视化评估，是目前精准医学发展的必然趋势及要求。

核医学是利用核素及其标记化合物(labeled compounds)用于诊断和治疗疾病的临床医学学科，包括诊断核医学(diagnostic nuclear medicine)和治疗核医学(therapeutic nuclear medicine)。

诊断核医学包括放射性核素显像(radionuclide imaging, RI)及脏器功能测定为主的体内(*in vivo*)诊断法以及体外放射分析为主的体外(*in vitro*)诊断法。

放射性核素显像是利用放射性核素及其标记化合物进行脏器或病灶功能显像的方法，有别于单纯形态结构的成像，是一种独特的分子功能影像，是核医学的重要特征之一。

脏器功能测定是利用核素示踪方法获得机体或器官血流、生理或生化等功能参数的检测技术，若以时间-放射性曲线(time-activity curve, TAC)等显示形式进行脏器功能测定的方法则称为非显像检查法。

体外分析是以放射免疫分析(radioimmunoassay, RIA)为代表的体内微量生物活性物质定量分析技术，是将核医学的相关核技术应用于医学检验领域，是现代医学检验学的重要组成部分，已成为医学检验技术现代化的重要标志之一。

治疗核医学是通过高度选择性聚集在病变部位的放射性核素或其标记化合物所发射出的射程很短的核射线,对病变部位进行内照射治疗。

随着现代科学技术日新月异快速发展,研制新一代精良显像设备及其推广临床应用,研发高选择性和特异性的具有靶向诊断与治疗的分子探针及其临床转化应用,为实现核医学的分子功能显像和靶向治疗注入了强大的生命力。

二、核医学特点

核医学分子功能显像是以核素示踪技术为基础,以放射性浓度为重建变量,以组织吸收功能的差异作为诊断依据。将放射性核素本身、放射性核素标记的分子探针(molecular probe)和(或)显像剂(imaging agent)、示踪剂(tracer)引入机体后,探测并记录引入体内靶组织或器官的放射性示踪剂发射的 γ 射线或 γ 光子,以影像的方式显示出来。这不仅可以显示脏器或病变的位置、形态、大小等解剖学结构,更重要的是可以同时提供有关脏器和病变的血流、功能、代谢和受体密度的信息,甚至是分子水平的化学信息,因此有助于疾病的早期诊断。这也是核医学显像最具有特色之处。

此外,放射性核素显像为无创性检查。所用的放射性核素物理半衰期(physical half life,$T_{1/2}$)短,化学量极微,患者所接受的辐射吸收剂量(absorbed dose)低,因此发生毒副作用的概率极低。

新型核医学显像仪器将单光子发射型计算机断层扫描仪(single photon emission computed tomography,SPECT)和正电子发射型断层扫描仪(positron emission tomography,PET)同机配置 CT 和 MR 装置,即 SPECT/CT 和 SPECT/MR、PET/CT 和 PET/MR,能同时反映活体功能代谢信息和精细解剖形态,改写了传统的核医学影像由于引入放射性及仪器分辨率的限制不能提供病变细微结构的历史,这是核医学功能代谢显像发展的一个新里程碑。

因此,核医学显像具有灵敏度高、特异性强、分辨率和安全性好,快速获得全身分子功能显像,对病灶提供精细定位和定性诊断,反映疾病病理生理过程而进行早期诊断等特点,这是其他影像技术不可替代的。

近年来各种学医学成像技术发展迅速。超声成像利用更多的声学参数作载体,获取更多的生理、病理信息;通过数字化等途径,努力提高声像图质量,使其能显示更微细的组织结构,同时研发超声分子探针,开展微气泡超声造影成像(microbubble ultrasound contrast imaging)和微气泡介导基因治疗的应用研究。增强 CT 和动态 CT、功能 MR(functional magnetic resonance,fMR)、磁共振波谱(magnetic resonance spectroscopy,MRS)等多参数、多序列和计算机软件应用及其强大后处理方法等可显示血流动力学、分子微观运动、生理、生化代谢变化及化合物定量分析。近年来利用计算机系统辅助诊断功能,依据 CT 和 MR 成像所获得微细影像特征进行纹理分析(texture analysis)而作出预警、判断和提供诊断帮助,这将无疑大大减少不必要的密集人工劳动和可能出现疲劳造成的视觉判断误差及人为因素,有助于提高诊断的准确率。

新的挑战更促使核医学向发挥自己优势的方向快速发展。图像融合(fusion imaging)技术可将 CT、MR 解剖结构影像与核医学 SPECT 和 PET 获得的功能代谢影像相叠加,更有利于病变精确定位和准确定性诊断。

多模态分子影像技术(multimodal molecular imaging technology)是两种或两种以上不同影像设备整合在同一机架并为临床医学提供更多的诊治信息的装置。如 SPECT/CT、SPECT/MR、PET/CT、PET/MR 和 SPECT/CT/PET 或 SPECT/CT/光学(荧光)/PET 等)。各自影像技术的优势互补、彰显现代医学影像技术在精准医学(precision medicine)的应用价值。

现今,将各种医学成像模式相结合已经成为一种趋势,能够更好的诊断疾病的发生,进而针对病症进行治疗和疗效监控。多模态影像技术改变了传统成像模式,可以定点同时评估肿瘤形态、代谢及功能、分子表达等信息,其对于不同类型肿瘤的诊断,评估肿瘤生物学行为,评价治疗疗效及预后方面具有较高的准确率、灵敏度、特异性。多模态分子影像技术不仅可用于科学研究,对临床多种疾病,如神经系统疾病、肿瘤、心血管疾病等的诊断和治疗计划的制定将起到革命性的推动作用。利用特定算法,将通过多种不同模式影像手段获得的影像在同一空间相互结合、互相补充的多模态无尺度生物医学成像技术发展迅速,并广泛用于生物医学基础和临床应用研究。

综上,核医学特点可归纳为:①灵敏度高:可以精确探测出极微量的物质,一般可达$10^{-18} \sim 10^{-14}$g;②方法简便、准确:由于探测的是核射线,不受其他物理或化学因素的影响,同时不受反应体系中其他非放射性物质的干扰,减少了许多可能导致误差的分离、提纯等步骤;③合乎生理条件:由于放射性核素技术方法灵敏度高,所需化学量很少,不至于干扰和破坏体内生理过程的平衡;④定性、定量、定位研究的相结合;⑤专业技术性强:放射性核素示踪技术涉及核物理、核化学与放射化学、数学、核医学、放射医学、生物医学工程和计算机等多学科,同时需要具有一定专业训练和素质的技术人员。

三、核医学发展与现状

核医学的发展历经了放射性的发现、人工产生放射性核素、放射性药物研发、核医学显像仪器的研制、临床核医学与分子核医学、人工智能与影像组学应用研究等过程。

1. **放射性的发现**　1895 年 Roentgen 发现 X 射线,1896 年 Becquerel 发现铀[^{238}U]的天然放射性,从而打开了核物理学的大门。为了表彰 Becquerel 的巨大贡献,现采用的国际制放射性活度单位就是以 Becquerel(Bq)命名。人类认识放射现象至今已有一百多年历史,然而将放射性核素真正用到临床疾病诊断和治疗仅有几十年。

2. **人工生产放射性核素**　1898 年 Curie 夫妇成功提炼出镭[^{226}Ra]和钋[^{218}Po]放射性核素,并用于治疗疾病,从此放射性核素^{226}Ra 治疗方法揭开了核医学的序幕。同样为了表彰 Curie 夫妇的巨大贡献,现采用的习惯制放射性活度单位就是以 Curie 命名(Ci)。1923 年 Hevesy 应用天然的放射性同位素铅[^{212}Pb]研究植物不同部位的铅含量,后来又应用磷[^{32}P]研究磷在活体的代谢途径等,提出了"示踪技术"(trace technology)的概念。1930 年 Lawrence 发明了医用回旋加速器(cyclotron),在当时乃至当今为相关核科学技术研究所和各医疗机构可以自己研制新型放射性核素药物作出巨大贡献。1934 年 Joliot 和 Curie 应用人工核反应堆生产出放射性核素。1939 年 Hamilton、Solley 和 Evans 首次用碘[^{131}I]诊断甲状腺疾病,为核科学技术在临床医学疾病的诊断和治疗开了先河。1942 年 Fermi 等人建立了第一座核反应堆,使得人工放射性核素的大批量生产和供给成为可能。20 世纪 70 年代,钼[^{99}Mo]-锝[^{99m}Tc]发生器(generator)的研制成功和广泛应用,为进一步推动核医学在临床应用打下了坚实的基础,也为今后核医学分子功能显像的普及和提高起到了至关重要作用。

3. **放射性药物研发**　随着核反应堆、医用加速器、裂变产物提取和放射性核素发生器等不同途径生产各种放射性核素,诸如^{99m}Tc、镓[^{67}Ga]、铊[^{201}Tl]、铟[^{111}In]、^{123}I、碳[^{11}C]、氮[^{13}N]、氧[^{15}O]、氟[^{18}F];随着核化学(nuclear chemistry)与放射化学(radiochemistry)不断合成产出新的前体(precursor)和被标记化合物(labeled compounds)以及放射性药学(radiopharmacology)的标记方法和制药工艺改进,尤其医用回旋加速器制备超短半衰期正电子放射性核素,如[^{11}C]、[^{13}N]、[^{15}O]和[^{18}F],配套全自动放射性药物合成仪,建立快速标记法,研制一系列新型血流、代谢、受体、基因显像剂。这大大拓展了核医学在临床疾病诊断与治疗应用范畴,为核医学可持续稳定发展保驾护航。近年来世界范围内及我国各大地区建立了放射性药房(radioactive pharmacy),有利于基层推广和普及核医学临床应用。

4. **核医学显像仪器的研制**　1951 年 Cassen 研制出第一台逐点打印获得脏器放射性分布图像的扫描机(scanner),20 世纪 70 年代初我国自主研制出长城扫描机,推动了当时核医学放射性核素扫描的发展。1952 年和 1959 年 David Kuhl 先后设计了扫描机光点打印法和研制了双探头的扫描机进行断层扫描,并首先提出了发射重建断层的技术,从而为日后 SPECT 和 PET 的研制奠定了基础。1957年 Anger 研制出第一台 γ 照相机(γ camera),20 世纪 60 年代广泛应用于临床,使核医学显像由单纯的静态扫描图进入动态影像,核医学又迈进了新的时代。80 年代,SPECT 广泛应用于临床,90 年代

PET 应用于临床,直到 21 世纪 SPECT/CT、PET/CT、PET/MR 的广泛应用,核医学显像仪器的发展已从静态影像进入动态,由平面显像进入断层,从单纯的功能影像发展成为当今的功能与解剖形态融合的多功能、多模态影像,核医学的显像已经逐步趋向成熟和完善。

我们国家十分重视研发具有我国自主知识产权国产化核医学显像设备,早在 2002 年 10 月国家科技部在浙江杭州举办第 194 次香山科学会议,重要议题就是分子影像技术,其中核医学 SPECT、PET、PET/CT 显像为重点讨论内容。2006 年国家科技部与卫生部联合举办医学分子影像装备自主创新与国产化论坛,进一步推动我国研发分子影像设备发展进程。迄今,我们国家已有 7 个企业厂家生产 PET、PET/CT,其中 6 个厂家的 PET/CT 已获得国家医疗器械注册证。上海联影生产的 PET/CT、PET/MR 等具有代表性的核医学设备与国外厂家的同类产品可媲美,这是一件好事,从此打破了国外进口设备的垄断,我们可有更多的选择。近年来,上海联影与美国加州大学 UC DAVIS 联合申报《Total-body human PET scanner(2 meters in axial)-EXPLORER》项目获美国 NIH 批准,进行了系列基础动物研究和临床试验研究,有望 2019 年问世并即将推广临床应用。这将大大克服和解决了当前 PET/CT 存在的缺陷。全身 PET/CT 的出现是医学影像学的一个革命性的进步,是继 PET/CT 之后具有里程碑意义的影像设备。全身 PET/CT 不但解决了目前 PET/CT 的局限性,还可以提供更加符合人体生理、生化的代谢功能信息,因此全身 PET/CT 在分子功能和代谢的水平对人体生理及疾病状态进行研究从而可以在肿瘤、心血管疾病和神经系统疾病的诊断、治疗决策和疗效评价及预后评估起到至关重要的作用。

5. 临床核医学与分子核医学

(1) 放射性核素显像和功能测定:放射性核素显像涉及全身骨骼、泌尿生殖、内分泌、呼吸和血液淋巴各个系统,主要在肿瘤、心血管疾病和神经精神系统疾患的应用最为广泛。SPECT 全身和局部显像、SPECT/CT 断层显像在常规临床应用已占据重要作用。近年来特别是 ^{18}F-FDG PET/CT、PET/MR 肿瘤代谢显像在肿瘤良恶性鉴别、分级和分期、治疗后复发和坏死的鉴别、不明原因发热探测和寻找原发灶、疗效和预后判断及辅助放射治疗生物靶区勾画等方面具有独特优势,并得到临床认可。多模态生物成像(multiple model biological imaging)PET/CT 新技术已成为临床肿瘤诊治的一把利剑。

随着 PET/CT、PET/MR 及正电子放射性药物(positron radiopharmaceuticals)的广泛应用,放射性核素显像已进入分子水平,以肿瘤代谢、乏氧、受体等为对象的肿瘤分子功能显像展示了美好的前景。代谢显像中除葡萄糖代谢显像外,核苷酸和氨基酸代谢显像等临床应用研究已彰显出重要临床价值。放射免疫显像(radioimmunoimaging,RII)临床应用至今检查患者超过数万例,肿瘤类型涉及结肠癌、卵巢癌、乳腺癌、胃癌、甲状腺癌、肺癌、膀胱癌、黑色素瘤、淋巴瘤和前列腺癌等多种恶性肿瘤。尤其近年来镓[^{68}Ga]/镥[^{177}Lu]/锆[^{89}Zr]标记的前列腺特异膜蛋白抗原(prostate specific membrane antigen,PMSA)在前列腺癌诊治及早期检测淋巴结转移提供了一种新的手段,德国核医学工作者的这个研究于 2016 年和 2017 年连续两届获得美国核医学年会最佳影像年度奖,也是近年来核医学最热门话题。近期,抗程序性死亡分子 1(programmed death-1,PD-1)/PD-1 配体(PD-1 ligand,PD-L1)单抗作为抗肿瘤新型药物备受人们关注和期望,其在晚期肿瘤的治疗中纷纷取得了突破性进展,尽管需要大宗临床应用印证其效果,但不少基础实验研究和临床前应用研究结果展示了 PD-1 和(或)PD-L1 的应用前景,可以预测利用放射性核素标记 PD-1 和(或)PD-L1 的放射免疫治疗(radioimmunotherapy,RIT)技术即将到来,为攻克晚期肿瘤治疗提供又一个新疗法。

核素示踪在脏器功能测定方面为临床疾病诊治提供了客观、有用和可靠的信息。甲状腺摄碘率(rate of thyroid iodine taken)和有效半减期(effective half life,$T_{1/2}$ effe)测定结果是放射性核素 ^{131}I 治疗甲亢给予治疗剂量的重要依据;肾动态显像肾小球滤过率(glomerular filtration rate,GFR)、肾有效血浆流量(effective renal plasma flow,ERPF)测定和获取肾图相关参数是判断肾功能受损的重要指标;平衡法心室显像(equilibrium ventricular imaging)测定心室功能获得心室收缩和舒张功能参数是判断心脏功能受损的重要指标和诊断依据。随着核素示踪技术的不断发展和优化,新的功能测定手段越来越会受到大家的关注和重视。

（2）放射性核素治疗:放射性核素治疗安全、经济且疗效肯定,已成为治疗疾病的一种有效手段。放射性核素治疗始于20世纪40年代中后期,当时主要用于内分泌、血液系统疾患的治疗。几十年后的今天,^{131}I治疗甲状腺功能亢进症和分化型甲状腺癌术后残留、局部淋巴结转移或肺转移灶,利用3D打印技术开展^{125}I粒子植入近距离治疗难治性恶性肿瘤的临床价值已得到肯定,^{131}I-MIBG治疗嗜铬细胞瘤等仍然是临床治疗的有效手段。迄今已有核医学^{131}I治疗甲状腺疾病的规范、临床路径和专家共识。

近年来,锶$[^{89}$Sr$]$Cl$_2$、镭$[^{223}$Ra$]$Cl$_2$、钐$[^{153}$Sm$]$-EDTMP和铼$[^{188}$Re$]$-HEDP等用于治疗恶性肿瘤骨转移癌引起的骨痛取得了较为满意的效果。

我国研制的^{99}Tc-MDP(亚甲基二膦酸盐,商品名"云克")对类风湿性关节炎、骨转移癌骨痛治疗的疗效逐渐得到肯定。

国家Ⅰ类新药^{131}I-美妥昔单抗注射液治疗原发性肝癌和^{131}I-chTNT抗肿瘤坏死单克隆抗体药物治疗肺癌、宫颈癌、脑胶质瘤的临床应用在深入开展。肿瘤的核素导向治疗包括放射免疫治疗、受体导向治疗,已经或正在进入临床应用研究阶段,具有广阔前景。基因治疗和反义治疗的研究在血液病及干细胞治疗等领域取得了许多可喜的结果。

（3）体外放射分析:1959年美国科学家Berson和Yalow建立了放射免疫分析法并获得诺贝尔生理学或医学奖,Berson和Yalow首先将此法用于测定血浆胰岛素浓度,后来人们将其逐步发展到能测定人体各种激素或微量物质,阐明了人体各种激素的分泌、调节及其规律。由于体外放射分析技术存在一定局限性,20世纪90年代开始,在放射免疫分析技术基础上建立起来的化学发光、时间分辨荧光等非放射标记免疫分析技术广泛应用于临床,大大推动了免疫学和检验学科发展。

6. 人工智能与影像组学　人工智能(artificial intelligence,AI)是研究、开发用于模拟、延伸和扩展人的智能的理论、方法、技术及应用系统的一门新的技术科学。人工智能是对人的意识、思维的信息过程的模拟。人工智能不是人的智能,但能像人那样思考、也可能超过人的智能。人工智能是计算机科学的一个分支,它企图了解智能的实质,并生产出一种新的能以人类智能相似的方式作出反应的智能机器,该领域的研究包括机器人、语言识别、图像识别、自然语言处理和专家系统等。人工智能从诞生以来,理论和技术日益成熟,应用领域也不断扩大,可以设想,未来人工智能带来的科技产品,将会是人类智慧的"容器"。影像组学(radiomics)的深层次含义是指从影像(CT、MRI、PET等)中高通量地提取大量影像信息,实现肿瘤分割、特征提取与模型建立,凭借对海量影像数据信息进行更深层次的挖掘、预测和分析来辅助临床医师作出更准确的诊断。影像组学可直观地理解为将视觉影像信息转化为深层次的特征来进行量化研究。影像组学技术来源于计算机辅助诊断(computer aided diagnosis,CAD),是医工交叉协同的产物,其应用先进的计算机方法解决临床具体问题,将有广阔的应用前景。近年来大数据技术与医学影像辅助诊断的有机融合产生了新的影像组学方法,其通过从影像中提取海量特征来量化肿瘤等重大疾病,可以有效解决肿瘤异质性难以定量评估的问题,具有重要的临床应用价值。核医学分子影像技术、算法技术、深度学习人工智能技术等必将引领未来影像学的前沿进展,深入探讨人工智能的挑战和实用价值及其人工智能加影像组学的研究进展,进而从影像组学到影像基因组学(image genomics)前沿性探索具有重要意义。

7. 学科发展与人才培养　核医学科(department of nuclear medicine)是利用核科学技术和手段对疾病进行诊治和进行生物医学研究的临床科室之一。国家卫生健康委员会临床重点专科及住院医师规范化培训基地"核医学"专业基地标准相关文件明确规定核医学科室为独立科室,具备放射性核素显像、功能测定、体外分析和放射性核素治疗功能,因此切实做好核医学学科建设发展和人才培养极为重要。坚持以中国特色、世界一流为核心,以立德树人为根本,以支撑创新驱动发展战略、服务经济社会发展为导向,坚持"以一流为目标、以学科为基础、以绩效为杠杆、以改革为动力"的基本原则,加快建成一批世界一流大学和一流学科。一流学科应具备高层次人才和优秀团队,目前我国核医学科处于可持续性稳定发展,尤其211和985高校附属医院涌现出一批核医学学科的长江学者、杰青、千青、优青等拔尖人才;教育部"放射性药物重点实验室";国家、省部级核医学与分子影像临床转化重点实验室及其优秀团队;北京大学第一临床学院与美国霍普金斯大学医学院分子影像中心;承担了国家、省部级基金项目;制定和撰写了国家和地方疾病预防和诊治标准、规范、指南和专家共识;组建了核医学质量控制和改进中心;编写了研究生、长学制、本科、住院医师规范化培训和专科培训等教材及核医学与分子影像的专著;建立了核医学专业博士后流动站、博士点和硕士点,培养了一批优秀核医学专业青年学者,他/她们各自在不平凡工作岗位发挥重要作用。这些多是目前我国核医学得以稳定可持续性发展的重要保证。国内多所高校及各家附属医院与相关核医学分子影像设备生产厂家或企业合作,共同建设"分子影像中心"。通过高水平基础学科研究与临床应用研究、技术转化和工业化生产的有机结合,促进医学教育、研究、开发和产业化的高效链接,推动"产、学、研、用"相结合的技术创新体系建设,形成一个分子功能影像研究、开发、应用一体化的分子影像中心,推动我国心脑血管病、肿瘤等重大疾病的精准医疗和个性化医疗的发展,彰显核医学在医学应用的重要地位和独特优势。

8. 我国核医学状况　我国核医学经历从无到有、从小到大的发展过程,在老、中、青三代核医学工作者几十年的不懈共同努力奋斗下,我国核医学事业从规模到水平都得到了可持续性稳定发展,在某些领域已达到或接近国际先进水平。核医学已发生了翻天覆地的变化,取得了令人瞩目的成就。

中国核医学之父王世真先生于1956年在西安第四军医大学(现为空军军医大学)创办生物医学同位素应用训练班,标志着我国核医学的诞生。1958年在北京开办第一个同位素临床应用学习班,培养了我国第一批从事核医学研究的专业人员,从此推动核医学技术进入临床应用。20世纪60年代我国放射性药物研发和放射性探测仪器研制成功,我国各省市直辖区先后开展了常规临床核医学应用研究工作。20世纪70~80年代随着科学技术的进步,如计算机技术推广应用使得核医学显像由定性分析迈入定量分析,传统的平面显像进入断层显像阶段;SPECT和PET问世并广泛应用于临床、^{99m}Tc为代表的短半衰期和具有优良的物理性能放射性核素标记药物的研发和体外放射免疫分析技术的推广应用等大大促使我国核医学的基础和临床应用在全国范围内得到了比较明显提高。1977年核医学作为一门独立专业学科纳入第一批高等医药院校本科生必修课,早于放射学或医学影像学专业课开设。1980年成立了中华医学会核医学分会及各省市核医学分会,迄今相继成立了中国核学会核医学分会,中国医学装备协会核医学装备与技术专业委员会,中国医学影像研究会核医学专业委员会,中国医师协会核医学分会,中国抗癌协会肿瘤影像和核医学专业委员等。1981年创办了《中华核医学杂志》并于2012年更名为《中华核医学与分子影像杂志》。目前我国从事核医学专业人员近万人;全国900多个科室,其中260个科室开设核素病房达5000多张床位;SPECT/CT和SPECT 800多台(各自400多台),每年检查达200多万人次;PET/CT 300多台,每年检查达80万人次;PET/MR 7台,每年检查人次不断增加;医用回旋加速器及自动放药合成仪近110套,其生产的多种正电子放射性药物为临床常规检查和开展临床研究提供了基本保证;体外分析每年检测超过1亿人次。我国核医学发展势头迅猛,形势喜人,核医学的第二个春天到来了。

我国著名生物化学家、核医学家、中国科学院院士王世真先生的"核世界"里,放射性不再是危及人类生命的代名词,而是一把济世救人的"金钥匙"。核医学在临床工作中已成为诊治疾病和医学研究不可缺少的独立医学学科。同学们还有什么理由不学好核医学这门课程?真诚期待同学们通过绪论的学习,进一步了解核医学、学好核医学、热爱核医学和用好或从事核医学,掌握核科学技术在医学应用的基本理论知识和临床技能的本领,实现你的人生价值观和从医历史赋予的使命。

（王荣福）

思 考 题

1. 核医学的定义是什么?

2. 简述核医学的特点。

3. 人工智能与影像组学及影像基因组学的未来应用前景如何?

4. 通过绪论的学习,谈谈你对今后的核医学发展的方向及趋势的看法,核医学将面临哪些重要的挑战与机遇。

第一篇
基 础 篇

第一章　核医学物理基础

教学目的与要求

【掌握】核物理的基本概念。

【熟悉】带电放射性粒子和光子与物质相互作用方式。

【了解】放射性核衰变主要方式。

为了使核技术在医学中安全有效的应用,需要掌握与核医学密切相关的核物理基础知识。放射性核素是核医学的基本工具,核素、同位素、同质异能素等描述其不同种类,核衰变、半衰期等描述其物理变化方式、规律和生成核射线的种类,放射性活度是其放射性强度的度量单位;电离和激发、光电效应等射线与物质的相互作用方式是核射线探测、核医学显像和核素治疗最主要的物理基础。

第一节　同位素、核素、同质异能素

一、原子与原子结构

原子(atom)是一种元素能保持其化学性质的最小单位。原子由原子核和核外电子构成。原子核(nucleus)分为质子(proton)和中子(neutron)两部分,原子核结构表示为$_{Z}^{A}X_{N}$,X 为元素符号,A 为质量数,Z 为质子数,N 为中子数,通常可以省略为^{A}X,如$_{53}^{125}I_{72}$可省略为^{125}I。核外电子按最低能量原理在核外分层排布,形成不同能级轨道,绕核作高速运动。

二、同位素、核素、同质异能素

核素(nuclide)是指质子数、中子数均相同,并且原子核处于相同能级状态的原子。凡具有相同质子数,但中子数不同的核素互称同位素(isotope),如^{125}I、^{131}I、^{123}I在元素周期表中处于同一位置,它们互为碘元素的同位素。同位素具有相同的化学和生物学性质。

原子核可以处于不同的能量状态,能量较高的状态称为激发态(excited state),激发态的原子核可表示为^{Am}X,如^{99m}Tc。核内质子数和中子数都相同但能量状态不同的核素称为同质异能素(isomer),激发态的核素和基态的核素互为同质异能素,如^{99}Tc处于基态,^{99m}Tc处于激发态,两者互为同质异能素。

三、稳定核素、放射性核素

核素根据原子核的稳定与否分为稳定核素和放射性核素。稳定核素(stable nuclide)的原子核稳定,不会自发地发射出射线而衰变;不稳定的原子核需要通过核内结构或能级调整自发地发射出射线形成稳定的原子核,称为放射性核素(radionuclide)。

第二节　核　衰　变

原子核的质子和中子统称为核子(nucleon)。核子之间存在着很强的短程引力称为核力,核力使原子核中的核子结合在一起。同时,原子核中又存在带正电荷的质子之间的静电排斥力,原子核的稳定性由核力和静电排斥力的相对大小决定,与核内质子数和中子数的比例密切相关。原子核内质子数和中子数比例越不相等,原子核便越不稳定。

放射性核素由于核内结构或能级调整,自发地释放出一种或一种以上的射线并转化为另一种核素的过程称为放射性衰变(radiation decay)。

一、核衰变方式

放射性核衰变的方式主要有:α衰变、β衰变、γ衰变及电子俘获等。

(一)α衰变

放射性核素自发地释放出α射线而发生的衰变称为α衰变(alpha decay)。α射线是高速运动的α粒子流,α粒子由两个质子和两个中子组成,实质上就是氦原子核($^4_2$He)。α衰变后生成子核,而母核的质子数减少2,质量数减少4,在元素周期表中子核的位置比母核左移两位。用衰变反应式可表示为:

$$^A_Z X \longrightarrow ^{A-4}_{Z-2} Y + ^4_2 He + Q$$

式中X为母核,Y为子核,Q为衰变过程中释放出的能量(以MeV为单位)。

由于α粒子的质量大且带2个单位正电荷,故射程短,穿透能力弱,在空气中只能穿透几厘米,一张薄纸就可阻挡α射线的通过,因而不适合用于核医学显像。但α射线射程短,能量单一,对局部的电离作用强,引入体内后,可对核素附近的生物组织产生严重损伤而不影响远处组织,所以α射线在放射性核素治疗具有潜在的优势。

(二)β衰变

放射性核素自发地释放出β射线而发生的衰变称为β衰变(beta decay),原子核释放出一个β粒子。因β衰变时放射出的β粒子可以是β⁻粒子或β⁺粒子,故分为β⁻衰变和β⁺衰变。

β⁻衰变发射出的β射线的本质是高速运动的电子流,发生β⁻衰变后质子数增加1,原子序数增加1,原子的质量数不变。衰变反应式表示为:

$$^A_Z X \longrightarrow ^A_{Z+1} Y + \beta^- + Q$$

β⁻粒子穿透力弱,在软组织中的射程仅为毫米水平,因而β⁻衰变放射性核素不能用于核素显像,可用于核素治疗,如^{131}I用于甲状腺疾病的治疗,^{32}P可用于真性红细胞增多症的治疗。

β⁺衰变也叫正电子衰变。衰变的原子核中的一个质子转变成一个中子,质子数减少1,质量数不变,但子核的核电荷数减少一个单位。衰变反应式表示为:

$$^A_Z X \longrightarrow ^A_{Z-1} Y + \beta^+ + Q$$

β⁺粒子射程仅1~2mm,其在较短的时间内与邻近的自由电子碰撞而发生湮灭辐射(annihilation radiation),转变成两个能量同为511keV、方向相反的γ光子,可以用于PET显像。

(三)γ衰变

原子核从激发态回复到基态时,以发射γ光子形式释放过剩的能量,这一过程称为γ衰变(gamma decay)。这种激发态的原子核常常是在α衰变、β衰变或核反应之后形成的,衰变反应式为:

$$^{Am}_Z X \longrightarrow ^A_Z Y + \gamma$$

γ射线的本质是中性的光子流,不带电荷,运动速度快(等于光速),电离能力很小,穿透力强,对机体组织的局部作用较β⁻射线和α射线弱,适合放射性核素显像(radionuclide imaging)。发生γ衰变后质子数和中子数都不变,仅能级状态发生改变,所以又称同质异能跃迁(isomeric transition,IT)。

（四） 电子俘获

原子核俘获一个核外轨道电子使核内一个质子转变成一个中子和放出一个中微子的过程称为电子俘获（electron capture，EC）。母核经电子俘获后，子核比母核中子数增加 1，质子数减少 1，质量数不变。电子俘获衰变时原子核结构的变化与正电子衰变类似。

电子俘获导致核结构的改变可能伴随放出多种射线。在原子核外，内层电子被俘入核内，外层轨道电子补入，两电子轨道之间的能量差转换成子核的特征 X 射线（characteristic X ray）释放出来；能量或传给更外层轨道电子，使之脱离轨道束缚而释出，这种电子被称为俄歇电子（auger electron）。在原子核内，当发生核衰变后，有时原子核还处于较高能量的激发态，通过放射出 γ 射线的形式回复到基态，或把能量转给一个核外轨道电子，使之脱离轨道发射出来，这种电子称为内转换电子（internal conversion electron）。电子俘获衰变的核素可以用于核医学显像、体外分析（X、γ 射线）和放射性核素治疗（俄歇电子、内转换电子）。

二、核衰变规律

（一） 衰变常数

衰变常数（decay constant）是指单位时间内发生衰变的原子核数目占当时总的原子核数目的比率，对于单个原子核则表示其发生衰变的概率，用 λ 表示，是反映放射性核素衰变速率的特征参数。不同的放射性核素单位时间内发生衰变的概率不同，但却遵循共同的衰变规律，即放射性核素数量随时间而呈指数规律减少，其表达式为：

$$dN/dt = -\lambda N$$

将上式积分，得

$$N = N_0 e^{-\lambda t}$$

式中 N_0 是初始时间（t=0）时放射性核素数量，N 是经 t 时间衰变后的放射性核素数量。

（二） 半衰期

半衰期（half life）是指放射性核素数量因衰变减少一半所需要的时间，又称物理半衰期，用 $T_{1/2}$ 表示。半衰期是实际工作中描述放射性核素衰变快慢的参数，与衰变常数的关系为：

$$T_{1/2} \approx 0.693/\lambda$$

放射性核素进入人体，除自身物理衰变外，还可以通过机体生物活动排出体外。进入生物体的放射性核素由于机体生物活动从生物体内排出减少到原来一半所需要的时间称为生物半衰期（biological half-life，T_b）；由于物理衰变和机体生物活动共同作用而使体内放射性核素减少一半所需要的时间，称为有效半衰期（effective half-life，T_e）。三者关系如下：

$$1/T_e = 1/T_{1/2} + 1/T_b$$

（三） 放射性活度

放射性活度（radioactivity，A）是指处于某一特定能态的放射性核在单位时间内的衰变数，表示放射性核素的放射性强度。放射性活度与放射性核素总数量的关系为：$A = \lambda N$。

放射性活度的国际单位是贝克（becquerel，Bq），1Bq 表示放射性核素在 1 秒钟内发生一次核衰变。放射性活度的旧制单位是居里（curie，Ci），1Ci 表示每秒 3.7×10^{10} 次核衰变。其换算关系为 1Ci = 3.7×10^{10} Bq。为方便使用，常用单位还有 GBq（10^9 Bq）、MBq（10^6 Bq）、kBq（10^3 Bq）、mCi（10^{-3} Ci）、μCi（10^{-6} Ci）、nCi（10^{-9} Ci）等。

第三节　射线与物质的相互作用

射线通过物质时,受物质原子核或核外电子静电场的影响,与物质发生一系列的相互作用,这种相互作用亦称为射线的物理效应,是人们进行放射性探测、核医学显像、放射性核素治疗以及放射防护的物理基础。

一、带电粒子与物质的相互作用

(一) 电离与激发

带电粒子(α、β粒子等)通过物质时与物质的原子核外电子发生静电作用,使电子脱离轨道束缚形成自由电子,这一过程称为电离(ionization)。失去电子的原子成为离子。带电粒子在单位路程上产生的电子-离子对的数目,称为电离密度,表明带电粒子的电离能力。如果核外电子获得的能量不足以脱离原子的束缚成为自由电子,只能由能量较低的轨道跃迁到能量较高的轨道,使整个原子处于能量较高的激发状态,这一作用称为激发(excitation)。激发态的原子不稳定,很快以释放出光子或热量的形式回复到稳定的基态。电离和激发是射线探测器测量射线的物质基础,也是射线引起电离辐射生物效应的主要机制。

带电粒子电荷量越大、速度越慢、物质密度越高,电离密度越大。例如,α粒子和β粒子相比,α粒子电荷量较大,运动速度较慢,其电离能力更强。

(二) 散射

带电粒子通过物质时运动方向发生改变的现象称为散射(scattering)。其中运动方向改变而能量不变者称为弹性散射。散射可对射线探测和防护带来一定影响,α粒子由于质量大,运动径线基本上是直线,散射一般不明显,β⁻粒子质量远小于α粒子,运动径线是曲线,散射较为明显。

(三) 韧致辐射

带电粒子受到物质原子核电场的作用,运动速度和方向突然发生变化,能量的部分或全部以X射线的形式发射出来,这种现象称为韧致辐射(bremsstrahlung)。韧致辐射释放的能量与介质的原子序数的平方成正比,与带电粒子的质量成反比,并且随带电粒子的能量增大而增大。α粒子质量大,运动速度低,故韧致辐射作用非常小,可以忽略不计。β⁻粒子的韧致辐射在空气和水中很小,但在原子序数较大的介质中则成平方级增加。因此,在放射防护中,屏蔽β⁻射线应使用原子序数较小的物质,如塑料、有机玻璃、铝等。韧致辐射还可用于发射纯β⁻射线的放射性核素的治疗剂量监测和显像。

(四) 湮灭辐射

β⁺衰变产生的正电子具有一定的动能,能在介质中运行一定距离,当其能量耗尽时可与物质中的自由电子结合,转化为两个方向相反、能量各为0.511MeV的γ光子而自身消失,这叫做湮灭辐射(annihilation radiation),是符合探测正电子显像的基础。

(五) 吸收

射线使物质的原子发生电离和激发的过程中,射线的能量全部消耗,射线不复存在,称为射线的吸收(absorption)。

二、光子与物质的相互作用

X射线和γ射线都是不带电的光子流,光子与物质相互作用主要有三种形式:光电效应、康普顿效应和电子对生成。

(一) 光电效应

γ光子与介质原子的轨道电子(主要是内层电子)碰撞,把能量全部交给轨道电子,使之脱离原子而发射出来,而整个光子被吸收消失,这一作用过程称为光电效应(photoelectric effect)。脱离原子轨道的电子称为光电子。光电效应发生的概率与入射光子的能量以及介质原子序数有关。

（二）康普顿效应

能量较高的 γ 光子与原子的核外电子碰撞,将一部分能量传递给电子,使之脱离原子轨道束缚成为高速运行的电子,而 γ 光子本身能量降低,运行方向发生改变,称为康普顿效应(Compton effect),释放出的电子称作康普顿电子。康普顿效应发生的概率与光子的能量和介质的密度有关,γ 光子的能量越高,介质的密度越高,康普顿效应越明显。

（三）电子对生成

当光子能量大于 1022keV 时(1022keV 相当于两个电子的静质量),在物质原子核电场作用下转化为一个正电子和一个负电子,称为电子对生成(electron pair production)。

光子与物质的这三种作用形式与光子的能量和物质的原子序数有关,能量低的 γ 光子以光电效应为主,中等能量的 γ 光子以康普顿效应为主,电子对生成主要发生在高能 γ 光子与物质的相互作用中。

（张祥松）

思 考 题

1. 什么是核素、同位素、同质异能素、放射性核素、激发态、放射性活度、电离、激发、半衰期?
2. 如何表示放射性核素的放射性强度及其物理变化规律?
3. 哪几种核射线可以进行核医学显像? 该射线与物质的作用方式是什么?
4. 哪几种核射线可以应用于核素治疗? 该射线与物质的作用方式是什么?

第二章　核医学仪器

教学目的与要求

【掌握】放射性探测仪器的基本构成和工作原理；γ相机的显像原理与动态显像；SPECT工作原理与显像特点；PET的显像原理；PET/CT和PET/MR的显像特点。

【熟悉】放射性探测的基本原理；常用的脏器功能测定仪器和放射性计数测量仪器；正电子放射性药物合成系统和分装仪器。

【了解】多模态生物医学成像系统及动物显像设备。

在医学中用于探测和记录放射性核素发出射线的种类、能量、活度，以及随时间变化规律和空间分布的仪器，统称为核医学仪器。核医学仪器是实现核医学工作必不可少的基本工具，根据使用目的的不同，可分为显像仪器（包括γ相机、SPECT、PET等）、脏器功能测量仪器、放射性计数测量仪器，以及放射性药物合成与分装仪器等。核医学仪器的飞速发展，促进了核医学诊疗水平的不断进步，提高了在临床应用中的地位。显像仪器是临床核医学最重要的组成部分，因而成为本章的重点介绍内容。

第一节　放射性探测仪器的基本原理

核医学区别于其他医学学科最主要内容是"核"，因为它是应用放射性核素或核射线进行诊断疾病、治疗疾病或医学研究，但是放射性核素的衰变过程及其释放出的核射线，是人体的感觉器官根本感受不到的，必须借助特殊的仪器，因此要认识核医学，必须首先要了解放射性探测的基本原理以及放射性探测仪器的基本构成。

一、放射性探测的基本原理

放射性探测是用探测仪器把射线能量转换成可记录和定量的光能、电能等，通过一定的电子学线路分析计算，表示为放射性核素的活度、能量、分布的过程，其基本原理是建立在射线与物质相互作用的基础上。在核医学领域，一般利用以下三种现象作为放射性探测的基础。

（一）电离

各种射线无论是带电粒子或γ射线、X射线，均可引起物质电离，产生相应的电荷数或电离电流。由于射线的电离能力与其活度、能量、种类有一定的关系，故收集和计量这些电荷数或电离电流，即可得知射线的性质和活度。根据此原理制成的探测器称为电离探测器，如电离室、正比计数器和盖革计数器等经典探测器。

（二）激发

带电粒子能直接激发闪烁物质（如NaI晶体、2,5-二苯基噁唑等），当被激发的闪烁分子退回到低能级时发出荧光。γ射线是通过与物质相互作用的光电效应、康普顿效应或电子对生成效应产生次级电子，再由次级电子激发闪烁物质发出荧光。荧光的亮度和数量分别与射线的能量和数量成正比。通过光电倍增管将荧光转化为电信号并放大，经电子学线路处理分析，即可测得射线的性质和活度。根据该原理制成的探测器称为闪烁探测器,目前最常用的核医学仪器都是采用该类探测器。

(三) 感光

核射线与普通光线一样,可使 X 射线胶片和核乳胶感光,其基本原理是:α、β 射线等带电粒子或 γ 射线与感光材料相互作用产生的次级电子,可以使胶片或核乳胶中的卤化银形成潜影,显影时潜影中的感光银离子被还原成黑色的金属银颗粒,银颗粒的多少与射线的强弱成正比。经定影处理后,可以根据黑影的有无、浓淡程度(黑度)和所在位置,对放射性进行定性、定量和定位的观察。依据这一原理,放射自显影技术得以建立并发展。

二、放射性探测仪器的基本构成和工作原理

用于放射性探测的仪器种类繁多,但其基本构成是一致的,通常都由两大部分组成:放射性探测器和后续电子学单元。放射性探测器通常被称为探头,其作用是使射线在其中发生电离或激发,再将产生的离子或荧光光子收集并转变为可以记录的电信号,因此实质上它是一个将射线能量转变为电能的换能器。后续电子学单元是由一系列电子学线路和外部显示装置构成,可以将放射性探测器输入的电信号进行放大、运算、分析、选择等处理,并加以记录和显示,从而完成对射线的探测、分析过程。下面以实验核医学和临床核医学最常用的固体闪烁计数器为例,简要介绍放射性探测仪器的基本构成和工作原理。

固体闪烁计数器(solid scintillation counter)是目前核医学中最常用的核射线探测仪器之一,主要由晶体(闪烁体)、光学耦合剂、光电倍增管、前置放大器、后续电子学线路以及显示记录装置等部件组成,其中晶体、耦合剂、光电倍增管、前置放大器等部件共同组成探测器的探头,是探测仪器最重要的部分(图 2-1)。

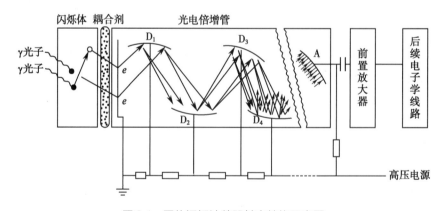

图 2-1 固体闪烁计数器基本结构示意图

(一) 晶体

用于放射性测量的闪烁晶体是在放射线或原子核粒子作用下发生闪烁现象的晶体材料,其作用是将射线的辐射能转变为光能,因此又被称为闪烁体(scintillator)。用于 γ 射线探测最常用的晶体是碘化钠晶体,它是以 NaI 为基质材料按 $0.1\% \sim 0.4\%$ 的比例掺以适当浓度的碘化铊(TII)生长而成,其中 Tl^+ 作为激活离子,在吸收射线能量后成为发光中心,可以提高探测效率,因此碘化钠晶体通常表示为 NaI(Tl)。

(二) 光学耦合剂

光学耦合剂涂布于晶体与光电倍增管之间,其作用是有效地把光传递给光电倍增管的光阴极,以减少全反射。常用的光学耦合剂是硅油、硅脂等材料,具有很高的透光导光效率,并且在发光波段没有明显的自吸收。

（三）光电倍增管

光电倍增管（photomultiplier tube, PMT）是基于光电效应和二次电子发射效应的真空电子器件,其作用是将微弱的光信号转换成可测量的电信号,因此它也是一种光电转换放大器件。光电倍增管由光电发射阴极（光阴极）、聚焦电极、多个电子倍增极及电子收集极（阳极）等组成（图2-2）。

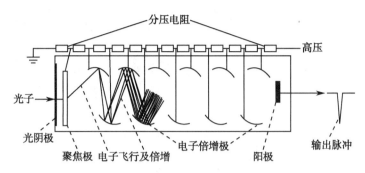

图2-2　光电倍增管结构和原理示意图

当晶体产生的荧光光子射到光阴极时,它发出光电子,光电子的数量与入射荧光光子的数量成正比。这些光电子随后被聚焦在面积比光阴极小的第一个电子倍增极的表面上。8～19个倍增极构成电子倍增系统,由一个稳定的高压电源维持着各极之间,以及最后一个倍增极与阳极之间的电位差（约100V）。当入射光照射到光阴极而释放出电子时,电子在真空中被电场加速,打到第一个倍增极上。一个入射电子的能量给予倍增极中的多个电子,从而每一个入射电子平均使倍增极表面发射几个电子。二次发射的电子又被加速打到第二个倍增极上,电子数目再度被二次发射过程倍增,如此逐级进一步倍增,直到电子聚集到阳极为止。通常光电倍增管约有12个倍增极,电子放大系数（或称增益）可达10^8,称之为光电倍增管的放大系数。阳极是收集电极,接受由最后一个倍增极发射来的电子流。大量负电子的涌来,使阳极电位发生瞬时下降。阳极在外电源支持下迅速将电位回复到初始状态,其结果是在阳极端输出一个电脉冲信号。电脉冲的数量和高度可分别反映射线的活度和能量。

（四）前置放大器

光电倍增管输出的脉冲信号一般只有几毫伏至几百毫伏,需要经过前置放大器放大到几伏至几十伏,才能触发电子测量仪器而被记录下来。前置放大器一般紧跟在光电倍增管的输出端,对信号进行跟踪放大,同时与后续分析电路的阻抗相匹配,以减少信号在传输过程中由于衰减而导致的畸变和损失（漏记）,便于后续电路分析处理。

（五）后续电子学线路

由探测器输出的仅仅是电脉冲信号,还必须对这些电脉冲信号进一步分析处理,才能得到实际所需的结果。用于放射性测量的后续电子学线路包括主放大器、脉冲高度分析器等单元。

1. **主放大器**　主放大器由放大、成形等电路组成,其主要功能,一方面是进一步放大前置放大器输出的信号,以达到供信号数字化所需的电平;另一方面是成形滤波,将前置放大器输出的脉冲信号进行整形或倒相,减小基线涨落,以提高信噪比。

2. **脉冲高度分析器**　由探测器和主放大器输出的脉冲信号仍然保持着射线的能量信息,即脉冲高度正比于射线能量。脉冲高度分析器（pulse height analyzer, PHA）的主要作用就是有选择地让需要记录的脉冲通过,使之进入计算机进行分析和记录,以达到降低本底和鉴别核素种类的双重目的。

单道脉冲高度分析器（single channel PHA）由上、下两路甄别器和一个反符合电路组成（图2-3）。假如下限甄别器的阈电压调在V,上限甄别器的阈电压调在V+ΔV,只有当输入脉冲的高度大于V同时小于V+ΔV时,才能触发反符合线路而输出,不符合这一条件者,则不能触发反符合线路而被阻塞。

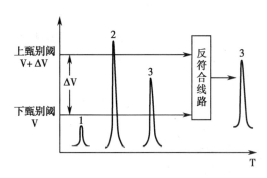

图2-3　脉冲甄别原理示意图

可以将下限阈值 V 与上限阈值 V+ΔV 之间形成的阈值差 ΔV 看成一个通道,上下两路甄别阈的差值便称为道宽(channel width),也称为能量窗宽。

（六）显示记录装置

由脉冲高度分析器输出的信号进入显示记录系统。显示记录系统主要有定标器、计数率仪、显像仪器等。

1. 定标器（scaler）　是用来记录脉冲数目的电子仪器,由输入电路、定标电路、时控电路、自动显示电路、开机复位电路以及打印和显示装置等组成,主要用于样品放射性测量和辐射防护领域的放射性污染测量。

2. 计数率仪（count rate meter）　是一种能连续显示单位时间内所测脉冲的平均数及其随时间变化的仪器。计数率仪常与固体闪烁探测器组成功能仪,用于在体表测量放射性示踪剂在脏器中随时间的变化,对脏器功能进行定量分析,如肾功能仪、心功能仪等。计数率仪也广泛用于防护监测领域,如表面沾染测量仪等。

3. 显像仪器　经过计算机的采集、处理、分析后,放射性核素在组织脏器内的分布情况可以用图像的方式显示出来,这个过程更加复杂,将在本章第二节至第四节中详细介绍。常用的显像仪器包括 γ 相机、SPECT 和 PET 等。

第二节　γ 相机

1951 年,Benedict Cassen 用闪烁晶体加准直器研制出第一台闪烁扫描机,获得了第一张人体甲状腺静态扫描图,开创了放射性核素显像的先河。1957 年 Hal O. Anger 研制成功第一台 γ 照相机(γ camera),一次成像可以同时获取视野内所有的 γ 射线,实现了连续动态显像,把脏器显像与功能测定结合起来观察,这在放射性核素显像技术上是一个质的飞跃。

一、γ 相机的基本结构

γ 相机是一种能对脏器中放射性核素的分布进行一次成像和连续动态成像的仪器,由探头、电子学线路、显示记录装置以及显像床四部分组成,其中探头是 γ 照相机的核心,主要由准直器、γ 闪烁探测器、定位电路和支架等部件构成,具有准直探测和定位射线的功能(图2-4)。

（一）准直器

准直器(collimator)是安置于晶体前方、由铅或铅钨合金制成的一种特殊装置,有若干个小孔贯穿其中,称为准直孔。准直器的作用是只允许与准直孔角度相同的射线到达晶体并被探测,其他方向的射线则被吸收或阻挡。准直器的主要参数有孔数、孔径、孔长(或称孔深)及孔间壁厚度,这些参数决定了准直器的空间分辨率、灵敏度和适用能量范围等性能指标。目前使用的准直器主要有两类:平行孔准直器和针孔准直器。平行孔准直器是最常用的一类准直器,用于大多数脏器和组织的显像,而针孔准直器适用于较表浅的小脏器和小病变的显

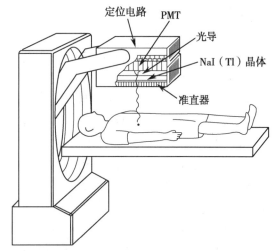

图2-4　γ 相机探测器的结构示意图

像(如甲状腺显像)。此外,准直器按适用的 γ 射线的能量分为四类:低能(适用的能量范围:75 ～ 170keV)、中能(170～300keV)、高能(270～360keV)和超高能(511keV)准直器;按灵敏度和分辨率又可分为三类:高灵敏型、高分辨型和通用型(即兼顾灵敏度和分辨率)。

（二） γ 闪烁探测器

1. 晶体 γ 相机的晶体基本上都采用大型 NaI(Tl)晶体,晶体的直径可以从 28.0cm 到 56.4cm,厚度从 6.35mm(1/4in)到 15.9mm(5/8in)。晶体的直径与探头的有效视野有关,而晶体的厚度则与探测效率和固有分辨率有关。目前普遍应用的大视野通用型 γ 相机多使用厚度为 9.5mm(3/8in)的矩形晶体,尺寸可达到 600mm×500mm,兼顾^{99m}Tc 和 ^{131}I 标记药物的显像,既可获得较高的灵敏度,同时又保证低能核素成像的分辨率。

2. 光电倍增管 根据 γ 相机探头尺寸的不同,由数目不等的光电倍增管组成阵列,均匀地排列在晶体的后面,两者之间加有光导和光耦合剂(如硅油),以起到平滑光的空间分布和光耦合作用。光电倍增管的数量多少与定位的准确性有关,数量多可增加显像的空间分辨率和定位的准确性。圆探头的 γ 照相机使用光电倍增管一般为 37～91 个,矩形探头则一般为 55～96 个。

（三） 定位电路和能量电路

一个 γ 光子在晶体中产生多个闪烁光子,可被多个光电倍增管接收。各个光电倍增管接收的闪烁光子数目与其离闪烁中心(γ 光子处)的距离成反比,最靠近闪烁中心的光电倍增管接收到的光子数最多,输出的电脉冲幅度最大,离得较远者则因接受的光子数较少,输出的脉冲幅度也较小。也就是说,在晶体中发生一个 γ 闪烁事件,就会使排列有序的光电倍增管阳极端输出众多幅度不等的电脉冲信号。这些信号经过定位电路和能量电路的权重处理,就可以得到这一闪烁事件的位置信号和能量信号。

二、γ 相机的显像原理与动态显像

（一） 显像原理

注入人体的放射性核素发射出的 γ 射线首先经过准直器准直,然后打在碘化钠晶体上,晶体产生的若干荧光光子由一组光电倍增管收集并输出众多幅度不等的电脉冲信号,经过定位电路和能量电路的权重处理后,获得这一闪烁事件的位置信号和能量信号。位置信号确定了闪烁事件发生的位置,能量信号经 PHA 分析确定哪些闪烁事件该启辉,哪些闪烁事件不该启辉。经过上述处理的信号成为一个有效计数被记录。经过一定的时间,成像装置记录了大量的闪烁光点,即在余辉显示屏上形成一个闪烁图像,或者通过计算机采集和处理后,以不同灰度或色阶显示的二维图像,如实反映出体内脏器或组织的放射性分布情况。

（二） 动态显像

γ 相机采用大视野探头,可以在短时间内一次性快速成像。动态显像是根据放射性示踪剂在体内的分布规律,把整段图像采集时间分成若干时间间隔,在各个时间间隔内采集一帧静态图像,从而获得一组与时间有关的系列图像(图 2-5),并且可以进行电影显示。动态显像不仅可显示被测脏器在某一瞬间的形态,而且通过计算机的处理可以得到感兴趣区域内的"时间-放射性计数"曲线,根据曲线特征可计算出各种临床需要的定量指标用以反映脏器的功能信息。把脏器显像与功能测定结合起来观察,这正是核医学影像较其他影像学方法具有的优势之一,γ 相机的应用也因此成为核医学发展史上一个重要的里程碑。

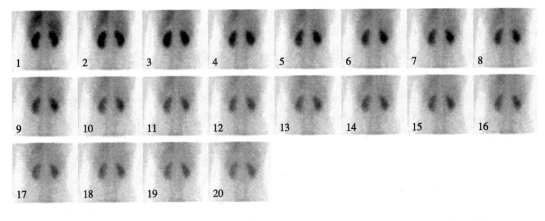

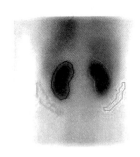

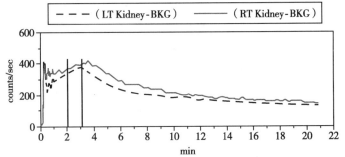

图 2-5　肾脏动态图像及功能曲线

第三节　SPECT 与 SPECT/CT

　　早在 1963 年就有人提出了断层扫描的设想,并且利用扫描机和 γ 相机重建了体内放射性的断层影像,但是由于当时采用的图像采集和重建方法都不完善,图像质量差,因而未能进入临床使用。受 CT 影像重建理论的启发,1975—1976 年正电子发射型断层扫描仪(positron emission tomography,PET)和单光子发射型计算机断层扫描仪(single photon emission computed tomography,SPECT)相继问世,这是继 γ 照相机之后又一重大发展的核素显像仪器,核医学进入断层显像时代。

一、SPECT 基本结构

　　SPECT 是在 γ 相机的基础上发展起来的核医学影像设备,它实际上是在一台高性能 γ 相机的基础上增加了探头旋转装置和图像重建的计算机软件系统,因此其基本结构主要由探头、旋转运动机架、计算机及其辅助设备等三大部分构成(图 2-6),其中 SPECT 的探头结构也由准直器、晶体、光导、

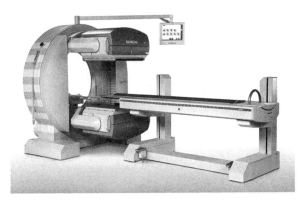

图 2-6　双探头 SPECT

光电倍增管组成,其外形可以是圆形或矩形,有单探头、双探头或多探头等不同类型。

二、SPECT 工作原理与显像特点

SPECT 的探头借助运动机架围绕身体或受检器官旋转 360°或 180°进行完全角度或有限角度的放射性探测,从多角度、多方位采集一系列平面影像,然后利用专用的计算机软件处理,可以获得符合临床要求的各种断层图像。

尽管 γ 照相机相对于传统扫描机实现了大视野一次性快速成像,空间分辨率也大为提高,但它所获得的图像仍然是探头投射范围内所有脏器和组织放射性分布的平面重叠影像,存在着三个固有缺点:①微小病变、深部病变或放射性浓度改变较小的病变,常可被其前后的放射性掩盖而难以显示;②不便于对病变进行三维立体定位;③不能对放射性分布进行精确的定量计算。

SPECT 是在体外从不同角度采集体内某脏器放射性核素分布的二维影像数据,经计算机处理重建为三维数据,根据需要可获得脏器的水平切面、冠状切面、矢状切面或任一角度的体层影像,清除了不同体层放射性的重叠干扰,可以单独观察某一体层内的放射性分布,这不仅有利于发现较小的异常和病变,还使得局部放射性核素定量分析进一步精确。SPECT 同时兼有平面显像、动态显像、断层显像和全身显像的功能,因而成为当今临床核医学的主流设备。

三、SPECT 数据采集和断层图像重建

SPECT 的数据采集方式除了普通 γ 相机已有的静态采集、动态采集、门控采集和全身采集之外,还有断层采集和门控断层采集。相对于 γ 相机的二维采集,断层采集条件的选择有其特殊的要求,例如采集矩阵大小、断层采集的方式(步进采集或连续采集)和角度、旋转半径、采集时间控制等。此外,目前用于 SPECT 显像所用的放射性核素的 γ 射线能量低,范围约为 $80 \sim 140keV$,人体组织对这个能量范围内的射线有明显的衰减作用,体内衰减可达到 $50\% \sim 80\%$。因此,SPECT 在图像重建之前必须设法消除由于射线在到达探测器之前的衰减所引起的误差,这就需要准确地进行衰减校正(attenuation correction)。

影像重建的简单定义是根据已知物体在不同方向上的投影值(projection),求得物体内各点的分布值。在 SPECT 断层图像重建中则是指,从已知每个角度上的平面投影值(测量值),求出断层平面内各像素的放射性分布值。目前图像重建的方法主要有两种:滤波反投影法(filter back-projection,FBP)和有序子集最大期望值法(ordered subset expectation maximization,OSEM)。在核医学断层影像设备(包括 SPECT 和 PET)中都配置有 FBP 和 OSEM 影像重建软件,它们各有优缺点,在实际应用过程中可以根据具体情况选择使用。

四、SPECT/CT 与图像融合技术

放射性核素显像的原理是建立在器官组织血流、功能和代谢变化的基础之上,不仅能够显示脏器和病变的位置、形态、大小等解剖结构,更重要的是可以同时提供有关脏器、组织和病变的血流、功能、代谢和排泄等方面的信息,甚至是分子水平的代谢和生化信息,对于异常病变探测的灵敏度很高,可以在疾病的早期尚未发生形态结构改变时诊断疾病。但是由于 SPECT 显像在单位面积上的光子通量比 X 射线 CT 小 $10^3 \sim 10^4$ 倍,成像的信息量不是很充分,加之传统闪烁晶体的固有分辨率一般也只有 4mm 左右,在对细微结构的精确显示方面远不及 CT。而 CT 的优势在于解剖分辨率非常高,可以观察解剖及形态的细微变化,但无法显示病变的功能、代谢以及分子水平的变化。因此,SPECT 与 CT 具有高度的互补性。

医学图像融合是将不同的医学影像或同一类型的医学影像采用不同方法获得的图像进行空间匹配或叠合,使两个或多个图像数据集融合到一幅图像上。早在二十世纪九十年代初,人们就尝试采用计算机软件将 SPECT 和 CT 分别采集到的图像进行融合处理,并且取得了一定的效果。但是由于患

者在不同的机器上进行图像采集时,无论是时间上还是空间上,都难以保持一致,对于较小的病变容易产生对位错误,并且处理时间长,难以常规使用。1998 年首次问世的 SPECT/CT 一体机,将解剖形态图像和功能代谢图像融合为一体,对医学影像的应用和发展产生了深远影响。

SPECT/CT 是将 SPECT 和 CT 这两种设备安装在同一个机架上,两种显像技术的定位坐标系统相互校准,在两次扫描期间患者处于同一个检查床上且保持体位不变,可以防止因患者移位产生的误差,在一定程度上也解决了时间配准的问题。通过 SPECT/CT 图像融合技术,可以将 SPECT 灵敏反映体内组织器官生理、生化和功能的变化与 CT 提供的精确的解剖结构信息相结合,真正实现了功能、代谢、生化影像与解剖结构影像的实时融合,为临床提供了更加全面、客观、准确的诊断依据。不仅如此,CT 提供的图像数据还可用于 SPECT 的衰减校正,有效提高 SPECT 的图像质量。

第四节　PET 与 PET/CT、PET/MR

虽然 PET 的基本结构与其他核医学影像设备相似,都是由探测器(探头)、电子学系统、计算机数据处理系统、显示记录装置、扫描机架和同步检查床等部分组成,但其显像的原理、探测器的结构以及性能指标要求等,都与 SPECT 有很大的区别。

一、PET 的显像原理和基本结构

(一) PET 显像原理

PET 显像是将发射正电子的核素引入体内,其发射的正电子经湮灭辐射转换成的能量相同、方向相反的两个 γ 光子射至体外,由 PET 的成对符合探测器采集,经过计算机重建而成断层图像,显示正电子核素在体内的分布情况。正电子探测与单光子探测的最大区别在于,单光子探测时需要重金属制成的准直器排除不适于成像的光子,而正电子探测采用符合电子准直方式,无须使用准直器。在正电子湮灭辐射中产生的两个 γ 光子几乎同时击中探头中对称位置的两个探测器,每个探测器接受到 γ 光子后产生一个电脉冲,电脉冲信号输入到符合线路进行符合甄别,挑选真符合事件(true coincidence event)。这种利用湮灭辐射的特点和两个相对探测器输出脉冲的符合来确定闪烁事件位置的方法称为电子准直(electronic collimation),这种探测方式则称为符合探测(coincidence detection)。

(二) PET 的探测器

一般是将若干个晶体、PMT 以及放大和定位电路安装于具有保护和光屏蔽作用的外壳内。经典的探测器结构为 4×64 组合,即 4 个光电倍增管与 64 个微晶体块组合为一个单元。一组探测器组合叫组块,几个组块可组成探测器组,若干组探测器组又组成探测器环,PET 的探头便是由若干探测器环排列组成。探测器环数越多,探头的轴向视野越大,一次扫描可获得的断层面也越宽。

正电子发生湮没辐射产生的 γ 光子具有较高的能量(511keV),要求用于 PET 的闪烁晶体时间分辨好、阻止本领强、光产额高,目前大多采用高原子序数或高密度的晶体材料制成,如锗酸铋($Bi_4Ge_3O_{12}$,BGO)、掺铈的氧化正硅酸镥($Lu_2SiO_5:Ce$,LSO)或掺铈的氧化正硅酸钇镥($Lu_{1.9}Y_{0.1}SiO_5:Ce$,LYSO)等。这三种晶体的性能各有特点,在不同的生产厂家都有使用。

(三) 数据校正

由于 PET 使用短半衰期核素,采用电子符合准直的探测方式,并且出于对影像进行绝对定量或半定量分析的要求,必须通过对采集到的各种数据和影响因素进行更为复杂的校正,以达到提高影像质量和消除图像的伪影的目的。这些校正包括放射性核素衰变校正、探测器归一化、衰减校正、散射校正、随机符合校正、死时间校正以及脏器运动校正等。

二、PET/CT

PET/CT 由 PET 和 CT 两部分组成,两者组合在同一个机架内,CT 位于 PET 的前方,后配 PET/CT

融合对位工作站。完成 CT 及 PET 扫描之后,PET/CT 融合工作站可分别重建 CT 和 PET 的断层图像以及两者的融合图像。

　　PET/CT 具有 PET 和 CT 各自的全部功能,但它绝不是两者功能的简单叠加。①PET 具有很高的灵敏度,可以显示病变部位的病理生理特征,更容易早期发现病灶;CT 具有良好的空间分辨率,可以对病灶进行精确定位,并且显示病灶内部的结构变化。PET/CT 可以实现 PET 图像和 CT 图像的同机融合,充分发挥两者的优势,同时反映病灶的病理生理变化及形态结构,产生了 1+1>2 的效果,明显提高了诊断的准确性。②PET/CT 以 CT 图像进行衰减校正,与传统 PET 透射扫描所使用的棒源相比,使全身显像时间缩短约 40%,大大提高了设备的利用率;衰减校正后的 PET 图像质量也优于传统PET 图像,分辨率提高了 25% 以上,校正效率也提高了 30%。③PET/CT 检查已经得到临床医师的高度评价,广泛用于恶性肿瘤的诊断、鉴别诊断、分期、疗效评估和随访监测,采用功能代谢图像和 CT 解剖结构图像相结合确定放射治疗靶区的方法也已逐渐被临床接受和认可。

三、PET/MR

　　PET/MR 一体机是当前最高端的影像融合设备,实现了在同一个设备上同时进行 PET 和 MR 信号采集,并且通过一次扫描得到融合 PET 和 MR 信息的全身图像(图 2-7)。①PET/MR 系统可以实现PET 扫描与 MR 信号采集同步进行,不仅避免了 PET 与 MR 二次扫描所致定位偏差的可能性,还真正实现了代谢和生理功能上的同步,有助于对疾病的精确诊断,这在神经系统疾病和脑功能研究中显得尤为重要;②与 CT 相比,MR 具有更好的软组织对比度,尤其适用于颅内、头颈部、乳腺、肝脏及其他软组织内原发肿瘤与转移瘤的探测,从而为肿瘤患者提供更加准确的分期;③MR 可实现多参数及多功能成像,例如动态增强成像及 DWI 成像,弥补了 PET 不善于探测输尿管及膀胱病变的不足;④MR 成像软件可保证多次扫描的 100% 定位一致性,便于治疗前后的随访观察比较,从而为临床诊断的准确性提供了最为可靠的保障;⑤PET/MR 辐射剂量低,尤其适用于小儿相关疾病或是希望累积辐射剂量尽量达到最低水平的患者;⑥全身 PET/MR 显像属于"一站式"影像学诊断,减少了患者的焦虑及总体检查时间。

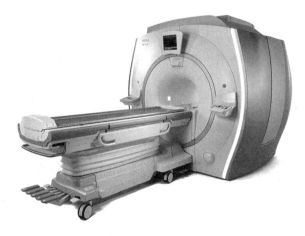

图 2-7　PET/MR

第五节　脏器功能测定仪器

　　脏器功能测定仪是指用于测量人体内有关器官中放射性核素发出的 γ 射线,从而评价脏器功能的非显像仪器。与核医学显像设备不同,功能测定仪并不研究放射性药物的空间分布,而只关心特定脏器中药物的放射性浓度随时间变化的情况,以连续测量计数率为设计目标,所以它的电子线路比

SPECT 等核医学显像设备要简单得多。

一、甲状腺功能测定仪

甲状腺功能测定仪又称甲功仪,是一种利用放射性碘作为示踪剂测定人体甲状腺功能的仪器。它实际上是一台单探头 γ 射线计数测量装置,由准直器、γ 闪烁探测器、放大器、单道脉冲高度分析器、定标器或计算机组成。一般采用张角型单孔准直器,在开口部附近的准直器轴线上是灵敏度最高的区域,因而适合浅表脏器(如甲状腺)的功能测量。准直器的张角长度约为 20cm,视野直径为 12 ~ 15cm。当患者颈部贴近准直器时,开口刚好把甲状腺完全覆盖,此时探头晶体表面距颈部的距离(即工作距离)为 20 ~ 30cm。

甲功仪主要用于甲状腺功能的测定和诊断,它是以甲状腺组织对放射性碘摄取率来衡量甲状腺的功能,故而又称为甲状腺吸碘率测定仪。

二、肾功能测定仪

肾功能测定仪又称肾功仪,或者肾图仪,是专用于肾功能测定的仪器,也是临床上广泛应用的核医学仪器之一。肾图仪由两套相同的探测器、放大器、甄别器、计数率仪记录装置或计算机组成。两个探头分别固定在可以升降和移动的支架上,用它分别对准左、右两肾,通过两套计数率仪电路,把左、右两肾区对放射性药物积聚和排泄的过程分别记录下来,所得到的时间-放射性曲线就是肾功能曲线,简称肾图。

通过对肾图曲线的形态及其相关指标的分析,可用于诊断上尿路梗阻、肾血管性高血压,测定分肾功能,监测移植肾的功能,以及观察某些药物对泌尿系统疾病的治疗效果等。

三、多功能测定仪

多功能测定仪简称多功能仪,是由多套探头组成的功能测定仪,可同时测定一个脏器的多个部位或多个脏器的功能。该仪器的设计一般采用床椅合一可调试结构,侧挂心前区、膀胱区探头升降箱体。左右肾、心前区、膀胱区探头和靠背的旋转分别由五只伺服电机驱动,对位调整方便、实用。

多功能仪的各个探头既可分别使用也可组合使用,完成多项不同的任务,达到一机多用的目的。比如单独使用一个探头,可以作为甲功仪使用,完成吸碘率测定等功能;两个探头联合使用,可以完成肾图仪的任务;在用两个探头测定双肾功能的同时,还可使用其他的探头同时测量膀胱区和心前区时间-放射性曲线,更全面地了解放射性药物在体内的代谢规律。

第六节   放射性计数测量仪器

放射性计数测量属于体外定量测量的范畴,无论是临床核医学、核医学基础实验研究,还是辐射防护领域,它都是最常见的测量方式之一。

一、γ 闪烁计数器

测量样品 γ 射线计数的典型装置是配备井型探测器的 γ 闪烁计数器,主要结构由 NaI(Tl)晶体、光电倍增管、放大器、单道或多道脉冲高度分析器、定时计数器、打印机等部件组成。

井型探测器是探头内部的 NaI(Tl)晶体的一端被加工成井样的凹陷,盛有样品的试管放入晶体的"井底",样品被晶体所包围,可以获得近似 4π 立体角的几何测量条件,大大提高测量的灵敏度。

二、放射免疫测量仪器

放射免疫测量仪器在井型 γ 计数器基础上为适应放射免疫分析的需要而发展起来的新型分析设备,简称放免仪。这类仪器一般采用 NaI 晶体作为探测元件,并配备微型计算机和样品传送及换样装置,具有数据运算和处理功能,可以实现自动测量、自动换样、自动记录和分析测量数据、自动打印测量和分析结果,是核医学体外分析常用的仪器之一。

在体外放射分析技术的理论基础上建立起来的一些非放射标记的免疫分析技术,如荧光免疫分析、化学发光分析、时间分辨分析及电化学发光分析等,具有操作简便、灵敏度及稳定性好、自动化程度高、出结果快、试剂存放时间长等优点,在核医学科的体外分析中也常常使用到,但是它们的检测方法与放射性测量不同,在此不做详细介绍。

三、手持式 γ 射线探测器

手持式 γ 射线探测器由探头和信号处理显示器两部分组成,具有体积小、准直性能好、灵敏度高、使用方便等特点,主要用于术中前哨淋巴结的探测。探头有闪烁型和半导体型两类,信号处理显示器由数字显示装置和声控信号处理系统组成。它探测的原理与 γ 计数器的原理相同,即将照射到晶体上的 γ 射线转换成电信号,由信号处理显示器进行记录,γ 射线的强弱可通过声音的大小和计数高低来确定。

四、活度计

活度计是用于测量放射性药物所含放射性活度的一种专用放射性计量仪器,最常用的是电离室型活度计。电离室活度计主要由探头、后续电路、显示器或计算机系统组成。活度计的探头一般采用封闭式井型圆柱形电离室作为探测器,外面套以铅壁。对于常用放射性核素,生产厂家已利用一系列已知活度的放射性核素的标准源进行刻度,获得不同放射性核素活度的刻度系数或能量响应曲线。使用时只要选择待测核素的按钮或菜单,就能利用相应的刻度系数将电离电流转换成活度的读数。活度计为国家强制性检测仪器。

五、液体闪烁计数器

液体闪烁计数器(liquid scintillation counter)简称为液闪,是在固体闪烁计数器的基础上发展起来的,主要用于 α 射线和低能 β 射线(如 ^{3}H、^{14}C)的探测。液体闪烁计数器的探测原理和基本构成都与固体闪烁计数器相仿,但由于其探测的对象多为能量较低的带电粒子,产生的光子数量也较少,所以要比固体闪烁计数器更为复杂。

低能 β 射线穿透力弱、射程短、自吸收作用明显,使用一般的射线探测仪器时,这些低能 β 射线很难穿透样品及样品容器到达闪烁晶体或电离室内被探测到,因此需要将样品分子直接加入到液态闪烁体中,使射线最大限度地直接与闪烁体作用,以期提高探测效率。此外,低能 β 射线产生的光很微弱,脉冲高度也很低,经 PMT 输出的电脉冲信号不易与 PMT 产生的噪声相区别,因此常使用两个光电倍增管同时接受来自闪烁液的荧光,并且采用正符合电路,以减低噪声的影响。

液闪采用转盘式、链式或盒式换样架构,一次可测试 30～300 个样品,配合计算机系统,可实现自动换样、测试、计算、质控、淬灭校正、显示及打印结果的全自动化操作。

六、表面污染和工作场所剂量监测仪

表面污染监测仪是用于监测放射性工作场所和实验室的工作台面、地板、墙壁等部位以及工作人员体表、服装、鞋等表面有无放射性沾染和沾染多少的检测,而工作场所监测仪是用于测量放射性工作场所射线的照射量。这两类仪器的探测原理基本相同,包括检测 α、β、γ 等不同辐射类型放射性沾染的设备,有便携式和固定式之分。测量单位一般以每秒计数(cps)或剂量率(mR/h 或 mGy/h)表示,剂量值超过预设限值时会触发声光报警装置。

七、个人剂量监测仪

个人剂量监测仪是从事放射性工作的人员必不可少的装备,是用来测量个人接受外照射剂量的仪器,射线探测器部分体积较小,可佩戴在身体的适当部位。根据射线探测的原理,可分为电离室型便携式剂量仪和热释光个人剂量仪两类。

第七节　放射性药物合成、分装仪

一、正电子药物合成模块系统

放射性药物一般由放射性核素和药物两部分组成,除了少数情况放射性核素可以单独作为放射性药物使用之外,绝大多数情况下都需要将放射性核素标记到相应的化合物分子上。正电子核素的标记过程远较单光子药物复杂,需要设计专门的装置完成药物的自动化标记过程,这就是正电子药物合成模块系统。

正电子药物合成模块按照核素种类主要分为 ^{18}F 药物合成模块和 ^{11}C 药物合成模块,此外随着 ^{68}Ga 应用的快速发展,也出现了专门用于 ^{68}Ga 标记的药物合成模块。^{18}F 药物合成模块以 ^{18}F-FDG 合成模块为主,集成了靶水 ^{18}F 离子富集与洗脱、脱水干燥、加热反应、纯化等功能,可通过电脑远程控制 ^{18}F-FDG 合成。目前应用最多的是卡套式合成模块,即所有药盒集成到卡套上,这样可最大程度的保证整个药物生产过程中尽量避免接触细菌和热原。除了 ^{18}F-FDG 合成模块,常用的 ^{18}F 药物合成模块还有配备了液相分离系统的多功能合成模块,主要应用于其他 ^{18}F 标记药物的制备及新药研究。^{11}C 药物合成模块一般为配备了液相分离系统的多功能合成模块。与 ^{18}F 多功能合成模块不同,^{11}C 药物合成模块因为涉及的反应多,组件更为复杂,不同类型的合成模块选用的反应类型和原理也不完全相同。

二、正电子药物分装仪

通过加速器和药物合成模块生产出来的正电子药物放射性活度比较高,一般有几百毫居里甚至数个居里,使用时需要对其进行分装,即由大剂量分成适合每位患者检查所需的剂量。正电子药物分装仪根据自动化程度分为自动化和半自动化两类。半自动化正电子药物分装仪常需借助机械手进行药物的分装,比如测量分装药物的活度等。自动化正电子药物分装仪可通过计算机控制步进电机、气动装置等机械模块进行自动化分装,并可自动化输出分装活度、抽取体积、抽取时间、抽取序号、操作者等参数,不仅可以尽可能地减少工作人员接受的辐射剂量,提高工作效率,同时也能保证药物分装的准确性与可重复性。

三、^{131}I 自动分装仪

^{131}I 自动分装仪由储药罐及铅屏蔽防护装置、自动分装系统、内置活度计、计算机控制系统等部分组成,主要用于辅助医生实施甲亢或甲癌患者治疗量的自动化服药。操作员可以在本机界面或远程计算机设定样品的分配活度、体积和计划使用时间,系统会自动完成将放射性原料(母液)进行稀释处理、定量分配、在线活度测量和样品体积配比的全部工作。在给药场所一般都设计了计算机远程控制,包括视频监控和双向的语音对讲,以便指导患者完成自助化服碘过程,实现服碘的隔室操作,最大限度地降低操作人员的辐射损伤和危害。

（安　锐）

思 考 题

1. 什么是核医学仪器？分成哪几类？
2. 放射性探测的基本原理是什么？
3. γ相机的显像原理是什么？
4. PET 的显像原理与单光子显像有什么不同？
5. PET/CT 的显像特点是什么？
6. PET/MR 的显像特点是什么？

第三章 放射性药物

教学目的与要求

【掌握】放射性药物的定义、特性。

【熟悉】放射性核素的标记率、放射化学纯度、放射性比活度的定义。

【了解】放射性核素的来源;放射性药物的标记方法和质量控制;放射性药物正确使用原则及不良反应的处理。

放射性药物(radiopharmaceuticals)是指含有放射性核素、用于医学诊断和治疗的一类特殊药物。放射性药物可以是简单的放射性核素无机化合物,如$^{99m}TcO_4^-$、$^{201}TlCl$、$Na^{131}I$ 等,而大部分临床用放射性药物是由放射性核素和非放射性被标记物质两部分组成。非放射性被标记的部分包括化合物、生化制剂(多肽、激素等)、生物制品(单克隆抗体等)、血液成分(红细胞、白细胞)和抗生素等。广义地讲,用于研究人体生理、病理和药物在体内过程的放射性核素及其标记化合物,都属于放射性药物的范畴,其中对用于显像的放射性核素及其标记化合物习惯上又称为显像剂(imaging agent)。体外放射分析用试剂盒则不属于放射性药物,而是归类于试剂(reagent)。

第一节 放射性药物性能及类别

一、放射性药物基本特性

(一) 具有放射性

放射性药物中放射性核素发出的粒子或射线是医学诊断和治疗的应用基础,与普通药物的药理作用基础明显不同,需归属核医学科管理。放射性药物的放射性具有特殊的双重性评价:合理恰当地使用可以达到诊断或治疗疾病的目的,这是放射性药物的有效性评价;另一方面则是危害性评价,即在放射性药物生产、制备或使用不当时,放射性会对生产人员、患者、医护人员等造成辐射损伤,乃至对环境带来放射性污染。因此,在制备、运输、贮存和使用过程中应严格执行国家制订的《放射性药品管理办法》等有关法规。

(二) 在体内的效应取决于被标记物的特性

放射性药物作用基础不同于普通药物。普通药物是依靠药物的药理作用发挥治疗作用,而放射性药物在体内的生理、生化特性取决于被标记物的固有特性,可被相应的靶器官选择性摄取和浓聚。放射性核素的化学量极微,不足以产生药理学效应。放射性核素发出的射线起示踪作用,或者是利用射线的生物效应达到治疗作用。

(三) 脱标及辐射自分解

放射性药物在贮存过程中,标记的放射性核素会脱离被标记物,致使放射化学纯度及比活度改变。另外,某些被标记物对射线作用较敏感,在射线的作用下可以发生化学结构变化或生物活性丧失,导致放射性药物在体内的生物学行为改变,这种现象称作辐射自分解(radiation self-decomposition)。发生辐射自分解的程度,通常与放射性药物的放射性浓度或比活度成正比,还与放射性核素的射线种类、能量有关。放射性浓度、比活度越高,辐射自分解作用越明显;电离密度大而射线能量低、射程短的 β^- 射线辐射自分解作用强。因此,若放射性药物运输或储存较久,应该进行放射性核素纯度和放射化学纯度鉴定,符合要求才能使用。

(四) 计量单位和化学量

放射性药物以放射性活度为计量单位,而不是采用化学量。与普通药物的一次用量(克或毫克水平)相比,放射性药物引入的化学量少得多,如^{99m}Tc 标记的放射性药物,一次应用 370MBq(10mCi),其中^{99m}Tc 的化学质量仅为 $10^{-10} \sim 10^{-9}$ mol,因此几乎不会在体内引起化学危害。

(五) 具有特定的有效使用期

由于放射性药物中的放射性核素会自发地进行放射性衰变,药物的量(放射性活度)会随时间增加而不断减少,其内在质量也可能改变。因此,大多数放射性药物的有效期比较短,不能长期贮存,且在每次使用时均需根据特定核素的物理半衰期作衰减校正,重新计算使用剂量。

二、诊断用放射性药物

诊断用放射性药物(diagnostic radiopharmaceuticals)是用于获得体内靶器官或病变组织的影像或功能参数,按用途可分为脏器显像用药物和功能测定用药物两类。

作为脏器显像用的放射性药物又称为显像剂(imaging agent)。放射性药物通过口服、吸入或注射进入体内,特异性地集聚于靶器官或组织,用适当的手段和仪器对其产生的 γ 射线进行探测,从而获得药物在体内的位置及分布图像,通过连续动态显像还可获得其在体内不同器官或组织中参与代谢状况及放射性活度随时间变化的信息,用于诊断各种疾病及获得脏器或组织的功能状态。

用于功能测定的放射性药物在经各种途径如口服、吸入、注射等进入机体后,选用特定的放射性探测仪测定有关脏器或血、尿、粪中放射性的动态变化,以评价脏器的功能状态。功能测定用放射性药物与显像剂一样都是利用放射性药物示踪的原理,根据药物在脏器中的分布情况及时间-放射性改变的差别获得诊断信息。一般来讲,功能测定用的放射性药物的剂量比作为显像剂的剂量要小。

表3-1 列出核医学显像中各系统常用的诊断用放射性药物,其具体应用方法和注意事项等将在相应的章节中详细介绍。这里简要介绍诊断用放射性药物的共性要求。

表 3-1　常用的显像诊断用放射性药物的临床应用分类

用途分类	药 物 名 称	主 要 用 途
脑显像	^{99m}Tc-ECD, ^{99m}Tc-HMPAO, ^{123}I-IMP	评价局部脑血流,脑血流贮备功能
	^{123}I-IBZM, ^{123}I-β-CIT, ^{18}F-DOPA, ^{99m}Tc-TRODAT-1	多巴胺受体或转运体显像研究
	^{123}I-IQNB, ^{11}C-Nicotine	乙酰胆碱受体显像研究
	^{123}I-Ketanserin, ^{76}Br-2-Ketanserin	5-HT 受体显像研究
	^{123}I-Morphine, ^{11}C-DPN, ^{11}C-CFN	阿片肽受体显像研究
	^{18}F-脱氧葡萄糖(^{18}F-FDG), ^{15}O	脑葡萄糖和氧代谢与功能研究
心肌显像	^{201}Tl, ^{99m}Tc-Sestamibi, ^{99m}Tc-Tetrofosmin, ^{13}N-NH$_3$, ^{82}Rb	评价心肌血流灌注
	^{11}C-棕榈酸, ^{18}F-FDG	心肌脂肪酸、葡萄糖代谢研究
	^{123}I-MIBG, ^{11}C-HED	心肌受体显像研究
	^{99m}Tc-焦磷酸盐, ^{111}In-抗肌凝蛋白抗体	急性心肌梗死显像诊断
	^{99m}Tc-PnAO-硝基咪唑, ^{99m}Tc-HL91	心肌乏氧显像
肾显像	^{131}I-OIH, ^{99m}Tc-MAG$_3$, ^{99m}Tc-EC	肾小管分泌型肾显像
	^{99m}Tc-DTPA	肾小球滤过型肾显像
	^{99m}Tc-DMSA	肾皮质结合型肾显像
肾上腺	^{131}I-19-碘胆固醇, ^{131}I-6-IC, ^{131}I-6β-INC	肾上腺皮质功能显像
	^{131}I-MIBG, ^{123}I-MIBG	肾上腺髓质功能显像

续表

用途分类	药 物 名 称	主 要 用 途
肿瘤	^{67}Ga,^{201}Tl,^{99m}Tc-MIBI,^{99m}Tc(V)-DMSA	非特异性亲肿瘤阳性显像
	^{18}F-FDG,^{11}C-胆碱,^{11}C-MET	
	^{111}In-octreotide,^{99m}Tc-HYNIC-TOC,^{68}Ga-DOTA-TATE	生长抑素受体显像用于神经内分泌肿瘤
	^{18}F-FES	雌激素受体显像用于乳腺癌诊断
骨骼显像	^{99m}Tc-MDP,^{99m}Tc-EDTMP,^{99m}Tc-DHPE	了解骨质代谢活性
血栓显像	^{99m}Tc-laminin 衍生物	诊断血栓
肺显像	^{99m}Tc-MAA	评价肺血流灌注,诊断肺栓塞
	^{99m}Tc-DTPA 雾化颗粒,^{133m}Xe 气体	评价肺通气功能
淋巴	^{99m}Tc-DX,^{99m}Tc-微胶体	淋巴功能,诊断淋巴道阻塞
肝脾	^{99m}Tc-胶体,^{99m}Tc-植酸钠	肝脾吞噬功能
	^{99m}Tc-HIDA,^{99m}Tc-EHIDA,^{99m}Tc-PMT	胆系功能与胆道通畅情况

(一)衰变方式

γ 相机和 SPECT 显像所用的理想放射性核素应是通过同质异能跃迁或电子俘获的衰变方式(decay mode),单纯发射 γ 光子或 X 射线,即光子射线。比如常用的放射性核素^{99m}Tc 是同质异能跃迁衰变,单纯发射 γ 光子;^{201}Tl、^{111}In、^{67}Ga、^{123}I 等则是电子俘获衰变,单纯发射特征 X 射线或 γ 射线。

PET 显像所用核素是通过 β$^+$ 衰变单纯发射正电子,后者在组织中湮灭时放出两个能量相同(511keV)、方向相反的 γ 光子,应用 PET 显像仪在体外探测 γ 光子。常用正电子核素^{11}C、^{15}O、^{13}N、^{18}F 等均是组成生物机体的固有元素,在研究人体生理、生化、代谢、受体等方面具有独特优势。目前正在研究应用中的正电子放射性药物很多,氟[^{18}F]标记的氟代脱氧葡萄糖(^{18}F-fluorodeoxyglucose,^{18}F-FDG)是目前临床应用最为广泛的正电子放射性药物。

带电荷射线由于电离能力强会对正常组织造成损伤,穿透能力差在体外不易探测,故一般不用于显像。

(二)光子能量

适合 γ 相机和 SPECT 显像的光子能量(photon energy)范围 100~250keV 最为理想,如^{99m}Tc、^{111}In、^{123}I 等放射性核素。过低能量的光子组织穿透力差,在体外不易探测。过高能量的光子容易穿透晶体,导致探测效率和分辨率降低。尽管如此,在实际工作中配合使用适当的准直器,一些不在此能量范围的放射性核素亦可获得核医学诊断影像,如^{201}Tl、氙[^{133}Xe]、^{67}Ga、^{131}I 等。PET 和带有符合线路探测技术的双探头 SPECT 可以探测 511keV 的 γ 光子显像。

(三)有效半衰期

放射性核素的半衰期要能够保证放射性药物的制备、给药和完成检查过程。核素的半衰期过短,不一定满足放射性药物标记制备;半衰期过长会增加患者的辐射剂量,也不利于短期内重复使用。放射性核素的有效半衰期(effective half-life,Te)是放射性药物在体内由于放射性衰变和生物代谢两者共同作用,使体内放射性减少一半所需要的时间。理想的诊断放射性药物有效半衰期应是检查过程用时的1.5倍左右。这样既可以通过适当增加药物投入剂量来提高图像质量,又可以降低患者的受照剂量。

(四)靶/非靶比值

从核医学影像诊断的角度考虑,诊断用放射性药物的靶就是欲探测的体内器官或组织,即靶器官或靶组织。靶/非靶比值(target-to-nontarget ratio,T/NT)是指放射性药物在靶器官或靶组织中的浓聚量,与非靶器官或组织特别是与相邻的非靶器官或组织中的浓聚量之比。诊断用放射性药物尽可能满足在靶器官或组织中积聚快、分布多,而在血液中和非靶器官或组织中清除快,达到靶/非靶比值高的特点。

三、治疗用放射性药物

治疗用放射性药物(therapeutic radiopharmaceutical)是指能够高度选择性浓集在病变组织产生局部电离辐射生物效应,从而抑制或破坏病变组织发挥治疗作用的一类体内放射性药物。治疗用放射性药物的特点与诊断用放射性药物有所不同。表 3-2 列出常用的治疗用放射性药物及主要用途。

表 3-2　**常用的治疗用放射性药物及其主要应用**

药 物 名 称	主 要 用 途
^{131}I	甲状腺功能亢进症、甲状腺癌
$^{89}SrCl_2$, $^{153}Sm\text{-}EDTMP$, $^{223}RaCl_2$, $^{188}Re\text{-}HEDP$	转移性骨肿瘤
^{32}P 敷贴器, $^{90}Sr\text{-}^{90}Y$ 敷贴器	毛细血管瘤、瘢痕疙瘩、慢性湿疹
$^{177}Lu\text{-}DOTA\text{-}TATE$, $^{177}Lu\text{-}DOTA\text{-}TOC$	晚期神经内分泌肿瘤
$^{177}Lu\text{-}PSMA$, $^{90}Y\text{-}PSMA$	复发或难治性前列腺癌
$^{90}Y\text{-}微球$	肝细胞癌或肝转移瘤
^{125}I 粒子	多种恶性肿瘤,尤其对于难以手术完全切除者

(一) 衰变方式

目前使用较多的放射性核素衰变方式是 β⁻衰变和 α 衰变。β⁻射线在组织中的电离密度大,所产生的局部电离辐射生物效应要比具有相同能量的 γ 射线和 X 射线大得多。另外,它在组织内具有一定的射程(数毫米),既能保证一定的作用范围,而又对稍远的正常组织不造成明显损伤。α射线在组织中的电离密度要比 β⁻射线更大,有效照射范围小(仅数微米),需精确控制其组织内分布,以达到杀伤病灶而同时保护正常组织器官不被照射的目的。电子俘获衰变释放的俄歇电子,组织内的射程在纳米水平,在这样短的射程内释放所有能量,在放射性核素靶向治疗中具有潜在优势。

(二) 射线能量

从治疗角度考虑,射线能量(energy)越高越好。对于治疗用射线的最低能量限值尚没有准确的界定,一般认为 β⁻射线的最大能量在 1MeV 以上比较理想。

(三) 有效半衰期

治疗用放射性药物的有效半衰期不能太短,也不宜过长,以数小时或数天较为理想。

(四) 靶/非靶比值

治疗用放射性药物的靶/非靶比值越高越好。过低的靶/非靶比值不仅对原发病变达不到有效的治疗,还有可能对骨髓或其他辐射敏感的器官/组织造成潜在的致命损伤。保证治疗用放射性药物的放射化学纯度和准确剂量也同样至关重要。

放射性药物的治疗作用是依靠射线的辐射生物学效应,不是药物本身的药理作用。与化疗药物和外照射治疗相比,治疗用放射性药物的作用机制有以下特点:①由于放射性药物的选择靶向作用,在体内可达到高的靶/非靶比值,如⁸⁹Sr 在骨转移肿瘤中的摄取比正常骨组织高 36 倍,核素高度聚集于骨转移病灶,而在正常组织内浓聚少,对正常组织的作用相对较小,而化疗多为全身用药,易产生全身反应;②放射性药物的辐射作用有一定的范围(纳米-数毫米),如果靶向浓聚程度足够高,对周围正常组织的损伤小。外照射治疗的射线束必须穿透正常组织才能到达肿瘤;③近年来对射线束外照射生物效应的研究表明,超分割放射治疗(每天两次或两次以上放射治疗)比常规分割治疗(每天一次放射治疗)对大部分肿瘤可得到更大的生物效应并减轻正常组织的损伤。放射性药物在靶组织中浓聚,达到持续照射的效果,可以更有效地杀伤肿瘤和减少正常组织的损伤。

第二节 放射性核素的来源

目前,医用放射性核素来源主要有三方面:核反应堆(nuclear reactor)、医用回旋加速器(cyclotron)和放射性核素发生器(radionuclide generator)。

一、核反应堆生产

核反应堆是一种可控制的重核裂变链式反应的装置,其生产放射性核素是利用反应堆提供的高通量中子流照射靶材料,吸收中子后的靶核发生改变,变为不稳定的(放射性)核素,即通过核反应获得放射性核素。反应堆生产的放射性核素品种多,成本低,是目前医用放射性核素的主要来源。反应堆生产的放射性核素大多是丰中子核素,它们主要通过(n,γ)、(n,p)、(n,α)、$(2n,\gamma)$、$(n,n\gamma)$、(n,f)等核反应得到。通过(n,f)反应可生产高比活度的^{99}Mo,后者作为母体经(n,γ)反应又能获得^{99m}Tc。常用核反应堆生产的医用放射性核素见表3-3。

表3-3　常用核反应堆生产的医用放射性核素

放射性核素	半衰期($T_{1/2}$)	核反应
^{3}H	12.3 年	$^{6}Li(n,\alpha)^{3}H$
^{14}C	5730 年	$^{14}N(n,p)^{14}C$
^{32}P	14.3 天	$^{31}P(n,\gamma)^{32}P$
^{89}Sr	50.5 天	$^{88}Sr(n,\gamma)^{89}Sr$
^{90}Mo	2.75 天	$^{98}Mo(n,\gamma)^{99}Mo$
		$^{235}U(n,f)^{99}Mo$
^{125}I	60.1 天	$^{124}Xe(n,\gamma)^{125}Xe\rightarrow^{125}I$
^{131}I	8.04 天	$^{130}Te(n,\gamma)^{131}Te\rightarrow^{131}I$
^{133}Xe	5.24 天	$^{235}U(n,f)^{133}Xe$
^{153}Sm	46.7 小时	$^{152}Sm(n,\gamma)^{153}Sm$
^{186}Re	90.6 小时	$^{185}Re(n,\gamma)^{186}Re$

核反应堆生产的放射性核素的优点是:能同时辐照多种样品,生产量大,辐照时间短,操作简单等。缺点是:多为丰中子核素,通常伴有 β⁻ 衰变,不利于制备诊断用放射性药物;核反应产物与靶核多属于同一元素,化学性质相同,获得高比活度的产品较困难。

二、医用回旋加速器生产

生产医用放射性核素的加速器为回旋加速器(cyclotron),是通过电流和磁场使带电粒子(如质子、氘核及 α 粒子)得到加速轰击靶核后引起的核反应生产放射性核素,得到的产物一般为短半衰期的缺中子核素,大都以电子俘获或发射 β⁺ 的形式进行衰变。这类核素适合于 γ 照相机、SPECT 和 PET 显像,图像清晰,辐射危害小。临床中 PET 常用的发射正电子的短寿命核素^{11}C、^{13}N、^{15}O、^{18}F 等均由加速器生产。表3-4 为临床常用的加速器生产的放射性核素。

医用回旋加速器安装配置固体靶,还可产生铜[^{64}Cu]和锆[^{89}Zr]等新型放射性核素,以满足临床需求。

加速器生产的医用放射性核素特点:

1. 发射 β⁺或 γ 射线　加速器生产的放射性核素大都是缺中子核素,往往通过 β⁺衰变发射正电子,或因电子俘获发射特征 X 射线。许多加速器生产的放射性核素发射单能 γ 射线,容易探测,辐射损伤也相对小。

表3-4 临床常用加速器生产的放射性核素

放射性核素	半衰期($T_{1/2}$)	核反应过程
^{11}C	20.5 分钟	^{14}N(p,α)^{11}C
^{13}N	10 分钟	^{16}O(p,α)^{13}N
^{15}O	2.1 分钟	^{14}N(d,n)^{15}O
		^{15}N(p,n)^{15}O
^{18}F	109.8 分钟	^{18}O(p,n)^{18}F
		^{20}N(d,α)^{18}F
^{67}Ga	3.26 天	^{65}Cu(α,2n)^{67}Ga
^{111}In	2.80 天	^{109}Ag(α,2n)^{111}In
		^{111}Cd(p,n)^{111}In
^{123}I	13.2 天	^{124}Te(p,2n)^{123}I
^{201}Tl	73.2 小时	^{203}Tl(p,3n)^{201}Pb→^{201}Tl

2. 一些正电子核素半衰期短 患者使用时所受辐射剂量小,可以多次做重复检查。但是有些核素的半衰期太短,制备相应的化合物需要特殊的快速化学合成和分离装置,如^{11}C、^{13}N、^{15}O、^{18}F 等均用自动化合成模块(automated synthesis modules)合成所需化合物。

3. 比活度高 带电粒子核反应生成的核素大部分与靶核素不是同位素,可通过化学分离得到高比活度或无载体的放射性核素,例如^{67}Zn(p,xn)^{67}Ga 和^{18}O(p,n)^{18}F 等。无载体的放射性核素在标记一些生物活性物质时,可减少非放射性同位素的竞争反应,提高标记率。

4. 用途广 生产的正电子发射体^{11}C、^{13}N、^{15}O、^{18}F(与 H 的生物学行为类似)等,由于它们的稳定同位素是机体的主要组成成分,加上半衰期短、能发射 β$^+$ 或 γ 射线,在生命科学中有广泛的用途。

三、放射性核素发生器生产

放射性核素发生器是一种定期从较长半衰期的放射性母体核素中分离出衰变产生的较短半衰期的子体放射性核素的装置,是医用放射性核素的主要来源之一。在发生器中随着母体核素的衰变,子体核素不断增长、衰变直至达到放射性平衡。用合适的分离手段就可从母体核素中得到无载体的子体放射性核素。母体不断衰变,上述分离过程可反复进行。所以发生器可在一段时间内重复使用,直到母体核素的放射性活度减少到很低为止。这一现象如同母牛挤奶,因此放射性核素发生器常被人称为"母牛"。以母子体系分离方法的不同,可分为色谱发生器、萃取发生器和升华发生器。

放射性核素母、子体的关系可用下列通式表示:

$$A_2 = \frac{k\lambda_2}{\lambda_2 - \lambda_1} A_1^0 (e^{-\lambda_1 t} - e^{-\lambda_2 t}) + A_2^0 e^{-\lambda_2 t}$$

式中,t 为母体和子体衰变的某一时刻,A_2 为子体在 t 时刻的放射性活度,A_1^0 为母体的初始放射性活度,A_2^0 为子体的初始放射性活度,k 为母体核素衰变为子体核素的分数,若母体核素衰变只有一种途径,则 k=1。λ_1 和 λ_2 分别为母体和子体的衰变常数。

一般要求母体的半衰期要比较长,以确保从工厂运输到医院并有一段时间的使用期。由于母体核素的不断衰变不断地产生子体核素,因而核素发生器可以反复淋洗制得子体核素。但为了保证有效的使用剂量,两次淋洗之间必须有一定的时间间隔以保证子体核素在分离柱上的再积聚。目前,能提供商品化的医用发生器很多,如^{90}Sr-^{90}Y 发生器、^{188}W-^{188}Re 发生器、^{99}Mo-^{99m}Tc 发生器等,其中^{99}Mo-^{99m}Tc发生器应用最普遍。

^{99}Mo-^{99m}Tc 发生器属于色谱柱(chromatographic column)型发生器。用三氧化二铝(Al_2O_3)作吸附柱。三氧化二铝对母体核素^{99}Mo 有很强的亲和力,子体核素^{99m}Tc 则几乎不被吸附。淋洗液用生理盐水,则仅有^{99m}Tc 被洗出。^{99}Mo-^{99m}Tc 发生器的母体^{99}Mo 半衰期为 66 小时,经 β$^-$衰变后产生子体^{99m}Tc,其半衰期 6.02 小时,^{99m}Tc 以同质异能跃迁或 γ 跃迁的方式衰变,发射出 140keV 的 γ 射线。^{99}Mo-^{99m}Tc发生器中,随^{99}Mo 的衰变,^{99m}Tc 的放射强度不断增长,达到平衡峰值的时间约为 24 小时。因此,可每隔 24 小时用生理盐水洗脱,每次获得的^{99m}Tc 放射性强度约为前一次的 80%。^{99m}Tc 具有较为理想的物理半衰期,发射几乎单一的 γ 射线,在洗脱液中以 Na^{99m}TcO$_4$的形式存在,其价态从+7 ~ -1。当用还原剂将其还原成低氧化态时,^{99m}Tc 具有活泼的化学性质,可以标记多种显像药物。

钼-锝发生器(^{99}Mo-^{99m}Tc generator)的优点:①操作简便、使用安全、有较好的价格-收益比;②可以得到高的放射性核素纯度,并能制得高放射化学纯度和化学纯度的放射性药物;③市售的^{99}Mo-^{99m}Tc发生器无菌、无热原,用等渗生理盐水作为淋洗液,淋洗液可直接用于患者;④母体核素^{99}Mo 半衰期为66 小时(2.75 天),可以有一周以上的期间释放可使用量的^{99m}Tc。用^{99m}Tc 可以制得不同种类适合绝大多数组织器官显像用的放射性药物。

第三节　放射性药物制备及质量控制

一、放射性药物标记常用方法

1. 同位素交换法　同位素交换法(isotope exchange method)是利用同一元素的放射性同位素与稳定同位素在两种不同化学状态之间发生交换反应来制备标记化合物,其反应如下:

$$AX+BX^* \longrightarrow AX^*+BX$$

式中,X 和 X*分别为同一元素的稳定同位素和放射性同位素;AX 为待标记化合物;BX*为放射性同位素的简单化合物。AX 与 BX*混合,在特定条件下发生同位素交换反应,除了同位素效应外,并不引起体系中这两种化合物化学状态的改变,它们的理化和生物学性质是相同的。交换反应是可逆反应,可通过调节反应条件(温度、pH 值等)和加入催化剂以控制反应的进行。常用于放射性碘、磷、硫的标记。

2. 化学合成法　化学合成法(chemical synthesis method)是制备有机放射性标记化合物最经典、最基本的方法之一。其原理与普通的化学合成法十分相似,即应用化学反应将放射性核素的原子"引入"到所需的化合物分子结构中去,不同的是所用原料含有放射性。化学合成法进一步分为:①逐步合成法:即以最简单的放射性化合物按预定合成路线逐步合成复杂的有机标记化合物;②加成法:通过加成反应将不饱和有机分子制备成标记化合物;③取代法:有机分子中的原子或原子基团被放射性核素或基团所置换。

合成法应用最广的是用^{11}C 标记有机化合物和^{131}I 标记多肽、蛋白质等生物大分子物质,前者应用逐步合成法,后者是取代法的代表。^{11}C 的标记化合物其原料是由加速器生产的初级产品^{11}CO$_2$和^{11}CO(它们之间通过氧化或还原可方便地互相转化),然后用^{11}CO$_2$作原料,通过各种成熟的方法制备 H^{11}CHO、H^{11}CN、R^{11}COCl 等有机合成中有用的中间体,再从此类中间体,进一步合成各种^{11}C的药物。

放射性碘标记蛋白质或多肽的基本原理是将离子碘氧化成单质碘,单质碘与蛋白质或多肽分子中的酪氨酸、组氨酸或色氨酸残基上的苯环或咪唑环反应,取代上面的氢,形成放射性碘标记化合物。常用的方法是氯胺-T(chloramine-T)法。氯胺-T,化学名为 N-氯代对甲苯磺酰胺钠盐,是一种较温和的氧化剂,在水溶液中水解产生次氯酸,次氯酸可使碘的阴离子氧化成碘分子(单质碘),后者可与蛋白质或多肽分子上的酪氨酸等残基反应得以进行碘标记。此法由 Green 和 Hunter 首次采用,因方法简便,标记率高,重复性好,试剂易得,因而迅速普及推广。

3. **生物合成法** 生物合成法(biosynthesis method)是利用动物、植物、微生物的生理代谢过程或酶的生物活性,将简单的放射性物质在体内或体外引入化合物中而制得所需标记物。本法可合成一些结构复杂、具有生物活性而又难以用化学合成法制备的放射性标记化合物。例如,可用 ^{75}Se 或 ^{35}S 标记的 L-蛋氨酸掺入杂交瘤的细胞培养液中,制得 ^{75}Se 或 ^{35}S 标记的单克隆抗体(monoclonal antibody,McAb)。也可利用生物组织中某种特定的酶,促进标记前体物质的合成反应,生成所需的标记产物。用生物合成法得到的标记化合物成分复杂,放射性核素的利用率低。

4. **金属络合法** 上述方法多用于非金属放射性核素的标记,而目前在核医学中应用广泛的金属放射性核素标记的药物,如 ^{99m}Tc、^{67}Ga、^{68}Ga、^{111}In、^{113m}In 和 ^{201}Tl 的标记药物,一般采用金属放射性核素直接形成络合物的方法进行标记,此法即称为金属络合法(metal complexing method)。络合法的大部分放射性药物是将放射性核素以共价键或配位键的形式络合到被标记的分子中,被标记分子不含标记的放射性核素的同位素。双功能螯合剂法也属于此类,其特点是先把某种双功能螯合剂络合在被标记的分子上,再将放射性核素标记到螯合剂上,形成"放射性核素-螯合剂-被标记物"的复合物。由于螯合剂的存在,被标记物有可能出现理化和生物学性质的改变,临床应用时要注意。这类标记方法的特点是标记反应对试剂浓度、pH 值、离子强度等反应条件极其敏感。例如,^{99m}Tc 与 DMSA 在 pH 值低时可得到 Tc(Ⅲ)的络合物,常用于肾显像,而在 pH 值高时得到 Tc(Ⅴ)的络合物,则可用于肿瘤阳性显像,它们在体内的生物学行为发生了改变。

二、放射性药物质量控制

为确保放射性药物在临床应用中的安全性、有效性和稳定性,必须根据国家制订的标准对放射性药物进行质量控制,其内容主要包括物理性质、化学性质和生物学性质三个方面。

(一)物理鉴定

包括性状、放射性核纯度、放射性活度、放射性浓度等。

1. **性状** 放射性药物一般为注射剂或口服液,大多数为无色澄清液体。少数放射性药物有颜色,如胶体磷[^{32}P]酸铬注射液为绿色的胶体溶液;^{51}Cr-酸钠注射液为淡黄色澄清液体;^{131}I-马尿酸钠注射液为淡棕色液体等。还有个别的放射性药物是含有颗粒的悬浮剂,它们应具有大小合适的颗粒度,如 ^{99m}Tc-聚合白蛋白(^{99m}Tc-macro-aggregated albumin,^{99m}Tc-MAA)的粒子大小应该在 $10\sim100\mu m$,^{99m}Tc-硫胶体(^{99m}Tc-sulfur colloid,^{99m}Tc-SC)的粒子大小应在 $1\mu m$ 以下。

2. **放射性核素纯度** 放射性核素纯度(radionuclide purity)是指特定放射性核素的活度占总活度的百分数。放射性药物中如果混有放射性核杂质,不仅给受检者增加不应有的辐射危害,同时也会影响显像的质量。因此,各种放射性药物的质量标准中都应明确规定放射性核纯度的指标,如高 ^{99m}Tc 酸钠的放射性核杂质 ^{99}Mo 不得超过 0.1%。

3. **放射性活度** 放射性活度(radioactivity,A)指放射性元素或同位素每秒衰变的原子数,国际单位为贝克勒尔(Bq),也就是每秒有一个原子衰变。放射性活度是放射性药物的一个重要指标,使用前必须准确测定其活度。用药剂量不足会明显降低诊断质量或治疗效果,而剂量过高则会使患者接受额外辐射剂量或治疗过度。一般放射性药物质量标准中活度测定值均在标示值的±10%,治疗用放射性药物的活度测定值应控制在标示值的±5% 为好。

4. **放射性浓度** 取 1ml 标记产物,测其放射性活度,即其放射性浓度,单位为 Bq/ml。

（二）化学鉴定

包括 pH、标记率、稳定性、放射性比活度、放射化学纯度、化学纯度等鉴定。

1. **pH**　放射性药物绝大部分是注射液,特定的 pH 对保证放射性药物的稳定性非常重要。由于血液的缓冲能力强,放射性药物的 pH 允许在 3～9,但最理想的药物应为 pH 7.4 的等渗溶液。

2. **标记率**　标记率是指标记物的放射性占总投入放射性的百分比,计算公式如下:

$$标记率(\%) = \frac{标记物的放射性}{总投入的放射性} \times 100\%$$

标记率的测定要求方法简捷、经济、高效。常采用的测定方法有放射性纸层析(paper chromatography)或薄层层析(thin layer chromatography),有时还需用高效液相色谱(high performance liquid chromatography,HPLC)法。对于生物制剂,有时也应用柱层析或蛋白沉淀法。

3. **稳定性**　标记物的稳定性对于放射性药物具有十分重要的意义,放射性核素的脱标可能会影响示踪剂诊断的结果或者放射性治疗药物的疗效。标记物的稳定性可分为体外稳定性测试和体内稳定性测试。

体外稳定性测试包括磷酸盐缓冲液(phosphate buffered solution,PBS)稳定性测试和血清稳定性测试,即将一定量的标记物与 PBS 或者人血清混合,并在 37℃下孵育一定时间(通常 1～2 个半衰期),通过薄层色谱或者高效液相色谱检测标记物的放射性纯度来模拟标记物在体内的稳定性。体内稳定性测试是直接将标记物静脉注射入模型动物,一定时间后取模型动物的血液或者尿液,通过薄层色谱或者高效液相色谱检测标记物的放射性含量。

4. **放射化学纯度**　放射化学纯度(radiochemical purity)是指以特定化学形式存在的放射性活度占总放射性活度的百分比。放射性药物中的放射化学杂质可以从制备过程中或药物的自身分解中产生。由于放射化学杂质可能对人体有害或影响放射性药物的体内分布,因此应对其进行控制,一般控制在 5%～10%,即放射化学纯度不低于 90%～95%。

5. **放射性比活度**　放射性比活度(specific activity)是指单位质量的某种放射性物质的放射性活度,单位为 Bq/g、Bq/mol 或 Bq/mmol 等。常采用直接测定计算法、色谱扫描面积计算法和自身取代计算法获得。

6. **化学纯度**　化学纯度(chemical purity)是指以特定化学形式存在的某物质的质量占总质量的比例,与放射性无关。化学杂质一般是生产过程带入的,过量的化学杂质可能引起毒副反应或影响进一步放射性药物的制备和使用。化学纯度的质控内容主要是控制化学杂质或载体含量,如高^{99m}Tc 酸钠注射液中含铝量不得超过 10μg/ml,锆含量不得超过 20μg/ml。在锝放射性药物中,钼-锝发生器内一般使用的吸附剂是三氧化二铝,可能有少量铝离子(aluminum ion,Al^{3+})逸出。过多的铝离子的存在,可能与^{99m}Tc 形成微粒(technetium-aluminum particles),被肝组织摄取,也可形成胶体被肺摄取。同时铝离子还可能与红细胞聚集而影响其功能。

（三）生物学鉴定

放射性药物大多数是注射液,常规用药必须保证无菌、无热原。在一种放射性新药应用在临床之前,还必须进行生物活性、生物分布、药代动力学、毒性效应以及内辐射吸收剂量等实验研究。

第四节　放射性药物使用

核医学显像和治疗都必须将放射性药物引入人体,被检者不可避免要接受放射性药物带来的辐射。为使被检者获得最佳的诊疗效果,而受到最小的辐射剂量,要求医务人员严格掌握放射性药品的使用原则。

一、正确使用

1. **正当性判断**　使用放射性药品进行诊疗前,首先要权衡预期的需要和诊疗后的益处与辐射引起的危害,得出进行这项检查或治疗是否值得的结论。

2. **放射性药品的选择**　若有几种同类放射性药品可供诊断检查用,则应选择所致辐射吸收剂量最小者。

3. **内照射剂量和用药剂量的确定**　医用内照射剂量必须低于国家有关法规的规定,严格按照《核医学操作规范》对各项检查的建议剂量给药。对恶性疾病患者可以适当放宽限制。

4. **保护性措施**　采取必要的保护措施,如:封闭某些游离核素可能积聚的器官、促进排泄等措施,辐射防护剂的应用和尽量减少不必要的重复检查等,以最大程度的减少不必要的辐射。

5. **特殊人群的处理**　对孕妇、哺乳期妇女、近期准备生育的妇女、婴幼儿等应用放射性药品要慎重考虑。

二、不良反应

放射性药物化学量很少,鲜有重度不良反应报告。虽然实际发生率很少,但是仍有可能存在,需在临床工作中予以认识。放射性药物的不良反应主要分为四类:

1. **变态反应**　是指少数致敏患者对某种药物的特殊反应,致敏源可能是药物本身或者药物在体内代谢物或药物制剂中的杂质。根据其程度的不同可以分为:①轻度,如荨麻疹、痒疹或其他轻度不适等,无需治疗或仅需对症治疗;②中度,如眩晕、乏力、面色苍白及呼吸急促,应立即进行治疗,但无生命危险;③重度,如休克、心脏骤停等,需紧急抢救,个别可因抢救无效而死亡。

2. **热原反应**　是指带有热原的放射性药物引入人体后产生的异常反应。热原可引起发冷、发热、颤抖、头痛,严重者可致死。

3. **药物毒性反应**　药物毒性反应由药物本身引起,随药物剂量的增加而加强,不同药物引起的毒性反应各不相同,主要表现为面红、唇麻、胸闷及呼吸、循环、消化和血液系统的毒性症状。

4. 此外尚有极少数不良反应为原因不明。

三、不良反应的预防及处理

1. 应用放射性药物时如发现患者出现不良反应,应立即停药,取平卧位,测量血压、脉搏,了解全身情况,根据病情轻重妥善处理,轻者可自行缓解或仅需对症处理,中度者立即给予相应治疗,休克者立即注入肾上腺素及吸氧。以变态反应样症状为主者,给予血管加压剂、抗组胺药物及激素类。

2. 从事临床核医学的工作人员应有高度的工作责任心,应熟悉和掌握有关放射性核素的基本知识并严格遵守放射性药品的登记、保管、使用制度,严格进行放射性药物的鉴定及质量控制,发现问题,立即采取相应措施。

3. 操作人员要严格遵照无菌操作技术进行放射性药物的制备。

4. 详细询问病史,尤其应注意过敏史,严格掌握适应证,排除潜在的危险因素。

5. 注入放射性药物时,不可回抽血液与药物混合。

6. 室内常规配备急救物品,用药后应观察数分钟。

7. 特殊病例应进行必要的预防用药。

第五节　新型放射性药物临床转化

用于各脏器疾病显像和治疗的放射性药物是核医学的重要组成部分,研发具有特异性的核医学显像和治疗的放射性药物是研究人员面临的重要课题。随着基因组学、蛋白组学和分子生物学的快速发展,人类逐渐从分子水平去研究和认识疾病,开始通过分子影像来全面、系统地认识和阐明疾病。分子核医学利用放射性核素示踪技术不仅可以观察到体内生化过程的变化信息,还可以将这种以某种生化过程异常变化为表型的疾病与其相关的基因型联系起来,从而使人们对于疾病的认识以及诊断和治疗提高到一个崭新的水平。在分子核医学领域中,核素标记的分子影像探针的设计和研发是极其重要的内容。目前国内外已经开发出数百种核素标记的放射性药物,但是仅有少数进入临床试验阶段,大多数仍处于临床前动物实验研究阶段。放射性药物和分子影像探针的研发和转化已成为当前放射化学、核医学和分子生物学交叉领域最为活跃的一个分支,成为现代医学诊断和治疗疾病不可或缺且不可替代的新方法和新技术。

从选择和设计与靶组织具有高亲和力、特异结合的分子探针,并应用适当的放射性核素进行标记以获得新型放射性药物,动物实验进行安全性和可靠性研究,最后到临床转化,所需周期较长,国外普遍为数年,因而一种新的显像药物于应用临床所需花费巨大。如美国进行临床前试验的 10 000 种化合物中只有 5 种能进入到后续的临床试验,而仅其中的 1 种化合物可以得到最终的上市批准。与新药研究相仿,放射性药物或分子影像探针研发可分为药物的开发、临床前试验研究、临床试验研究和临床用审批等四个阶段。

第一阶段——放射性药物的研发:寻找和选择合适的分子靶点,设计、合成与该分子靶特异、高亲和力、且不改变分子靶点生物特性的核素标记放射性药物。

第二阶段——临床前试验研究:严谨的临床前研究是放射性药物是否能走向临床应用的关键。在优化前期制备的放射性药物的基础上,进行临床前药代动力学和毒理学试验,必要时还需进行生物诱变性研究。进行的实验室和动物研究的目的是观察放射性药物针对目标疾病的生物活性,同时对其进行安全性评估。

第三阶段——临床试验研究:临床试验Ⅰ、Ⅱ、Ⅲ期试验。临床试验Ⅰ期:此阶段大概需要 1 年时间,由 20~80 例正常健康志愿者参加。这些试验研究主要研究放射性药物的安全性,如安全剂量范围。此阶段研究同时需确定放射性药物在体内的吸收、分布、代谢、排泄、作用持续时间等。临床试验Ⅱ期:此阶段需要约 100~300 名志愿患者参与进行控制研究,以评价放射性药物的效果。这个阶段大约需要 2 年时间。临床研究Ⅲ期:此阶段持续约 3 年时间,通常需要 100~300 名患者参与。医师通过对病患的监测以确定诊疗效果和不良反应。

第四阶段——临床用审批:包括批准前检查和批准。批准前检查:在批准前要核实申报资料中数据的真实性和可靠性,并报告研究单位在放射性药物生产过程中任何可能偏离药品生产质量管理规范(good manufacturing practice,GMP)法规的情况,确保研究单位生产的分子探针符合 GMP 要求。批准:一旦药管部门批准了一份新放射性药物申请,必须继续向药管部门提交阶段性报告,包括所有的不良反应和质量控制记录。药管部门还可能要求对一些新的放射性药物做进一步的研究(临床研究Ⅳ期),以评价放射性药物的长期效果。

我国目前有数个中心积极进行放射性药物的制备并向临床转化,但是数年来尚无一种新型放射性药物获得中国药监局的批准。在新的放射性药物研发、转化和获得批准上市方面,还需更加规范进行临床前试验与临床试验,积极与政府部门沟通,优化流程。研究和开发放射性核素显像和治疗药物将是未来核医学持续发展的重要动力和源泉。

(兰晓莉)

思 考 题

1. 名词解释：放射性比活度，有效半衰期，标记率，放射性化学纯度，放射性核纯度。
2. 放射性药物的基本概念及特点是什么？
3. 简述显像用放射性药物与治疗用放射性药物的异同点。
4. 放射性药物标记的方法有哪些？
5. 简述放射性药物正确使用原则及不良反应的处理。

第四章 核素示踪与核医学显像技术

教学目的与要求

【掌握】放射性核素示踪技术与放射性核素显像技术的方法学原理。

【熟悉】核医学影像在医学中应用的特点和优势。

【了解】放射性核素示踪技术与放射性核素显像技术的基本类型、方法学特点。

放射性核素示踪技术是以放射性核素或其标记化合物为示踪剂,用射线探测方法进行检测,研究示踪剂在生物体或外界环境中的客观存在及变化规律的技术,具有灵敏度高、准确性好的特点。根据研究的对象不同,放射性核素示踪技术分为体内示踪技术和体外示踪技术两大类。放射性核素显像是根据放射性核素示踪原理,利用放射性核素或其标记化合物在体内代谢分布的特殊规律,在体外获得脏器和组织功能结构影像,反映脏器和组织的生理和病理生理改变,提供组织和器官的血流、代谢等功能信息。与 CT、MRI 等显像方式相结合的 SPECT/CT、PET/CT 乃至 PET/MRI 等可同时提供解剖与功能等更为全面的信息,更有效的指导疾病的诊断与治疗。

第一节 放射性核素示踪技术

放射性核素示踪技术(radionuclide tracer technique),是以放射性核素标记化合物(radionuclide compound)作为示踪剂(tracer),来追踪和定量检测各种代谢物、药物等的摄取、分布、更新、转化及排泌等的代谢规律的一类技术。1935 年 G. Hevesy 首先使用 ^{32}P 示踪磷的生态循环以及研究大鼠活体内的磷代谢,获得 1943 年诺贝尔化学奖。由此可见,放射性核素示踪技术以其独特优势在生物医学研究中占据重要位置。目前此类技术已广泛应用于生物医学的多个领域,特别在生物化学与分子生物学、分子药理学、分子免疫学、分子遗传学以及分子核医学等学科领域的研究更为深入。

一、基本原理与类型

放射性核素示踪技术根据被研究的对象不同,通常将其分为体内示踪技术和体外示踪技术两大类。

体内示踪技术以完整的生物机体作为研究主体,研究被标记化学分子在生物系统中的吸收、分布、代谢及排泄等体内过程的定性、定量及定位动态变化规律。体内示踪技术还包括体内微量物质定量测量或测定液体容量的放射性核素稀释法、研究物质在标本中位置和数量的放射自显影法、测定脏器功能的放射性核素功能测定以及放射性核素显像等方法。

体外示踪技术以整体分离出来的组织、细胞或体液作为研究对象,多用于某些特定物质如蛋白质、核酸等的转化规律研究,细胞动力学分析以及超微量物质的体外测定等。体外示踪技术是在体外条件下进行,减少乃至避免了众多的体内因素对实验结果的直接影响。体外示踪技术包括研究物质进入生物机体后转化、分解等参与机体生命活动过程的物质代谢与转化的示踪研究;研究各种增殖细胞群体的增殖、分化、迁移和衰亡等过程的变化规律以及体内外各种因素对它们的影响和调控的细胞动力学分析;研究待测样品中稳定性核素的种类与含量的超微量活化分析技术以及体内微量物质定量分析的体外放射分析技术等。

二、方法学特点

由于射线探测仪器具有很高的灵敏度,因此放射性核素示踪技术具有灵敏度高、合乎生理条件、能进行定性、定位及定量测量等特点。

（一）灵敏度高

由于射线的特性、放射性测量仪器的检测能力以及标记化合物的比放射性高,因此放射性核素示踪技术可以精确地探测出极微量的物质,一般可达到 $10^{-18}\sim10^{-14}$ 水平。

（二）合乎生理条件

由于灵敏度高,示踪剂所需化学量极小,不致扰乱和破坏体内生理过程的平衡状态,反映的是被研究物质在生理剂量和原有生理状态下的代谢和变化,而非药理(或毒理)的过程。

（三）定量、定位与定性相结合

放射性核素示踪技术能准确地定量测定和进行动态变化的研究,而且也可以通过放射性显像进行定位与定性,从而提供更全面的信息。

此外,本法相对简便、准确性较好,但需要专用的实验条件及具有一定资质的专业工作人员等。

第二节　放射性核素显像技术

放射性核素显像是根据放射性核素示踪原理,利用放射性核素或其标记化合物在体内代谢分布的特殊规律,从体外获得脏器和组织功能结构影像的一种技术。主要包括放射性显像剂、显像技术和影像分析技术等内容。人体的大部分脏器都可以使用放射性核素显像技术进行检查;目前常用显像仪器包括 SPECT、SPECT/CT、PET/CT 等,将功能代谢显像与解剖结构影像有机地结合;影像分析技术从信号采集、信息处理、图像重建等已实现计算机自动化。放射性核素显像技术正由传统的功能影像向分子影像及功能影像与高分辨率解剖结构影像相融合的方向发展。

一、方法学原理

脏器和组织显像的基本原理是放射性核素的示踪作用;不同的放射性核素显像剂在体内有其特殊的靶向分布和代谢规律,能够选择性聚集在特定的脏器、靶组织,使其与邻近组织之间的放射性分布形成一定程度的浓度差,而显像剂中的放射性核素可发射出具有一定穿透力的 γ 射线,可为放射性测量仪器在体外探测、记录到这种放射性浓度差,从而在体外显示出脏器、组织的形态、位置、大小和脏器功能及某些分子变化。在短时间内自动连续成像,或者在一定时间内多次显像,可以获得特定脏器、靶组织的系列图像,通过计算机处理可计算出特定区域的时间-放射活性曲线及相应的参数,从而对其进行定量分析,将定位和定性诊断与定量分析有机地结合起来。

放射性核素显像是建立在脏器组织和细胞对显像剂特异性结合或分子代谢的基础之上。不同的显像剂在特定的脏器、靶组织中选择性聚集的机制各不相同,主要包括以下几种类型:

（一）特异性结合

某些放射性核素标记化合物具有与组织中特定的分子结构特异性结合的特点,通过显影达到定位和定性诊断的目的。例如,利用放射性核素标记某些抗体或抗体片段,通过抗原与抗体的结合,测定抗原的含量的放射免疫显像;通过标记配体与受体的结合,了解受体的分布部位、数量和功能状态的放射受体显像等都利用特异性结合;随着核医学示踪技术和现代分子生物学技术的融合,以分子识别为基础,研发了大量具有特异靶向结合能力的核医学分子显像剂(分子探针)。

（二）合成代谢

脏器和组织的正常代谢或合成功能需要某种元素或一定的化合物,若将该元素的放射性核素或放射性核素标记特定的化合物引入体内,可被特定的脏器和组织选择性摄取,参与代谢过程。例如,甲状腺具有选择性摄取碘元素用以合成甲状腺激素的功能,利用放射性^{131}I作为示踪剂,根据甲状腺内^{131}I分布的影像可判断甲状腺的位置、形态、大小,以及甲状腺结节的功能状态;^{18}F标记的脱氧葡萄糖与一般葡萄糖一样,可作为能源物质被心肌细胞、脑细胞和肿瘤组织摄取,但却不能被其利用而在细胞内聚集,可以用正电子发射计算机断层显像(PET)观察和分析心肌、脑灰质和肿瘤的葡萄糖代谢状况。

（三） 细胞吞噬

单核-巨噬细胞具有吞噬异物的功能,将放射性胶体颗粒(如^{99m}Tc-硫胶体)经静脉注入体内,将作为机体的异物被单核-巨噬细胞系统的巨噬细胞所吞噬,常用于含单核-巨噬细胞丰富的组织如肝、脾和骨髓的显像。放射性胶体在脏器内分布的多少主要随胶体颗粒的大小而异,通常小于20nm的颗粒在骨髓中的浓集较多;中等大小的颗粒主要被肝的Kupffer细胞吞噬;大颗粒(500~1000nm)主要浓集于脾。

（四） 循环通路

某些显像剂进入血管、蛛网膜下腔或消化道等生理通道时既不被吸收也不会渗出,仅借此解剖通道通过,经动态显像可获得显像剂流经该通道及有关脏器的影像。例如,自静脉"弹丸"式快速注入放射性药物后,它依序通过腔静脉、右心房、右心室、肺血管床、左心房、左心室、升主动脉、主动脉弓而达到降主动脉,用以判断心及大血管的畸形等先天性心血管疾病和某些获得性心脏疾患;静脉注射大于红细胞直径(>10μm)的颗粒型显像剂(如^{99m}Tc-MAA),将随血液循环流经肺毛细血管前动脉和毛细血管床,暂时性嵌顿于肺微血管内,可以观察肺的血流灌注情况。

（五） 选择性浓聚

病变组织对某些放射性药物有选择性摄取浓聚作用,静脉注入该药物后在一定时间内能浓集于病变组织使其显像。例如^{99m}Tc-焦磷酸盐(^{99m}Tc-PYP)可渗入或结合于急性心梗患者坏死的心肌组织中而不被正常心肌所摄取,据此可进行急性心肌梗死的定位诊断。

（六） 选择性排泄

肾和肝对某些放射性药物具有选择性摄取并排泄的功能,这样不仅可显示脏器的形态,还可观察其分泌、排泄的功能状态以及排泄通道的通畅情况。例如静脉注入经肾小管上皮细胞分泌(^{99m}Tc-EC)或肾小球滤过(^{99m}Tc-DTPA)的放射性药物后进行动态显像,可以显示肾的形态、分泌或滤过功能以及尿路通畅情况;^{99m}Tc-HIDA等显像剂经肝多角细胞分泌至毛细胆管并随胆汁排泄到肠道,可显示肝、胆囊、胆道的功能及通畅情况。

（七） 通透弥散

进入体内的某些放射性药物借助简单的通透弥散作用可使脏器和组织显像。例如,静脉注入放射性^{133}Xe生理盐水后,放射性惰性气体^{133}Xe流经肺组织时从血液中弥散至肺泡内,可同时进行肺灌注显像和肺通气显影;某些不带电荷、脂溶性小分子放射性药物(如^{99m}Tc-HMPAO),能透过正常的血脑屏障并较长期地滞留于脑组织,其在脑组织中的聚集量与血流量成正比,据此可进行脑血流显像。

（八） 离子交换和化学吸附

骨组织由无机盐、有机物及水组成,构成无机盐的主要成分是羟基磷灰石晶体,占成人骨干重的2/3,有机物主要是骨胶原纤维和骨黏蛋白等。^{85}Sr和^{18}F分别是钙和氢氧根离子的类似物,可与骨羟基磷灰石上的Ca^{2+}和OH^-进行离子交换,因此使晶体含量丰富的骨骼显像。^{99m}Tc标记的膦酸盐类化合物(如^{99m}Tc-MDP)主要吸附于骨的无机物中,少量与有机物结合,可使骨骼清晰显像。

二、显像类型与特点

放射性核素显像的方法很多,同一种方法从不同的角度出发,可以归为不同的类型。

（一）根据影像获取的状态分为静态显像和动态显像

1. **静态显像** 是指当显像剂在脏器内或病变处的浓度处于稳定状态时进行的显像称为静态显像。这种显像允许采集足够的放射性计数用以成像,故所得影像清晰而可靠,适合于详细观察脏器和病变的位置、形态、大小和放射性分布。

2. **动态显像** 是显像剂引入体内后,迅速以设定的显像速度动态采集脏器的多帧连续影像。显像剂随血流流经和灌注脏器、或被脏器不断摄取和排泄、或在脏器内反复充盈和射出等过程,造成脏器内的放射性在数量上或在位置上随时间而变化。利用计算机 ROI 技术可以提取每帧影像中同一个感兴趣区域内的放射性计数,生成时间-放射性曲线,进而计算出动态过程的各种定量参数。通过各种参数定量分析脏器和组织的运动或功能情况,是核医学显像的一个突出特点。

为进一步提高诊断效能,可将动态显像与静态显像联合进行,先进行动态显像获得局部灌注和血池影像,间隔一定的时间后再进行静态显像。如静脉注射骨骼显像剂后先进行动态显像获得局部骨骼动脉灌注和病变部位血池影像,延迟 3 小时再进行显像得到反映骨盐代谢的静态影像,称为骨骼三相显像。

（二）根据影像获取的部位分为局部显像和全身显像

1. **局部显像** 仅限于身体某一部位或某一脏器的显像称为局部显像。

2. **全身显像** 利用放射性探测器沿体表做匀速移动,从头至足依序采集全身各部位的放射性。注射一次显像剂即可完成全身显像在全身范围内寻找病灶,常用于全身骨骼显像、全身骨髓显像、探寻肿瘤或炎性病灶等。

（三）根据影像获取的层面分为平面显像和断层显像

1. **平面显像** 将放射性探测器置于体表的一定位置采集脏器或组织放射性影像。平面影像是由脏器或组织在该方位上各处的放射性叠加所构成,可能掩盖脏器内局部的放射性分布异常,为弥补这种不足,常采用前位、后位、侧位和斜位等多体位显像的方法,达到充分暴露脏器内放射性分布异常的目的。

2. **断层显像** 用可旋转的或环形的探测器,在体表连续或间断采集多体位平面影像数据,再由计算机重建成为各种断层影像的方法称为断层显像。断层影像在一定程度上避免了放射性的重叠,能比较正确地显示脏器内放射性分布的真实情况,有助于发现深在结构的放射性分布轻微异常,检出较小的病变,并可进行较为精确的定量分析,是研究脏器局部血流量和代谢率必不可少的方法。

（四）根据影像获取的时间分为早期显像和延迟显像

1. **早期显像** 为显像剂注入体内后 2 小时以内所进行的显像,主要反映脏器血流灌注、血管床和早期功能状况,常规显像一般采用这类显像。

2. **延迟显像** 是显像剂注入体内 2 小时以后,或在常规显像时间之后延迟数小时至数十小时所进行的再次显像称为延迟显像。一些病变组织由于细胞吸收功能较差,早期显像血液本底较高,图像显示不满意,易误诊为阴性结果。通过延迟显像可降低本底,提高阳性检出率。有时是显像剂被靶组织摄取缓慢,而周围的非靶组织的清除也较慢,需要足够的时间让显像剂从非靶组织中洗脱,以达到理想的靶/非靶比值。例如,^{99m}Tc-MIBI 可同时被正常甲状腺组织和功能亢进的甲状旁腺病变组织所摄取,但两种组织对显像剂的清除速率不同。静脉注射 ^{99m}Tc-MIBI 后 15～30 分钟采集的早期影像主要显示甲状腺组织,2～3 小时再进行延迟影像,甲状腺影像明显减淡,而功能亢进的甲状旁腺病变组织显示明显。

（五）根据显像剂对病变组织的亲和力分为阳性显像和阴性显像

1. **阳性显像** 指显像剂主要被病变组织摄取,而正常组织一般不摄取或摄取很少,在静态影像上病灶组织的放射性比正常组织高而呈"热区"改变,如心肌梗死灶显像、亲肿瘤显像、放射免疫显像等。

2. **阴性显像** 指显像剂主要被有功能的正常组织摄取,而病变组织基本上不摄取,在静态影像上表现为正常组织器官的形态,病变部位呈放射性分布稀疏或缺损。临床上的常规显像,如心肌灌注显像、肝胶体显像、甲状腺显像等均属此类型。

（六）根据显像时机体的状态分为静息显像和负荷显像

1. **静息显像**　是当显像剂引入人体或影像采集时,受检者在没有受到生理性刺激或药物干扰的安静状态下所进行的显像,称为静息显像。

2. **负荷显像**　是受检者在药物或生理性活动干预下所进行的显像称为负荷显像。借助药物或生理刺激等方法增加某个脏器的功能或负荷,通过观察脏器或组织对刺激的反应能力,可以判断脏器或组织的血流灌注储备功能,并增加正常组织与病变组织之间放射性分布的差别,有利于发现在静息状态下不易观察到的病变,从而提高显像诊断的灵敏度。临床检查时常用的负荷方法有运动负荷试验、药物负荷试验和生理性负荷试验,如心脏运动负荷试验、脑血流药物负荷显像等。

（七）根据显像剂发出射线的种类分为单光子显像和正电子显像

1. **单光子显像**　是用于探测单光子的显像仪器(如 γ 照相机、SPECT)对显像剂中放射性核素发射的单光子进行的显像,称为单光子显像,是临床上最常用的显像方法。

2. **正电子显像**　是用于探测正电子的显像仪器(如 PET、符合线路 SPECT)通过显像剂中放射性核素发射的正电子进行的显像技术,称为正电子显像。需要指出的是,用于正电子显像的仪器并非探测正电子,而是探测正电子产生湮没辐射时发出的一对能量相等(511keV)、方向相反的光子。正电子显像主要用于代谢、受体和神经递质显像。

三、图像分析要点

核医学图像的分析判断,必须掌握科学的思维方法,运用生理、生化和解剖学知识,排除各种影响因素的干扰,并密切结合临床表现及其他影像学方法的结果,对所获得图像的有关信息进行正确分析,才能得出符合客观实际的结论,避免出现人为的诊断失误。对于核医学图像进行分析判断应注意以下几个方面。

（一）图像质量

进行图像分析首先应当对已获得的核医学图像质量有一个正确的评价。良好的图像应符合被检器官图像清晰、轮廓完整、对比度适当、病变部位显示清楚、解剖标志准确以及图像失真度小等要求。对不符合质量标准的图像要及时分析原因并进行复查。因某种原因不能复查者,在进行图像分析时要认真考虑到这些机械的或人为的误差对图像的临床评价带来的影响,以免得出错误的结论。

（二）正常图像的认识

认识和掌握正常图像的特点是识别异常、准确诊断的基本条件。核医学图像中所表现出的脏器和组织的位置、形态、大小和放射性分布,都与该脏器和组织的解剖结构和生理功能状态有密切关系。一般来说,实质性器官的位置、形态、大小,与该器官的体表投影非常接近,放射性分布大致均匀,较厚的组织显像剂分布相对较浓密。对于断层图像,首先应正确掌握不同脏器断面影像的获取方位与层面。其次,还需对各断层面的影像分别进行形态、大小和放射性分布及浓聚程度的分析。

（三）异常图像的分析

核医学方法所获得的图像最常见的有静态平面图像、动态图像和断层图像等类型,对于不同的图像类型应从不同的角度进行分析判断。

1. **静态图像分析要点**　①位置:注意被检器官与解剖标志和毗邻器官之间的关系,确定器官有无移位、异位或反位,必须在排除了正常变异后方能确定是否有位置的异常;②形态大小:受检器官的外形和大小是否正常,轮廓是否清晰,边界是否完整;③放射性分布:一般是以受检器官的正常组织放射性分布为基准,比较判断病变组织的放射性分布是否增高或降低(稀疏)、缺损;④对称性:对于脑、骨骼等对称性器官的图像进行分析时,还应注意两侧相对应的部位放射性分布是否一致。

2. 动态图像分析要点　①显像顺序:是否符合正常的血运和功能状态,如心血管的动态显像应按正常的血液流向,即上(下)腔静脉、右心房、右心室、肺、左心房、左心室及主动脉等腔道依次显影。如果右心相时主动脉或左心室过早出现放射性充填,提示血液有由右至左的分流;当左心室显影后右心室影像重现,双肺持续出现放射性,则提示存在着血液由左至右的分流。②时相变化:时相变化主要用于判断受检器官的功能状态,影像的出现或消失时间超出正常规律时,提示被检器官功能异常。例如肝胆动态显像时,如果肝胆显影时间延长,肠道显影明显延迟,提示肝胆系统有不完全梗阻;若肝持续显影,肠道一直不显影,则表明胆道系统完全性梗阻。

3. 断层图像分析要点　断层图像的分析必须在充分掌握正常断层图像的基础上进行判断。单一层面的放射性分布异常往往不能说明什么问题,如果连续两个以上层面出现放射性分布异常,并且在两个以上断面的同一部位得到证实,则提示病变的可能。

（四）密切结合临床进行分析判断

核医学影像如同其他影像学方法一样,图像本身一般并不能提供直接的疾病诊断和病因诊断,除了密切联系生理、病理和解剖学知识外,还必须结合临床相关资料以及其他相关检查结果进行综合分析,才能得出较为符合客观实际的结论,否则会造成某些人为的错误。

四、放射性核素显像的特点

放射性核素显像是对器官组织血流、功能和代谢变化的示踪,与 CT、MRI 和超声等影像学方法相比,有以下几个显著特点:

（一）可同时提供脏器组织的功能和结构变化,有助于疾病的早期诊断

放射性核素显像是以脏器、组织以及病变部位与周围正常组织的显像剂分布差别为基础的显像方法,而显像剂聚集量的多少又与其血流量、细胞功能、细胞数量、代谢率和排泄引流等因素有关,因此放射性核素显像不仅显示脏器和病变的位置、形态、大小等解剖结构,更重要的是能够同时提供有关脏器、组织和病变的血流、功能、代谢和排泄等方面的信息;由于新型高靶向性分子显像剂的出现,可观察到分子水平代谢和化学信息变化,有可能在疾病的早期尚未出现形态结构改变时诊断疾病。

（二）可用于定量分析

放射性核素显像具有多种动态显像方式,使脏器、组织和病变的血流和功能等情况得以动态显示,根据系列影像的相关数据可计算出多种功能参数进行定量分析,有利于疾病的随访和疗效观察。

（三）具有较高的特异性

放射性核素显像本质都是建立在放射性药物与靶器官或靶组织特异性结合的基础之上,用这些放射性药物进行显像,不仅仅是解剖学的影像,也是功能性的影像,这是核医学影像诊断和靶向治疗赖以生存和发展的基本条件,也是有别于其他影像的关键所在。

（四）安全、无创

放射性核素显像采用静脉注射显像剂,然后进行体外显像的方法,属于无创性检查;显像剂的化学量甚微,不会干扰机体的内环境,过敏和其他毒副反应也极少见;受检者的辐射吸收剂量也较小,往往低于同部位的 X 射线检查。因此放射性核素显像是一种很安全的检查,符合生理要求、特别适用于随诊。

总之,放射性核素显像可以概括为一种有较高特异性的功能性分子显像,除显示形态结构外,它更主要是提供有关脏器、组织和病变的功能甚至是分子水平的代谢和化学信息。放射性核素显像与CT、MRI、超声同属医学影像技术,它们的显像原理、技术优势各不相同,它们之间是一种互补关系而不是一种技术对另一技术的取代。只有将各种不同显像方式相互融合的多模态显像才能实现优势互补,提供更为全面而必要的信息,更好的指导疾病的诊断与治疗。随着 PET/CT、SPECT/CT、PET/MRI 等设备的问世,多模态融合显像正逐步替代单一的核医学显像模式,真正实现了解剖结构影像与功能/代谢影像的实时融合,也弥补了传统核医学影像分辨率差的缺陷,成为影像医学的发展方向。

（汪　静）

思 考 题

1. 简述放射性核素示踪技术的原理。
2. 简述放射性核素显像剂在体内的定位机制。

第五章 核医学分子影像

教学目的与要求

【掌握】核医学分子影像的概念和特点、临床应用与前瞻研究。

【熟悉】核医学分子影像在肿瘤、心血管及神经精神疾病的临床应用。

【了解】影像组学的概念、核医学分子影像在影像组学中的作用。

分子影像(molecular imaging)是一门由分子生物学、医学影像学、药物化学、医学信息与工程学等多学科交叉的新兴学科。它的最大优势是能够从细胞和分子水平对体内的生物化学变化过程进行在体、无创、时空动态可视化。核医学分子影像(nuclear medicine molecular imaging)是最具代表性的分子影像方法,主要包括 PET/CT、PET/MR 和 SPECT/CT 显像技术,已经在临床上广泛应用。特别是核医学分子影像在重大疾病的诊断与评估、新药的研发与创制、新型治疗方法(如分子靶向治疗、重离子治疗、干细胞治疗、免疫 T 细胞治疗)的疗效监测与评价中具有重要作用。影像组学概念的提出也将推动核医学分子影像的发展。

第一节 分子影像与核医学分子影像的概念

一、分子影像学与核医学分子影像的概念

分子影像学是运用影像学手段对体内特定分子或靶物质的生物学行为进行定性和定量可视化的一门新型交叉学科。它能反映活体(或在体,*in vivo*)状态下细胞或分子水平的变化,有助于理解这些特定分子的生物学行为和特征。目前分子影像领域常用的技术方法包括:PET、PET/CT 和 PET/MR、SPECT 及 SPECT/CT、功能磁共振成像、光学成像、光声成像等。

核医学分子影像是通过放射性药物示踪原理,从分子水平动态显示机体内各种组织器官及细胞代谢的生化改变、基因表达、受体功能等生命关键信息,揭示疾病生物学过程,实现重大疾病的精准诊治。PET 是核医学分子影像的代表性技术方法,随着 SPECT/CT、PET/CT、PET/MRI 等多模式分子影像技术的出现,核医学分子影像在恶性肿瘤、神经精神疾病、心血管疾病等方面发挥越来越重要的作用。核医学分子影像的主要研究方向有:单模或多模式影像探针的研发,成像仪器与配套设备的软硬件开发与改进,影像数据的采集、处理与分析等。

二、核医学分子影像的特点

核医学分子影像的本质为分子水平的靶物质显像,因此,它的重要理论基础是分子识别(molecular recognition)。分子识别主要包括:抗原与抗体的结合、受体与配体的结合、多肽类药物与相应靶细胞的结合、反义探针与癌基因的分子识别、酶与底物的识别等。

因此,核医学分子影像相对于其他类型分子影像技术方法的最大特点是它拥有种类繁多的分子影像探针,比如:葡萄糖代谢显像剂[18]F-FDG,多巴胺 D_2 受体显像剂[11]C-raclopride,应用于阿尔茨海默症的 Aβ 淀粉样斑块显像剂[11]C-PiB,应用于心肌血流灌注的显像剂[13]N-NH$_3$·H$_2$O 等。随着分子生物学的不断进展,越来越多的核医学分子影像探针得到开发,目前临床前研究及临床应用的核医学分子影像探针多达上百种。

核医学分子影像技术的建立需要具备三要素:首先必须选择体内组织细胞中合适的关键靶点;二是设计能与该靶点特异性结合、亲和力高的标记探针或配体,且具备足够的放大信号便于实现高灵敏的探测;三是需要灵敏度高、分辨率好的成像仪器。细胞内常见的靶点包括 DNA、mRNA 序列、受体蛋白质、酶以及抗原等,而相应的探针有反义寡核苷酸、受体配体、多肽类物质、底物以及抗体等。大多数核医学分子影像探针都能够自由穿过细胞膜定位于细胞内或参与细胞代谢,从而使被标记的细胞显影。因此,核医学分子影像的特点还包括:在体、无创、高灵敏、定性和定量、时空动态可视化。随着 PET/CT、PET/MRI 等融合影像技术的发展,核医学分子影像也兼备反映功能代谢和解剖结构的特点。

三、核医学分子影像的主要内容

核医学分子影像的内容主要包括代谢显像、放射免疫显像、受体显像、标记反义探针基因显像、细胞凋亡与乏氧显像、报告基因显像、蛋白及肽类显像等。

(一) 代谢显像

代谢显像(metabolic imaging)是目前在临床应用最广泛、最成熟的核医学分子影像方法,是核医学显像的重要内容。^{18}F-脱氧葡萄糖(^{18}F-FDG)是最常见、最重要的代谢显像剂,已广泛应用于肿瘤的早期诊断、良恶性鉴别、分级及分期、预后评估及疗效监测等;可用于神经精神疾病、脑功能与脑科学方面的研究;也可用于心肌梗死后血管重建心肌细胞活性的评估,为冠心病患者血运重建治疗的成败提供重要的依据,被认为是无创条件下判断心肌细胞活性的"金标准"。目前除了葡萄糖代谢显像外,临床上还可进行脂肪酸、核酸、氨基酸、氧的代谢显像,反映正常或病变组织的不同代谢行为。其中,反映细胞磷脂代谢的显像剂^{11}C-胆碱(^{11}C-choline,^{11}C-CH)、^{18}F-氟胆碱(^{18}F-choline,^{18}F-CH)血液清除快,可在较短时间内得到清晰的肿瘤影像;主要经肝胆系统排出,几乎不经泌尿系统排泄,适用于包括泌尿系统肿瘤在内的 PET 显像(图 5-1)。^{18}F-FLT 是反映肿瘤细胞增殖状态较为理想的核酸代谢显像剂,可用于恶性肿瘤的鉴别诊断,并且在适型放疗中对于确定生物靶区具有重要的临床意义。氨基酸显像剂^{11}C-甲基-L-蛋氨酸(^{11}C-methyl-L-methionine,^{11}C-MET)在临床上主要用于脑肿瘤或放疗后复发、坏死的鉴别诊断。^{11}C-醋酸(^{11}C-acetate)在临床应用初期用于心肌有氧代谢显像和肾脏疾病的研究,目前则较多应用于恶性肿瘤的诊断,特别是对于前列腺癌、肝细胞肝癌,^{11}C-醋酸比^{18}F-FDG 的肿

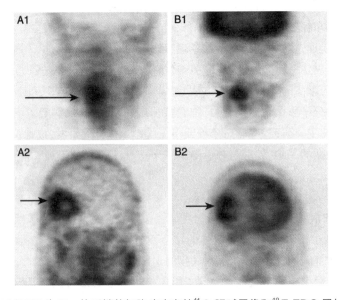

图5-1   分图 A1 和 B1 为同一位舌鳞状细胞癌患者的^{11}C-胆碱显像和^{18}F-FDG 显像,两种显像时间间隔小于 2 周。^{18}F-FDG 显像中病灶较^{11}C-胆碱显像明显浓聚;分图 A2 和 B2 为同一位额叶胶质母细胞瘤患者的^{11}C-胆碱显像和^{18}F-FDG 显像,两种显像时间间隔小于 2 周。由于在^{11}C-胆碱显像中脑内背景值较低,病灶显示较^{18}F-FDG 显像明显

瘤阳性检出率更高。

（二）放射免疫显像

放射免疫显像（radioimmunoimaging，RII）与放射免疫治疗（radioimmunotherapy，RIT）的基本原理是放射性核素标记的抗体被注入体内后，特异性地与相应的靶抗原结合，从而达到显像或治疗的效果。放射性核素标记的单抗已经用于临床诊断或治疗，其中^{111}In或^{90}Y标记的CD20单抗用于治疗B细胞淋巴瘤；在肠癌、乳腺癌、前列腺癌等恶性肿瘤中，RII或RIT也取得了较好进展。未来放射免疫显像与治疗追求的目标在于积极开展更多新靶点研究，利用RIT与其他疗法协同治疗来代替目前的单一疗法。

近年来针对抗体的研究也取得了重要进展，具有应用前景的技术主要有以下几种：

1. 亲合体（affibody）　又称"人工抗体"，是一类基于非免疫蛋白亲和配体的新型支架蛋白。亲合体的功能类似于抗体，其分子量较小，仅有7kDa左右，但其结合位点与抗体相似，具有稳定性好，耐高温，易大量生产，价格低等特点。目前研究较多的有放射性核素^{18}F、^{99m}Tc和^{111}In标记针对抗人表皮生长因子受体2（human epidermal growth factor receptor 2，HER2）的亲合体分子影像探针，用于HER2阳性肿瘤的PET或SPECT显像。另外，针对表皮生长因子受体（epidermal growth factor receptor，EGFR）的亲合体分子探针，如^{111}In-BZ-DTPA-ZEGFR:1907，它的体内生物学活性与抗HER2亲合体分子探针相似，具有快速的肿瘤靶向性和高肾脏摄取，可用于恶性肿瘤EGFR表达的分子影像检查。

2. 微型抗体　是应用基因工程技术生产的抗体（片段），由人工设计重新组装的新型抗体分子，可保留或增加天然抗体的特异性和主要生物学活性，去除或减少无关结构。单链抗体主要来源于抗体库筛选以及从杂交瘤细胞中克隆抗体轻重链进行组装获得，而双链抗体（diabody）、微抗体（miniantibody）、（ScFv）2等都是在单链抗体基础上改进的。微型双功能抗体对靶抗原亲和性高，经放射性核素标记则可应用于治疗恶性肿瘤。^{18}F标记的抗癌胚抗原（cancer embryo antigen，CEA）微型双功能抗体比天然抗体的分子量小，体内清除迅速，用于肿瘤动物模型显像。此外，^{18}F标记的抗HER2微型双功能抗体能够与乳腺癌细胞产生的HER2受体结合，用于相应肿瘤的PET显像。

3. 纳米抗体（nanobody）　是由骆驼科动物缺失轻链的天然重链抗体的可变区（variable domain of the heavy-chain of heavy-chain antibody，VHH）组成的单域抗体，与传统抗体相比，其具有相对分子质量小、亲和力高、稳定性高、溶解性好、免疫原性低、穿透力强、人源化简单等优势。在鼠肿瘤模型SPECT显像研究中发现，由于^{99m}Tc-8B6纳米体与EGFR高表达的细胞膜上的EGFR选择性结合，被肿瘤病灶特异性高摄取，且具有血液清除快的特点，有希望用于EGFR高表达的肿瘤显像诊断。

（三）受体显像

受体显像（receptor imaging）是利用放射性核素标记的配体（ligand）与靶组织中某些高亲和力的受体产生特异性结合，反映体内的受体空间分布、密度、亲和力的一种无创性显像方法，同时具有配体-受体结合的高特异性以及放射性探测的高敏感性。目前，受体显像主要应用于肿瘤、心血管疾病和神经精神疾病。肿瘤受体显像主要有神经多肽、类固醇和生长抑素受体显像等，已应用于多种肿瘤的诊断、分期、治疗方案的选择与预后评价。神经受体显像研究发展迅速，主要的神经受体显像剂有各种放射性核素标记的靶向多巴胺受体、乙酰胆碱受体、5-羟色胺受体、γ氨基丁酸-苯二氮䓬受体、肾上腺素能受体和可卡因受体等显像剂。其中，多巴胺受体显像剂的研究最为活跃，主要应用于各种运动性疾病、精神分裂症、认知功能研究和药物作用及其疗效评价等（彩图5-2）。^{18}F、^{11}C、^{64}Cu和^{68}Ga等正电子核素放射性标记的奥曲肽（octreotide）及其类似物，可用于肺癌、类癌、甲状腺髓样癌、嗜铬细胞瘤和胃肠胰腺神经内分泌肿瘤等的肿瘤生长抑素受体（somatostatin receptor，SSTR）显像与治疗监测。SSR显像通过显示肿瘤细胞表面SSR的表达程度，不仅可用于SSR阳性肿瘤的定位诊断、分期，而且可用于指导临床医生选择和评估SSR介导的靶向治疗。SSR显像也有一定的局限性，例如肾和肝的摄取较高，会影响周围转移灶的鉴别，需结合其他影像学方法进行分析。

（四）反义基因显像

反义基因技术是根据核酸杂交原理设计针对特定靶序列的反义核酸序列,从而抑制特定基因的表达。反义显像(antisense imaging)是将放射性核素标记的特定反义核酸引入体内,通过与病变组织中过度表达的 DNA 或 mRNA 发生特异性结合,显示特异性癌基因过度表达的癌组织或治疗后抑癌基因的表达水平,定位和定量特异的靶基因,从而实现基因水平的早期、定性诊断或疗效评价。反义显像具有不引起免疫反应、探针分子小、易进入肿瘤组织等优点。

此外,利用聚集于靶基因局部的放射性核素发射的射线,破坏相应的致病基因,引起 DNA 链的断裂和损伤,也可进行基因放射治疗。通过对基因(或部分基因)的改变研究其机体所产生的生化反应或表现型基因,追踪表现型与基因间的关联,用于疾病的分子诊断或生物治疗计划的制订与监测。核医学分子影像将在这些研究领域中发挥越来越重要的作用。

（五）凋亡显像

细胞凋亡(程序性细胞死亡)是为维持内环境稳定,由基因控制的细胞自主的、有序的死亡。凋亡细胞的消失不伴有炎症反应的出现,而坏死则是混乱无序的,没有能量需求,会导致局部炎性改变,常常继发于突发的细胞内成分释放。凋亡不仅参与疾病的发生与发展,还对疾病的治疗起重要作用。

凋亡显像(apoptosis imaging)指通过体外显像方法检测细胞自发及诱发性凋亡的位置及程度。凋亡显像对于肿瘤治疗的疗效监测和某些疾病的诊断有重要价值。细胞膜上异常表达的磷脂酰丝氨酸(phosphatidylserine,PS)是用于凋亡监测的一种靶物质,而 35kD 的生理蛋白—磷脂蛋白(annexin V,又称膜联蛋白)对细胞膜上的磷脂酰丝氨酸微分子具有很高的亲和力。利用 annexin V 与 PS 的高度亲和作用可以早期检测细胞凋亡的发生,具有高度时效性。可以通过螯合剂 HYNIC(hydrazinonicoti-namide)和 N_2S_2 将 ^{99m}Tc 直接耦合到 annexin V 的巯基基团上进行放射性标记,引入体内后,通过 PET、SPECT 显像进行活体内肿瘤部位的成像探测细胞凋亡的情况。凋亡显像目前主要用于肿瘤的疗效评估、心脏移植排斥反应监测、急性心肌梗死与心肌炎评价等,尤其对肿瘤化疗效果的监测具有重要价值。

综上所述,核医学分子影像应用较早,方法较成熟,是分子影像领域最有发展前途的领域。核医学分子影像技术具有传统成像手段所不及的高灵敏度和精确性,它从分子水平进入亚分子水平,无创伤、实时、活体、特异、精细地实现将病变的发生与发展过程影像化,使许多亚临床状态的疾病和隐匿的遗传性疾病得以明确诊断,从而能早期地准确提供疾病诊断、治疗决策的科学依据;利用聚集于靶点局部的放射性核素发射的射线,还能够达到靶向放射治疗的目的。

随着核医学与分子生物学等新兴学科的交融发展,核医学设备的不断推陈出新,核医学分子影像将不仅能够进一步从糖、脂肪、核酸、蛋白质等代谢方面,实现多角度和多环节对细胞的分裂、增殖及畸变过程的显像应用,还将进一步从细胞的信息传导、信号通路及其相互作用等生命的基本生物过程来阐明生命的本质活动和机制。核医学分子影像将成为医学研究领域中不可或缺的重要组成部分,为人类医学的进步发挥至关重要的作用。

第二节　核医学分子影像的应用实例

一、核医学分子影像在精准医学中的支撑作用

精准医学(precision medicine)是根据患者的临床信息和人群队列信息,应用现代遗传技术、分子影像技术、生物信息技术,结合患者的生活环境和方式,实现精准的疾病分类及诊断,制定具有个性化的疾病预防和治疗方案。因此,现代遗传技术、分子影像技术、生物信息技术是精准医学的三大支撑技术。

核医学分子影像作为分子影像技术中最早且已用于临床的影像诊断方法,在精准医学中发挥着重要的支撑和引领作用。首先,核医学分子影像可以将精准医学可视化。通过引入各种特异性的核

医学分子影像探针,实现机体内细胞能量异常、逃避生长抑制、逃避免疫杀伤、浸润转移、诱导血管生成等生物特征的影像可视化。第二,借助 SPECT/CT、PET/CT、PET/MRI 等多模式融合成像设备,精准检测病变组织的位置与结构、细胞功能与代谢,实现对疾病发生、发展和转归等全过程的时空动态影像可视化。第三,随着分子生物学、蛋白组学、基因组学的进展,越来越多针对蛋白和基因表达的核医学分子影像探针将得到开发和应用,核医学分子影像将成为一种无创、活体、从整体和系统层面反映机体内分子水平的"影像生物标记物"(imaging biomarker)。

二、核医学分子影像与新药创制

随着核医学分子影像的发展,特别是 PET 技术的推广和应用,代谢和功能显像已经被应用于评价创新药物的治疗效果。^{18}F-FDG PET 最具代表性的新药创制应用是被用于评价格列卫(人类第一个分子靶向药物)治疗胃肠道间质瘤(gastrointestinal stromal tumors,GIST)的临床试验。^{18}F-FDG PET 所反映的葡萄糖代谢改变最早可以出现在治疗后 24 小时,因此 PET 被认为是比传统解剖影像更能早期判断疗效的影像手段。

由于核医学分子影像可以通过放射性标记示踪技术直接观察到被标记药物在活着的人体或动物体内的分布、代谢、排泄等时空动态变化过程,客观反映药物在个体、组织器官和细胞水平的药物动力学和药物代谢学信息,因此,核医学分子影像在新药创制的整个过程中都可以发挥重要作用。比如:在候选药物筛选过程中,可以通过对小动物的全身活体影像,观察和分析药物在体内的代谢与分布情况,合理选择药物种类和给药方式;在临床前期或临床早期,可以通过动态数据采集和分析,进行活体药物动力学和药物代谢学的计算,合理选择给药剂量与给药间隔;在临床试验的其他阶段,通过对人体全身各组织器官的影像数据分析,以及对同一研究个体进行自身对照研究,有效避免因个体差异和组间差异造成的统计偏倚。

无论是新药在进入临床前确定临床用药剂量还是在药物批准后选择个体化剂量,最好的办法是使用放射性核素标记该药物或者能够与同一位点特异性结合的另一种放射性标记化合物进行占用研究。核医学分子影像是确定靶点饱和度的最好方法,特别是靶点作用于中枢神经系统的药物,可以通过脑 PET 影像来计算神经受体的占有率,用于选择最佳给药剂量和给药间隔。

三、核医学分子影像的常用临床应用

核医学分子影像技术在临床上的应用,通过采用各种特异性的分子影像探针,实现合理筛选患者、早期评估疗效、定量分析变化、监测和随访治疗等。

例如,选用靶向特异性的分子影像探针筛选某种蛋白或基因表达异常的患者,用于精准治疗。又如,特异性雌激素受体显像剂^{18}F-氟雌二醇(^{18}F-Fluoroestradiol,^{18}F-FES)用于筛选雌激素受体阳性乳癌患者;HER2 靶向 PET 显像剂^{89}Zr-trastuzumab 用于筛选 HER2 阳性的肿瘤患者,可以针对性地选用内分泌治疗和靶向治疗,从而提高靶向或个体化治疗的有效性。

早期评估疗效的目的是避免过度或无效治疗,优化治疗方案,较之传统的解剖学影像根据治疗前后的病灶大小和形态变化来判别疗效能更及时、准确地提供治疗效果的信息。例如采用^{18}F-FDG PET 分子影像评价格列卫对 GIST 的治疗效果,可以更早地判断治疗是否有效。

定量分析变化是采用核医学分子影像技术进行临床疗效评价的明显优势之一。由于核医学分子影像探针的放射性聚集可以被客观定量测得,因此,通过比较治疗前后的放射性聚集程度改变,可以及早发现治疗所引起的代谢或功能变化,而且这些代谢或功能变化往往出现在大小和结构改变之前。

在监测和随访治疗方面,^{18}F-FDG PET 多用于常见的恶性肿瘤、心梗、癫痫等疾病的监测和随访。随着核医学分子影像探针的不断研发,越来越多的疾病可以用分子影像的方法来监测和随访。欧洲核医学会与美国核医学分子影像学会已经将^{68}Ga-PSMA PET/CT 显像列入前列腺癌的诊断指南,^{68}Ga-PSMA PET/CT 在前列腺癌的诊断、疗效和预后评估中具有重要作用。

四、核医学分子影像在新型治疗方法中的应用

随着新型治疗方法的不断推出和临床应用,核医学分子影像也在其中发挥着不可替代的作用。本节简要介绍几种与核医学分子影像应用相关的新型治疗方法,包括分子靶向治疗、重离子治疗、干细胞治疗和免疫 T 细胞治疗。其中,核医学分子影像在分子靶向和重离子治疗中的作用主要是筛选患者、监测治疗和随访评估,而在干细胞及免疫 T 细胞治疗中的作用主要是细胞示踪。

(一)分子靶向治疗

分子靶向治疗又称"生物导弹",是以肿瘤组织或细胞中所具有的特异性(或相对特异)分子为靶点,利用分子靶向药物特异性阻断该靶点的生物学功能,选择性地从分子水平来逆转肿瘤细胞的恶性生物学行为,从而达到抑制肿瘤生长甚至使肿瘤消退的目的。核医学分子影像可以用于合理筛选患者、早期判断疗效以及长期随访。临床上已经将雌激素受体显像剂[18]F-FES 用于雌激素受体阳性乳癌、HER2 显像剂[89]Zr-trastuzumab 用于 HER2 阳性肿瘤的分子靶向治疗患者筛选及疗效评估。[64]Cu-DOTA 标记曲妥珠单抗(^{64}Cu-DOTA-trastuzumab)PET 分子影像不仅能够特异性显示 HER2 阳性乳腺癌的原发灶,而且可以发现脑部转移灶,有助于优化治疗方案。

(二)质子和重离子治疗监测

质子和重离子治疗目前主要是用加速器加速质子和碳离子进行治疗病灶的外放射治疗。两种射线由于都具有布拉格峰(Bragg peak),进入体内的质子和重离子在停下来的位置释放其大部分能量,重离子还是高传能线密度(linear energy transfer,LET)射线,对癌细胞增殖周期、细胞内氧浓度及癌细胞的损伤修复依赖性很低,能够有效杀死癌细胞,是目前最先进的放射治疗技术。[11]C-蛋氨酸 PET 分子影像最早用于重离子治疗骨软组织肿瘤的早期评价和长期随访疗效,并已经逐步应用其他肿瘤,如脑、头颈、肺部等恶性肿瘤的评估和随访。

(三)干细胞治疗疗效评估

干细胞治疗过程中,移植后干细胞在体内的植入、分布、存活、迁移等,需要分子影像方法进行时空动态示踪和评估。核医学分子影像示踪评估干细胞治疗的主要方法包括直接标记法(如:[18]F-FDG直接标记干细胞)和间接标记法(如:报告基因显像、受体显像等)。报告基因显像是一种简洁的基因显像方法,主要是将报告基因导入靶细胞,然后注射与报告基因耦合的核素标记探针如[18]F-FHBG 或[18]F-FEAU 进行 PET 显像。由于报告基因可以传代,因此是目前最理想的长期、反复、无创、时空动态示踪干细胞的分子影像技术方法。

(四)免疫 T 细胞治疗监测与评价

免疫 T 细胞治疗是指利用肿瘤患者自身或供者的 T 淋巴细胞,经体外诱导筛选或基因修饰使其获得肿瘤杀伤活性,再通过体外扩增后回输患者体内,从而发挥肿瘤杀伤效应的一种治疗方法。近年来,肿瘤抗原特异性细胞毒 T 细胞治疗已被尝试用于治疗霍奇金淋巴瘤、黑色素瘤和头颈部肿瘤,并取得一定成功。PET 分子影像手段通过细胞示踪用于治疗效果的监测与评价。[18]F-FAEU PET/CT 报告基因显像已经被用于在非人灵长类动物猕猴中 T 细胞治疗的示踪研究,静脉输注携带 HSV1-tk 报告基因的 T 细胞后,[18]F-FAEU 的聚集部位、程度、时空动态变化可以定性、定位、定量反映 T 细胞在体内的植入、分布、存活、迁移等信息。因此,核医学分子影像在 T 细胞治疗方面也将发挥重要的影像示踪评估作用。

第三节   核医学分子影像与影像组学

一、影像组学的概念

影像组学(radiomics)是利用大数据挖掘等信息方法进行疾病量化评估的新技术,是将 PET、CT或 MRI 的数据作为输入影像数据,从海量数据中提取出具有代表性的特征,然后用机器学习或统计

模型等方法进行疾病的量化分析和预测,目前逐渐发展为融合影像、基因、临床等多源信息进行诊断、疗效评估和预后判断的新技术,已经应用于肺癌、脑胶质瘤、结直肠癌等临床研究中。

与传统方法相比,影像组学分析可以从海量数据中挖掘出人眼视觉难以定量描述的高维特征,并将其与患者的临床和病理等信息进行关联,从而实现对某种疾病或基因的预测功能。通过使用先进的生物信息学工具和机器学习方法,研究人员能够挖掘出潜在的可提高诊断精度和预后预测精度的模型。

影像组学的步骤包括:数据采集、病灶检测、病灶分割、特征提取和信息挖掘。在获取影像数据后,可以使用自动的算法进行病灶区域检测;针对检测到的病灶区域使用手动或自动分割以得到精准的肿瘤区域图像;针对提取出的病灶区域再使用图像处理的方式提取出高维特征;最后,使用机器学习或统计学方法对高维特征和病理结果进行关联性分析,从而通过影像数据预测病理结果。

影像组学除了使用图像数据外,还引入了基因分析的方法以提高诊断精度。例如,传统基因分析方法是将肿瘤组织从肿瘤的某个位置采样,然后进行基因测序来判断某个基因是否突变。然而由于肿瘤的异质性,基因突变可能在没有被取样到的肿瘤的其他部分发生。因此,传统的基因分析,可能有抽样误差。但一旦出现基因突变,这些基因就会对肿瘤的生长产生影响,并可表现在影像中。影像组学特征可以从整体肿瘤图像提取,因此包含了更完整的信息。影像组学中基因分析的特点可以和传统基因分析互补提高诊断精度。

二、核医学分子影像在影像组学的应用

核医学分子影像,特别是目前采用的 PET/CT、PET/MRI 技术,与其他技术相比,在影像组学的临床应用中有独特优势:第一,PET 与 CT 或 MRI 融合,可以同时提供功能代谢与解剖结构信息;第二,通过一次显像可以获得全身各组织器官整体信息,具有系统、全面、精确等特点;第三,核医学分子影像有种类繁多的特异性影像探针,可以提供细胞分子水平的代谢、蛋白、基因等多方面的信息。因此,核医学分子影像本身就是代谢组学、蛋白组学、基因组学发展的产物,是影像组学的重要方法,在临床中发挥着重要的指导治疗决策的作用。

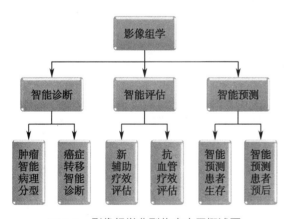

图 5-3　影像组学典型临床应用概述图

PET 影像组学与其他影像模式的组学分析方法类似,都需要通过数据采集与重建、病灶检测、病灶分割、特征提取和信息挖掘。临床上常规采用的通过测量不同病灶或同一病灶不同部位 ROI 的 SUV 值,就是一种数据提取方法。最早的 PET 影像组学临床应用是根据 ^{18}F-FDG 图像分析恶性肿瘤,因为癌组织通常表现为细胞过度增殖、组织坏死、组织纤维化、血管新生、特殊蛋白或受体表达异常等一系列分子生物学特征。今后,随着核医学影像探针的不断开发,SPECT/CT、PET/CT 以及 PET/MRI 等融合影像的进一步推广,通过采用一种或多种特异性 PET 影像探针并结合其他生物学信息,可以准确分析和判断疾病在代谢、蛋白和基因表达等方面的异常改变,从而帮助临床医生进行综合分析、疗效评估和预后判断(图 5-3)。核医学影像组学不仅可应用在肿瘤,而且将扩展到神经精神疾病等需要大量数据分析和处理的人类重大疾病的临床诊治中。

（田　梅）

思 考 题

1. 核医学分子影像技术主要有哪些?
2. 什么是放射免疫显像、受体显像、反义基因显像、凋亡显像?
3. 核医学分子影像在新型治疗方法中的作用,请举例说明。
4. 影像组学的概念及其包含哪几个步骤?

第六章 体外分析技术

教学目的与要求

【掌握】放射免疫分析与免疫放射分析原理、基本试剂组成及两者比较。

【熟悉】非放射性标记免疫分析优点、体外分析实验室质量控制。

【了解】体外分析实验室管理方法、体外分析项目。

体外分析技术(in vitro analysis techniques)是核医学专业重要组成部分。核医学体外分析是在放射免疫分析基础上发展起来的集各种体外分析方法为一体,以标记免疫分析(放射性核素及各类发光物质为标记物)为核心,其他分析方法为辅助的临床检测方法。20世纪50年代,放射免疫分析法的建立与临床应用,开创了微量物质检测的新纪元。

核医学体外分析技术是对取自人体的生物样本(组织、血液、尿液或其他体液等)进行微生物学、免疫学、生物化学、细胞学、病理学或其他检测分析,被广泛应用于临床的各个领域,为人类疾病的早期诊断、疗效评估、预后判断、治疗提供可靠的临床信息。体外分析技术分为放射性标记分析技术与非放射性分析技术。

本章重点介绍放射免疫分析与免疫放射分析,并对其他体外分析方法、体外分析质量管理规则、常用体外分析实验室质量管理方法、体外分析的临床应用项目作简要介绍。

第一节 放射性标记分析技术

一、放射免疫分析

放射免疫分析(radioimmunoassay,RIA)是美国科学家Yalow和Berson教授在1959年建立的超微量的体外分析方法,它解决了当时难以测定的微量生物活性物质的检测难题,对现代医学的发展起到了极大的推动作用,发明者于1977年获得了诺贝尔生理学或医学奖。在RIA的基础上,通过改变被标记物、改变结合体等,建立了众多的标记免疫分析方法。RIA仍然是核医学体外分析实验室的核心方法之一,其检测的微量物质超过300种。

（一）原理

RIA是以放射性核素作示踪剂的标记免疫分析方法,是建立在放射性分析高度灵敏性与免疫反应高度特异性基础之上的超微量分析技术。因其灵敏、特异、精确等特点,特别适用于人体内激素、多肽、蛋白质等微量物质检测。

RIA基本原理(图6-1):Ag(标准品或待测样本)、*Ag(标记抗原)竞争性的与Ab(抗体)发生免疫结合反应,根据可逆反应的质量作用定律,反应达到平衡时,形成一定量的抗原抗体复合物B($AgAb$、$^*AgAb$)、未结合的游离抗原F($^*Ag$、Ag)。结合的抗原抗体复合物$^*AgAb$(B)、游离$^*Ag$(F)与Ag的量呈函数关系。其反应式如下:

$$^*Ag + Ab \rightleftharpoons\ ^*Ag - Ab +\ ^*Ag$$
$$+$$
$$Ag$$
$$\Updownarrow$$
$$Ag - Ab + Ag$$

反应结束后,将结合(*AgAb)与游离(*Ag)有效分离,测量结合的(*AgAb)放射性计数/分(cpm),计算放射性结合率。

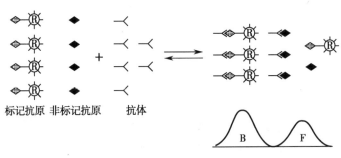

图6-1   RIA 原理示意图

1. RIA 建立的条件

(1) 标记抗原(*Ag)、非标记抗原(Ag)免疫活性相同。

(2) 抗体(Ab)、标记抗原(*Ag)的量(体积)是已知定量。

(3) Ag+*Ag 的分子数大于抗体的分子数。

(4) 合适的反应条件(时间、温度、pH、反应介质)。

2. 测定待测样本

(1) 用系列梯度浓度的标准品,在相同的条件下与 Ab 反应,获得各浓度标准品的放射性结合率,以标准品的浓度为横坐标,以 B[(标准品的 cpm)或 B/B$_0$%(B$_0$ 为标准品"0"浓度的 cpm)]为纵坐标,绘制出标准曲线(图6-2)。

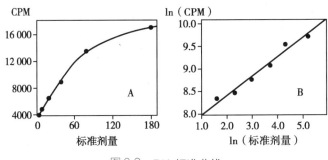

图6-2   RIA 标准曲线

(2) 根据待测样本在同样条件下测得的结合率 B 或 B/B$_0$%,即可从标准曲线上查到待测样本的含量。

(3) 应用计算机自动处理数据并得出被测样本的含量。

(二) 基本试剂及要求

RIA 的商品试剂盒内包括:使用说明书、标准品、质控品、标记抗原、抗体、缓冲液、分离试剂或分离材料。请严格按说明书操作,并在有效期内使用。

1. 抗体   是 RIA 分析最重要试剂,要求有高亲和力、高特异性、高滴度。抗体的质量是形成高质量 RIA 的前提。RIA 多数用的是单克隆抗体,也可以是多克隆抗体。前者优点是特异性好,可使抗体的来源得到长期保证,后者优点是容易获得高亲和力。

2. 标记抗原   标记抗原质量要求:①比活度和放化纯度必须足够高,以保证分析的灵敏度;②半衰期不能太短,应保证完成运输、保存和整个分析过程;③不改变原有抗原的特性(特异性、亲和力、免疫活性等);④放射免疫分析常用的放射性核素有 ^{125}I、^{3}H、^{14}C 等,其中使用最广泛的是 ^{125}I。^{125}I 半衰期为 60.2 天,化学性质稳定。

3. **标准品**　标准品是定量的依据,要求:①高纯度;②配制浓度精确;③较好的溯源性。

4. **质控品**　质控品是一组与待测样本性质相同(人血清样本)而含量已知的特殊试剂,是专为质量控制而制备用于监测检验结果偏差、漂移的客观指标。

5. **分离方法、试剂与材料**　RIA 分析绝大多数是除去游离抗原,保留标记抗原抗体复合物,并通过测定复合物的 cpm 计算待测抗原的量。常用的分离方法可分两大类:

(1)液相分离方法:抗原抗体是在液相中反应,常用的有双抗体沉淀法、聚乙二醇(polyethylene glycol,PEG)沉淀法、PEG+双抗体法等。

(2)固相分离方法:预先将抗体包被在固相载体上,抗原抗体在固相载体上进行,反应结束后只需将未结合的游离抗原洗去,测定固相载体上的放射性。常用的固相载体有:塑料(聚乙烯、聚苯乙烯、尼龙等)、纤维素、凝胶颗粒(葡聚糖、琼脂糖、聚丙烯酰胺等)、多孔玻璃微球。

(三)检测步骤

RIA 的操作一般包括加样、孵育、分离结合和游离部分、测结合物放射性、数据处理五个步骤,检测过程请严格按照相应的说明书或标准操作规程(standard operating procedure,SOP)操作,具体见表6-1。

表6-1　RIA 加样程序(体积:μl)

试剂	NSB 管	S_0-S_5 标准管	质控管	样本管
标准品	100(零标准品)	100	—	—
质控品	—	—	100	—
待测样本	—	—	—	100
标记抗原(^{125}I-Ag)	100	100	100	100
蒸馏水	100	—	—	—
抗体	—	100	100	100
混匀,37℃温育 1 小时				
分离试剂	500			
充分混匀,室温(15~28℃)下放置 15 分钟				

总放射性 cpm(T):离心前任取两管测量 cpm,求均值为 T;离心:3500 转/20 分钟;结合与游离分离:立即弃去上清液,保留结合部分;测量:用放免仪测量结合部分 cpm

1. **加样**　在试管中加入相同体积的标准品(或待测样本)、标记抗原、抗体,有两种方式:①经典加样法,即标准品(或待测样本)、标记抗原、抗体全部加完后开始孵育;②顺序加样法,即标准品(或待测样本)、抗体,孵育一定时间后再加入标记抗原。与经典加样法比较,灵敏度较好,但稳定性、重复性较差。此外,还应设非特异结合(non special biding,NSB)管,NSB 的放射性代表反应体系对标记抗原的非特异性吸附。所有试管测得的值减去 NSB 才是抗原抗体的特异结合。全部试管的加样总体积应一致,不足时按要求补足到相同体积。

2. **孵育**　不同分析对象反应达到平衡所需孵育时间和温度不同,应根据要求选择。

3. **分离结合和游离部分**　根据要求选择分离方法与分离剂。

4. **测放射性**　^{125}I 为示踪剂时,可直接用 NaI 闪烁计数器测量总 cpm(T)、标准品、待测样本的 cpm 值,NSB/T% 是非特异性吸附。

5. **数据处理**　由放射免疫测量仪自动进行放射性计数测量,求出待测样本的含量或浓度,并通过实验室信息系统及医院信息系统直接将检测结果传送到医生手里或直接打印检测报告。

(四)质量控制

质量控制(quality control,QC)就是在实际工作中利用一些客观指标,对分析质量进行检查,遇有质量异常则及时采取对策,以保证分析误差控制在可接受的范围内,并使用室内质量控制图监测(图6-3)。

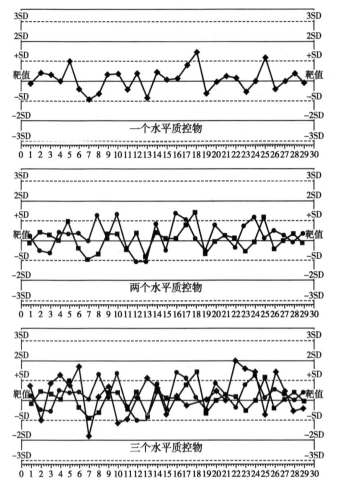

图6-3　RIA室内质控图

1. 室内质量控制（internal quality control，IQC）常用的指标

（1）最大结合率（B0/T%）：标准抗原浓度为零时标记抗原与抗体的结合率，一般要求在 30%～50%。

（2）非特异性结合率（NSB/T%）：不加抗体时标记抗原与非特异性物质的结合率，一般<5%。

（3）标准曲线直线回归参数：截距（a）、斜率（b）、相关系数 r 是标准曲线的主要质量控制指标，要求 a、b 值稳定，r 值接近于 1。标准曲线可用部分的斜率越大，灵敏度越高，但可测范围相对越小。

（4）ED25、ED50 及 ED75：即标准曲线的结合率在 25%、50% 及 75% 时横坐标上相应的抗原浓度值。即以 B% 为 100%，使结合率减少 25%，50%，75% 的 Ag 量。它反映标准曲线的稳定性，有助于批间结果的比较。

（5）质量控制图（quality control chart）：是客观反映实验室质量的指标。用定值质控品结果按规则逐日绘集。定量分析项目的室内质控多选用 Levey-Jennings 质控图。根据质控规则确定检测结果的有效性，如发现失控，必须按失控处理原则进行纠正。

2. RIA 质量控制常用指标

（1）精密度（precision），又称重复性，是指同一样品重复测定的实测浓度值的一致程度，即同一浓度样品复管的重复性。一般用变异系数（CV）表示，RIA 通常要求批内 CV<5%，批间 CV 在 5%～10%。

（2）灵敏度（sensitivity）：是与零剂量相区别的最小检测量。灵敏度主要取决于零标准管结合率的标准差 SD。

（3）准确度（accuracy）：是指样品的测定值与真值相差的程度，由于待测样品的真值是未知的，常用的评估准确度的方法有：①定值质控品，是简便、有效的质控方法；②测定待测样本外加标准品的回收率；③健全性，是评价标准品与待测样本的免疫活性是否一致，借助标准曲线与样品稀释曲线的平行性，来分析方法的可靠性，免疫活性不一致会影响检测结果的可靠性。

（4）稳定性（stability）：是指 RIA 试剂盒在适宜条件下保存，在有效期内性能不变的能力。

（5）特异性（specificity）：是评价抗体的主要指标。

（五）RIA 分析注意事项

1. RIA 试剂盒应放置在安全设施内，有专人保管。

2. 使用 RIA 试剂时需符合 RIA 试剂管理与使用要求。

3. 不同试剂盒或不同月份的同种试剂盒的组分不得混用，试剂应在有效期内使用。

4. 分离结合物与游离物时，注意不得损失沉淀物，否则将明显影响测定结果。

5. 临床标本均应视为有潜在传染性的生物制品，请严格按传染病实验室规程操作。

6. 使用 RIA 试剂盒之前应将试剂平衡至室温，冷冻标本在解冻后应轻轻并且完全混匀。

二、免疫放射分析

（一）原理

免疫放射分析法（immunoradiometric assay，IRMA），是用过量的放射核素标记抗体（Ab*）与限量的抗原（Ag）结合，形成 AgAb*，其放射性和所加 Ag（标准品或待测样本）的量呈正相关，通过 Ag 与 AgAb* 放射性的量效关系，求出待测样本的量。

$$Ag+Ab^* \rightleftharpoons Ag-Ab^* +Ab^*$$

（二）IRMA 的主要特点

1. 非竞争性免疫结合反应，低剂量区无不确定因素，灵敏度较高。

2. 抗原抗体复合物的量与所加非标记抗原的量呈正相关。

3. 很多在 RIA 中常用的分离方法都不能用，需要用特异抗体作分离剂，目前应用最多的是双抗体夹心法。

4. 由于 Ag 越少 AgAb* 放射性越低，所以在 IRMA 中 NSB 的高低对低剂量 Ag 测量的准确性影响大，如何降低 NSB 对灵敏度很重要。

（三）试剂组成

由标记抗体、标准品、质控品、分离材料、缓冲液组成。

1. **标记抗体**　^{125}I 标记的 γ 球蛋白，单克隆抗体或多克隆抗体，单克隆特异性更好。

2. **标准品或校准试剂**　标准品是定量的依据，要求纯度尽量高，配制时浓度应准确，并注意保存，溯源性好。

3. **分离材料**　即固相抗体，常用的固相载体如塑料（聚乙烯、聚苯乙烯、尼龙等）、纤维素、凝胶颗粒（葡聚糖、琼脂糖、聚丙烯酰胺等）、多孔玻璃微球、磁性颗粒等。

4. **质控品及缓冲液等**　要求和 RIA 相同。

（四）检测步骤

IRMA 的测定方法一般也包括加样、孵育、分离结合和游离部分、测放射性、数据处理等五个步骤。很多方面和 RIA 相似。

（五）分离方法

1. **双抗体夹心法**　即抗原+固相抗体→结合后+标记抗体结合；或者标记抗体+抗原结合后→固相抗体结合。

2. **标记第三抗体法**　这种方法是将 ^{125}I 标记在第三个抗体上，如果分析抗体是鼠抗体，第三抗体用兔（或羊或豚鼠）抗鼠的抗体。所以这种抗体具有多用性，凡是分析抗体来自同一种动物的都可以用。

3. 双标记抗体法　为了进一步提高 IRMA 的灵敏度，建立了双标记抗体法。该法要求待测抗原有三个以上抗原决定簇，形成至少三个不同结合位点的抗体，其中一个作分离剂，另两个以^{125}I 标记，用作分析抗体。

4. 生物素-链霉亲和素分离法　该方法对提高灵敏度及缩短分析时间有较明显的效果。生物素可以用来标记抗体，用生物素标记的抗体代替^{125}I 标记的分析抗体，充分反应后再加^{125}I 标记的亲和素，形成下述复合物使分析灵敏度明显提高。

（六）RIA 与 IRMA 比较

IRMA 灵敏度比 RIA 高，反应速度快、特异性强、稳定性好。同时，它还避免了离心分离的繁琐，检测更加方便、可靠（表6-2）。

表6-2　RIA 与 IRMA 的比较

类别	放射免疫分析（RIA）	免疫放射分析（IRMA）
标记物	抗原（Ag）	抗体（Ab）
免疫反应原理	竞争性结合反应	非竞争性结合反应
抗体用量	限量	过量
标准曲线	负相关	正相关
达到反应平衡时间	长	短
可测量范围	窄	宽
应用对象	适用于大、小分子物质检测	只适用于大分子物质检测

（七）质量控制及注意事项

与放射免疫分析法相同。

三、放射受体分析与受体的放射配体结合分析

受体是存在于细胞表面、胞浆或细胞核内的生物活性物质，其功能是和细胞外的信息分子（配体）特异性结合，将信息转变为生物效应。受体是从细胞或组织中分离、提取，并可以进行定量和定位分析。放射受体分析（radioreceptor assay，RRA）或受体的放射配体结合分析（radioligand binding assay，RBA）均是建立在放射性标记配体与受体之间的结合反应，是目前对受体分子进行定量和定位分析研究的灵敏、可靠的一项技术。在药物设计、作用机制、生物效应及疾病的病因探讨、诊断和治疗等方面有较好的应用。

（一）放射受体分析

RRA 的原理与 RIA 相似，是应用放射性核素标记配体，在一定条件下与相应的受体结合成配体-受体复合物。放射受体分析可用于测定非标记配体的量。

RRA 是以配体与受体间的特异结合反应为基础的分析技术，在反应体系中限量标记配体[L*]和变量的非标记待测配体[L]与定量的特异受体[R]发生竞争结合反应，通过测定[LR]*复合物的放射性来计算出待测非标记配体的量。这一过程可用下式表示：

$$L^* + L + R \Longleftrightarrow [LR]^* + [LR]$$

RRA 也是竞争性结合分析，与 RIA 不同的是以特异性受体蛋白取代了抗体，利用被测配体与特异性受体结合的原理进行测定，所得结果代表被测物质的生物活性。

RRA 分析有商品试剂盒，RRA 的主要试剂及检测步骤同 RIA。

（二）受体的放射配体结合分析

RBA 是利用放射性核素标记配体与相应的受体进行特异性的结合反应，从而对受体进行定性、

定量分析,测定受体的亲和常数、解离常数、受体结合位点数等受体动力学参数,用于药物设计、药物作用机制、疾病发病机制等研究。受体和配体的结合反应遵守质量作用定律。

第二节　非放射性标记免疫分析技术

在 RIA 基础上建立起来的非放射标记免疫分析技术(酶标记免疫分析除外)因其操作简便、自动化程度高、灵敏度和稳定性好、无放射性污染、出结果快且准确、可随机检测及大样本检测等优点被应用于临床医疗,已成为激素、肿瘤标志物等免疫分析检测的主要手段。

一、酶标记免疫分析

酶标记免疫分析(enzyme immunoassay,EIA)是以酶标记的抗原或抗体与特异性抗体进行竞争性或非竞争性免疫结合反应,反应结束生成酶标记免疫复合物,再利用酶促反应使待测物与酶标记免疫复合物作用,使底物显色,酶的作用得到放大,根据有色产物吸光度不同对受检样品做定性或定量分析。其中应用最多的是酶联免疫吸附分析法(enzyme-linked immunosorbent assays,ELISA)。

ELISA 基本原理与 RIA 或 IRMA 相似,只是酶分子代替放射性标记抗原与抗体,大多数是夹心法。ELISA 是将抗原或抗体吸附在试管壁或反应板上,在与标本中抗原或抗体反应后,只需经过固相的洗涤,就能分离抗原抗体复合物与其他物质,大大简化了操作步骤。ELISA 既可检测抗原也可检测抗体,并得到广泛应用。

二、化学发光免疫分析

(一)直接化学发光免疫分析

1. **原理**　化学发光免疫分析(chemiluminescence immunoassay,CLIA)是用发光物质标记抗体或抗原,标记的发光物质通过氧化反应获得能量,处于激发态,当返回基态时以光子的形式释放能量,其发光强度与被测物质浓度相关。

直接化学发光免疫分析是化学发光剂不需要酶的催化作用直接参与发光反应。用于标记的化学发光物质有:①吖啶酯类;②氨基苯二酰肼类即异鲁米诺及其衍生物,如氨基己基乙基异鲁米诺[N-(4-aminohexyl)-N-ethylisoluminol,AHEI]、氨基丁基乙基异鲁米诺[N-(4-aminobutyl)-N-ethyli-soluminol,ABEI]、半琥珀酰胺、硫代异氰酸等;③苯酚类化合物;④咪唑类;⑤芳基草酸脂类。

2. **吖啶酯特点**　吖啶酯类是目前应用较为广泛的发光物质。它是一种三环类有机化合物,在碱性介质中易氧化,其氧化过程产生一个电激发的 10-甲基吖啶酮,当它回到基态时释放出光子。吖啶酯的特点是:①分子量小,因而对被标记物的空间位阻小;②发光反应快速而强烈、背景噪音低;③直接发光、无需酶催化、反应时间短、误差小;④受 pH、温度影响小、检测精确度高、性质稳定、试剂保存期长。

3. **仪器与试剂**　CLIA 是由全自动的免疫分析设备与配套试剂组成,是封闭试剂系统。试剂由校准品、吖啶酯标记抗原或抗体、抗体包被顺磁性固相磁性磁粒子、预激发液、激发液、洗涤液组成,检测过程均按预设程序自动完成。

(二)化学发光酶免疫分析

1. **原理**　化学发光酶免疫分析(chemiluminescenceenzyme immunoassay,CLEIA)是以酶标记抗原或抗体,免疫反应结束,在免疫反应复合物上的酶与加入的发光底物发生酶促反应使底物断裂,产生化学发光。

2. **酶标记物分类**

(1)辣根过氧化物酶(HRP):HRP 标记的抗原或抗体与被测样品结合成抗原抗体复合物后,再加入鲁米诺作为发光底物,HRP 可使 H_2O_2 产生新生 O_2 作用于鲁米诺,形成激发态中间体,并分解发光。

（2）碱性磷酸酶（AP）:碱性磷酸酶-环1,2-二氧乙烷衍生物系统,常用的发光底物为（金刚烷基1,2-二氧乙烷磷酸盐）与AMPPD[3-(2-螺旋金刚烷)-4-甲氧基-4-(3-磷酸氧基)-苯基-1,2-环二氧乙烷],AMPPD在碱性和热环境下稳定性好,故本底低,pH 9.5时酶解速度快,发光持续15~60分钟,光强度稳定。

3. 仪器与试剂   CLEIA是由全自动的免疫分析设备与配套试剂组成,是封闭试剂系统。试剂由校准品、包被着抗抗体或者抗体的顺磁性微粒、碱性磷酸酶（AP）标记抗体或抗原、发光底物液与清洗缓冲液组成,检测过程均按预设程序自动完成。

三、电化学发光免疫分析

（一）原理

电化学发光免疫分析（electrochemluminescence immunoassay,ECLI）是一种在电极表面由电化学引发的化学反应,主要反应物质包括三联吡啶钌$[Ru(bpy)3]^{2+}$和电子供体三丙胺（tri-n-propylamine,TPA）。在电场中的阳电极表面$[Ru(bpy)3]^{2+}$和TPA*可同时失去一个电子而发生氧化反应,分别变成三价$[Ru(bpy)3]^{3+}$和阳离子自由基TPA^{+*},后者很不稳定,可自发地失去一个质子,形成自由基TPA*,而TPA*是一种很强的还原剂,可将一个电子递给三价的$[Ru(bpy)3]^{3+}$使其形成激发态的$[Ru(bpy)3]^{2+*}$。$[Ru(bpy)3]^{2+*}$不稳定,很快发射出一个波长为620nm的光子,回复成基态的$[Ru(bpy)3]^{2+*}$。这一过程可以在电极表面周而复始地进行,仅消耗TPA,而作为标记物的$[Ru(bpy)3]^{2+}$不被消耗,因此一个$[Ru(bpy)3]^{2+}$可产生许多信号光子,大大增强了信号强度。

（二）电化学发光特点

电化学发光免疫检测系统是以三联吡啶钌$[Ru(bpy)3]^{2+}$为标记物,标记抗原或抗体。三联吡啶钌是高度稳定性的水溶性小分子物质,分子量小、结构简单,可以标记抗原、抗体、核酸等各种分子。

（三）仪器与试剂

ECLI是由全自动的免疫分析设备与配套试剂组成,是封闭试剂系统。试剂由校准品、链霉亲和素包被的微粒、生物素化的羊抗皮质醇抗体、Ru(bpy)标记物、缓冲液、测量池洗液、附加洗液、清洗液,检测过程均按预设程序自动完成。

四、光激化学发光免疫分析

光激化学发光免疫分析（light initiated chemiluminesence assay,LICA）技术是一种均相免疫检测技术,属于化学发光技术之一,它是基于两种微粒表面包被的抗原或抗体,在液相中形成免疫复合物而将两种微粒拉近,在激光的激发下,发生微粒之间的粒子氧的转移,进而产生高能级的红光,通过单光子计算器和数学拟合将光子数换算为靶分子浓度。而当样本不含靶分子时,两种微粒间无法形成免疫符合物,两种微粒的间距超出粒子氧传播范围,粒子氧在液相中迅速淬灭,检测时则无高能级红光产生。

五、时间分辨荧光免疫分析

时间分辨荧光免疫测定（time resolved fluoroimmunoassay,TRFIA）,用具有长寿命荧光物质作荧光标记物,标记抗原或抗体,通过测定荧光量定性或定量分析抗原或抗体。常用的是镧系元素铕（Eu）和铽（Tb）,这些稀土元素的螯合物可与抗原、抗体结合,在紫外光的激发下,可产生持续一定时间、一定光峰的荧光,而其他非特异荧光寿命短,采用延迟测量就会消除短寿命的非特异性本底荧光的干扰。用稀土元素的原子为标记物,标记后不会影响被标记物的空间立体结构,不影响被标记荧光物质的生物活性,还实现了多位点标记,使一个试剂盒能够同时检测两种或两种以上的待测物。

六、上转换发光免疫分析技术

上转换发光免疫分析技术,又称为上转换发光技术(upconverting phosphor technology,UPT)。发光材料(upconverting phosphor,UCP)是由稀土元素所构成的晶体合成材料,独特的化学组成与晶体结构,使其具有绝无仅有的上转换发光现象,即"低能光激发,高能光发射"的上转换发光。上转换发光技术是以 UCP 颗粒作为标记物进行定量免疫检测的一种方法,将稀土纳米材料、生物传感器技术和免疫层析技术完美地结合在一起。上转换化学发光技术多应用于病原微生物如细菌、寄生虫检测,病原微生物相关抗原或抗体检测,细胞因子检测,激素检测等。

第三节 其他体外分析方法

一、液相色谱-质谱联用技术

液相色谱-质谱联用技术(liquid chromatography-mass spectrometry,LC-MS),是一种专属性强、快速、灵敏的现代化高级分析技术,主要应用于复杂背景下目标化合物的准确测定。是以质谱仪为检测手段,样本被质谱部分的流动相所分离并被离子化后,经质谱的质量分析器将离子碎片按质量数分开,经检测器得到质谱图。

LC-MS 集高效液相色谱高分离能力与 MS 高灵敏度和高选择性于一体的分离分析方法。LC-MS 可以对不挥发性化合物、极性化合物、热不稳定化合物和大分子量化合物进行分析测定;对高沸点、难挥发和热不稳定化合物的分离和鉴定具有独特的优势,是一种理想的快速分析手段,可大大缩短分析时间,减少原料浪费,单个样本的测试成本更低,特异性更好。

LC-MS 因其自身的优点被越来越多的应用于临床医疗。它的高灵敏度、低检测限、样本用量少、高通量、检测速度快、样本前处理简单的优势显示出巨大的生命力,是临床分析不可缺的方法,并已经成为新生儿遗传性疾病筛查的金标准。LC-MS 在维生素 D、类固醇类激素、儿茶酚胺类激素、氨基酸、脂肪酸、肉碱、治疗药物监测等微量物质检测及毒物鉴定方面具有明显的优势。

LC-MS 的优点:①分析范围广;②分离能力强;③定性分析结果可靠;④检测限低;⑤分析时间快。

二、分子诊断技术

分子诊断技术是应用分子生物学方法检测机体遗传物质的结构或表达水平的变化而作出诊断的技术;是预测诊断的主要方法,既可以进行个体遗传病的诊断,也可以进行产前诊断。分子诊断的对象是 DNA、RNA 及蛋白质。分子诊断的主要技术有核酸分子杂交、聚合酶链反应和生物芯片技术。

三、流式细胞技术

流式细胞技术(flow cytometry,FCM),是利用流式细胞仪对处于快速直线流动状态中的单列细胞或生物颗粒进行逐个、多参数、快速的定性、定量分析或筛选的技术,具有检测速度快、测量指标多、采集数据量大、分析全面、方法灵活等特点。

流式分析的样本种类很多,包括外周血、骨髓穿刺液、骨髓活检物、组织活检物、浆膜腔积液、脑脊液、皮肤、黏膜(内窥镜活检物)、细针穿刺物等。而流式分析最基本的试剂就是抗体。所选抗体的好坏直接影响结果。

第四节 体外分析实验室质量控制

一、人员要求

从事体外分析的人员是指具有一定学历、技术职称或某一方面专长且能从事并胜任体外分析工作的技术人员、管理人员和工勤人员。专业技术人员资质是经过培训考核合格后被授权。

二、设施和环境管理

体外分析的实验室应具有生物安全防护和辐射安全防护,应确保实验室人员、实验室及周围环境的安全。实验室应有合理的布局及与本实验室功能相匹配的设施(温度、湿度、通风、照明、实验台、安全设施)。

三、设备试剂耗材管理

设备试剂耗材采购应选择声誉好、供应品质优、服务好、价格适宜的供应商。采购过程需符合家相关法律、法规的规定。对拟采购的设备试剂耗材,应制定接收的评价标准。在使用前应验证其性能是否达到标准,并符合相关检测的要求。

(一)设备
体外分析实验室的设备分为定性、定量的检测设备与配套设备。

1. 设备管理原则
全面:实验室的各类设备都纳入到管理体系之中,以免遗漏。
适用:设备管理的方法和手段应适合实验室的规模、设备数量和种类。
经济:设备管理也应讲究节约成本。
动态:随着管理对象的增加、报废、性能下降、故障等情况的变化,作相应的调整。

2. 设备的维护、维修和报废　应按照制造商的建议对设备定期进行维护和保养;设备故障时,应贴停用标志;涉及加样、温控、检测系统的维修,在维修后应进行校准,合格后方可继续投入使用;如设备无法修复、计量检定达不到要求,应报废。在维护、修理前或报废后要进行消毒。

3. 设备的使用　设备使用前应制定标准操作规程。使用人员必须经过培训,考核合格后方可授权操作;在设备使用前,应先检查确认仪器经过校准或检定,处于正常状态。使用人员应及时记录设备的使用情况。

(二)试剂耗材的验收、储存和使用
试剂耗材的验收、储存和使用应严格按照相关的标准操作规程(SOP)操作。

1. 试剂、耗材应在有效期内使用,放射性试剂应在专门的区域储存和使用。

2. 试剂使用时应注明启用日期、复溶或分装日期等。不同批号试剂不能混用。

3. 更换试剂耗材生产商或使用新批号或新货运号前,应进行新、旧试剂耗材间的比对,以保证更换试剂耗材不会检测结果产生影响。

四、分析前质量控制

分析前阶段是指按时间顺序自医生申请至分析检验启动的过程,包括检验申请、患者准备和识别、原始样本采集、样本运送和实验室内传递、样本接收和储存。

五、分析中质量控制

(一)检测方法的选择和方法学性能评价
1. 检测方法的选择需实验室与临床共同完成,选择公认的并被实验室证明其性能指标能满足临床要求的方法。

2. 方法学性能评价需对正确度、精密度、线性范围、临床可报告范围、分析灵敏度与功能灵敏度、生物参考区间进行验证。

(二)标准操作规程
体外分析实验室应制订 SOP,SOP 大致可分为 4 类:方法类、设备类、样本类和数据类。每个实验

室编写的 SOP 格式应统一,内容应明确无疑义、详细完整,确保每个操作人员能理解。使用的 SOP 应为现行有效版本,以电子版或纸质版的形式发放,便于获取。

（三）室内质量控制

1. 体外分析实验室应建立室内质量控制制度与程序,明确靶值和控制限的确定方法,制订明确的质控规则,定量检测项目应使用第三方质控品。

2. 体外放射分析检测项目可选用试剂厂商提供的质控品及自制质控品。

3. 失控时,应及时查找原因,采取纠正措施,并根据失控原因评估患者标本是否需要重新检测,做好失控分析报告并详细记录。

4. 应定期对质控数据进行汇总和统计处理,发现问题及时处理。

（四）能力验证/室间质量评价和室间比对实验

应参加各级临检中心的能力验证/室间质评计划。没有开展能力验证/室间质评的项目,实验室应通过与其他实验室比对的方式判断检验结果的可接受性。

六、分析后质量控制

分析后阶段是指检验之后的过程,包括结果复核、临床材料保留和储存、样品（和废物）处置,以及检验结果的格式化、发布、报告和留存等。①检验报告单发出前,应对检验报告进行核查及高年资有经验的检验人员审核并签名;②检验报告,报告单的发放应保护患者隐私,电子报告应有保密措施;③危急值的处理;④检验后样本保存和处理。

七、实验室信息管理

实验室信息管理系统（LIS）是利用现代信息网络技术将实验室所有信息最大限度地收集、存储、处理、传输、提取、集成、利用和共享,实现实验室内部资源最有效地利用和业务流程最优化、智能化、标准化处理或动态实时在线监控的数据管理体系。

八、实验室风险管理

实验室风险是指存在于整个检测过程中发生损失和不安全事件的不确定性及可能性。风险的大小可通过风险事件发生的概率和风险事件的影响程度来衡量。风险管理的目的是通过风险识别、风险评估、风险监测、风险控制及持续改进过程。在检测分析前、中、后各个环节对人、机、料、法、环建立特定的风险管理程序,从而使损害发生的概率和影响最小化,保证实验结果准确以及工作人员和患者的安全。

风险管理包括:①风险的识别;②风险的评估;③风险的监测和控制。

第五节　常用体外分析实验室管理方法简介

体外分析实验室主要工作是为临床诊断和治疗提供检测数据,最终结果体现在检测报告上。实验室能否向临床提供高质量（准确、可靠、及时）的检测报告,得到患者和临床的信赖与认可,是实验室建设的核心问题。

体外分析实验室发展的趋势是标准化、精准化、信息化、自动化、分子化、技术新、操作易、速度快,而体外分析实验室质量管理理念也在不断地更新和发展,标准化、规范化、国际化管理理念越来越被业界认同。临床实验室管理学中的方法也逐渐应用于体外分析实验室的管理工作中,如《核医学体外分析实验室管理规范》《医学实验室质量和能力的认可准则》、六西格玛管理、6S 管理等,这些管理模式的应用并融合,是建立适合自己实验室管理体系的基础,只有实现实验室全面质量管理,核医学体外分析才会有新的飞跃。

一、核医学体外分析实验室管理规范

基于体外放射分析技术发展起来的分析技术和方法已成为医学领域和临床实验室的常规手段,而医生、患者对实验室的检测质量要求越来越高。实现有效的标准化、规范化管理,已成为核医学界专家的共识和目标。为实现体外分析实验室全面的质量管理,建立规范的符合实验室实际情况的质量管理体系,中华医学会核医学分会组织从事体外分析的专家编写了《核医学体外分析实验室管理规范》。这是第一部核医学人编写的规范核医学实验室行为准则的标准,它的发表与应用对推动核医学体外分析专业的发展、确保分析质量、提高服务水平起到了明显的促进作用。

本管理规范主要适用于核医学体外分析实验室,相关章节也适用于其他从事放射性核素体外分析操作的医学实验室。《核医学体外分析实验室管理规范》核心内容是:

组织管理:实验室组织结构,实验室人员组成。

质量管理:设备、试剂准入及方法学评价,分析前质量保证、分析中质量控制、分析后质量管理。

安全管理:场所、设施和环境的安全标准,安全管理制度和要求。

风险管理:检测过程中发生损失和不安全事件的不确定性及可能性。通过发生概率和影响程度来衡量。

二、医学实验室质量和能力认可准则

《医学实验室质量和能力认可准则》(Accreditation Criteria for the Quality and Competence of Medical Laboratories),又称 ISO 15189,它是由国际标准化组织 ISOTC 212 临床实验室检验及体外诊断检测系统技术委员会起草并在全球医学实验室应用的国际标准,中国的 ISO 15189 管理机构是中国合格评定国家认可委员会(China National Accreditation Service for Conformity Assessment,CNAS),它是专门针对医学实验室的管理标准,它强调医学实验室的质量和技术,其核心是全面的质量管理,宗旨是持续改进,是临床实验室通用的国际化的质量管理体系。

ISO 15189 是目前指导医学实验室建立完善和先进质量管理体系最好、最适用的标准,它从管理要素和技术要素两大方面提出了医学实验室应遵守的规则。在管理要素上,描述了实验室组织和管理以及质量管理体系、服务活动要素等方面的要求;在技术要素上,则对人员、设备、设施等要素以及检验程序和结果报告等要点作出了明确规定。

通过 ISO 15189 认可,会明显提高体外分析实验室的质量管理水平,为医、患提供更准确的检验结果及减少可能出现的质量风险和责任;可以消除国际交流中的技术壁垒,是国际、国内、地区检验结果互认的标准与平台。

三、六西格玛质量管理

质量管理涉及哲学、原理、研究方式、方法学、技术、工具和度量体系。六西格玛质量管理(6σ)是覆盖所有这些内容的一把伞,是一种质量管理的策略、方法、工具。6σ 管理涉及临床实验室检测的全过程。

6σ 是临床实验室开展质量控制的一项有效的管理工具,根据 σ 水平对质控规则进行合理选择,设计质量控制方法,确定关键因素以及提出改善方案。

6σ 方法是分析检验项目质量控制数据,评价其分析性能的工具。6σ 采用允许总误差(TEa)判断检验质量,①使用检验结果和不良次数,计算每百万缺陷率(defect rate per million,DPM),运用统计学方法将 DPM 转换为 σ 值;②6σ 适用于估计精密度和准确性的检验操作过程,σ 值越大,质量越好。

6σ 是以数据为基础、患者为中心的质量管理体系,使用统计控制图检验过程性能;6σ 不仅是判断过程性能的工具,更是一种将现有错误率降低到一个低水平的方法,是实验室质量改进的客观依据,它的应用,有助于不断提高临床实验室质量水平。

6σ:①特征,高度依赖统计数据、重视改善业务流程、突破管理、无界限合作;②好处,提升管理的能力、节约运营成本、改进服务水平;③实施程序,辨别核心流程、绘制核心流程图;④作用,6σ 是一只卓越管理的指南针、是尺子与一整套改善流程的工具;⑤6σ 水平(DPM),6σ = 3.4/百万、5σ = 230/百万、4σ = 6210/百万、3σ = 66 800/百万、2σ = 308 000/百万、1σ = 690 000/百万。⑥管理原则,6σ 管理的基本原则就是经济性,降低成本、节约资源、减少风险、提高医患满意度。

四、6S 管理

实验室的日常管理并不复杂,但是却很重要,必须在日常管理中完善各方面的工作,才能维持实验室安全,确保正常运行。实验室现场管理水平是实验室综合实力、外在形象、员工精神面貌的综合反映,因此,全面加强实验室现场管理意义重大,而 6S 管理(6S)是现场管理有效的工具。

6S 是 5S 管理发展而来。6S 是指对实验现场各要素(人、机、料、法、环)所处的状态不断进行有效管理的方法,内容是整理(seiri)、整顿(seiton)、清扫(seiso)、清洁(seiketsu)、素养(shitsuke)和安全(safety)。这 6 个词都以"S"开头,所以简称 6S。

6S 是针对每位员工的日常工作行为提出要求,倡导从小事做起,力求使每位员工都养成事事"讲究"的习惯,从而达到提高整体工作质量的目的。6S 是一种较为先进的管理理念,是针对实验室管理中存在的问题入手,完善管理制度、创新管理手段、优化实验室布局、合理整理实验室设备资料,达到极大地提高工作效率的目的。

6S 是:①整理:要与不要,一留一弃;②整顿:科学布局,取用快捷;③清扫:清除垃圾,美化环境;④清洁:清洁环境,贯彻到底;⑤素养:形成制度,养成习惯;⑥安全:安全操作,以人为本。

第六节　体外分析的临床应用

核医学体外分析实验室常规检测项目见表 6-3。

表 6-3　核医学体外分析实验室常规检测项目一览

序号	名称	缩写
1	三碘甲腺原氨酸	T3
2	甲状腺素	T4
3	游离三碘甲腺原氨酸	FT3
4	游离甲状腺素	FT4
5	超敏促甲状腺素	sTSH
6	反三碘甲腺原氨酸	rT3
7	甲状腺球蛋白抗体	TgAb
8	甲状腺微粒体抗体	TMAb
9	甲状腺过氧化物酶抗体	TPOAb
10	促甲状腺素受体抗体	TRAb
11	甲状腺球蛋白	Tg
12	甲状腺结合球蛋白	TBG
13	降钙素	CT
14	尿碘	UI
15	促黄体生成素	LH
16	促卵泡激素	FSH
17	雌二醇	E2
18	雌三醇	E3

续表

序号	名称	缩写
19	孕酮	PRG
20	雌酮	E1
21	睾酮	T
22	游离睾酮	FT
23	泌乳素	PRL
24	β-人绒毛膜促性腺激素	β-HCG
25	抗缪勒管激素	AMH
26	促肾上腺皮质激素	ACTH
27	皮质醇	Cor
28	儿茶酚胺	CA
29	肾上腺素	AD
30	去甲肾上腺素	NE
31	胰岛素	INS
32	C 肽	C-P
33	抗胰岛细胞抗体	ICA
34	抗胰腺腺胞抗体-IgG	APAB-IgG
35	抗胰岛受体抗体	Anti-InsR
36	抗谷氨酸脱羧酶抗体	GAD
37	抗酪氨酸磷酸酶抗体	IA2A
38	25-羟维生素 D_3	25-OHVD$_3$
39	骨钙素	BGP
40	骨碱性磷酸酶	BAP
41	甲状旁腺激素	PTH
42	Ⅰ型胶原氨基端前肽	TPⅠNP
43	β-胶原特殊序列	β-CTX
44	生长激素	GH
45	胰岛素样生长因子-1	IGF-1
46	胰岛素样生长因子结合蛋白 3	IGF-BP3
47	妊娠相关血浆蛋白 A	PAPP-A
48	胃蛋白酶原Ⅰ	PGⅠ
49	胃蛋白酶原Ⅱ	PGⅡ
50	幽门螺旋杆菌抗体	Hp-Ab
51	胃泌素	Gas
52	胃泌素释放肽前体	Pro-GRP
53	甲型肝炎病毒抗体 IgM	HAV-IgM
54	乙型肝炎病毒 DNA	HBV-DNA
55	乙型肝炎病毒表面抗原	HBsAg
56	乙型肝炎病毒表面抗体	HBsAb
57	乙型肝炎病毒 E 抗原	HBeAg
58	乙型肝炎病毒核心抗体	HBcAb
59	乙型肝炎病毒 E 抗体	HBeAb
60	丙型肝炎病毒 RNA	HCV-RNA
61	丙型肝炎病毒抗体	HCVAb
62	丁型肝炎病毒抗体	HDVAb

续表

序号	名称	缩写
63	戊型肝炎抗体 IgM	HEV-IgM
64	层粘连蛋白	LN
65	Ⅲ型前胶原氨基端肽	TPⅢNP
66	透明质酸	HA
67	Ⅳ型胶原	Ⅳ-C
68	肌红蛋白	Mb
69	肌钙蛋白 I	cTnI
70	肌钙蛋白 T	cTnT
71	醛固酮	ALD
72	肾素	Renin
73	血管紧张素 Ⅱ	AT-Ⅱ
74	同型半胱氨酸	HCY
75	脑利钠肽前体	Pro-BNP
76	超敏 C 反应蛋白	hsCRP
77	β2 微球蛋白	β2-MG
78	总前列腺特异性抗原	TPSA
79	游离前列腺特异性抗原	FPSA
80	复合前列腺特异性抗原	CPSA
81	促红细胞生成素	EPO
82	维生素 B_{12}	$VitB_{12}$
83	血清叶酸	Sfa
84	转铁蛋白	TRF
85	铁蛋白	SF
86	乙酰胆碱受体抗体	AChRAb
87	维生素 A	VitA
88	维生素 B_1	$VitB_1$
89	维生素 B_2	$VitB_2$
90	维生素 B_6	$VitB_6$
91	维生素 B_9	$VitB_9$
92	维生素 C	VitC
93	维生素 D	VitD
94	维生素 E	VitE
95	抗环瓜氨酸多肽抗体	CCP
96	人类白细胞抗原 B27	HLA-B27
97	癌胚抗原	CEA
98	甲胎蛋白	AFP
99	糖链抗原 125	CA125
100	糖链抗原 19-9	CA19-9
101	糖链抗原 72-4	CA72-4
102	糖链抗原 242	CA242
103	糖链抗原 50	CA50
104	糖链抗原 15-3	CA15-3
105	神经元特异性烯醇化酶	NSE
106	细胞角蛋白 19 片段	Cyfra21-1
107	鳞状上皮细胞癌相关抗原	SCCAg
108	人附睾蛋白 4	HE4

续表

序号	名称	缩写
109	异常凝血酶原	PIVKA-II
110	人类表皮生长因子受体2	HER-2
111	地高辛	Digoxin
112	万古霉素	Vancomycin
113	环孢菌素 A	Cyclosporine A
114	FK506	Tacrolimus
115	白介素 6	IL-6
116	C 反应蛋白	CRP
117	降钙素原	PCT
118	B-RAF 基因突变检测	B-RAF

（马庆杰）

思 考 题

1. 放射免疫分析基本原理是什么？放射免疫分析与免疫放射分析的主要区别有哪些？

2. 非放射标记免疫分析技术临床应用特点有哪些？

3. 核医学体外分析常用的方法学有哪些？

4. 常用的实验室管理方法有哪些？

第七章　计算机技术在核医学中的应用

教学目的与要求

【掌握】计算机在核医学常规图像采集、处理的应用。

【熟悉】核医学设备中的计算机技术及系统;DICOM 标准的基本意义和作用;PACS 系统的基本功能。

【了解】计算机技术在核医学领域的最新应用。

计算机技术的应用极大地推动了现代核医学技术的发展,尤其是以计算机断层成像技术为代表的计算机算法技术,是现代核医学的基础技术之一。核医学影像设备通过探测标记有放射性核素的药物在人体内的分布来获得人体的相关生物信息。核医学设备的机械控制、扫描控制、数据采集、数据压缩与传输、图像重建、图像处理与显示、核医学标志性数据处理、数据存储和患者病例管理,直到当前的人工智能诊断技术,当代核医学的全过程都必须依赖计算机的参与。本章简要介绍计算机在核医学影像技术中的应用。

第一节　核医学设备中的计算机系统

一、采集工作站和图像处理工作站

采集工作站的主要作用是让设备按指定的流程进行原始数据采集,并进行一定的数据校正与处理。操作人员通过图像采集终端软件设定采集规程参数并下发至采集处理工作站,从而启动采集规程;采集处理工作站运行数据采集服务器软件,软件根据采集规程控制机电运动与数字化电子学进行采集,数字化电子学将数字信号传输至采集处理工作站与数据采集服务器软件进行处理,生成图像及其他统计信息,进一步传输至采集主控机进行显示和存储,并用于图像存储与进一步的分析。

图像处理工作站的主要功能是供用户针对被检查人员的诊断图像,实现处理和分析的流程,即:导入患者信息,根据临床诊断需求调用和显示采集图像,并对图像进行后期处理和分析,辅助医师确诊患者病情等。

在图像正常传输到图像处理工作站后,即可进行图像的处理和分析。如 SPECT 的主要处理步骤如下:

1. 选择待处理患者的相关图像,可以全选,也可以选择部分资料。

2. 系统自动根据扫描器官类型选择对应的处理规程运行处理流程(针对不同器官有其特有的处理流程)。

3. 患者图像的打印和报告生成,保存处理结果。

4. 将处理结果向医学影像存档与通信系统(picture archiving and communication systems,PACS)工作站中传输(符合 DICOM 3.0 标准格式)。

5. 定期做处理结果的删除和数据光盘备份。

二、嵌入式计算机系统

核医学成像设备不断发展,由最初的 γ 相机二维成像逐步演变到更为复杂、多种类型的三维成像设备。现代核医学设备通常采用大量的嵌入式系统。嵌入式系统是以应用为中心、以计算机技术为基础,软硬件可裁减,适应实际应用,对功能、可靠性、成本、体积、功耗严格要求的专用计算机系统。嵌入式系统一般由微处理器、存储器、传感器等一系列微电子器件与嵌入在存储器中的微型操作系统和应用软件组成,共同实现诸如实时控制、监视、管理、移动计算、数据处理等各种自动化处理任务。在核医学影像设备中,嵌入式系统主要应用于信号采集、网络通信、触摸屏和液晶显示器(liquid crystal display,LCD)显示、运动控制和工作环境监测等模块。

三、数字化显像设备

探头是系统进行数据采集处理的部分,其主要任务是采集核素发出的 γ 事件信息并传送给计算机进行后期校正和图像重建。探头部分直接关系着系统的灵敏度和分辨率,影响着系统的精度和成像质量。

传统核医学探头的前端电子学部分多采用模拟电路来实现,其抗干扰能力差、不够灵活、且易受器件速度的限制不可能达到很高的数据采集速度,而数字电路则能很好地解决模拟电路中遇到的大部分问题。当今国内仍有许多核医学系统采用模拟电路输出 γ 事件的位置和能量信息,再进行 A/D 转换把数据输入计算机进行后续计算(图 7-1)。最新的核医学系统则直接采用特殊半导体工艺制造的数字化硅光电倍增器件直接输出数字信号,后续电路全部采用数字电路实现。

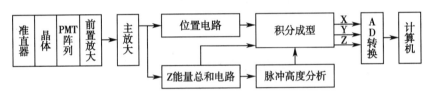

图 7-1　传统核医学影像链结构

当前的核医学系统以现场可编程门阵列(field-programmable gate array,FPGA)或专用集成电路(application specific integrated circuit,ASIC)为核心的数字电路来代替传统的模拟电路,将从光电倍增管或其他光敏器件传出的信号经过放大后直接进行高速 A/D 转换,数字化信号输入到 FPGA 或 ASIC 中,在其中完成后续运算,计算出 γ 事件发生的位置、能量及时间信息。还可以在其中加入能量校正、线性校正和时间校正部分,以实现数据的实时校准(图 7-2)。

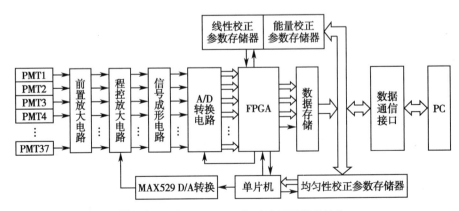

图 7-2　数字化 SPECT 探头电子学部分结构

第二节　核医学图像处理

一、图像重建技术

核医学常用的三维影像设备主要有 SPECT 和 PET。这些仪器采集后的数据通过数字传输通道输入到上游计算机中,进行核医学图像重建。

（一）数据存储

核医学图像重建需要将核医学的 γ 事件或符合事件数据按一定的规则存储下来再进行图像重建。进行存储的方式一般有两种,一种需要对采集到的 γ 事件进行一定的压缩和重组,以帧模式存储,可减少数据量和提高计算速度;另一种可以直接存储表模式的数据,即将每次事件具体的位置、能量及时间信息等原始数据全部按一定规则的表单进行存储,这样在图像重建中大大减少数据存储压缩带来的信息丢失,并可以保证极高的重建算法选择自由度。

（二）重建算法

利用帧模式或表模式数据可以在计算机中直接进行核医学图像的重建,生成可供医生直观看到的医学图像。常见的重建算法有滤波反投影的解析重建算法和最大似然估计的迭代重建算法。

迭代算法是一种数值逼近算法,赋予断层图像初始估计值后,通过对像素值循环修正,使其逐渐逼近所求图像的真实值。迭代算法首先给断层图像赋予初始估计值 λ^0,根据该初始值计算出理论投影值 q,将理论投影值 q 与实际投影值 p 进行比较,根据一定的计算法则对初始值 λ^0 进行修正得到 λ^1,然后再从修正过的图像估计值计算理论投影值,与实测值 p 比较并再次修正断层图像估计值,如此循环迭代,直至相邻两次估计值的差足够小为止。

与解析算法不同,迭代算法只需要正向计算从图像到投影的值,不需要得到从投影到图像的解析表达式,而且理论投影值和实际投影值的计算都是沿着实际的投影线进行的,在迭代过程中可以加入各种先验知识(如图像的边界条件和像素值非负等)和约束条件,将投影测量中的各种物理因素(如人体对 γ 光子的衰减散射、准直器深度响应等)考虑在内,通常可以得到更好的结果。

迭代算法包括代数迭代重建法和统计迭代重建算法。代数迭代重建算法有加性代数迭代法(algebraic reconstruction technique,ART)、乘性代数迭代法(multiplicative algorithms,MART)和同步迭代重建技术(simultaneous algebraic reconstruction technique,SIRT);统计迭代算法包括最大似然期望最大化算法(maximum likelihood expectation maximization,MLEM)、有序子集最大期望值算法(ordered subset-expectation maximization,OSEM)、基于误差理论的加权最小二乘算法(weighted least squares,WLS)、最大后验概率算法(maximum a posteriori,MAP)、最速下降法、共轭梯度法等。

二、图像显示

（一）采集与显示矩阵

核医学图像代表患者相应部位的放射性药物浓度。在核医学成像设备中,需要将图像进行数字化操作,即将图像空间被分割成 n×n 的像素(pixel),它们按行、列排列成一个矩阵,n 为矩阵的尺寸。如图 7-3 就是一个 8×8 的像素的数字图像矩阵,每个像素的值代表了像素空间内的放射性药物衰变次数或药物浓度。

矩阵越大图像越清晰,分辨率越好。这个 8×8 的图像很粗糙,有明显的"马赛克"现象。但是由于给患者施用的放射性药物剂量不能太大,数据采集的时间不能太长,所以一帧图像包含的 γ 光子总计数有限。如果使用过大的矩阵,每个像素的 γ 光子计数很少,统计涨落将很严重,图像的信噪比变差,图像反而显得模糊不清。一帧质量较好的图像,像素尺寸应不超过核医学成像设备空间分辨率的 1/3,以避免马赛克效应;各个像素的平均计数应在 40~50 以上,以避免统计涨落的影响。在核医学临床实践中,动态显像和断层显像一般采用 64×64 图像矩阵,以保证每个像素有足够的计数,而静态

3	5	17	19	21	14	11	5
2	6	24	85	83	66	26	7
8	33	86	55	61	78	34	9
6	24	74	43	80	48	13	2
5	36	84	48	78	53	15	5
2	26	80	51	62	89	29	9
4	13	32	73	71	68	32	8
1	8	25	17	26	11	7	3

图 7-3　数字化的图像矩阵

显像和平面显像则多采用 128×128 和 256×256 的图像矩阵，以期获得更高的分辨率。

（二）灰阶与伪彩显示

数字图像记录的是一系列像素的计数值，要将它显示出来就必须把计数值转换成计算机能够显示的灰度值或色彩，通过不同的亮暗及颜色来表现各部位药物总量的差别。灰度编码就是将从 0 到 255 的像素计数值线性地映射为从黑到白的 256 个灰阶。人眼对色彩的分辨能力远高于对灰度的分辨能力，因此核医学常用不同的颜色表示像素的不同计数值，这时图像的色彩是人为赋予的，不代表脏器的真实颜色，故称为伪彩色。伪彩色编码图像能更好地表现放射性药物含量的差别，所以被核医学广泛地采用。

三、图像处理技术

（一）图像增强

在核医学图像处理领域的图像增强主要包括噪声消除、对比度增强、锐化、伪彩色增强等几种技术。

1. 噪声消除　由于噪声的影响将会引起图像质量的下降，甚至可能导致错误的诊断，因此噪声消除往往是核医学图像处理的第一步。核医学图像处理领域中最常用的去噪方法有：邻域平均法（也称均值滤波）、多图平均法、中值滤波法以及在频域中使用低通滤波器或带阻滤波器。

2. 对比度增强　对比度不良是核医学图像最常见的问题，利用对比度增强处理可以有效改善这类图像的质量。

3. 锐化　为了使医生能够更好地分析图像，通常利用图像锐化的方法消减图像的模糊程度、突出目标边界、增强图像细节。

（二）图像分割

图像分割技术是图像分析、理解以及可视化技术的基础，可以用来区分目标组织和周围组织，同时分割数据本身还可以作为临床疾病诊断指标。在核医学图像处理领域中主要采用边缘检测和区域分割两种图像分割方法。

（三）图像配准

医学影像配准就是将各种探测设备得到的医学图像，或从各个方位获取的图像，利用计算机数字图像处理技术将它们对应的相同的生理学解剖位置标记出来，以便对目标进行三维重建，也可以将实际采集的图像与标准医学图像匹配，以标明某些特定属性。图像配准的精确性在多模式融合显像（如 SPECT/CT、PET/CT、PET/MR 等）中显得尤为重要。

（四）感兴趣区技术

临床定量分析经常需要对 ROI 进行统计。ROI 可以由图像采集操作人员用鼠标在屏幕上勾画，可能是矩形的、圆形的、或沿脏器边缘的任意形状封闭图形，计算机能够统计 ROI 中的总像素数、总计数值、平均计数（总计数值/总像素数）、最大计数和最小计数（计数值最大和最小的像素值）。

（五）边界识别

屏幕的显示特性（亮度、对比度等）和人的主观因素严重影响手工勾画 ROI，不同医生画出的 ROI 差异很大，同一医生两次勾画的结果也不尽相同，这就给核医学图像的定量分析带来不确定性，根据一定的算法由计算机自动进行边界识别而生成的 ROI 有利于临床诊断的规范化。

第三节 与核医学相关的医院数据系统

一、医学数字成像和通信

数字化医学影像设备是个巨大的市场,很多厂商都生产了含有计算机处理的影像产品,也制定了各自不同的图像格式和传输协议。随着医学影像技术的迅速发展和普及,在不同厂商生产的设备间交换图像和相关信息的需求日趋迫切,而缺乏统一的图像信息格式和数据传输标准成为图像交换的主要障碍。为此,美国放射学院(American College of Radiology,ACR)和国际电气制造业协会(National Electrical Manufacturers Association,NEMA)在 1983 组成一个联合委员会,发起制定公共标准。经过 ACR-NEMA 委员会和著名的医疗影像设备制造商的共同努力,终于在 1996 年发表了一套新的规范,正式命名为医学数字成像和通信(digital imaging and communications in medicine,DICOM),即 DICOM 3.0,此规范一经公布立即被众多的厂商及机构采用。此后,DICOM 标准不断吸纳各方反馈的信息,从不同专业角度增加规范的范畴和深度,目前该标准仍然在不断的发展中。例如 2007 年 5 月 7 日,美国 NEMA 下属的医学影像和技术联盟(medical imaging technology allied,MITA)发表了 DICOM 2007 标准,这个标准共 16 章,为数字图像的交换及患者姓名、手术原因和使用的器械等关联信息建立了一种单一的语言。

DICOM 包括医学数字图像和相关信息的构成、存贮方式和文件格式、信息交换和服务等方面的标准。DICOM 3.0 已经得到了世界上主要厂商的支持,包括 SPECT、PET、X-CT、MRI、DR、CR 在内的新一代医学影像设备将以支持该标准作为基本特征。

DICOM 标准规定了 Patient、Study、Series、Image 四个层次的医学图像信息结构,以及由它们组成的信息对象(information object);采用服务类客户/提供者(service class user/service class provider)概念组成的服务-对象对(service-object pair);支持点对点(PPP)和 TCP/IP 网络通讯协议。

二、PACS 系统

图像存储与通信系统(picture archiving and communication systems,PACS)是医院用于管理医疗设备如 SPECT、PET、CT、MR 等产生的医学图像的信息系统。

医学图像诊断在现代医疗活动中占有极为重要的地位。随着可视化技术的不断发展,现代医学已越来越离不开医学图像的信息,医学图像在临床诊断、教学科研等方面正发挥着极其重要的作用。PACS 是实现医学图像信息管理的重要条件,它对医学图像的采集、显示、储存、交换和输出进行数字化处理,最终实现图像的数字化储存和传送。

PACS 的目标是实现医学图像在医院内外的迅速传递和分发,使医生或患者本人能随时随地获得需要的医学图像。此外,通过对医学图像和信息进行计算机智能化处理后,可以对图像进行分析、计算和处理,得出相关指标参数,摒弃传统的肉眼观察和主观判断,为医学诊断提供更客观的信息。最新的计算机技术不但可以提供形态图像,还可以提供功能图像,使医学图像诊断技术走向更深层次。

PACS 是影像设备、诊断工作台、读片台、大型存储系统以及计算机网络的集成,它对各种医学影像数据进行数字化采集、存储、分类、归纳,并通过网络或通信线路将该数字影像传送到异地终端的监视器屏幕上,无失真的重现出来,供医师审阅、会诊。PACS 使医院能够更有效地获取、管理、传递和使用医学图像和疾病信息,实现无胶片化(filmless)、无失真复制、多模式图像融合、诊断报告处理与管理自动化、异地访问及远程诊断(图 7-4)。

三、RIS 系统与 HIS 系统

放射科作为医院最大的影像部门,大型医院的放射科一般都积累了数以十万计的影像胶片,临床上判读 X 射线照片大约 80% 需与以前的照片相对照,用人工进行大量胶片的制作、存档、传递、判读,

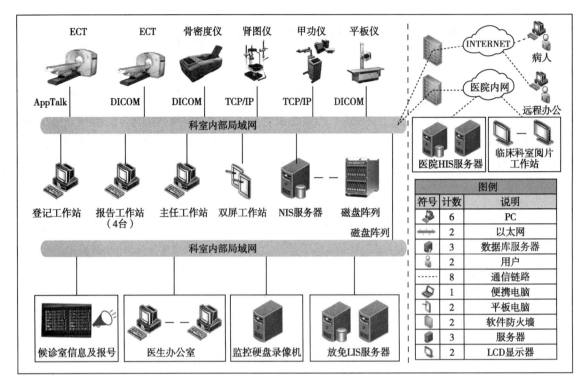

图7-4 核医学科 PACS 系统架构

不但耗资巨大,而且效率极差。20世纪60年代出现了为放射诊断和治疗服务的放射学信息系统(radiology information system,RIS),其基本功能有患者登记、检查预约、患者跟踪、数据分析、文字处理、报告生成、账单计费、胶片管理、档案管理等。随着应用的不断深入,RIS 的内涵越来越丰富,甚至包括模板和报告自动生成功能、口述报告功能、统计功能、影像分析功能、与其他系统的接口等等。将 RIS 中的患者信息与 PACS 中的图像信息进行关联与整合,形成一体化的 RIS/PACS 系统是当前的发展趋势。

RIS/PACS 系统最初是为放射科设计,现在同样适用于核医学。将核医学科、放射科、肿瘤科的影像设备连接起来,医生能更有效地获取和使用各种医学信息,为多影像手段的综合应用创造了条件。

此外,目前国内外正在大力推进医院信息化,我国的大中型医疗单位纷纷建立医院信息系统(hospital information system,HIS)。HIS 是覆盖医院各部门的计算机网络系统,它包括患者临床信息系统(patient care information system,PCIS)、医院经济核算系统、医院决策支持系统、院务管理系统等。图像存档和传输系统是患者临床信息系统 PCIS 的重要组成部分。各种医学影像设备联网是必然发展趋势。医学图像的信息量十分巨大,在美国,一个标准的600张床位医院,仅普通 X 射线平片的年数据量就达1573GB,所以 PACS 对网络的要求是 HIS 中最高的。虽然 PACS 可以是独立运行的系统,但是医生在使用 PACS 管理图像的同时,也需要 HIS 系统管理的其他信息,所以 PACS 应当具有与 HIS 的互操作性或整体集成性。

第四节 辅助诊断技术与人工智能诊疗

计算机辅助诊断(computer aided diagnosis,CAD)或计算机辅助检测(computer aided detection,CAD)是指通过影像学、医学图像处理技术以及其他可能的生理、生化手段,结合计算机的分析计算,辅助发现病灶,提高诊断的准确率。现在常说的 CAD 技术主要是指基于医学影像学的计算机辅助技术。CAD 技术又被称为医生的"第三只眼",CAD 系统的广泛应用有助于提高医生诊断的敏感性和特异性。

医学影像学中计算机辅助诊断通常分为三步：

步骤一：图像的处理过程（预处理），其目的是把病变从正常结构中提取出来。在这里图像处理的目的是使计算机易于识别可能存在的病变，让计算机能够从复杂的解剖背景中将病变及可疑结构识别出来。通常此过程先将图像数字化（经过一定的 AD 转换），如胶片一般用扫描仪将图像扫描，如果原始图像已经为数字化图像，如 DR、CT、MRI、SPECT、PET 图像，则可省去此步。针对不同的病变，需要采用不同的图像处理和计算方法，基本原则是可以较好地实现图像增强和图像滤波，通过达成上述设计好的处理过程，计算机得以将可疑病变从正常解剖背景中分离、显示出来。

步骤二：图像征象的提取（特征提取）或图像特征的量化过程。目的是将第一步提取的病变特征进一步量化，即病变的征象分析量化过程。所分析征象是指对病变诊断具有价值的影像学表现，如病变的大小、密度、形态特征等。

步骤三：数据处理过程。将第二步获得的图像征象的数据资料输入人工神经元网络等各种数学或统计算法形成 CAD 诊断系统。运用诊断系统，可以对病变进行分类处理，进而区分各种病变，即实现疾病的诊断。这一步中常用的方法包括决策树、神经元网络（artificial neuron network，ANN）、Bayes网络、规则提取等方法，目前 ANN 应用十分广泛，并取得较好的效果。

随着近年来人工智能和深度学习的迅速发展，利用人工智能来实现辅助诊断技术成为越来越被关注的焦点。

人工智能（artificial intelligence，AI）能够通过机器或者软件描绘、模仿人脑功能。AI 在医疗健康行业的应用主要是通过记忆在程序中的医疗知识进行分析，以此来帮助医生改善患者的治疗效果，从而提供更好的治疗方案。在有紧急需求的时候，AI 可以为医生和研究人员提供与临床相关的、实时的高质量信息，这些信息都来自于电子健康档案（electronic health records，EHRs）中存储的数据。

人工智能在医疗领域的巨大发展，首先得益于医疗数据的不断积累和数据库的不断壮大，同时也得益于机器学习对医疗数据分析功能的不断提升。在对医疗行业的大数据分析应用层面，表现最为显著的领域便是智能诊断。从主体上看，智能诊断的主体依然是医疗机构或医生个人，但是诊断所运用的技术手段和判断依据则发生了重要变化。从技术上看，智能诊断首先需要医疗机构和人员利用现代信息技术收集并分析大量数据和信息，运用人工智能的机器学习和计算方法，迅速找准病例的数据依据，从而作出具有高度准确性的诊断决策。智能诊断可以为公共机构和医院提升医疗服务质量，以实现有效的疾病管理和公共卫生建设。

人工智能在医疗诊断领域（如影像诊断、病理诊断）具有广泛的应用前景，并对相关从业人员产生深远的影响。目前人工智能在医疗诊断领域尚处于发展的初级阶段，主要是发现异常病变，减轻诊断医师的工作量，同时还有助于低年资医师和基层医师提高诊断水平。随着机器学习能力的不断加强、医疗数据的不断积累、相关信息的不断整合，人工智能必将发挥更大的作用。

（刘亚强）

思 考 题

1. 核医学图像重建算法通常有哪两大类？
2. DICOM 标准应用最为广泛的是哪个版本？
3. PACS 系统的主要作用和目的是什么？

第八章 辐射防护

教学目的与要求

【掌握】电离辐射相关基本概念；辐射剂量单位；辐射防护原则及措施。

【熟悉】电离辐射生物效应；核医学辐射防护。

【了解】作用于人体的放射源；核医学辐射防护相关法规、标准。

核射线广泛存在于人类生活的天然环境中。日常生活中，每一个人都无法摆脱核射线的照射。

随着社会和经济的发展，核射线在人类日常生产和生活中应用越来越广泛，和平年代的核科学技术为人类社会的进步和公众健康水平的提高作出了重要贡献。它给人类带来的益处远远大于其产生的危害，且其危害是可以预防的。

核医学科是医用放射性核素集中使用的科。核射线是核医学临床工作中最基本的要素之一，核医学的每一项诊疗工作几乎都离不开核射线。

掌握核射线的基本知识和防护措施，趋利避害，不仅是对工作人员的基本要求，更重要的是要使患者和公众科学地认识核射线，在达到核医学诊治要求的基础上，使核射线的照射降到尽可能低的水平。

第一节 作用于人体的电离辐射

一、天然辐射

天然辐射是指在人类生存的自然环境中存在的多种射线和放射性物质，包括宇宙射线（cosmic radiation）、宇宙射线感生放射性核素（cosmogenic radionuclides）和地球辐射（earth radiation）。

（一）宇宙射线

宇宙射线是由于星球碰撞、爆炸等形成的微粒在宇宙空间磁场的作用下形成的高能粒子流，其中主要是质子，其次是 α 粒子和重离子等，一般称为初级宇宙射线。初级宇宙射线从宇宙空间进入大气层后，与空气分子发生核反应形成光子、电子、质子、中子、π 介子等射线，形成对地球的天然辐射，称为次级宇宙射线。宇宙射线的特点是能量范围宽，强度随海拔高度、纬度的不同而变化，海拔越高，强度越大。宇宙射线对人体造成外照射。

（二）宇宙射线感生放射性核素

初级宇宙射线从宇宙空间进入大气层后，与空气分子发生核反应除放出射线外，还产生 ^3H、^{14}C、^7Be、^{22}Na、^{85}Kr 等放射性核素，被称为宇宙射线感生放射性核素。这些感生放射性核素对人体的影响同于宇宙射线，但它们可随着尘埃或雨水降落到地面也可能造成内照射。

（三）地球辐射

地球辐射是指由于在地球里天然存在的放射性核素对人体产生的辐射。包括系列衰变放射性核素和 ^{40}K、^{14}C 等单独存在的天然放射性核素。系列衰变有铀系、锕系和钍系三种。系列衰变放射性核素由于有半衰期很长的起始衰变母体核素和经过多代的连续衰变，衰变子体也具有放射性，所以能在地球上长期产生放射性，是地球天然辐射的主要来源。非系列衰变的天然放射性核素中，^{40}K 的半衰期为 1.28×10^9 年，^{14}C 的半衰期为 5730 年，但 ^{14}C 可以通过宇宙射线与大气层分子的核反应不断产生,而且在自然界保持一定的量。地球辐射对人体的影响有外照射和内照射,不同地区有明显差别。

(四) 本底当量时间

本底当量时间(background equivalent radiation time)表示接受核医学检查的患者所受的辐射剂量相当于在一定时间(几月或几年)内所受的天然本底辐射的剂量,因为天然本底辐射是人一生中不可避免的,正常情况下对人体无害的。例如,一般患者在一次普通的核医学显像过程中全身接受的平均辐射剂量约为3.6mSv,大约相当于世界上多数地区一年的平均天然本底辐射剂量(1~6mSv)。据报道美国和加拿大地区居民平均一年受到天然本底辐射剂量约为3.0mSv,吸烟者可增加到3.6mSv左右。各种天然辐射源对我国公众所致内外照射剂量的平均水平约为$2~3mSv \cdot a^{-1}$。

二、医疗辐射

我国公众受各种电离辐射源所致照射剂量,以天然辐射为主,占总照射剂量的91.9%,医疗活动带来的辐射仅占4.9%,剩下的3.2%为其他辐射。

在与医疗辐射有关的临床实践中,最优化和正当化是重要的指导原则。要求在相关医疗活动,既能使患者获得最大利益,且利大于弊,又能同时保障公众和从业人员的辐射安全。在达到诊疗目标的前提下,降低医疗辐射,杜绝不必要的照射。

医疗辐射总的变化趋势是:一方面接受诊治的人数逐年增加;另一方面由于仪器设备和医疗技术的不断改进,医疗辐射逐年降低。

三、其他辐射

(一) 火力发电站

火力发电站释放的主要放射性核素是钍(Th)和氡(Rn)及其衰变子体。

(二) 其他人工辐射

主要包括消费产品中的人工辐射,这些生活用品中或掺入了放射性核素,或能发射X射线。它包括辐射发光产品、工业表盘和钟表、电子或电器件、静电消除器、烟雾探测器、含铀和钍的制品等,这些产品通常是由^{226}U、^{147}Pm、^{3}H 和 ^{241}Am 等放射性核素释放出的射线作用于闪烁体而产生效能。此类人工辐射所引起的集体有效剂量当量虽小,但由于其广泛运用,接触人群甚广,所以在产品的生产、销售和使用的各环节中,应提出严格的规定限制。

第二节　辐射剂量

一、辐射剂量单位

(一) 照射量

照射量(exposure)是表示射线空间分布的辐射剂量,即在离放射源一定距离的物质受照射线的多少,以X射线或γ射线在空气中全部停留下来所产生的电荷量来表示。国际制单位以在单位质量受照物质中射线能量全部转换成的同一符号电量的值来表示,即库仑·(千克)$^{-1}$,简写为 $C \cdot (kg)^{-1}$。照射量传统的单位是伦琴(roentgen,R),1伦琴表示X射线或γ射线在1kg的空气中全部能量被转换成电能所产生的电荷量为2.58×10^{-4}库仑。照射量除了与放射源的活度大小有关,还与被照物体与放射源的相对位置有关。离放射源越远,受照的照射量越小。

(二) 吸收剂量

吸收剂量(absorbed dose)定义为单位质量的受照物质吸收射线的平均能量。单位是戈瑞(gray,Gy),1Gy表示1千克受射线照射物质吸收射线能量为1焦耳,简写为 $J \cdot (kg)^{-1}$。传统的吸收剂量的单位是拉德(rad),1rad等于$0.01J \cdot (kg)^{-1}$,即1Gy等于100rad。

吸收剂量难于直接测量,一般是通过测定照射量来求得。在放射性核素治疗和放射治疗决定靶区处方剂量都以吸收剂量计算。

(三) 当量剂量

当量剂量 H_{TR}(equivalent dose)表示经辐射的权重因素(weighting factor)W_R 加权的吸收剂量,单位为 J/kg,是衡量射线生物效应(biological effects)及危险度(hazard)的辐射剂量,国际制单位是希沃特(sievert,Sv),旧制单位是雷姆(rem),1Sv=100rem。

当量剂量不仅与核射线辐射所产生的吸收剂量有关,还与辐射本身的性质如射线的电荷,动能和质量等有关。生物体在受到同样剂量的吸收剂量照射时,产生的生物效应可以是不相同的。当量剂量 H_{TR}Sv 可以用组织器官(T)从某种射线得到的吸收剂量 D_{TR}Gy 乘上该射线的权重因素 W_R 求得:

$$H_{TR} = D_{TR} \cdot W_R$$

γ 射线、X 射线、β 射线,正电子的 $W_R=1$,即 1Sv=1Gy。α 射线的 $W_R=20$

二、辐射防护辅助剂量

为定量计算放射性核素进入人体内造成的内照射剂量,辐射防护中引入了待积当量剂量和待积有效剂量。

待积当量剂量(committed equivalent dose,H_T)是人体单次摄入放射性物质后,某一特定器官或组织中接受的当量剂量率在时间(T)内的积分。表示式为:

$$H_{T(50)} = \int_{t_0}^{t_0+50} H_T(t) \, dt$$

式中,t_0 表示摄入放射性核素的时刻;dt 表示放射性核素对器官和组织 T 照射的时间期限(以年为单位);$H_T(t)$ 是对应于器官和组织 T 在 t 时刻的当量剂量率。其单位是 Sv。

将单次摄入放射性核素后各器官和组织的当量剂量乘以组织权重因子即为待积有效剂量(committed effective dose,H_E)。表示式为:

$$H_{E(50)} = \int_{t_0}^{t_0+50} H_E(t) \, dt$$

单位同样为 Sv。

第三节　电离辐射生物学效应

一、辐射生物学效应及作用机制

电离辐射是指携带足以使物质原子或分子中的电子成为自由态,从而使这些原子或分子发生电离现象的能量辐射。射线与物质相互作用可直接导致生物分子的电离和激发,以及由此而产生的自由基(radicals)导致的继发作用,主要是水自由基对生物分子的损伤作用。

自由基是有一个或多个不配对电子而能独立存在的原子或分子,具有极高的不稳定性和化学反应性,存在的时间极其短暂。例如,OH 自由基半衰期为 $10^{-9} \sim 10^{-1}$ 秒,可以迅速地引起其他生物分子结构的破坏。自由基以在元素符号或分子式的上方注上一个小圆点来表示,例如 H·,CH_3· 等。

水是生物体内含量最多的物质。当放射线作用于水分子时,引起水分子的激发和电离。被激发的水分子处于不稳定的较高能量状态,激发能可转变为振动能引起化学键断裂,产生氢自由基和氢氧

自由基,主要反应如下:

$$H_2O \longrightarrow H_2O^* \longrightarrow H^\cdot + OH^\cdot$$

水分子被电离时发生以下变化:

$$H_2O \longrightarrow H_2O^+ + e^-$$

H_2O^+是不稳定的,可进一步发生以下反应:

$$H_2O^+ \longrightarrow H^\cdot + OH^\cdot$$

$$H^+ + e^- \longrightarrow H^\cdot$$

$$e^- + nH_2O \longrightarrow e_{aq}^-$$

e_{aq}^-是水分子电离产生的自由电子的动能被耗尽后,被水分子俘获形成的水合电子(aqueous electrons)。水合电子具有极强的还原性。

以上反应形成的自由基及水合电子能进一步与生物大分子反应。例如有机大分子为 R-H,可表示为

$$R\text{-}H + H\cdot \longrightarrow R\cdot + H_2$$

$$R\text{-}H + OH\cdot \longrightarrow R\cdot + H_2O$$

水自由基与生物大分子作用形成的新的自由基又可和其他分子反应,例如:

$$R\text{-}H + \cdot C_6H_5 \longrightarrow R\text{-}C_6H_5 + \cdot H$$

生物大分子可能受到射线的直接作用,但辐射损伤的化学基础主要是自由基的作用。自由基通过以上反应可以直接作用于生物大分子:①核酸分子、蛋白质分子等。对核酸分子主要作用于碱基、磷酸二酯键、核糖。②通过脂质过氧化作用造成细胞膜、线粒体膜、溶酶体膜、核膜等生物膜的损伤,使生物膜的能量传递、物质转运、信息识别等功能受到影响。生物膜主要由脂质和蛋白质组成,自由基作用于脂肪酸碳链的不饱和键,是相邻的不饱和键形成共轭双键,这样的结构易于与氧发生反应形成过氧化物。

人体内,损伤和修复几乎是同时存在的。无论是大分子的损伤还是自由基的产生造成的损伤,体内都有完善的修复机制。损伤因素解除后,机体在短期内就会恢复正常。对于辐射引起组织细胞的损伤,生物机体具有完善的防御机制,有一系列的修复体系。除了辐射等外源性因素产生自由基以外,正常情况下机体自身生物氧化过程中也生成自由基,机体内存在清除自由基的酶类以达到自我保护的作用。这类酶类统称为抗氧化酶(antioxygen enzymes),主要包括过氧化氢酶(catalase),过氧化物酶(peroxidase),超氧化物歧化酶(superoxide dismutase,SOD)等。

二、辐射生物学效应分类

辐射对生物体的影响分为确定性效应和随机效应。

(一)确定性效应

确定性效应(deterministic effect)是指辐射损伤的严重程度与所受剂量呈正相关,有明显的阈值,剂量未超过阈值不会发生有害效应。一般是在短期内受较大剂量照射时发生的急性损害。

(二)随机效应

随机效应(stochastic effect)研究的对象是群体,是辐射效应发生的概率(或发病率而非严重程度)与剂量相关的效应,不存在具体的阈值。随机效应意味着低的辐射剂量也可能造成损害。因此,在放射防护中关注剂量限值的同时,也应尽可能降低剂量水平。Siegel JA 等在美国核医学与分子影像杂

志(Journal of Nuclear Medicine & Molecular Imaging, JNMMI)上撰文指出,线性无域值假说没有确切事实依据,没有得到完善的实验和流行病学研究证实,它侧重于放射性细胞损伤,却忽略了生物学反应和保护机制,提出低剂量辐射可以刺激适应性反应,其通过150多个基因的DNA修复、抗氧化反应、细胞水平的凋亡和免疫系统清除受损细胞等过程对抗癌症。进一步用事实证明安全剂量下的核射线辐射人群癌症的发生率低于平均水平,力证了医学成像的安全性和优点。

三、影响辐射对机体作用的因素

(一) 辐射剂量

传能线密度(linear energy transfer, LET)表示带电粒子在某一长度径迹上消耗的能量与该径迹长度之比。实际是指射线在穿过物质时在一个单位长度射程中所产生的离子对数目,或引起的能量损失。LET越大,说明该粒子在单位长度的组织内释放的能量越多,电离密度越大,因而对生物组织和分子的损伤就越大,是衡量射线引起生物效应程度的物理量。用高传能线密度射线照射哺乳动物培养细胞,观测到生存率呈指数规律减少。低传能线密度射线受介质条件影响较大(例如有氧和缺氧等)。总的来说,在短期内全身受X射线、γ射线照射时,受照射量越大,产生的损伤越严重。

(二) 分割次数和剂量率

一定辐射剂量一次照射比分割成多次照射引起的生物效应大。低剂量照射的影响类似多次分割照射,主要原因可能是照射中亚致死损伤的恢复和细胞增殖所致。

(三) 照射范围

全身照射和局部照射产生的生物效应是不同的。例如癌症患者的放射性治疗,照射肿瘤及其周边组织,一次照射2~3Gy剂量,患者一般没有反应;若2~3Gy全身照射,则会有放射性症状出现。

(四) 氧效应和传能线密度

这两个概念对于治疗射线的选择和治疗效果评价以及在辐射防护剂的开发中都有实用意义。

氧效应(oxygen effects)是指生物组织或分子的辐射效应随组织中氧浓度的增加而增加。氧效应的大小以在缺氧条件下产生一定生物效应的剂量与有氧条件下产生同样效应的剂量的比值,即氧增强比(oxygen enhancement ratio, OER)来表示。

核医学临床使用的X、γ、β射线是低LET射线,α射线、中子等是高LET射线。低LET的X、γ射线,OER=2.5~3.0。OER随LET的增加而下降,当LET接近200keV(μm)$^{-1}$时,OER等于1,也就是说没有氧效应,该射线在有氧和缺氧的状况下产生的生物效应均相同。实体肿瘤往往有坏死和乏氧细胞的存在,因而对放射线有抵抗性。增大氧浓度和选用高LET射线核素可增强治疗效果。根据这一理论开发新的高LET放射源治疗肿瘤已是放射治疗的又一研究领域,例如α射线、中子以及加速器产生的重离子射线、π介子等。

减低氧含量可以保护正常组织,这也是一些放射防护剂的作用机制。通过药物作用减少血液或用化学药物与氧结合,使组织氧浓度减低,可以降低人体组织和生物分子对射线的敏感性。

(五) 相对生物效应

射线产生生物效应的程度受多种因素的影响。在受照辐射剂量相同时,不同的射线种类,分次照射的次数,剂量率以及有氧和无氧等都能影响产生生物效应的大小。通常以250keV X射线产生的生物效应作为比较的基准。某种辐射产生生物效应与250keV X射线产生的生物效应相同时所需剂量的比值被称为相对生物效应(relative biological effectiveness, RBE),表示为:

RBE=250keV X射线产生生物效应的剂量/某辐射产生生物效应的剂量

(六) 组织的辐射敏感性

自然界中不同种类的动物,同种动物的不同个体以及同一个体的不同组织在受到同样剂量的照射时引起的损伤都是不同的。

一般来说哺乳动物辐射敏感性比低等生物高;生物体的淋巴细胞、造血细胞、生殖细胞和肠黏膜上皮细胞辐射敏感性高;肌细胞、神经细胞、骨细胞敏感性较低;其他组织细胞,例如膀胱上皮细胞、食管上皮细胞和结缔组织细胞等辐射敏感居中。

总的来讲,高等动物比低等动物辐射敏感性高;分裂增殖活跃的细胞、分化程度较低的组织细胞辐射敏感性高。以上的规律也有例外,如羊和狗的辐射敏感性比人高,小淋巴细胞是分化好、不分裂的细胞,但对辐射很敏感。

常用于衡量敏感性的指标有在辐射下发生的半数致死的剂量、存活率和细胞染色畸变率等。

第四节　辐射防护

一、放射防护的目的、基本原则和措施

(一) 放射防护的目的

防止确定性效应的发生,限制随机效应的诱发,使之达到合理的、可以接受的水平。

(二) 放射防护的基本原则和措施

核医学放射卫生防护应遵循防护总的原则和措施,即辐射防护的正当化原则、放射防护最优化原则、个人剂量限值原则等。注意防止一切有害的确定性效应,限制随机效应的发生率,使之达到可以接受的水平。使一切具有正当理由的照射尽量做到合理的低水平。

核医学工作人员上岗前必须通过有关部门组织的培训和考核,持证上岗,并在以后的工作中定期培训。熟练掌握操作规程操作,严格掌握适应证和禁忌证,根据检查和治疗要求,结合放射源(radioactive source)特性、拟诊疗疾病的特点、不同个体的差异,如年龄等,控制放射源的使用剂量和种类。依据防护原则,减少受照射时间,增大与放射源之间的距离,利用屏蔽物质阻断射线照射等。

由于核医学常使用开放型放射性核素,因此必须注意预防内照射。对放射性物质进行围封、隔离,防止扩散;除污保洁,讲究个人防护;做好放射废物处理;要注意患者和公众人群的辐射安全防护,减少职业照射(occupational exposure)、医疗照射(medical exposure)和公众照射(public exposure);重视辐射源的安全保管,防范潜在照射(potential exposure),防范放射事故;制定切实可行的紧急预案,及时有力的处理意外事故。

根据国际辐射防护委员会(International Commission on Radiological Protection, ICRP)第 60 号出版物以及我国《电离辐射防护与辐射源安全基本标准》(GB18871),放射防护的基本原则为:

1. **实践的正当化**　医疗实践所致的射线照射同社会和个人从中获得的利益相比是可以接受的。即确定该医疗实践是否应该进行。

2. **放射防护的最优化**　在确定该医疗实践是可行的前提下,使受照辐射剂量尽可能减低,以最小的代价,获得最大的净利益,避免一切不必要的照射。

3. **个人剂量的限制**　在正当化和最优化原则指导下的医疗实践有力地保障了受检者、公众和从业人员的获益和辐射安全情况下,我国《电离辐射防护与辐射源安全基本标准》(GB18871)确立了个人剂量限值,确保受照射人员所接受的剂量当量不应超过规定的限值。

二、电离辐射防护的剂量限值

为了防止确定性效应的发生,并把随机效应的发生概率降低到可以接受的水平,必须制定一个人体可以接受的剂量限值。剂量限值不是安全和危险的分界线,而是不可耐受的和可耐受的剂量区域之间一个选定的界值。个人剂量限值(individual dosage limit)是指放射性职业人员和广大居民个人所受的当量剂量的国家标准限值。

ICRP 和我国对放射工作人员和公众受照的年剂量限值都有明确的规定,任何组织和个人都必须严格遵守。即使个人所受剂量没有超过规定的相应的剂量限值,仍然必须按照最优化原则考虑能

否进一步降低剂量。

1. 放射工作人员的剂量限值　放射工作人员的年当量剂量是指 1 年工作期间所受外照射的剂量当量与这一年内摄入放射性核素所产生的累积当量剂量二者的总和,但不包括天然本底照射和医疗照射。

国际放射防护委员会对 1990 年以前的十多年间来自全世界的报告进行汇总和研究,重新对电离辐射相关的生物效应的危险概率进行了估计。在 ICRP 1990 年建议书中,对职业照射和公众照射的年剂量限值作出新的规定(表 8-1),我国根据本国国情,制定了放射工作人员剂量限值标准(表 8-2)。

表 8-1　ICRP 1990 年建议书的年剂量限值(mSv/年)[①]

应用	剂量限值	
	职业	公众
有效剂量	20	1
眼晶状体	150	15
皮肤	500	50
手和足	500	—

①:限值用于规定期间有关的外照射剂量与该期间摄入量的 50 年(对儿童算到 70 岁)的累积剂量之和。对未孕女职业者的剂量限值与男职业者相同,但对怀孕或可能怀孕的女职业者应以公众的剂量控制

表 8-2　我国规定的职业照射个人年剂量限值(mSv/年)[①]

对象	限制内容	职业照射
任何放射工作人员	连续 5 年的平均有效剂量	20
	任何一年中有效剂量	50
	眼晶体年当量剂量	150
	四肢(手和足)或皮肤年当量剂量	500
年龄为 16~18 岁接受涉及辐射照射就业培训的徒工和该年龄段学习过程中需要使用放射源的学生	年有效剂量	6
	眼晶体年当量剂量	50
	四肢(手和足)或皮肤年当量剂量	150

①:16 岁以下的任何人均不得接受职业性照射

在特殊情况下,依照审管部门的规定,剂量平均期可由 5 年延长到 10 个连续年。并且,在此期间内,任何放射工作人员所接受的年平均有效剂量不得超过 20mSv,任何单一年份不应超过 50mSv。此外,当任何一个工作人员自此延长平均期开始以来所接受的剂量累计达到 100mSv 时,应进行审查。

女性放射性工作人员一旦怀孕,就要避免电离辐射的影响。由于胎儿不属于职业人员,只能按一般公众对待。因此,国际电离辐射防护与辐射源安全基本标准(IBSS)规定在孕期内胚胎和胎儿接受的剂量不得超过 1mSv。ICRP 规定只要妇女宣告怀孕,在孕期余下的时间内应施加补充的剂量限值,对腹部表面(下躯干)的剂量不得超过 2mSv,为了保护胎儿的安全,还要限制放射性核素的摄入量,不得超过年摄入量限值的 1/20。

2. 公众个人的剂量限值　公众个人的剂量限值是指任何一年内所受外照射的剂量当量与这一年内摄入放射性核素所产生的待积当量剂量二者的总和,但不包括天然本底照射和医疗照射。

我国规定的公众个人的剂量限值标准见表 8-3 所示。

表 8-3　我国规定的公众个人年剂量限值(mSv)

对象	限制内容	公众照射
公众个人	年有效剂量	1
	特殊情况下,在 5 个连续年的年平均剂量不超过 1mSv 时,年有效剂量	5
	眼晶体年当量剂量	15
	皮肤年当量剂量	50

公众照射个人剂量限制除以上规定外,对接受放射性照射患者的慰问者及探视人员也有剂量限制。对于患者的探视者所受到的照射要加以约束,使他们在患者诊断或治疗期间所受到的剂量不得超过5mSv。探视摄入放射性物质的患者的儿童所受的剂量限制于1mSv以下。

三、外照射防护

1. **时间(time)** 通过熟练的操作、科学有效的工作流程和工作场所分区分流,可尽量缩短与核射线接触的时间。

2. **距离(distance)** 对于点源,某一位置的辐射剂量率与该位置与放射源的距离的平方成反比,再加上空气的吸收,因而离开放射源越远,人体受到的辐射剂量率就越小。在放射性核素生产和医疗实践中,可用机械手、长柄钳等取用、分装放射源。

3. **设置屏蔽(shield)** 在人体与放射源之间设置屏蔽,使射线逐步衰减和被吸收是一种安全而有效的措施。X、γ射线通过屏蔽材料时辐射剂量呈指数衰减。屏蔽X、γ射线常用铅、钨等高原子序数物质(high atomic number material)作屏蔽材料,墙壁可采用钢筋混凝土。β射线常用有机玻璃、铝、塑料等低原子序数物质(low atomic number material)作屏蔽材料;能量较高的β射线还应注意防护韧制辐射。

四、内照射防护

内照射防护的目的是尽可能防止放射性核素进入体内,把放射性核素的年摄入量控制在国家规定的限值内。

内照射防护的基本措施包括在规定的区域内进行放射性操作,避免场所及环境污染,定期进行放射性污染检查和监测,对放射性物品进行屏蔽储藏。

内照射防护总的原则是围封、隔离放射性物质防止扩散,除污保洁防止污染,注意个人防护。

第五节 核医学辐射防护

一、核医学工作场所布局及放射防护要求

(一)核医学工作场所布局

依据标准,临床核医学科工作场所分为Ⅰ、Ⅱ、Ⅲ3类;非密封源工作场所分为甲、乙、丙3级;辐射工作场所分为3区:控制区(如制备及分装放射性药物的操作室、给药室、显像室、治疗患者的床位区等)、监督区(如使用放射性核素的标记实验室、诊断患者的床位区、放射性核素或药物贮存区、放射性废物贮存区等)和非限制区(如工作人员办公室、电梯、走廊等)。临床核医学诊断及治疗用工作场所(包括通道)应注意合理安排和布局,应有助于实施工作程序,应备有收集放射性废物的容器,容器上应有放射性标志;诊断用给药室与检查室应分开,如必须在检查室给药,应有防护设备;诊断用候诊室应靠近给药室和检查室,应有受检者专用厕所。

(二)放射防护要求

1. 临床核医学工作场所应按照GB18871开放型放射性工作场所分级规定进行分级,并采取相应放射防护措施。

2. 合成和操作放射性药物所用的通风橱,工作中应有足够风速(一般风速不小于$1m \cdot s^{-1}$),排气口应高于本建筑屋脊,并酌情设有活性炭过滤或其他专用过滤装置,排出空气浓度不应超过有关法规标准规定的限值。

3. 工作场所和开展放射性药物治疗的单位应设有放射性污水池,以存放放射性污水,直至符合排放要求时方可排放。废原液和高污染的放射性废液应专门收集存放。

4. 临床核医学工作场所应备有收集放射性废物的容器,容器上应有放射性标志。放射性废物应

按长半衰期和短半衰期分别收集,并给予适当屏蔽。固体废物如污染的针头、注射器和破碎的玻璃器皿等应贮于不泄露、较牢固、并有合适屏蔽的容器内。放射性废物应及时按《医用放射性废物管理卫生防护标准》(GBZ 133)进行处理。

5. 临床核医学诊断及治疗用工作场所(包括通道)应注意合理安排和布局。其布局应有助于实施工作程序,且基本保证分区要求,如一端为放射性物质贮存室,依次为给药室、候诊室、检查室、治疗室等。尽量实现医患通道分开,并有明确的通道指示及放射性标志,避免无关人员误入。

二、核医学诊断、治疗放射防护要求

(一) 放射性药物操作的一般放射防护要求

1. 操作放射性药物应有专门场所,如给药不在专门场所进行时则需采取恰当防护措施。放射性药物使用前应有恰当屏蔽。

2. 装有放射性药物的给药注射器应有适当屏蔽,难以屏蔽时应注意控制操作时间。

3. 操作放射性药物应在附有吸水纸的托盘内进行,工作人员应穿戴个人防护用品。

4. 操作放射性碘化物等挥发性或放射性气体应在通风橱内进行,并按操作情况进行气体或气溶胶放射性浓度的常规监测以及必要的特殊监测,应注意对放射性碘在操作人员甲状腺内沉积的防护。

5. 在放射性工作场所不得进食、饮水、吸烟,也不得进行无关工作及存放无关物品。

6. 工作人员操作后离开放射性工作室前应洗手和进行表面污染监测,如其污染水平超过GB18871规定值,应采取相应去污措施。

7. 从控制区取出任何物品都应进行表面污染水平检测,以杜绝超过GB18871规定的表面污染控制水平的物品被带出控制区。

8. 为体外放射免疫分析目的而使用含^{3}H、^{14}C 和^{125}I 等核素的放射免疫分析试剂盒可在一般化学实验室进行,但使用后的废弃药盒应按放射性固体废物的有关规定存放至国家要求的标准以下方可作为普通医疗废物处理。

9. 放射性物质的贮存容器或保险箱应有适当屏蔽。放射性物质的放置应合理有序、易于取放,每次取放的放射性物质应只限于需用的那部分。

10. 放射性物质的贮存室应定期进行放射防护监测,无关人员不得入内,放射性物质的贮存和领取应双人双锁,并做好相应的登记。

11. 贮存和运输放射性物质时均应使用专门容器,取放容器中内容物时,不应污染容器。容器在运输时应有恰当的放射防护措施。

12. 贮存的放射性物质应及时登记建档,登记内容包括生产单位、到货日期、核素种类、理化性质、活度和容器表面,放射性污染擦拭实验结果等。

(二) 核医学诊断中的活度指导水平

1. 国家质量监督检验检疫总局发布的《电离辐射防护与辐射源安全基本标准》(GB18871)中表G2 首次给出了典型成年受检者各种常用核医学诊断的活度指导水平(表8-4)。由该表可见核医学显像检查所受辐射剂量均较低。

核医学作为现代医学的重要组成部分,正在迅速发展,特别是 PET/CT,SPECT/CT 的应用,促进了分子核医学的发展,接受核医学诊断和治疗的患者日益增多,针对各种放射性药物用于体内的诊断或治疗实践,分别具体提出加强患者防护的基本要求;总结出常用核医学检查项目活度指导水平,还提出了对育龄妇女、孕妇、哺乳妇和儿童等特殊患者的防护措施。

例如用^{131}I 治疗甲状腺功能亢进的育龄妇女,一般需经过 6 个月后方可怀孕;哺乳妇女接受放射性核素治疗后应在一定时期内停止授乳。例如使用除标记的邻碘马尿酸钠以外的所有^{131}I 和^{125}I 放射性药物,^{22}Na、^{67}Ga、^{201}Tl、^{75}Se-蛋氨酸类放射性药物的哺乳妇女,应停止哺乳至少 3 周;凡使用^{131}I、^{125}I、和^{123}I 标记的邻碘马尿酸钠以及除标记的红细胞、磷酸盐和 DTPA 以外的所有的^{99m}Tc 化合物的哺乳妇女,应停止哺乳至少 12 小时;凡使用^{99m}Tc-红细胞、磷酸盐和 DTPA 类放射性药物的哺乳妇女,应停止哺乳至少 4 小时;凡使用^{51}Cr-EDTA 类放射性药物的哺乳妇女,不需要停止哺乳。注射放射性药物后拟作检查的患者要在候诊室内等候,不可随意走动,建立候诊区域和专用厕所。患者出院时,应对其体内放射性核素活度进行估计,例如规定^{131}I 治疗患者,体内活度<400MBq 才能出院等。

表 8-4　典型成年受检者在常用核医学诊断中的活度指导水平

检 查 项 目	放射性核素	化 学 形 态	每次检查常用的最大活度(MBq)
骨			
骨显像	^{99m}Tc	MDP 和磷酸盐化合物	600
骨断层显像	^{99m}Tc	MDP 和磷酸盐化合物	800
骨髓显像	^{99m}Tc	SC	400
脑			
脑显像(静态的)	^{99m}Tc	TcO$_4^-$	500
	^{99m}Tc	DTPA,葡萄糖酸盐和葡庚糖酸盐	500
脑断层显像	^{99m}Tc	ECD	800
	^{99m}Tc	DTPA,葡萄糖酸盐和葡庚糖酸盐	800
	^{99m}Tc	HM-PAO	500
脑血流	^{99m}Tc	HM-PAO,ECD	500
脑池造影	^{111}In	DTPA	40
泪腺　泪引流	^{99m}Tc	TcO$_4^-$	4
甲状腺			
甲状腺显像	^{131}I	碘化钠	20
	^{99m}Tc	TcO$_4^-$	200
甲状腺癌转移灶(癌切除后)	^{131}I	碘化钠	400
甲状旁腺显像	^{201}Tl	氯化亚铊	80
	^{99m}Tc	MIBI	740
肺			
肺通气显像	^{99m}Tc	DTPA 气溶胶	80
肺灌注显像	^{99m}Tc	HAM	100
	^{99m}Tc	MAA	185
肺断层显像	^{99m}Tc	MAA	200
肝和脾			
肝和脾显像	^{99m}Tc	SC	150
胆道系统功能显像	^{99m}Tc	EHIDA	185
脾显像	^{99m}Tc	标记的变性红细胞	100
肝断层显像	^{99m}Tc	SC	200
心血管			
首次通过血流检查	^{99m}Tc	TcO$_4^-$	800
	^{99m}Tc	DTPA	560
心和血管显像	^{99m}Tc	HAM	800
心血池显像	^{99m}Tc	标记的正常红细胞	800
心肌显像	^{99m}Tc	PYP	600
心肌断层显像	^{99m}Tc	MIBI	600

续表

检 查 项 目	放射性核素	化 学 形 态	每次检查常用的最大活度(MBq)
	^{201}Tl	氯化亚铊	100
	^{99m}Tc	磷酸盐和磷酸盐化合物	800
胃,胃肠道			
胃/唾液腺显像	^{99m}Tc	TcO_4^-	40
梅克尔憩室显像	^{99m}Tc	TcO_4^-	400
胃肠道出血	^{99m}Tc	SC	400
	^{99m}Tc	标记的正常红细胞	400
食管通过和胃-食管反流	^{99m}Tc	SC	40
胃排空	^{99m}Tc	SC	12
肾,泌尿系统			
肾皮质显像	^{99m}Tc	DMSA	160
	^{99m}Tc	葡庚糖酸盐	200
肾血流、功能显像	^{99m}Tc	DTPA	300
	^{99m}Tc	MAG_3	300
	^{99m}Tc	EC	300
其他			
肿瘤或脓肿显像	^{67}Ga	柠檬酸盐	300
	^{201}Tl	氯化物	100
肿瘤显像	^{99m}Tc	DMSA,MIBI	400
神经外胚层肿瘤显像	^{123}I	MIBG	400
	^{131}I	MIBG	40
淋巴结显像	^{99m}Tc	标记的硫化锑胶体	370
脓肿显像	^{99m}Tc	HM-PAO,标记的白细胞	400
下肢深静脉显像	^{99m}Tc	标记的正常红细胞	每侧185
	^{99m}Tc	大分子右旋糖酐	每侧185

2. 随着多模态分子显像(PET/CT、SPECT/CT)的临床应用,其辐射剂量也引起关注,一项对多家医疗机构研究显示(表8-5),尽管行全身PET/CT检查,但其当量剂量仍然较低。

表8-5　全身PET/CT检查的有效当量剂量

检查机构	检查种类	有效当量剂量(mSv)
医院1	PET	7.0
	局部增强CT	18.6
医院2	PET/CT	10.2
	局部增强CT	14.1
医院3	PET/CT	7.0
	局部增强CT	17.6
医院4	PET/CT	7.0
	局部增强CT	14.1

注:PET/CT检查中使用的是低剂量CT机,工作电流为:30~60mA

(三) 临床核医学治疗的放射防护要求

1. 使用治疗量发射γ射线放射性药物的区域应划为控制区,用药后患者床边1.5m处或单人病房应划为临时控制区。控制区入口处应有电离辐射警告标志;除医务人员外,其他无关人员不得入内,患者也不该随便离开该区。

2. 配药室应靠近病房,尽量减少放射性药物和已给药治疗的患者通过非放射性区域。

3. 根据使用放射性药物的种类、形态、特征和活度,确定临床核医学治疗病房的位置及其放射防护要求,病房应有防护栅栏,以控制已给药患者同其他人保持足够距离,必要时可采用附加屏蔽防护措施。

4. 接受放射性药物治疗的患者应使用专用便器或者设有专用卫生间和浴室。

5. 使用过的放射性药物注射器、绷带和敷料,应视为放射性废物处理。

6. 接受^{131}I治疗的患者,应在其体内的放射性活度降至400MBq以下方可出院。

7. 对近期接受过放射性治疗的患者,外科手术处理应遵循下列原则:

(1) 应尽可能推迟到患者体内放射性活度降低到可接受水平,即不需要放射防护时再做手术处理;

(2) 进行手术的外科医师及护理人员应佩戴个人剂量计;

(3) 对手术后的手术间应进行放射防护监测和去污,对敷料、覆盖物等其他物件也应进行放射防护监测,如有污染按照放射性废物处理。

三、放射工作人员健康监测

由指定的有关业务部门负责组织放射工作人员就业前、后及离岗后的体检。

在岗放射工作人员应定期进行职业健康检查,两次检查的时间间隔不应超过2年,必要时可增加临时性检查。建立放射工作人员的健康档案。

体格检查项目应包括一般体检的详细项目(主要是临床内科、外周血象、肝功及尿常规检查),并注意以下项目:接触外照射的放射工作人员,要进行眼晶体的检查;对参加产生放射性气体、气溶胶及放射性粉尘作业的工作人员,应注意呼吸系统的检查;对从事开放型操作的工作人员,依所使用的放射性核素在人体内代谢的特点,增加对不同脏器的检查。对疑有放射性核素进入体内的人员,可做尿、粪或呼出气体的放射性测定,必要时进行全身或脏器的放射性测定。

四、放射性废物处理原则

(一) 放射性废物的标准

对于被放射性污染的废物,其放射性达到一定水平就应按照放射性废物管理和处理。

根据我国的标准,放射性废物分为天然放射性核素废物和人工放射性核素废物两大类。

含天然放射性核素(铀、钍、镭等)的废物,其比放射性活度大于$3.7×10^3$Bq/kg(大于$1×10^{-7}$Ci/kg)者,含人工放射性核素(^{198}Au、^{60}Co、^{131}I等)的废物,其比放射性活度大于该核素露天水源限值浓度100倍(半衰期小于60天者)或大于10倍(半衰期大于60天者)者,均属于放射性废物范围。

(二) 放射性废物的处理

放射性废物不同于普通生活垃圾,应按特殊垃圾处理。

1. 固体废物的处理 固体废物包括:带有放射性的试纸、注射器、敷料、玻璃瓶等,核医学产生的固体废物均属于较短半衰期核素,如^{18}F(109.8分钟)、^{99m}Tc(6.02小时)、^{153}Sm(46.3小时)、^{201}Tl(73.0小时)、^{67}Ga(78.1小时)、^{32}P(14.3天)等,半衰期小于15天的固体废物可采用放置衰变法。在密封、防护的条件下,将这些废物贮存在专门的污物桶内,污物桶周围应加有屏蔽防护措施和电离辐射标志,存放的放射性固体废物应标明核素种类、放置的时间等。放置10个半衰期后,用仪器测量已无放射性时或放射性比活度降低至$7.4×10^4$Bq/kg以下后,可按一般非放射性废物处理。

对于半衰期较长的放射性核素,可采用集中贮存方法,由专门机构妥为保管。

2. 液体废物的处理 在核医学的诊断、治疗过程中,液体放射性废物主要是来自对医疗器械的清洗和核素治疗住院患者产生的放射性排泄物。遵循以贮存为主的原则,采用多级放射性污水贮存池,放置衰变处理。

3. 气体废物的处理　此类放射性药物的分装、标记等要求在通风橱内操作。如:^{131}I 的分装应在通风橱内进行,放射性气溶胶使用时应注意患者呼出气体的处理。对产生的放射性污染气体、废气,通过净化过滤的方法将放射性污染物回收,按固体废物处理,经过过滤的气体再由烟囱排出。

五、放射卫生防护法规与政策

中华人民共和国原卫生部 2006 年发布《临床核医学放射卫生防护标准》(GBZ 120)。

1. 获准开展临床核医学工作的单位,其法人(即许可证持有者)应对临床核医学中的放射防护与安全工作全面负责。应按照 GB18871 规定:①做好临床核医学工作的选址、设计和建造;②装备与获准开展临床核医学工作相适应的仪器设备和防护设施;③配备与获准开展临床核医学工作相适应的结构合理的各种专业人员;④加强有关人员的专业素质教育与放射防护培训;⑤建立明确的放射防护质量保证大纲和有关规章制度,并且认真实施。

2. 临床核医学工作人员所受职业照射的防护以及临床核医学工作所致公众照射的防护,应按 GB18871 的规定严格执行。

3. 应加强临床核医学工作中人员与工作场所的各种放射监护监测。按照 GB18871 及相关标准做好放射防护评价,不断提高放射防护水平。有关工作人员所受职业性外照射、职业性内照射以及皮肤放射性污染的个人监测,分别按《职业性外照射个人监测规范》(GBZ 128)、《职业性内照射个人监测规范》(GBZ 129)以及《职业性皮肤放射性污染个人监测规范》(GBZ 166)执行。各项检测结果应记录在案,妥善保存。

4. 应做好临床核医学工作中各种放射性废物的处置与管理,严格执行 GB18871 和 GBZ 133 等。

5. 开展临床核医学诊治的单位应制定恰当的应急预案,以有效防范放射事故。应急预案要有明确的责任分工和切实可行的应急措施,应急措施的实施应由训练有素的专职或兼职防护人员负责,并且平常应加强应急准备。

我国发布的核医学放射防护标准有:《放射性核素敷贴治疗卫生防护标准》(GBZ 134)、《临床核医学患者防护要求》(WS 533—2017)、《放射卫生防护基本标准》(GB4792)等。

(李亚明)

思 考 题

1. 什么是确定性效应和随机效应?
2. 辐射防护的基本原则是什么? 对外照射防护的主要措施有哪些?
3. 常规核医学检查所接受的辐射剂量是多少?

第二篇
临 床 篇

第九章 肿瘤显像

教学目的与要求

【掌握】[18]F-FDG PET/CT 显像的基本原理、适应证和图像评价;[18]F-FDG PET/CT 在恶性肿瘤诊断和鉴别诊断中的应用。

【熟悉】[18]F-FDG PET/CT 在分期、疗效监测及放射治疗中的应用;肿瘤单光子显像[99m]Tc-MIBI 的原理和应用;前哨淋巴结显像的原理和应用。

【了解】其他代谢显像的原理及常用显像剂;受体显像与放射免疫显像的原理;其他肿瘤单光子显像的原理和应用。

肿瘤显像是目前临床核医学技术应用最重要分支之一。[18]F-FDG PET/CT 是可视化肿瘤组织葡萄糖摄取和磷酸化过程的分子影像技术,在恶性肿瘤的临床分期、疗效评价和良、恶性鉴别诊断中具有重要价值。应用 PET/CT 及 SPECT/CT 显像技术对肿瘤组织氨基酸代谢、氧代谢、核苷酸代谢以及特异性抗体、受体表达情况等特征性生物学过程进行显像,将有助于我们从不同视角了解肿瘤组织各种内在特征,为肿瘤精准诊疗的研究和临床决策实施提供参考依据。熟悉和了解这些显像技术在具体肿瘤中的应用价值,对于推广核医学技术和丰富肿瘤核医学的临床应用具有重要意义。

第一节 PET/CT 肿瘤显像

PET/CT 是集 PET 和 CT 为一体的同机融合分子影像设备。自 20 世纪 90 年代 PET 开始应用于肿瘤诊断以来,随着医学基础研究特别是肿瘤分子生物学研究和计算机科学等技术的发展,PET 的临床应用日趋成熟,现已成为临床肿瘤诊断不可缺少的一种影像检查手段。近年来,以 PET 为基础配准 CT 成像系统的 PET/CT 一体机,实现衰减校正和同机图像融合,既利用了 CT 图像解剖结构清晰的优势,又具有核医学图像反映器官的生理、代谢和功能的特点,把两者的定性和定位优势进行了有机的结合,放大了各自的技术潜力,进一步提高了诊断的灵敏性与准确性,有助于提高治疗的科学性、安全性和有效性。它已经成为核医学在临床医学应用中最大的亮点,在相当程度上代表分子影像学发展的前沿,成为多模式显像设备研究的成功典范,获得广泛的市场认可,在临床肿瘤、心血管以及神经系统和精神疾病等领域的诊断和治疗指导中产生了不可替代的作用。

恶性肿瘤的发生、发展极其个体化,但存在一些共同的特征性表征。包括增殖信号自主激活、抗增殖信号沉默、细胞凋亡信号逃逸、无限复制潜能、持续血管生成、组织侵袭和转移、免疫逃避、促进肿瘤的炎症过程、能量代谢失调、基因组不稳定和突变等等。这些特征性表征及其信号通路的相关靶向分子是肿瘤分子影像学技术临床应用和转化研究的生物学基础,也是肿瘤精准诊断和治疗的关键要素。

一、葡萄糖代谢显像

葡萄糖代谢显像是一种通过 PET/CT 成像技术可视化机体内带有放射性标记的葡萄糖类似物(如[18]F-FDG)分布的分子影像技术。

（一）显像剂和显像原理

^{18}F-2-氟-2-脱氧-*D*-葡萄糖（2-Fluorine-18-Fluoro-2-deoxy-*D*-glucose,^{18}F-FDG）是一种类似于天然葡萄糖结构的小分子化合物分子探针,主要示踪葡萄糖摄取和磷酸化过程。^{18}F 可通过系列化学反应置换葡萄糖结构中 2 号位的羟基(OH),合成^{18}F-FDG。^{18}F-FDG 能够被细胞膜的葡萄糖转运蛋白识别,跨膜转运到细胞内;并被糖酵解途径中第一个关键酶己糖激酶磷酸化,生成^{18}F-FDG-6-PO$_4$。但^{18}F-FDG-6-PO$_4$ 不能被糖酵解途径中第二个关键酶磷酸果糖激酶所识别进入糖酵解途径下一个反应过程。而且,^{18}F-FDG-6-PO$_4$ 不能自由转运到细胞外,只能蓄积在细胞内。^{18}F-FDG PET/CT 显像可以反映机体器官、组织和细胞摄取葡萄糖的水平。

能量代谢失调是恶性肿瘤的特征性表征之一。其中最普遍的一个表型是瓦伯格效应(Warburg effect):肿瘤细胞相对于正常细胞,具有较高的糖酵解和乳酸分泌水平。因此,肿瘤细胞需要大量摄取葡萄糖。^{18}F-FDG PET/CT 可灵敏显示机体中具有较高糖酵解水平的肿瘤组织,对恶性肿瘤进行诊断和鉴别诊断、临床分期、疗效预测及预后评估(图 9-1)。

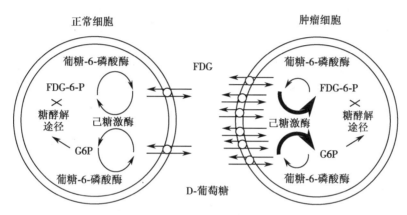

图 9-1　正常细胞与肿瘤细胞 FDG 代谢过程

（二）适应证

1. 肿瘤的临床分期及治疗后再分期。

2. 肿瘤治疗过程中的疗效监测和治疗后的疗效评价。

3. 肿瘤的良、恶性鉴别诊断。

4. 肿瘤患者随访过程中监测肿瘤复发及转移。

5. 肿瘤治疗后残余与治疗后纤维化或坏死的鉴别。

6. 已发现肿瘤转移而临床需要寻找原发灶。

7. 不明原因发热、副癌综合征、肿瘤标志物异常升高患者的肿瘤检测。

8. 指导放疗计划,提供有关肿瘤生物靶容积的信息。

9. 指导临床选择有价值的活检部位或介入治疗定位。

10. 肿瘤治疗新药与新技术的客观评价。

11. 恶性肿瘤的预后评估及生物学特征评价。

（三）显像方法

1. 患者准备

（1）基础状态:患者应该能够具备仰卧 30 分钟以上能力;坐位或卧位保持肌肉松弛;避免在寒冷环境中长时间滞留。注射显像药物前后应禁止肌肉过度运动(如频繁说话、嚼口香糖等),保持在安静、光线暗淡的房间。

（2）血糖控制:患者禁食和禁饮含糖饮料至少 4～6 小时以上。血糖水平一般控制在<11.1mmol/L。血糖水平过高时,可以通过注射短效胰岛素降低血糖水平。胰岛素注射 2 小时后应

该重新测定血糖水平,<11.1mmol/L方可注射显像药物,否则建议专科医师对患者血糖进行控制后择日进行显像。

（3）其他准备:应训练患者保持平稳呼吸,减少图像融合误差所引起的伪影。在图像采集前,应该排空膀胱,限制对肾收集系统和膀胱的辐射剂量。尽可能清除患者携带的金属物品,以免产生硬化伪影。

2. **采集病史**   对于女性患者要了解有无怀孕、哺乳。孕妇原则上应避免PET/CT检查。询问有无糖尿病史、药物过敏史、结核病史、手术史、最近有无感染等。详细采集病史,包括恶性肿瘤的部位、病理类型、诊断和治疗的时间(活检、外科手术、放疗、化疗、骨髓刺激剂及类固醇的使用情况等)和目前治疗情况。

3. **注射显像剂**   显像药物应该在患侧的对侧进行注射。按体重计算,成人常规注射剂量为3.7~5.55MBq/kg。儿童酌情减量。

4. **图像采集**   图像采集常规在显像剂注射后45~60分钟内进行。一般采取仰卧位,全身采集视野至少包括从颅底到股骨上1/3段。手臂最好抬高在头顶上,手臂放在两边可以产生X线硬化伪影;对于头颈部显像,手臂应该置于两边。局部采集根据临床需要进行。根据显像设备型号不同,每个床位采集时间可以不同,一般在2~5分钟左右。

5. **图像处理**   图像重建参数常规使用OSEM。应用图像融合软件对采集CT图像和PET图像进行融合显示。包括最大密度投影图像(maximal intensity projection,MIP)、横断面、冠状面和矢状面单独CT图像、单独PET图像和融合图像。

6. **图像分析**

（1）定性分析:通过视觉对显示图像中[18]F-FDG的摄取程度进行分析的一种方法。可对采集图像的质量、异常[18]F-FDG摄取的位置、程度以及图像融合的精确性等进行初步判断。

（2）半定量分析:半定量分析参数主要包括靶组织/非靶组织的[18]F-FDG摄取比值(T/NT)、标准化摄取值(standardized uptake value,SUV)、肿瘤代谢体积(metabolic tumor volume,MTV)和糖酵解总量(total lesion glycolysis,TLG)等。临床目前常规使用SUV反映[18]F-FDG的摄取程度。SUV描述的是[18]F-FDG在靶组织中摄取的情况,计算公式如下:

$$SUV = \frac{局部感兴趣区平均放射性活度(MBq/ml)}{注入放射性活度(MBq)/体重(g)}$$

1）平均标准摄取值(SUVmean):SUVmean是临床最常用的SUV参数之一。主要指靶病灶所有像素摄取值的均值。靶病灶大小主要通过感兴趣区勾画进行确定,一般以最大像素摄取值的40%左右为阈值,进勾画感兴趣区大小。

2）最大标准摄取值(SUVmax):SUVmax是指[18]F-FDG PET图像中感兴趣区中最大像素摄取值。最大像素摄取值在某种程度上较少受部分容积效应的影响,在小病灶中可能更为适用。

3）峰值标准摄取值(SUVpeak):SUVpeak是指通过设置固定大小的感兴趣区计算的摄取均值,主要用于疗效评估。

4）代谢体积(metabolic tumor volume,MTV):是指肿瘤组织中具有代谢活性组织的体积,是集代谢及体积为一体的半定量参数,反映异常代谢的肿瘤细胞数量,一般由PET图像分析软件计算。主要用于疗效评估。

5）糖酵解总量(total lesion glycolysis,TLG):是指以肿瘤代谢体积为基础,是一个既能反映肿瘤代谢活性又能反映肿瘤代谢体积的综合参数。主要用于疗效评估。

（四）**影像分析**

1. **正常图像**   正常情况下,脑灰质部分[18]F-FDG显像剂摄取最高;肝脏、脾脏及骨髓通常呈弥漫性轻-中度摄取分布;胃及肠道可见不同程度的显像剂摄取分布,呈连续性,与消化道走行一致。肾脏、输尿管和膀胱均由于尿液滞留,可呈现较高的显像剂分布。心肌组织在不同的生理状态下,可呈现由低到高不同程度的显像剂摄取分布；眼部肌肉，声带，咬肌、舌肌等面部肌肉，胸锁乳突肌、椎前肌等颈部肌肉运动或紧张，可出现较高的显像剂摄取。由于女性生理周期的影响，子宫及卵巢在图像中见到不同程度的显像剂摄取分布（图9-2）。

2. 异常图像 恶性肿瘤对显像剂 ^{18}F-FDG 的摄取与肿瘤组织类型、分化程度等均存在一定关系。大部分肿瘤如非小细胞肺癌、结直肠癌、恶性淋巴瘤等主要显示为高摄取（阳性）占位灶。但部分低级别胶质瘤、高分化原发性肝细胞癌、分化前列腺癌、低级别肾透明细胞癌等也可以表现为低摄取 ^{18}F-FDG 占位灶。^{18}F-FDG PET/CT 可以通过"一站式"显像发现所有病灶包括区域性转移淋巴结及远处转移，在肿瘤临床分期与再分期中的价值愈来愈显得重要（彩图9-3）。

部分良性肿瘤如甲状腺乳头状瘤、腮腺肿瘤、结肠腺瘤样息肉和茸毛腺瘤，以及平滑肌瘤等在 ^{18}F-FDG PET/CT 图像中也可表现较高的显像剂摄取；各种原因（如手术、放疗或感染）等引起的急性炎症、以肉芽组织增生为主的炎症如结节病，真菌性疾病，或结核性疾病等；以及由于免疫异常等所致的慢性炎症疾病如溃疡性结肠炎、全身淋巴

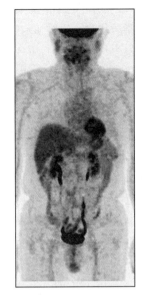

图 9-2　^{18}F-FDG PET 正常分布图（MIP）

结病等在 ^{18}F-FDG PET/CT 图像中也可表现较高的显像剂摄取。这些非恶性肿瘤疾病在临床应用中容易混淆，需要联合其他影像学或病理学检查进行鉴别。

二、其他代谢显像

肿瘤细胞发生机制、发生部位、组织病理及分化程度等不同，可以导致肿瘤细胞对代谢底物的需求差异，呈现不同的代谢表型。应用放射性核素标记各种代谢底物如氨基酸、脂肪酸、核苷酸及其类似物进行 PET/CT 成像，可以联合 ^{18}F-FDG PET/CT 显像对肿瘤组织进行鉴别诊断，也可以提供个体化肿瘤组织的不同代谢表型，辅助肿瘤临床决策。

（一）氨基酸代谢显像

氨基酸是构成蛋白质的基本单位。氨基酸的主要功能是合成蛋白质、多肽及其他生物活性物质。肿瘤细胞高度表达细胞膜氨基酸转运体，增加氨基酸摄取，满足肿瘤细胞生物大分子合成所需要的碳骨架和氮源，保持肿瘤细胞高水平氧化还原状态，并参与细胞信号传导调节，维持肿瘤细胞存活与增殖。

1. ^{11}C-蛋氨酸 ^{11}C-蛋氨酸（^{11}C-methionine, ^{11}C-MET）是目前临床上应用最广的氨基酸代谢类显像剂。蛋氨酸是唯一含硫必需氨基酸，是蛋白合成和细胞转甲基化作用的必需成分，也是同型半胱氨酸的前体物质。肿瘤细胞由于缺乏蛋氨酸合成补救途径，往往表现出对外源性蛋氨酸的依赖性。部分恶性肿瘤细胞如胶质瘤、乳腺癌、肺癌、结肠癌、肾癌及膀胱癌均呈现对蛋氨酸依赖，摄取蛋氨酸较正常细胞明显增加。^{11}C-蛋氨酸在正常人体中的分布特点包括：胰腺和肝脏摄取最高，次之为唾液腺、扁桃腺和骨髓；颅内除脑垂体 ^{11}C-MET 摄取较高外，正常脑实质摄取 ^{11}C-MET 均较低；双肺、纵隔、脂肪和肌肉 ^{11}C-MET 摄取也很低。临床上目前常用于脑瘤术后或放疗后复发、坏死的鉴别诊断（彩图9-4）。

2. ^{18}F-谷氨酰胺 ^{18}F-谷氨酰胺（^{18}F-glutamine, ^{18}F-GLN）是一种非常有潜力的新型氨基酸代谢类显像剂（彩图9-5）。谷氨酰胺是人体最丰富的重要氨基酸，对细胞增殖非常重要。肿瘤细胞谷氨酰胺的体内合成途径往往不能满足快速增殖的需求，往往依赖于外界大量摄取谷氨酰胺。谷氨酰胺可以补充肿瘤细胞糖酵解途径无法完全提供的碳源，进入三羧酸循环，合成其他氨基酸和脂肪酸；而且可以提供糖酵解途径所不能提供的氮源，供核苷酸合成需要，满足细胞增殖。因此，谷氨酰胺成为肿瘤细胞的"必需氨基酸"。

（二）脂肪酸代谢显像

脂质代谢是机体细胞的重要代谢活动之一。正常细胞的脂质代谢一般维持在低水平状态。肿瘤细胞发生代谢重组,脂质合成代谢途径相关酶如 ACLY、ACC 和 FASN 表达增高,主要利用脂肪酸从头合成途径增加脂质合成,促进肿瘤细胞快速分裂和增殖。应用放射性核素标记脂质合成代谢途径相关底物,可以很好地反映肿瘤细胞脂质代谢状态。

^{11}C-乙酸(^{11}C-acetate):乙酸是细胞内普遍存在的一种能量代谢底物。乙酸进入细胞内后,通过线粒体定位的乙酰辅酶 A 合成酶 1(ACSS1)和核细胞溶质定位的 ACSS2,合成乙酰辅酶 A,参与脂肪酸合成、进入三羧酸循环提供能量及参与组蛋白乙酰化等生化过程。肿瘤细胞发生代谢重编程,需要从细胞外环境摄取更多的乙酸盐,进入脂肪酸合成途径,促进肿瘤生长。研究表明,肿瘤内线粒体乙酰CoA 近一半来自血液中的乙酸盐。临床发现,部分原发性肝细胞癌、前列腺癌、肾细胞癌以及多发性骨髓瘤等均表现为高^{11}C-acetate 摄取。^{11}C-acetate PET/CT 可以作为^{18}F-FDG PET/CT 显像的补充,对一些低摄取葡萄糖的恶性肿瘤进行联合诊断(彩图 9-6)。

（三）胆碱代谢显像

^{11}C-胆碱(^{11}C-choline):细胞中普遍存在磷酸胆碱反应,血液中的胆碱被细胞摄取后可参与氧化反应、神经递质的合成和磷酸化反应等生化过程,是磷脂胆碱的合成前体。磷脂胆碱是细胞膜的重要组成成分,肿瘤细胞摄取^{11}C-胆碱的速率可以直接反映肿瘤细胞膜的合成速率,成为评价肿瘤细胞增殖的指标。注射^{11}C-胆碱后大部分脏器在 1~5 分钟左右摄取率最高,然后开始逐渐降低,一般在注射后 10~15 分钟开始采集。^{11}C-胆碱显像在脑肿瘤和前列腺癌的诊断中具有很高的特异性(彩图 9-7)。

（四）核苷酸代谢显像

核苷酸是核糖核酸和脱氧核糖核酸的基本组成单位,参与细胞几乎所有生物学功能。肿瘤细胞快速增殖,核苷酸合成代谢水平往往比正常细胞增加,导致 DNA 合成增加。应用放射性标记的核苷酸前体(如嘧啶)可以很好地反映肿瘤细胞的增殖状态。其中 3′-脱氧-3′-^{18}F-氟代胸腺嘧啶(3′-deoxy-3′-^{18}F-fluorothymidine,^{18}F-FLT)是目前研究最多的关于细胞增殖的显像剂。

^{18}F-FLT:是一种胸腺嘧啶类似物,能够和胸腺嘧啶一样进入细胞内,被细胞内人胸腺激酶-1(thymidine kinase-1,TK-1)磷酸化,生成 3′-脱氧-3′-^{18}F-氟代胸腺嘧啶脱氧核苷磷酸 1。^{18}F-FLT 磷酸化后不能进一步参与 DNA 的合成,滞留在细胞内,通过 PET/CT 显像反映细胞 DNA 的合成速率和细胞增殖状态。肿瘤细胞往往 DNA 合成补救途径水平增高,关键酶 TK-1 的活性是正常细胞的 3~4 倍,导致^{18}F-FLT 摄取增加,用于肿瘤的良恶性鉴别、疗效评估和预后判断。(彩图 9-8)

（五）乏氧代谢显像

肿瘤乏氧在实体瘤中普遍存在,被认为是肿瘤进展及对治疗不敏感的关键因素。对肿瘤组织进行乏氧显像,对肿瘤治疗方案的确定及疗效预后评价具有重要意义。肿瘤乏氧显像按显像原理不同主要分为两大类:硝基咪唑类乏氧显像剂和非硝基咪唑类乏氧显像剂。

1. 硝基咪唑类显像剂　硝基咪唑类化合物是一种亲脂性化合物,可自由通过细胞膜进入细胞内。其硝基在细胞内酶(如黄嘌呤氧化酶)作用下发生还原产生自由基阴离子。自由基阴离子常氧细胞中被迅速氧化成原化合物,扩散到细胞外;当乏氧时,自由基阴离子被进一步还原与细胞内组分结合,滞留于细胞内。^{18}F-fluoromisonidazole(^{18}F-FMISO)是硝基咪唑衍生的显像剂,具有较高的乏氧特异性,在乏氧细胞中的结合率为正常含氧细胞的 28 倍。在 PET 显像中研究最为广泛,也是最先用于人体肿瘤乏氧检测的显像剂(彩图 9-9)。其他常用的硝基咪唑类乏氧显像剂还包括^{18}F-fluoroazomycin arabinoside(^{18}F-FAZA)、^{18}F-fluoroetanidazole(^{18}F-FETA)等。

2. 非硝基咪唑类乏氧显像剂　具有代表性主要是^{64}Cu-diacety-bis-N4-methylthiosenicarbazone(^{64}Cu-ATSM)。^{64}Cu-ATSM 有着较高的膜通透性,在乏氧组织中的显像剂潴留明显高于正常氧合组织,其机制可能与肿瘤细胞异常线粒体还原功能有关。^{64}Cu-ATSM 乏氧显像可提供关于肿瘤的氧合状况从而预估肿瘤的生物学行为,预测治疗效果及患者预后。其他常用的非硝基咪唑类乏氧显像剂还包括^{99m}Tc-HL91 等。

三、受体显像

受体显像是利用放射性核素标记受体的配体或配体的类似物作为显像剂,将受体-配体结合的高特异性和放射性探测的高敏感性相结合建立的一种显像技术。肿瘤细胞特异性受体表达较正常细胞明显增加。受体显像可以对恶性肿瘤进行特异性诊断,并因此作为受体介导的靶向治疗及疗效预测的前提。目前已经应用于临床的受体显像有整合素受体显像、生长抑素受体显像、雌激素受体显像、血管活性肠肽受体显像等。

(一)整合素受体显像

整合素是一类异二聚体跨膜细胞表面受体,可与细胞外基质(ECM)蛋白结合,促进细胞的活动和侵袭,在血管生成和肿瘤转移中发挥重要作用。其中整合素 $\alpha_v\beta_3$ 在许多肿瘤细胞及肿瘤新生血管内皮细胞中表达增加,成为理想的抑制肿瘤及肿瘤血管生成的靶点。精氨酸-甘氨酸-天冬氨酸(Arg-Gly-Asp,RGD)是一种多肽,不仅能结合到肿瘤新生血管内皮细胞,还能与肿瘤细胞结合,在整合素识别其配体过程中起重要作用。因此,放射性核素^{18}F 或^{99m}Tc 标记的 RGD 作为整合素 $\alpha_v\beta_3$ 受体显像在临床上迅速得到推广和应用,作为实体肿瘤靶向广谱显像剂,并可预测肿瘤对 $\alpha_v\beta_3$ 受体拮抗剂(抗肿瘤血管生成)治疗的有效性(彩图9-10)。

(二)生长抑素受体显像

生长抑素(somatostatin,SST)又名促生长激素抑制素,广泛分布于胃肠道和神经系统,具有抑制生长激素、内分泌腺激素分泌和调节细胞增殖和分化等作用。生长抑素受体(somatostatin receptor,SSTR)分为 5 个亚型(SSTR1-5)。大多数神经内分泌肿瘤如垂体肿瘤、胰岛细胞瘤、外分泌型胰腺癌、小细胞肺癌、类癌、神经母细胞癌等均高表达 SSTR2。奥曲肽(octreotide,OCT)是最早研制的生长抑素类似物,与 SSTR2 和 SSTR3 具有高的亲和力。放射性核素如^{68}Ga、^{18}F 或^{99m}Tc 标记奥曲肽可用于神经内分泌瘤的诊断和鉴别诊断。其他人工合成的生长抑素类似物包括 TOC、NOC 和 TATE 等。目前临床应用最多的生长抑素受体 PET 显像剂为^{68}Ga-DOTATATE,与 SSTR2 具有较高的亲和力。生长抑素受体显像可用于指导神经内分泌肿瘤的诊断和治疗,被北美和欧洲临床实践指南强力推荐。

(三)雌激素受体显像

雌激素是一种作用广泛的类固醇激素,在调节生殖系统的生殖和分化过程中具有重要作用,其靶器官包括乳腺、卵巢、前列腺等。研究发现,雌激素受体不仅与靶器官肿瘤如乳腺癌、卵巢癌及子宫内膜癌相关,而且与非靶器官肿瘤如胃癌、结直肠癌等肿瘤的发生、发展相关。靶向雌激素受体的肿瘤治疗策略已经成为乳腺癌综合治疗的一个重要组成部分。应用放射性核素标记的雌激素类似物如^{18}F-fluoro-17β-estradiol(^{18}F-FES)能够与 ER 特异性结合,反映乳腺癌雌激素受体的表达状况,指导乳腺癌肿瘤治疗方案的选择。

(四)血管活性肠肽受体显像

血管活性肠肽(vasoactive intestinal peptide,VIP)是一种由 28 个氨基酸组成的肽,约于 25 年前从猪的肠道中被首次分离。VIP 受体有两个亚型。VIP Ⅰ 型受体(VPAC1)广泛见于各种组织,包括肝脏、乳腺、肾脏、前列腺、输尿管、膀胱、胰导管、胃肠黏膜、肺、甲状腺、脂肪和淋巴样组织。VIP Ⅱ 型受体(VPAC2)主要见于血管和平滑肌。VIP 受体表达于大多数常见的人类肿瘤,包括乳腺、前列腺、胰腺、肺、结肠、胃、肝和膀胱癌,也见于淋巴瘤和脑脊膜瘤,就像它们的起源组织一样,主要表达为 VPAC1 受体。虽然平滑肌瘤主要表达 VPAC2 受体,但神经胶质瘤、垂体腺瘤、神经母细胞瘤、副神经节瘤、嗜铬细胞瘤和子宫内膜癌却优先表达 PAC1 受体。因此,放射性核素如^{68}Ga、^{18}F 或^{99m}Tc 标记后主要用于胃肠道的神经内分泌肿瘤的显像诊断。

(五)胰高血糖素样多肽-1 受体显像

胰高血糖素样多肽-1(glucagon like peptide,GLP-1)是一种葡萄糖依赖性促胰岛素分泌多肽类物质,可与胰岛细胞受体 GLP-1R 特异性结合,促进胰腺分泌胰岛素,并抑制胰高血糖素分泌。Exendin-4 是 GLP-1 的类似物,可以与 GLP-1R 特异性结合。GLP-1R 在胰岛细胞瘤表面有高表达,应用放射性核素标记的 Exendin-4 能够准确定位体内 GLP-1R 高表达的胰岛细胞瘤组织,特异性诊断胰岛细胞瘤。研究表明,^{68}Ga-Exendin-4 PET/CT 对于胰岛细胞瘤的定位诊断具有优势。

四、放射免疫显像

肿瘤放射免疫显像(radioimmunoimaging,RII)的原理是基于抗原-抗体的特异性结合反应。放射性核素标记的抗体(或小分子化合物)进入体内后能与相应的肿瘤抗原特异性结合,通过抗体-抗原的特异性结合,使其呈现放射性浓聚,实现恶性肿瘤的定性诊断。可用于标记抗体的放射性核素主要有:①卤族元素:^{131}I、^{125}I、^{211}At;②ⅦB 族元素:^{99m}Tc、^{186}Re、^{188}Re;③铟族元素:^{111}In、^{90}Y 等。RII 诊断微小和弥散肿瘤病灶的敏感性和特异性都较高,能发现其他检查未发现的亚临床病灶。根据 RII 结果可确定患者能否进行放射免疫治疗(radioimmunotherapy,RIT),并可对 RIT 使用的放射剂量和病灶接受的辐射剂量进行推测和评估,RII 图像结果是进行免疫治疗的前提。目前 RII 已被用于淋巴瘤、肺癌、前列腺癌、脑肿瘤、结直肠癌、卵巢癌、胃癌、肝癌等肿瘤的诊断与定位研究。

前列腺特异性膜抗原(prostate specific membrane antigen,PSMA)是存在前列腺腺上皮细胞膜的一种糖蛋白。含有 750 个氨基酸,分子量约 100kD。PSMA 在前列腺外组织只有少量表达,可以作为前列腺组织的特异性标志物。研究发现,PSMA 在前列腺癌中明显特异性高表达,组织 PSMA 对前列腺癌的阳性检出率明显高于 PSA。利用放射性核素如 ^{111}In、^{68}Ga、^{18}F 等标记 PSMA 抗体(或小分子化合物)诊断前列腺癌及其转移灶已经获得肯定。如 Eiber 等利用 ^{68}Ga-PSMA PET/CT 对 248 例前列腺癌根治术后复发患者进行检查,发现检出率明显高于其他影像学手段,甚至包括部分 PSA 较低者(<0.5ng/mL)(彩图 9-11)。

第二节　^{18}F-FDG PET/CT 在肿瘤的临床应用

能量代谢失调是恶性肿瘤的特征性表征之一。瓦伯格效应(Warburg effect)是肿瘤细胞能量代谢失调中最普遍的一个表征,即肿瘤细胞相对于正常细胞,具有高水平的糖酵解率和乳酸产率。^{18}F-FDG PET/CT 能够可视化人体内存在高水平糖酵解率的肿瘤组织,对恶性肿瘤进行诊断和鉴别诊断、分期与再分期及疗效预测与预后评估,并指导放射治疗功能靶区的勾画。这是 ^{18}F-FDG PET/CT 在恶性肿瘤中应用的理论基础。

一、诊断和鉴别诊断

恶性肿瘤的诊断与鉴别诊断一般需要包括临床症状、体征、实验室检查和影像学检查等综合判断。组织病理学是诊断恶性肿瘤的"金标准"。^{18}F-FDG PET/CT 可以在 CT 结构性影像基础上,定量显示肿瘤组织的糖酵解水平,对恶性肿瘤进行定位和定性诊断。^{18}F-FDG PET/CT 在个体化肿瘤中的诊断效率因肿瘤部位、病理类型、病例分级和分化程度不同存在差异。

（一）头颈部肿瘤

1. **鼻咽癌**　鼻咽癌是鼻咽部上皮组织来源的恶性肿瘤。病理类型主要包括鳞癌、腺癌、囊腺癌及黏液表皮样癌等。其中 95% 以上是鳞癌。好发部位位于鼻咽顶部和外侧壁。约有 40% 鼻咽癌患者以颈部包块为首发症状。鼻咽癌的诊断主要依赖于鼻咽镜活检。大部分鼻咽癌在 ^{18}F-FDG PET/CT 图像中可表现为鼻咽部软组织增厚或肿块,相应部位呈高代谢灶(彩图 9-12)。囊腺癌及黏液表皮样癌也可以呈现为低或无代谢灶。鼻咽部慢性炎症及腺样体肥大等良性病变在 ^{18}F-FDG PET/CT 显像中也可以表现为高代谢病灶,需要加以鉴别。

2. **甲状腺癌**　甲状腺癌是最常见的内分泌系统恶性肿瘤。主要来源于甲状腺滤泡上皮细胞。

病理类型主要包括乳头状甲状腺癌、滤泡状甲状腺癌、髓样癌及未分化癌等。颈部超声是发现甲状腺癌的主要影像检查技术,可以确定病变的大小和性质,也可以引导细针抽吸活检(fine needle aspiration biopsy,FNAB)。甲状腺癌在^{18}F-FDG PET/CT 图像中可表现为边缘模糊、类圆形等或低密度结节,相应部位的代谢与病灶大小、病理类型和分级具有密切关系。其中仍保持摄碘功能、分化成熟的甲状腺乳头状癌往往表现为低或无代谢。甲状腺肿、甲状腺炎在^{18}F-FDG PET/CT 图像中可表现为弥漫性高代谢;甲状腺腺瘤可表现为结节状高代谢灶,与甲状腺癌结节往往难以鉴别,需要借助于病理学诊断。

（二）胸部肿瘤

1. **肺癌**　肺癌是全世界目前发病率和死亡率最高的恶性肿瘤。绝大多数起源于支气管黏膜上皮,少数起源于支气管的腺体上皮或肺泡上皮细胞。根据其病理分型,主要分为两大类,包括非小细胞肺癌(non-small cell lung cancer,NSCLC)和小细胞肺癌(small cell lung cancer,SCLC),其中 NSCLC 约占 80%~85%,包括腺癌、鳞癌及大细胞肺癌等。大部分肺癌在^{18}F-FDG PET/CT 图像中可见肺内孤立性结节或肿块,伴或不伴边缘毛糙、毛刺、细支气管充气征、血管聚集征、胸膜凹陷征等 CT 典型恶性征象,相应部位显示高代谢(彩图 9-13)。Cronin 等对多种影像手段诊断肺部单个结节的准确性进行荟萃分析,汇总了 44 篇临床研究,含 2867 个患者,2896 个肺部结节,示 PET 的汇总灵敏度为 95%,特异性为 82%。临床目前已常规建议对≥8mm 的肺实性结节进行^{18}F-FDG PET/CT 显像以资鉴别和临床分期。乳头状腺癌、黏液性腺癌、类癌等病理类型可以呈现为低或无代谢实性结节。不典型腺瘤样增生(atypical adenomatous hyperplasia,AAH)、肺原位腺癌(adenocarcinoma in situ,AIS)与微浸润癌(minimally invasive adenocarcinoma,MIA)等主要表现为毛玻璃样变,往往表现为低或无代谢。肺内良性病变如结核瘤、炎性假瘤、球形肺炎、机化性肺炎、霉菌感染、硬化性血管瘤、圆形肺不张等均可表现为肺孤立性结节,且相应部位呈现高代谢,难以鉴别时往往还需要依赖于侵入性检查(如纤支镜活检、CT 引导下肺穿刺吸取活检、胸腔镜)获取病理学依据。

2. **食管癌**　食管癌是指发生于下咽部到食管与胃的结合部之间的起源于鳞状上皮和柱状上皮的恶性肿瘤。病理类型主要包括鳞癌和腺癌两种,我国鳞癌较为多见,约占 90%。食管癌主要好发于食管中段,其次下段,上段最少。食管癌的诊断主要依赖于上消化道的内窥镜检查,同时必须有组织病理学确认。食管癌在^{18}F-FDG PET/CT 图像中可显示局部管壁增厚,管腔狭窄,相应部位呈现为高代谢灶(彩图 9-14)。其探测敏感性大约在 83%~96% 之间。黏膜下食管癌(T1 或原位癌)、小部分未分化腺癌及含有印戒细胞或黏液细胞成分较多者可以呈现为低或无代谢。食管的生理性摄取、严重的胃食管反流炎和 Barretts 食管常呈现为与食管走形一致的线样代谢影,需要鉴别。

3. **乳腺癌**　乳腺癌是女性最常见的恶性肿瘤。中国每年女性乳腺癌新发病例位居女性恶性肿瘤第一位。判断乳腺肿块的性质是早期发现乳腺癌的关键步骤,是提高乳腺癌患者治愈率,增加乳腺癌患者生存率的关键措施。乳腺癌的早期影像学筛查目前仍以 B 超、乳房 X 射线检查及 MRI 等影像学技术为主。病理活检是诊断乳腺肿块性质的直接证据。乳腺癌在^{18}F-FDG PET/CT 图像中可显示边缘模糊、类圆形或不规则高密度结节或成簇状钙化影,相应部分呈现较高代谢影。其中导管癌^{18}F-FDG 的摄取明显高于小叶癌;原位癌、分化良好的癌以及浸润性小叶癌等可以呈现低或无摄取;较小的病灶(<1cm)也往往表现为假阴性。部分乳腺纤维瘤及乳腺小叶增生也可以高摄取^{18}F-FDG,不易鉴别(彩图 9-15)。

（三）腹部肿瘤

1. **胃癌**　胃癌是最常见的恶性肿瘤之一,在所有的恶性肿瘤中约占到第 4 位。胃癌主要好发于胃窦部位及胃体部,特别是小弯侧为多。胃癌的组织学分型主要包括腺癌、乳头状腺癌、管状腺癌、黏液腺癌及印戒细胞癌等各种类型。其中管状腺癌最多。纤维胃镜是诊断胃癌最直接准确有效的诊断方法。胃癌在^{18}F-FDG PET/CT 图像中可以表现为胃壁增厚或固定性软组织肿块,相应部位的代谢与病灶大小、病理类型和分级具有密切关系。其中管状腺癌在图像中可表现较高的显像剂摄取;黏液腺癌和印戒细胞癌由于实质成分较少,常常表现为低摄取甚至无摄取。正常胃代谢活动可以使胃壁呈现轻度、弥漫性的显像剂摄取或局灶性的高摄取,导致假阳性,与早期胃癌难以鉴别(彩图9-16)。

2. 结直肠癌　结直肠癌是常见的消化道肿瘤,居癌症死因第3位。结直肠癌多为单发性,发病部位在我国以直肠最多,占56%~70%,其次乙状结肠占12%~14%。病理类型以管状腺癌为主,占66.9%~82.1%,乳头状腺癌占0.8%~18.2%;其他病理类型还包括黏液腺癌、印戒细胞癌及未分化癌等。大便隐血检查及癌胚抗原普查是筛查结直肠癌最常用的方法,简便易行。内镜检查是目前诊断结直肠癌最有效、最可靠的检查方法,可直接观察到病变,同时对活体组织进行活检病理诊断。结直肠癌在[18]F-FDG PET/CT 图像中可显示为局部肠壁增厚,相应部位呈现高代谢(彩图9-3)。[18]F-FDG PET/CT 检测结肠癌的灵敏度可达到95%。炎症性肠病、肠道憩室、肠道黏膜、淋巴组织以及肠壁肌肉的生理性摄取等均可表现为高代谢灶,但一般为弥漫性或节段性摄取。结直肠腺瘤或息肉在[18]F-FDG PET/CT 图像中也可出现肠腔内局限性结节高摄取灶,容易混淆。

3. 原发性肝癌　原发性肝癌是我国常见的恶性肿瘤,病理类型主要分为肝细胞肝癌、肝内胆管癌和混合性肝癌,其中约90%为肝细胞肝癌。原发性肝癌的早期诊断主要依赖于血清甲胎蛋白的筛查,影像诊断检查主要包括超声、增强 CT、MRI 动态增强扫描等。原发性肝癌在[18]F-FDG PET/CT 图像中可显示为肝实质中低密度结节或肿块,相应部位的代谢与病灶大小、病理类型和分化程度具有密切关系。肝内胆管癌往往呈现高代谢。分化较好的肝细胞肝癌在[18]F-FDG PET/CT 图像中往往呈现等代谢或低代谢;分化较差的肝细胞肝癌可呈现高代谢。肝脓肿、肝腺瘤等在[18]F-FDG PET/CT 图像中往往也可以表现为高代谢,容易混淆。由于[18]F-FDG PET/CT 检测肝细胞肝癌的灵敏度约50%~70%,容易漏诊,原发性肝癌的鉴别诊断往往需要联合增强 CT、MRI 或[11]C-乙酸 PET/CT 等其他影像学检查(彩图9-6)。

4. 胰腺癌　胰腺癌是指发生在胰腺外分泌部腺体发生的癌,占胰腺肿瘤的90%。大多起源于腺管上皮细胞,少数发生于胰腺腺泡细胞的髓样癌。好发部位主要位于胰头部,约占60%~70%,其次为胰体部和胰尾部。[18]F-FDG PET/CT 显像对胰腺癌诊断的灵敏度介于71%~100%;特异性介于64%~100%。胰腺癌在[18]F-FDG PET/CT 图像中可呈现胰腺外形增大或局部膨隆,胰腺内低密度、中密度或高密度肿块,相应部位呈中到高代谢。实性假乳头状癌往往可表现为高代谢,导管内乳头状瘤根据侵袭性不同可表现为局灶性高或低代谢。急性胰腺炎、自身免疫性胰腺炎及活动性胰腺结核等也可呈现高代谢,需与胰腺癌鉴别(彩图9-17)。

(四) 盆腔肿瘤

1. 宫颈癌　宫颈癌是妇女最常见的恶性肿瘤之一,主要来源于子宫颈鳞状上皮或黏膜柱状上皮。病理类型包括鳞状细胞癌、腺癌及腺鳞癌,其中鳞状细胞癌占90%~95%,腺癌约占5%~10%。子宫颈癌的诊断主要依赖于宫颈活检、颈管诊刮和宫颈锥切等方法获得细胞或组织病理学结果。子宫颈癌在[18]F-FDG PET/CT 图像中大部分可显示为子宫颈增大或宫颈部肿块,相应部位呈现高代谢。[18]F-FDG PET/CT 诊断子宫颈癌的灵敏度、特异性和准确率分别为89.5%、90.9%和90.0%,阳性预测值、阴性预测值分别为94.4%、83.3%。原位癌和极少部分高分化腺癌可表现为低或无代谢灶。宫颈部炎性肉芽肿、感染、活动性结核等病灶在[18]F-FDG PET/CT 图像中均表现为高代谢,不易鉴别,往往需要结合病理学结果(彩图9-18)。

2. 卵巢癌　卵巢癌是常见的恶性肿瘤。病理主要包括浆液性囊腺癌和黏液性囊腺癌。其中浆液性囊腺癌最为多见,占全部卵巢恶性肿瘤的40%~60%,双侧者约占5%。黏液性囊腺癌占卵巢癌的15%~20%,其中约有25%为双侧性。卵巢癌容易发生腹膜腔转移,并形成腹腔假性黏液瘤。CA125,HE4 等肿瘤标志物对卵巢癌的检测具有一定参考价值,阴道多普勒超声对卵巢癌具有较高的诊断价值。卵巢癌在[18]F-FDG PET/CT 图像中可表现为腹盆腔内囊性、实性及囊实性混杂密度肿块,其中实性部分可见由低到高不同程度代谢增高影,囊性部分往往呈现代谢缺损影。腹膜腔发生粟粒状转移灶时,[18]F-FDG PET/CT 图像中可表现为腹膜增厚,伴代谢弥漫性增高。卵巢的生理性摄取往往会混淆卵巢癌的检出,[18]F-FDG PET/CT 图像中卵巢可表现为很高的代谢灶,可以结合月经周期变化进行初步判断,必要时在月经后复查以资鉴别。

3. 前列腺癌 前列腺癌在欧美国家发病率极高,在高龄男性中仅次于肺癌。我国近年来发病率也在不断上升。前列腺癌大于 90% 为腺癌,大多数起源于外周带,约 4% 起源于尿道、膀胱和前列腺邻近的移行细胞,鳞癌不足 3% 。前列腺特异性抗原是前列腺癌的重要肿瘤标志物。经直肠超声检查引导下行病灶活检是前列腺癌诊断的重要手段。前列腺癌在 ¹⁸F-FDG PET/CT 图像中可表现为局部低或等密度结节灶,相应部位代谢增高程度与病灶分化有关。分化较差的前列腺癌多呈现 ¹⁸F-FDG 高摄取,分化较好的呈现低代谢甚至是无代谢。往往需要 MRI、胆碱显像或 PSMA 受体显像等其他影像技术联合诊断(彩图 9-7)。

4. 膀胱癌 膀胱癌是我国泌尿系统最常见的恶性肿瘤。组织类型主要包括尿路上皮癌(或移形细胞癌),占膀胱癌的 90% 以上;且具有多中心起源、易复发的特征。膀胱癌在 ¹⁸F-FDG PET/CT 图像中可表现膀胱局部黏膜增厚或肿块,相应部分代谢明显增高,总的灵敏度可以达到 82%;特异性 92% 。为排除尿液对泌尿系统病灶的干扰,在进行膀胱癌患者检查时,必须应用呋塞米(速尿)介入水化延迟显像(彩图 9-19)。经尿道膀胱肿瘤切除术(transurethral resection of the bladder tumor, TURBT)会导致膀胱局部炎症反应,这会导致一些假阳性,因此建议 TURBT 术后 3 个月行 PET/CT。

二、分期与再分期

目前,肿瘤的治疗仍以手术、放疗及化疗为主,手术和化疗主要控制局部病变或局限性的转移,仅化疗可应用于控制广泛的转移。因此,治疗前如何准确的评价肿瘤分期是临床决策的重要根据。肿瘤分期实际上是对恶性肿瘤累及范围的缩写,其建立在肿瘤累及的范围不同,有不同的生存期的基础上。人体恶性肿瘤的 TNM 临床分期价值包括有助于临床医师制订治疗计划;了解患者的预后;帮助评价疗效。TNM 分期的规则仅限于有组织学证据及组织学分型的恶性肿瘤。分期系统描述的解剖范畴有以下 3 个基本评价指标:①T 指原发瘤的大小;②N 指有无区域淋巴结转移;③M 指有无远处转移。¹⁸F-FDG PET/CT 可以通过"一站式"显像发现区域性转移淋巴结及远处转移,在肿瘤临床分期与再分期中的价值愈来愈显得重要。

(一)淋巴瘤

恶性淋巴瘤是一组起源于淋巴结或其他淋巴组织的恶性肿瘤,可分为霍奇金病(Hodgkin disease, HD)和非霍奇金淋巴瘤(non-Hodgkin lymphoma,NHL)两大类。组织学可见淋巴细胞和(或)组织细胞的肿瘤性增生。恶性淋巴瘤的病理主要包括弥漫大 B 细胞淋巴瘤(约占 31%),滤泡性淋巴瘤(约占 22%),小淋巴细胞淋巴瘤(约占 6%)、套细胞淋巴瘤(约占 6%)、外周 T 细胞淋巴瘤(约占 6%)、边缘 B 细胞淋巴瘤(约占 6%)及黏膜相关淋巴组织淋巴瘤(约占 5%)等其他少见亚型。恶性淋巴瘤的诊断主要依赖于淋巴结切除或淋巴结活检术获取病理诊断。¹⁸F-FDG PET 显像的诊断灵敏度为 71% ~ 100%,特异性为 69% ~ 100%,阴性预测值 80% ~ 100%。其中绝大部分 HD、弥漫性大 B 细胞性 NHL、T 细胞淋巴瘤、滤泡性淋巴瘤在 ¹⁸F-FDG PET/CT 图像中均表现为淋巴结肿大,相应代谢明显增高;部分边缘区淋巴瘤、小淋巴细胞性淋巴瘤及膜相关淋巴组织淋巴瘤可表现为低代谢。淋巴结结核、结节病和巨大淋巴结增生(Castleman 综合征)等良性疾病及其他恶性肿瘤引起的转移性淋巴结均可引起淋巴结肿大和高 ¹⁸F-FDG 摄取,必要时仍需手术探查进行病理诊断。

¹⁸F-FDG PET/CT 目前已经建议作为恶性淋巴瘤的初始分期、再分期及疗效随访的标准影像技术(图 9-20)。¹⁸F-FDG PET/CT 可以通过"一站式"显像发现全身几乎所有被侵犯的淋巴结和结外器官,包括小于 1cm 而具有高摄取 ¹⁸F-FDG 的受侵犯淋巴结。临床资料显示,¹⁸F-FDG PET/CT 对恶性淋巴瘤分期的准确性较 CT 可以增加 10% ~ 20%,改变 10% ~ 20% 的治疗计划。Isasi 等对使用 ¹⁸F-FDG PET 进行淋巴瘤的分期和再分期进行了系统性回顾,汇总了 20 篇文献,包括 854 例患者,汇总灵敏度为 90.9%,特异性为 89.7%。亚组分析显示,HL 中的灵敏度高于 NHL,而特异性则低于 NHL。¹⁸F-FDG PET/CT 也可以通过"一站式"显像灵敏地探测到局灶性的骨髓侵犯。Adams HJ 等的一项基于

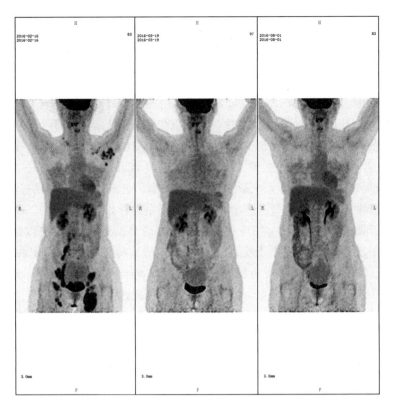

图9-20 淋巴瘤^{18}F-FDG PET/CT 显像疗效评估

患者,男,46 岁。弥漫大 B 淋巴瘤 R-CHOP 方案。图右:化疗前:^{18}F-FDG PET/CT 显像示右侧颈根、左侧腋窝、腹主动脉后、右侧髂血管旁、双侧腹股沟多发大小不等淋巴结,SUVmax = 3.0 ~ 10.3;图中:化疗中期 3 周期:^{18}F-FDG PET/CT 显像未见明显代谢增高影(CR);图左:化疗周期结束后:^{18}F-FDG PET/CT 显像未见明显代谢增高影(CR)

955 例 HD 患者的荟萃分析发现,FDG-PET/CT 对 HD 患者骨髓浸润判断的综合灵敏度为96.9%(95% CI 93.0% ~99.0%)、特异性99.7%(95% CI 98.9% ~100%),结果显示 PET/CT 基本能替代骨髓活检的作用。

(二)肺癌

原发性肺癌的 TNM 分期结果是临床治疗决策和预后评估的直接依据。^{18}F-FDG PET/CT 是肺小细胞肺癌临床分期最有效的影像诊断技术。美国临床肿瘤指南(NCCN)中已将 PET/CT 显像作为肺癌临床分期检查非创伤性检查方法之一(包括 I a 期病例),国内临床路径也将 PET/CT 检查列出肺癌术前分期的选择项目之一(彩图9-13)。

^{18}F-FDG PET/CT 融合图像能更清楚显示病灶大小及周围组织侵犯情况,对术前准确判断 T 分期、评估手术切除范围及手术难度有很大帮助。^{18}F-FDG PET/CT 定性小于1cm 的转移性淋巴结,已经成为纵隔淋巴结分期的标准影像技术。研究发现,^{18}F-FDG PET/CT 对分期的准确性为88%;而 CT 的准确性仅为67%;^{18}F-FDG PET/CT 和 CT 的风险比(OR)为3.91,意味着^{18}F-FDG PET/CT 对临床分期的准确性是 CT 的3.91 倍;两者需治疗例数(NNT)为5,意味着使用5 次^{18}F-FDG PET/CT 可以增加1 次临床分期准确性。由于炎性纵隔淋巴结可以高摄取^{18}F-FDG,在实践中仍然需要通过纵隔镜等创伤性检查获取具有高摄取^{18}F-FDG 的纵隔淋巴结行病理检查确诊。^{18}F-FDG PET/CT 对探测除脑转移之外的其他转移灶具有 CT 和 MRI 不可比拟的优势。资料显示,^{18}F-FDG PET/CT 探测远处转移的灵敏度、特异性和准确率分别可达94%、97% 和96%;改变了将近20% 肺癌患者的治疗决策。

(三)结直肠癌

结直肠癌的分期通常是在外科医师进行腹部探查和病理医师对手术标本进行检查之后才进行,

内镜检查和 CT 一直是作为首选的临床分期手段。结直肠癌肝转移患者手术之后的 5 年生存率超过 50%。因此,患者是否适宜手术,或是否有可能适宜手术,以及后继的转移性结直肠癌手术的选择,是处理结直肠癌肝转移的关键问题。而 CT 和超声由于结构分辨率限制,经常低估肝转移灶的发生。[18]F-FDG PET/CT 可以很好地判断结肠癌的肝转移情况。黄钢等在 2009 年荟萃分析了 27 篇研究 1639 例患者,[18]F-FDG PET 诊断结直肠癌治疗后复发和转移的汇总灵敏度为 91%,特异性为 83%,显著高于 CT 和 MRI。[18]F-FDG PET/CT 较 CT 和增强 MR 在探测结直肠癌具有更高的灵敏度。而且[18]F-FDG PET/CT 还可以通过一次成像发现更多的肝外其他转移灶,对于临床处理结直肠癌肝转移具有重要意义(彩图 9-21)。

(四)头颈部肿瘤

淋巴结转移是判断头颈部肿瘤预后的独立因素。颈淋巴清扫术在头颈部肿瘤颈部淋巴结转移的控制中具有不可替代的重要作用,是目前公认的治疗颈淋巴转移灶的首选方法。但由于切除了颈部大量的功能性结构,导致术后可能出现功能障碍,影响患者的生存质量。因此,如何在术前对转移淋巴结进行准确探测将至关重要。[18]F-FDG PET/CT 显像在转移性淋巴结探测方面具有独到优势。[18]F-FDG PET/CT 探测的灵敏度可达 90%,特异性可达 94%,而 MR 探测的灵敏度和特异性为 80% 和 79%,CT 仅为 82% 和 85%。而且,由于[18]F-FDG PET/CT 是全身显像,在进行一次显像时还常常能够发现意想不到的其他远处转移或者第二原发癌。目前的观点认为[18]F-FDG PET/CT 已经成为头颈部肿瘤术前分期的必要手段(彩图 9-12)。

(五)乳腺癌

对于进展期乳腺癌,PET 可以较为准确地诊断腋窝淋巴结的转移(N 分期)。Cooper 等对使用[18]F-FDG PET 诊断乳腺癌腋窝淋巴结状态做了系统性回顾,汇总了 26 篇,包括 2591 例患者,荟萃分析结果显示汇总灵敏度为 63%,特异性为 94%。而对≤2mm 的微小转移灶(63 例患者),检测的灵敏度仅 11%。此研究认为 PET 有较多的假阴性,临床上仍不能取代前哨淋巴结活检。

对于远处转移的检测(M 分期),PET/CT 具有一次显像可以检查全身的优点。与常规骨扫描相比,PET 特异性更高,检测溶骨性病灶的灵敏度高,而检测成骨性病灶的灵敏度略差。Shie 等系统性回顾了乳腺癌骨转移的诊断,荟萃分析结果显示[18]F-FDG PET/CT 的汇总灵敏度为 81%,特异性为 93%,均高于骨显像。

三、疗效监测与预后评价

^{18}F-FDG PET/CT 能够在体无创、灵敏反映肿瘤组织葡萄糖代谢的摄取程度,往往在解剖结构出现变化之前就能准确反应肿瘤治疗后的效果,与肿瘤细胞的增殖、凋亡等变化存在相互关联,可以作为肿瘤在体监测化疗敏感性与耐药性的影像标志物,预测肿瘤化疗反应性,指导个体化用药方案的选择。目前,应用[18]F-FDG PET/CT 评价肿瘤治疗疗效的临床实践主要包括两类:第一类是在肿瘤治疗方案完成后,应用[18]F-FDG PET/CT 进行疗效评价,判断残余肿瘤组织是否仍存在活性。第二类是在肿瘤治疗方案进行中,应用[18]F-FDG PET/CT 评价治疗中期肿瘤组织对显像剂[18]F-FDG 的摄取变化,早期预测肿瘤治疗方案是否有效。

(一)PET 评估实体瘤疗效标准

PET 评估实体瘤疗效标准(PET Response Criteria in Solid Tumors,PERCIST 1.0)通过测定感兴趣区标准化摄取值的变化,将治疗疗效分为完全代谢缓解(complete metabolic response,CMR)、部分代谢缓解(partial metabolic response,PMR)、代谢稳定(stable metabolic disease,SMD)和代谢进展(progressive metabolic disease,PMD)。为避免患者脂肪含量变化对常规标准化摄取值的影响,PET 评估参数采用瘦体重标准摄取值(standard uptake lean body,SUL)。SUL 是指以标准瘦体重为基础获得的标准摄取值。峰值 SUL(SULpeak)是指病灶感兴趣区内单一最小单元(1.2cm×1.2cm)的峰值。

1. 完全代谢缓解 可测量病灶的[18]F-FDG 摄取完全消失,峰值 SUL(SULpeak)与周围血池本底基本相似。

　　2. 部分代谢缓解　可测量患者病灶的^{18}F-FDG 摄取较基线^{18}F-FDG PET/CT 的摄取值(SULpeak)至少降低30%以上,绝对值降低大于0.8SUL 单位,且无新病灶出现。

　　3. 代谢进展　测量患者病灶的^{18}F-FDG 摄取较基线^{18}F-FDG PET/CT 的摄取值(SULpeak)至少增加30%以上,绝对值增加大于0.8SUL 单位,或出现新病灶。

　　4. 代谢稳定　非 CMR、PMR 及 PMD。

　　(二) 临床应用

　　1. 淋巴瘤　恶性淋巴瘤的治疗主要根据临床分期,采取 R-CHOP(利妥昔单抗加环磷酰胺,多柔比星,长春新碱和泼尼松)化疗、局部放疗及大剂量化疗联合自体干细胞移植等治疗方案。2007 年,国际工作组(IWG)在淋巴瘤疗效评估标准中纳入了免疫组化法、流式细胞术和^{18}F-FDG PET,主要适用于 HL 和弥漫性大 B 细胞淋巴瘤。基于^{18}F-FDG PET 图像的 Deauville 标准(5 分法)目前也广泛应用于淋巴瘤治疗疗效评估中。

　　^{18}F-FDG PET/CT 可以区分治疗后残余病灶的活性淋巴瘤细胞和坏死或纤维组织,进行疗效评估;并用于淋巴瘤患者的随访,检测无症状复发病灶,使患者在复发早期而非复发严重时接受治疗。Zijlst 等总结了 15 篇文献 706 例患者,发现^{18}F-FDG PET 探测 HL 中残余病灶的灵敏度和特异性分别84%和90%,探测 NHL 中残余病灶的灵敏度和特异性分别为72%和100%。Terasawa 等总结 19 篇文献共 748 例患者,发现^{18}F-FDG PET 探测 HL 中残余病灶的敏感性为43%~100%,特异性在67%~100%;探测 NHL 中残余病灶的敏感性和特异性分别33%~87%和75%~100%。对于弥漫性大 B 淋巴瘤,治疗完成后 PET 阴性患者具有较高的阴性预测值,两年无进展生存率可以达到90%~100%。但阳性预测值较低,为50%~82%。因此,对于^{18}F-FDG PET/CT 显示为阳性的淋巴结,尚需要定期随访或进一步活检明确。^{18}F-FDG PET/CT 也可以在化疗期间(2 或 3 周期化疗后)对恶性淋巴瘤治疗反应进行早期预测,鉴别需采取常规或低毒性治疗的患者或早期即需采取积极性治疗的患者,达到个体化治疗目的(图 9-20)。

　　2. 非小细胞肺癌　局部晚期非小细胞肺癌尤其是有纵隔淋巴结侵犯的患者(ⅢB、Ⅳ期),一般不考虑手术治疗。新辅助化疗或放化疗被认为是这些患者的希望所在,如果成功清除了涉及淋巴结的活性肿瘤细胞,这些治疗将有助于患者通过手术治愈。尽管目前可治愈的局部晚期非小细胞肺癌患者相对较少,但可以预测生存期的诊断方法仍是重要的疗效评估措施。

　　^{18}F-FDG PET 显示的代谢反应与组织病理反应、生存期均存在密切相关性,可以很好地评估非小细胞肺癌放化疗疗效。CMR 患者的生存期比 PMR 者更长,而后者生存期比无反应者(SMD or PMD)更长。^{18}F-FDG PET 也可用于对新辅助化疗的早期评价,指导选择患者进行手术。但由于非小细胞肺癌病理类型及化疗方案差异较大,各研究中代谢反应的标准并不相同,目前主要参考 PERCIST 标准。

　　3. 乳腺癌　新辅助化疗是乳腺癌患者无法进行根治性手术的首选治疗。临床实践发现,只有13%~26%的乳腺癌患者在新辅助化疗后能够获得完全病理反应。黄钢等在 2011 年荟萃分析 16 篇文献 786 例患者,发现^{18}F-FDG PET 评价乳腺癌原发灶的新辅助化疗疗效的汇总灵敏度为84%,特异性约为66%。综上可见^{18}F-FDG PET 在乳腺癌疗效预测中具有较高价值,但相对较低的特异性在临床实践中仍需警惕。^{18}F-FDG PET 显像可以用于转移性乳癌患者的疗效评估,早期发现无效治疗能使患者获益,尤其是有转移性病灶的乳腺癌患者如果有其他可供选择的治疗方式,使这部分患者免于无效治疗的一些副反应。

　　4. 食管癌　食管腺癌的新辅助放化疗能改善总体的生存期。但是,仅有40%~50%的患者对治疗敏感。而对治疗不敏感的患者可能受制于毒性副反应、无效化疗或放化疗导致的延迟及潜在的更具生物学侵袭性的肿瘤。因而,非常希望能有一种诊断试验能无创的预测疗效,能在治疗早期鉴别疗效的有无,有可能对于无效患者实行个体化治疗。^{18}F-FDG PET 可以用于评估食管鳞癌与腺癌在化疗及放化疗结束后的疗效,在放化疗前后行^{18}F-FDG PET 显像,不仅是重要的预后因素而且能鉴别组织病理学有无反应。[18]F-FDG PET 也能通过代谢改变早期预测食管癌患者治疗后组织病理学改变,新辅助放化疗后代谢无改变的患者可以尽早改变治疗方案。

总之,[18]F-FDG PET/CT 可以成为早期评价治疗疗效、鉴别复发与残余组织以及预测预后的一种重要手段。嗜"葡萄糖"的肿瘤在放化疗后[18]F-FDG 摄取的变化(代谢反应)与肿瘤的病理组织学变化、患者生存率紧密相关。

四、放射治疗生物靶区勾画中的应用

放射治疗是通过放射线对恶性肿瘤进行局部治疗的一种物理治疗方法,与手术治疗、化学药物治疗共同组成肿瘤治疗的三大主要手段。据资料统计,约 18% 的恶性肿瘤患者通过放射治疗可以达到根治。放射治疗的过程主要包括肿瘤靶区定位、靶区边界勾画、剂量估算和评估,实施治疗及剂量验证等步骤。由于肿瘤靶区的放射治疗剂量往往受限于受照射靶区周围正常组织的剂量限制,肿瘤放射治疗临床实践一般均需遵从靶区的受照剂量最大和靶区周围正常组织受照剂量最小的基本原则。适形放射治疗(conformal radiotherapy,CRT)和调强适形放射治疗(intensity modulated radiotherapy,IM-RT)技术的应用为实现肿瘤放射治疗基本原则,达到精准放射治疗提供了基础。

(一)生物靶区的定义

放射治疗的靶区定位和边界勾画是实现肿瘤精准放射治疗的基础。目前,肿瘤靶区定位和边界勾画主要依赖于 CT 或 MRI 等结构性成像技术,临床实践称为"物理靶区"。然而,由于肿瘤组织呈浸润性生长,CT 或 MRI 等结构性成像技术往往不能充分显示肿瘤组织与正常组织的真正边界。在靶区勾画中容易将正常组织纳入,导致正常组织辐射损伤;或将肿瘤组织遗漏,导致照射剂量不足,成为复发的根源。肿瘤组织异质性导致的肿瘤病灶内肿瘤亚群对放射敏感性的差异,也往往成为肿瘤复发的根源。放射治疗的靶区定位和边界勾画成为肿瘤精准放射治疗实现的关键。

SPECT/CT、PET/CT 等分子影像技术可以提供结构边界,而且可以显示肿瘤病灶周围及亚区域代谢、灌注、乏氧等不同生物功能信息。在传统物理靶区定义的基础上,融合肿瘤组织及其亚区域不同的生物学特性信息,即生物靶区体积(biological target,BT)(彩图 9-22)。应用不同的核素显像探针及成像技术,可以提供肿瘤组织包括:①乏氧及血供;②增殖、凋亡及细胞周期调控;③癌基因和抑癌基因改变;④浸润及转移特性等各种生物学行为信息,为肿瘤放射治疗计划提供依据。对同一肿瘤内不同生物学信息的肿瘤细胞亚群给予不同的剂量,从生物学方面达到适形勾画与治疗,是肿瘤放射治疗中物理适形放射治疗和调强适形放射治疗技术发展的方向。

(二)生物学靶区边界的勾画

放射治疗计划的制订最重要和基础性的步骤是靶区的确定,对精确放射治疗更是如此,准确的靶区勾画之重要性仅次于治疗实施的准确性。利用 PET/CT 显像显示肿瘤病灶具有生物学信息的位置和大小体积及与周围正常组织器官的关系,通过放射治疗计划系统对生物靶区进行勾画,并根据靶区所显示的生物信息进行剂量增加或减低,从而使放射治疗剂量更精确,正常组织得到更好的保护。然而,由于 PET 显像技术中散射的影响,往往严重影响 PET/CT 图像中对其靶区的大小和体积的精确确定,因此,如何界定生物靶区边界成为生物靶区显像应用的一个重要环节。

固定阈值法是目前临床应用确定靶组织体积的一种常用方法。其定义为将超过一定放射性计数的组织作为靶组织的边界,一般采取使用靶组织内最大放射性计数百分数作为本底阈值,获得靶组织的体积。目前认为将靶区阈值定义为 36% ~ 44% 可以近似准确地反映靶区体积。肿瘤病灶大小、靶本比及总计数率等不同对靶区阈值的界定存在影响。

拟合公式法是在固定阈值法基础上,应用数学建模技术对靶区阈值真实边界的各种影响因素如病灶形状、大小、靶本比及总计数率等进行拟合,生成一个估计靶区边界的数学计算公式,获得靶组织体积。因为考虑了众多影响因素,较固定阈值法更为准确。但目前尚没有一致的拟合公式常规应用于临床。

（三）放射生物治疗计划

放射治疗计划是在靶区勾画的基础上,对定义靶区进行剂量估算和评估,实施治疗及剂量验证的过程。PET/CT 可以通过整合众多的肿瘤生物学信息,预示每一个单位体积肿瘤的放射反应性,并将其融合物理放射治疗计划包括生物靶区的显示、功能性等剂量分布曲线显示辐射剂量、剂量-功能直方图进行治疗计划评价和优化等等,使肿瘤放射物理治疗计划成为"放射生物治疗计划"。通过 PET/CT 显像,应用功能性的评估参数如功能等效均匀剂量(fEUD)、功能剂量体积直方图(fDVH)及功能正常组织并发症(fNTCP)等逐渐取代常规放射物理治疗计划中等效均匀剂量(EUD)、剂量体积直方图(DVH)及正常组织并发症(NTCP)参数。利用这些功能性参数对肿瘤放射治疗计划进行评价能更精确的给予肿瘤治疗剂量,减少正常组织损伤。

（四）临床应用

1. **肺癌** ^{18}F-FDG PET/CT 可以改变放射治疗计划中的靶体积。应用 ^{18}F-FDG PET/CT 显像结果,可以提高了肿瘤靶区勾画的准确性,使肺癌患者放射治疗计划更为精确。与单独 CT 勾画靶区相比较,基于 PET/CT 勾画靶区的变异也较小。单独使用 CT 和 PET/CT 对大体肿瘤靶区勾画的最大与最小的均值分别为 2.31 和 1.56,基于 PET/CT 的平均变异系数明显小于 CT。与基于 CT 为指导下的放射治疗计划相比较,有包括 26%~100% 的 NSCLC 患者改变了放疗决策,15%~64% 的计划靶区体积增加,21%~36% 计划靶区体积减小。

^{18}F-FDG PET/CT 可以减少正常肺组织接受较高的辐射吸收剂量,从而降低放射性肺炎的发生率。V20 是指肺组织至少接受 20Gy 的体积,与放射性肺炎的发生具有直接相关性。如 Vanuytsel 等使用 ^{18}F-FDG PET/CT 研究了 72 例非小细胞癌患者,相比较 CT 计划 V20 减少了 27%。

^{18}F-FDG PET/CT 在肺癌伴有肺不张的临床决策中也具有重要价值。中央型肺癌往往伴有阻塞性肺炎或肺不张。CT 等结构性影像往往很难确定原发灶边界。^{18}F-FDG PET/CT 有助于肺癌伴有阻塞性肺炎和肺不张治疗靶区的准确判断与勾画(彩图 9-23)。如研究报道,通过 ^{18}F-FDG PET/CT 可以改变 53% 的具有肺不张肿瘤患者的靶体积。

2. **头颈部肿瘤**   头颈部肿瘤周围重要器官较多,包括脑、脊髓、唾液腺及眼晶状体等,放射治疗剂量受限,对头颈部肿瘤进行精确的靶区勾画尤为重要。^{18}F-FDG PET/CT 可以鉴别 <1ml 肿瘤,特别是对头颈部肿瘤淋巴结引流区具有很高的诊断灵敏度和特异性。^{18}F-FDG PET/CT 在头颈部肿瘤放疗计划中的作用越来越大,尤其是肿瘤靶区体积的勾画尤为精确。研究报道,在 40 例进行调强放射治疗的头颈部鳞癌患者中,^{18}F-FDG PET/CT 导致了 75% 的 GTV 扩大,18% 的患者 GTV 缩小。黄钢等应用 ^{18}F-FDG PET/CT 在 19 例进行调强放射治疗计划的鼻咽癌患者研究也发现,^{18}F-FDG PET/CT 可以改变鼻咽癌调强放射治疗计划,且在复发性鼻咽癌中的价值更为明显。

3. **其他肿瘤** ^{18}F-FDG PET/CT 在子宫颈癌、淋巴瘤、食管癌等放射治疗计划中的作用也已经得到肯定。^{18}F-FDG PET/CT 可以较 CT 更敏感的探测子宫颈癌在骨盆中的淋巴结转移,并可以不受解剖结构紊乱的影响发现高代谢的肿瘤复发及转移病灶,从而有助于制定更为精确的放射治疗计划。^{18}F-FDG PET/CT 也可以减少食管癌放射治疗中对正常组织如肺、心脏、脊髓等的受照剂量。

（五）放射治疗疗效评估

^{18}F-FDG PET/CT 可以探测肿瘤放射治疗后葡萄糖代谢的变化,评估肿瘤治疗反应性。^{18}F-FDG PET/CT 可以鉴别放疗后的局部纤维化或瘢痕组织与肿瘤残留和(或)复发,是恶性肿瘤放疗后的非常重要的监测手段。

放射治疗对正常组织可以产生损伤,发生放射性炎症。骨髓、淋巴结、腮腺等组织可能在放射治疗几天内即可发生炎症;肾、脑等组织可以在几周后发生炎症反应。甚至有报道,正常组织的放射损伤反应可以达到 6 个月甚至 1 年。放射性炎症可以导致 ^{18}F-FDG PET/CT 图像呈高代谢灶,需要与放射治疗后肿瘤残余进行鉴别。

第三节　SPECT/CT 肿瘤显像

SPECT 或 SPECT/CT 显像是肿瘤显像的一个重要组成部分。单光子核素药物(如99mTc-MIBI、67Ga等)可以被肿瘤组织特异性摄取,称为亲肿瘤显像剂。SPECT 可以对引入机体的亲肿瘤显像剂成像,可以对部分肿瘤进行早期诊断、鉴别诊断、分期、分级及评价疗效。SPECT/CT 通过融合 CT 结构信息和 SPECT 功能信息,可以对肿瘤进行精确定位和辅助诊断,是肿瘤核素显像发展的重要组成部分。

一、99mTc 标记药物肿瘤显像

(一) 99mTc-MIBI 显像

1. 显像原理　99mTc-MIBI 是亲脂性正价阳离子化合物,可通过细胞膜和线粒体膜的负电位被细胞摄取,常作为亲肿瘤显像剂应用于临床。99mTc-MIBI 进入细胞后,90% 进入线粒体,可反映肿瘤细胞线粒体功能。P-糖蛋白系肿瘤多药耐药基因(multidrug resistance gene, MDR)表达产物,可将细胞内的抗癌药物排到细胞外。99mTc-MIBI 是 P-糖蛋白多药耐药酶系统的酶作用底物,其摄取速率也可间接反映 P-糖蛋白功能。因此,99mTc-MIBI 显像也可以用于反映肿瘤耐药(图 9-24)。

2. 显像方法　显像设备可以使用 SPECT/CT 显像或乳房专用伽玛射线成像(breast specific gamma imaging, BSGI)。图像采集和处理程序按照设备不同有所差异。99mTc-MIBI 常用注射剂量一般为 740 ~ 1110MBq(20 ~ 30mCi)。常规于健侧的前臂静脉注射。

3. 临床应用

(1) 乳腺癌:以99mTc-MIBI 显像剂为基础的单光子发射成像技术在乳腺癌的诊断和鉴别诊断中的价值已经获得普遍认可。乳腺癌原发灶及淋巴结转移灶可以摄取99mTc-MIBI,良性病灶如乳腺囊腺瘤、导管炎、脓肿、腺内导管阻塞等不摄取99mTc-MIBI。99mTc-MIBI

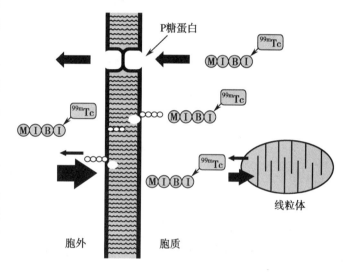

图 9-24　99mTc-MIBI 的摄取机制

SPECT/CT 显像的局限性主要是 SPECT 显像的分辨率较低,不能达到 mm 级,对隐匿性的乳腺癌探测效率较低。BSGI 是基于乳房闪烁成像和 X 线乳房摄影术发展的一种新的乳房功能性分子成像技术,具有高分辨、小视野等优点,其最大空间分辨率可以 1.9 ~ 3.3mm。对于乳腺组织比较致密或复杂的患者以及解剖结构成像技术如乳腺 X 线和超声检查不能确诊的患者是非常有用的诊断方法(图 9-25)。

(2) 其他肿瘤:临床研究报道,甲状腺癌、原发性肺癌、脑肿瘤中星形胶质瘤、恶性胶质瘤、室管膜癌等肿瘤也可以摄取99mTc-MIBI,可用于鉴别诊断(图 9-26)。

(二) 99mTc(V)-DMSA 肿瘤显像

99mTc(V)-DMSA 被肿瘤细胞浓聚的确切机制仍不清楚,目前认为$[^{99m}TcO_4^-(DMSA)_2]$在血浆内可稳定存在,到达肿瘤细胞后发生水解反应,产生磷酸根(PO_4^{3-})样的锝酸根(TcO_4^{3-}),以类磷酸样作用参与细胞磷酸代谢。肿瘤组织血供丰富,细胞生长活跃,磷酸代谢旺盛,故摄取99mTc(V)-DMSA增加。临床上可用于甲状腺髓样癌的诊断和鉴别诊断,据临床研究报道,99mTc(V)-DMSA 诊断甲状腺髓样癌的灵敏度大于 80%,特异性可达 100%。滑膜肉瘤、血管肉瘤等软组织肿瘤也见99mTc(V)-

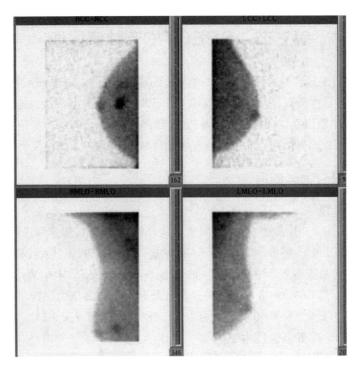

图 9-25 乳腺癌^{99m}Tc-MIBI BSGI 显像

患者,女性,63 岁,右侧乳腺导管癌。左上图:右侧头尾位(RCC);左下图:右内外侧斜位
(RMLO);右上图:左侧头尾位(LCC);右下图:左内外侧斜位(LMLO)。^{99m}Tc-MIBI BSGI 显像示
右侧乳头后方结节性摄取灶,最大 T/N 值约为 2.53;左侧乳腺未见异常。诊断:乳腺癌

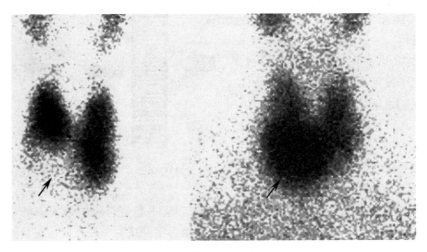

图 9-26 甲状腺癌^{99m}TcO$_4^-$和^{99m}Tc-MIBI 显像

左:^{99m}TcO$_4^-$显像示甲状腺右叶"冷结节";右:^{99m}Tc-MIBI 显像示甲状腺右叶放射性填充

DMSA 显像病例报道。

(三)^{99m}Tc-Tetrofosmin 肿瘤显像

^{99m}Tc-tetrofosmin(P53)是以一价的^{99m}Tc 为中心离子的正一价阳离子二磷络合物,可用于心肌灌注
显像。其在肿瘤细胞中被摄取的原理尚未完全明了。一般认为肿瘤细胞摄取^{99m}Tc-tetrofosmin 的机制
与^{99m}Tc-MIBI 类似,包括:①与细胞膜和线粒体膜电位及线粒体的数量密切相关;②Na$^+$-K$^+$泵可能起一
定的作用;③受体内 P-gp 的影响;④肿瘤部位的高代谢水平可能也是聚集的一个重要因素。乳腺癌、
甲状腺癌及肺部肿瘤中可见^{99m}Tc-tetrofosmin 显像病例报道。

二、其他核素标记肿瘤显像

（一）^{67}Ga 肿瘤显像

1. 显像原理　^{67}Ga（镓）是一种放射性核素,由回旋加速器轰击^{68}Zn 产生,衰变形式是电子俘获,物理半衰期(T1/2)78 小时,主要能峰有 93(39%)、185(24%)、300(16%)和 393(7%)keV。^{67}Ga 归属于金属元素,位于元素周期表中ⅢA 族。^{67}Ga 被肿瘤摄取的机制目前还未完全阐明,研究发现与多种因素相关。目前认为,^{67}Ga 在血液中首先与转铁蛋白结合,然后通过肿瘤细胞膜上的特异性转铁蛋白受体结合,进入肿瘤细胞内,使肿瘤组织显影。^{67}Ga 的摄取主要反映了组织代谢水平和肿瘤细胞的活力。毛细血管的通透性、肿瘤的类型和组织形态、血清铁含量,肿瘤细胞的分裂增殖速率等其他因素均可影响细胞对^{67}Ga 摄取。

2. 显像方法　患者停用含铁制剂一周。静脉注射^{67}Ga 显像剂 111～185MBq(3～5mCi)后 48～72 小时进行全身、局部平面或 SPECT 断层显像。准直器配用中能或高能准直器。设置窗宽 20%,93keV、185keV 和 300keV 进行多能峰显像;也可设置窗宽 25%～30%,93keV 和 185keV 双能峰显像;

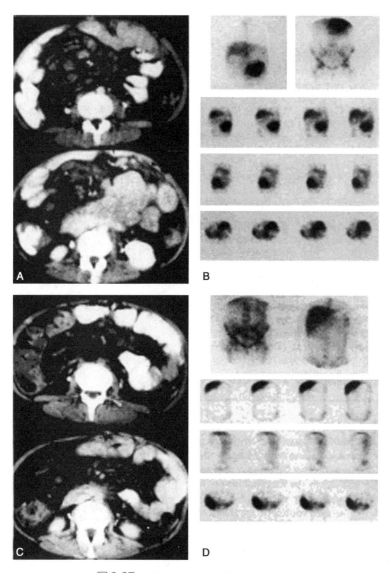

图 9-27　淋巴瘤治疗前后^{67}Ga 显像比较

A:治疗前 CT 见腹部肠系膜及后腹膜淋巴结明显肿大;B:治疗前^{67}Ga 显像见左前中腹部异常显像剂摄取;C:治疗后 CT 见肠系膜淋巴结肿大;D:治疗后^{67}Ga 显像见左前中腹部异常显像剂摄取消失

对肥胖者通常不使用93keV的能峰。采集条件可参考SPECT设备厂家推荐。

3. 临床应用　^{67}Ga检测肿瘤的敏感性与肿瘤的血液供应、肿瘤细胞活性状态及增殖速率等特性有关,也决定于肿瘤的大小和部位。

(1)淋巴瘤:^{67}Ga对淋巴瘤的诊断效能受组织类型、大小、部位等影响。HD有较好的浓聚^{67}Ga的性能,诊断灵敏度达85%~97%,而NHL的灵敏度下降10%~20%。NHL摄取^{67}Ga的量与其恶性程度呈正相关。如果对^{67}Ga摄取有高亲和力,则恶性程度相对较高;对^{67}Ga亲和力较差者,虽然检出率较低,但预后较好。^{67}Ga显像可用于淋巴瘤疗效监测。尤其在区别纵隔残留活性肿瘤和纤维化组织方面具有肯定价值。淋巴瘤治疗后,^{67}Ga显像发现放射性摄取较治疗前减少,甚至原阳性结果转为阴性,不论瘤块是否缩小,表明治疗有效;完全缓解者可减免不必要的化疗(图9-27)。如持续为阳性,提示有存活肿瘤组织,应改变治疗方案。

(2)其他肿瘤:黑色素瘤、原发性肺癌、肝细胞肝癌等恶性肿瘤也能摄取^{67}Ga。摄取^{67}Ga的高低与肿瘤级别的高低相关。肿瘤细胞分化程度越低,摄取^{67}Ga越多。^{67}Ga显像在黑色素瘤、原发性肺癌及肝细胞肝癌等原发灶的鉴别、隐匿性转移灶探测等具有一定价值。

(二)^{201}Tl肿瘤显像

^{201}Tl(Thallium-201)是金属元素铊的同位素,半衰期73小时,通过电子俘获衰变发射135keV和167keV的γ射线,可用于SPECT成像。铊-201在元素周期表中位于ⅢA族,与钾离子生物特性相似,一直作为钾的类似物而应用于心肌显像。临床发现,^{201}Tl也是一种亲肿瘤显像剂,但在肿瘤组织中内摄取的机制不十分清楚。可能与血流、肿瘤细胞活性、Na^+-K^+ ATP酶系统、非能量依赖性转运系统、钙离子通道系统和细胞膜通透性等多种因素相关。^{201}Tl显像对脑肿瘤、甲状腺癌等肿瘤的诊断和鉴别诊断具有一定价值。

第四节　前哨淋巴结显像

前哨淋巴结(sentinel lymph node,SLN)是指肿瘤组织周围淋巴引流区域中必经的第一站淋巴结。大部分肿瘤组织在发生区域或远处淋巴结转移时,首先需要通过其引流第一站淋巴结(前哨淋巴结),并形成转移灶;然后再转移至下站或其他远处淋巴结。前哨淋巴结是否转移可以用作判断是否需要区域淋巴结清扫的重要依据。因此,术前通过显像发现前哨淋巴结,术中对前哨淋巴结进行活检定性,判断前哨淋巴结是否转移,对区域淋巴结清扫等临床决策具有重要指导意义。目前,前哨淋巴结探测已在乳腺癌、黑色素瘤、胃肠道及妇科肿瘤中广泛应用,可有效避免淋巴结的盲目清扫,减低并发症,提高生存率。其中以乳腺癌应用最为成熟。

一、显像原理与方法

(一)显像原理

淋巴管内皮细胞有主动吞噬、胞饮大分子和微粒物质的特性。将直径约100~200nm的放射性胶体颗粒注射在肿瘤周围或皮下,通过SPECT/CT对放射性胶体在局部淋巴管的引流情况和各站淋巴结进行动态成像,其中在引流区域中首先出现的淋巴结影即前哨淋巴结。术中可以使用放射性γ探头对发现的前哨淋巴结进行探测和确定,并通过活检明确其性质。若发现肿瘤细胞,必须对该区域淋巴结进行彻底清扫;若无肿瘤细胞,则可以根据具体情况,对引流区域淋巴结进行选择性清扫或不清扫,以减少或避免淋巴回流障碍性水肿等术后并发症。

(二)显像剂

主要包括^{99m}Tc-硫胶体(^{99m}Tc-sulfur colloidal,^{99m}Tc-SC)、^{99m}Tc-人血清白蛋白(^{99m}Tc-human serum albumin,^{99m}Tc-HAS)及^{99m}Tc-右旋糖酐(^{99m}Tc-dextran,^{99m}Tc-DX)。其中^{99m}Tc-硫胶体应用最为广泛。使用剂量一般为37~74MBq。

（三）显像方法

根据原发灶位置不同,患者可采取不同体位曝露。肿瘤组织或周围皮下注射显像剂。应用 SPECT 在术前进行局部动态和静态平面显像,并对所有发现的病灶进行标记,SPECT/CT 融合断层显像可增加探测的灵敏度和位置准确性;术中对发现的 SLN 进行活检定性,并根据前哨淋巴结是否转移决定下一步决策。

二、临床应用

（一）乳腺癌

前哨淋巴结检测已成为乳腺癌保存腋窝淋巴结手术路径中的常规应用。乳腺癌患者腋窝淋巴结的状况是决定乳腺癌患者分期和预后的重要因素。前哨淋巴结显像可准确的探查乳腺癌淋巴转移情况,避免对淋巴结阴性的患者行腋窝淋巴结根治手术,降低了患侧肢体淋巴水肿的风险。^{99m}Tc-SC 前哨淋巴结显像在乳腺癌患者中 SLN 的检出率在95%以上,假阴性率低于5%。

（二）黑色素瘤

前哨淋巴结显像技术应用在欧美国家已经列入皮肤恶性黑色素瘤的诊治常规。其灵敏度及检出率均优于超声、增强 CT 等其他影像技术方法。前哨淋巴结显像可以使黑色素瘤患者避免不必要的区域淋巴结清扫,并进行准确的临床分期,为后续辅助治疗提供充分依据。对黑色素瘤患者,SLN 总检出率为90%以上,其中对于四肢病灶的检出率可达96%。

（刘建军）

思 考 题

1. 简述^{18}F-FDG PET/CT 显像的基本原理及适应证。
2. 简述^{18}F-FDG PET/CT 显像在肿瘤诊断、分期及疗效监测中的作用。
3. 简述^{99m}Tc-MIBI 显像在乳腺癌应用的原理和价值。
4. 简述前哨淋巴结显像的基本原理和临床应用。

第十章　心血管系统

教学目的与要求

【掌握】心肌灌注显像和心肌代谢显像在冠心病诊治中的应用价值。

【熟悉】心血池显像在心功能评价中的应用价值。

【了解】心血管核医学的检查方法。

　　心血管系统核医学具有历史悠久、体系完整、临床应用广泛的特点，以无创、安全、简便地评价心肌血流、代谢和心脏功能为其特色，在心血管疾病规范化诊治中发挥了重要的作用。早在1926年，美国波士顿的内科医师Blumgard等就首先应用天然放射性核素氡测定动静脉血管床之间的"循环时间"，开创了人体循环系统示踪研究的先河。随着显像剂和显像仪器的发展，特别是SPECT和PET的临床应用，心血管系统核医学日臻完善，同时定量分析技术也与时俱进，逐渐形成了一门独立的学科——核心脏病学（nuclear cardiology）。近年来，配备半导体探测器的心脏专用伽马相机的临床应用，通过动态采集可以获得冠状动脉的储备功能，不仅能早期诊断冠心病，还提高了心肌灌注显像诊断心肌缺血的准确性，为心血管核医学又增添了新的内涵！心血管系统核医学不仅用于心血管疾病的诊断，更为重要的是能够提供疾病危险程度分层和预后信息，指导临床治疗方案的选择，并对疗效给予客观评价。

　　心血管核医学内容广泛，本章重点介绍临床常用的心肌显像技术和心血池显像。核素心肌显像是利用放射性核素标记的显像剂评价心肌细胞摄取、代谢以及神经递质传导等方面的特定功能。根据采用的显像剂不同，可以分为心肌血流灌注显像（myocardial perfusion imaging）、心肌代谢显像（myocardial metabolic imaging）、心脏神经受体显像（cardiac neuroreceptor imaging）等，分别从不同方面提供心血管疾病的病理生理、生化演变等方面的信息。在评价冠状动脉的储备功能、诊断心肌缺血、判断心肌细胞活力、评价心脏交感神经功能等方面具有独特的临床应用价值。

第一节　心肌灌注显像

一、原理与显像剂

（一）原理

　　具有功能的心肌细胞选择性摄取某些显像剂，其摄取量与冠状动脉血流量成正比，与局部心肌细胞的功能或活性密切相关。静脉注入该类显像剂后，缺血、损伤或坏死部位心肌的心肌细胞摄取显像剂的功能降低甚至丧失，则表现为相应区域心肌显像剂分布稀疏或缺损，据此可判断心肌缺血的部位、程度、范围，并提示心肌细胞的活性（viability）是否存在。

（二）显像剂

1. 单光子核素心肌灌注显像剂

（1）^{99m}Tc 标记化合物：^{99m}Tc 发射出140keV的γ射线，物理半衰期为6小时，与^{201}Tl 相比，^{99m}Tc 标记的显像剂具有适宜的物理特性和较低的辐射剂量，允许使用较大剂量，其影像质量更好。

1）^{99m}Tc-MIBI（甲氧基异丁基异腈）：是一种脂溶性、正一价的小分子化合物，首次通过心肌的摄取率约为66%，通过被动弥散方式进入心肌细胞线粒体，并牢固地与细胞膜结合，而滞留在细胞内，半排时间大于5小时。^{99m}Tc-MIBI主要从肝胆系统和肾排出,注射30分钟后进食脂餐加速其排泄,以减少对心肌影像的干扰。常规静脉注射^{99m}Tc-MIBI 740MBq(20mCi)后60分钟采集图像。

2)^{99m}Tc-tetrofosmin{1,2-双[双-(2-乙氧乙基)膦基]乙烷,P53}:是一种带正电荷的脂溶性二膦络合物。经被动扩散机制迅速被心肌细胞摄取,心肌细胞内的分布与^{99m}Tc-MIBI相似,4小时内保持稳定。与^{99m}Tc-MIBI不同之处在于血液本底及肝和肺清除快,受检者无需在注射显像剂后进食脂餐或含脂饮料。在注射后5分钟即可获得高质量的图像。

(2)^{201}Tl:^{201}Tl的生物学特性类似K^+,首次通过心肌的摄取率约为85%,借助心肌细胞膜上Na^+-K^+-ATP酶以主动转运机制被心肌细胞摄取,因此心肌细胞对^{201}Tl的摄取不仅与局部心肌血流量(myocardium blood flow)呈正相关,也是存活心肌细胞存在完整细胞膜的标志。静脉注射^{201}TlCl 74~111MBq(2~3mCi)后5~10分钟,正常心肌摄取量即达平衡,而缺血心肌因摄取量少在显像时表现为分布稀疏、缺损。此后,正常心肌细胞清除^{201}Tl明显快于缺血心肌细胞,在3~4小时延迟显像时,可见稀疏、缺损区有显像剂"再分布"(redistribution),若为梗死心肌则无显像剂的摄取和再分布,据此可鉴别缺血心肌与梗死。该显像的优点是一次静脉注射即能完成负荷和再分布心肌灌注影像,评价心肌活力。缺点是^{201}Tl由回旋加速器生产,物理半衰期相对较长(73小时),γ射线能量较低(主要60~80keV),影响对下后壁心肌病灶的检测。

2. 正电子核素心肌灌注显像剂　主要有^{13}N-NH$_3$·H$_2$O、^{82}Rb(铷)、^{15}O-H$_2$O等,其共同特点是心肌首次摄取率高,分别为100%、83%及59%,这几种核素的物理半衰期很短,分别为9.96分钟、1.26分钟和2.07分钟,静脉注射后需即刻显像,可一日内多次重复检查。其中^{13}N-NH$_3$·H$_2$O半衰期相对较长,临床应用较为广泛。

二、显像方法

心肌灌注显像包括负荷和静息显像两部分,通过两种不同状态下的心肌影像对比分析,获得心肌是否缺血、缺血程度和范围以及疗效评价等方面的信息。负荷与静息显像的顺序无特殊要求,可采用同日法或隔日法。常规使用断层显像,平面显像因灵敏度不足等方面的原因已不在临床常规使用。

(一)单光子心肌灌注显像

1. 心肌断层显像　探头贴近胸壁,从右前斜45°开始到左后斜45°旋转180°采集图像。应用计算机软件重建,可获得左心室心肌的垂直短轴、水平长轴和垂直长轴断层图像。

2. 门控心肌灌注断层显像　推荐使用心电触发多门电路技术采集心肌灌注影像。重建后获得左心室从舒张末期到收缩末期再到舒张末期的系列心肌断层影像,可观察室壁运动并获得左心室舒张末期容积、收缩末期容积、左心室射血分数,以及左心室同步性等方面的功能信息。

(二)PET心肌灌注显像

PET心肌灌注显像的优势是较SPECT图像的分辨率高、均匀性好、图像质量好。若动态采集,可定量分析心肌每克心肌组织的血流量/分钟,评价心肌血流储备。

(三)心脏负荷试验

1. 原理　心脏具有很强的代偿功能,即使冠状动脉明显狭窄(如70%~80%),借助于其自身的调节作用(如侧支循环),在静息状态下心肌灌注显像也可以无明显异常所见。但在负荷状态下,正常冠状动脉扩张,通过的血流量明显增加,而病变的冠状动脉难于扩张,血流量不能增加或增加量低于正常的冠状动脉,致使正常与缺血心肌显像剂分布出现明显差异。心脏负荷试验(cardiac stress test)分为运动负荷试验(exercise stress test)和药物负荷试验(drug stress test),前者可使正常冠状动脉血流量增加2~3倍,后者采用双嘧达莫和腺苷(adenosine)药物负荷试验可使正常冠状动脉血流量增加4~5倍,多巴酚丁胺(dobutamine)约达3倍。

2. 适应证　通常首选运动负荷试验,不宜或不能完成者,选择药物负荷试验。

（1）运动负荷试验适应证,可简要概括为:

1）胸痛综合征的病因诊断。

2）心肌缺血的范围、程度及预后估价。

3）心脏病内科和手术治疗的疗效观察。

4）心脏疾患的心脏储备功能的估测。

（2）药物负荷试验适应证:无法进行运动负荷试验者,如年老体弱者过度肥胖、患有严重肺部疾患以及病窦综合征等情况时,需要评价心脏贮备功能和诊断冠心病时,药物负荷试验是最佳选择。支气管哮喘、收缩压≤12kPa 和心功能不全的患者,适用于多巴酚丁胺试验。

3. 方法

（1）运动试验:检查前 2 天停服 β 受体阻滞剂和钙拮抗剂,检查当日空腹(或餐后 3 小时)。通常采用 Bruce 次极量踏车运动方案。一般从 25～30W 开始,每 3 分钟增加 20～30W 重量,直至达到预计最大心率的 85%(190 - 年龄)时,或患者出现心绞痛、呼吸困难、心律失常、血压下降、心电图 ST 段下移>1mm 等情况时,立即给患者通过预先建立的静脉通道注射显像剂,并继续运动 1 分钟。

（2）药物试验:检查前一天停用双嘧达莫及氨茶碱类药物。试验过程中常规记录血压、心率及心电图等指标。药物负荷试验前,要确认不同负荷药物的适应证、禁忌证和具体的操作要求。

1）腺苷试验:按 0.14mg/(kg·min)剂量静脉缓慢滴注共 6 分钟,在第 3 分钟时于对侧肘静脉注射心肌灌注显像剂。

2）双嘧达莫试验:按 0.56mg/kg 加入 5% 葡萄糖溶液中(稀释成 5mg/ml 浓度)静脉缓慢注射,4分钟内注射完 0.142mg/(kg·min),此后 3 分钟时注射心肌灌注显像剂。

3）多巴酚丁胺试验:开始按 5μg/(kg·min)静脉滴注,以后逐级增加用量至 10～20μg/(kg·min),每级维持 3～5 分钟,最大可达 40μg/(kg·min)。当达到预计心率或其他终止指标时(同运动试验),静脉注射心肌灌注显像剂,并再继续滴注多巴酚丁胺 1 分钟。

上述负荷试验后,^{99m}Tc-MIBI 显像者于注入显像剂后 1～2 小时内进行显像,隔日进行静息显像,^{201}Tl 显像者于注入显像剂后 10 分钟和 3～4 小时分别进行早期和延迟或再分布显像。

三、图像分析

首先目测分析,对比评价负荷和静息状态下显像剂的分布,之后借助于计算机软件进行定量分析。定量分析的优势在于消除了目测分析的主观影响因素,提高了诊断的灵敏度,增加了评价的可重复性,在指南中推荐使用。

（一）正常图像

1. 断层图像　静息状态下左心室显影清楚,侧壁心肌最厚,表现为显像剂的明显聚集,心尖部心肌较薄,分布略稀疏,室间隔膜部因是纤维组织,呈稀疏、缺损区,其余各心肌壁分布均匀。右心室及心房心室壁较薄,血流量相对较低,显影不清,负荷试验后可轻度显影。心肌灌注断层影像分为:①短轴断层影像(short axis slices):是垂直于心脏长轴从心尖向心底的依次断层影像,若第一帧图像为心尖,最后一帧则为心底部,影像呈环状,可显示左室前壁、下壁、后壁、前间壁、后间壁、前侧壁和后侧壁;②水平长轴断层(horizontal long axis slices):是平行于心脏长轴由膈面向上的断层影像,呈横向马蹄形,可显示间壁、侧壁和心尖;③垂直长轴断层(vertical long axis slices):是垂直于上述两个层面由室间隔向左侧壁的依次断层影像,呈倒立马蹄形,可显示前壁、下壁、后壁和心尖部(彩图 10-1)。正常心肌在静息和负荷状态下显像剂分布均匀。

2. 靶心图（polar bull's eye plot）　应用专用软件将短轴断层影像自心尖部展开所形成的二维同心圆图像,并以不同颜色显示左心室各壁显像剂分布的相对百分计数值即为靶心图,也称原始靶心图。其价值体现在:

（1）为计算机辅助定量分析奠定基础:将靶心图各部位显像剂计数与预存于计算机内的正常值

进行比较,低于正常平均值2.5个标准差的部位以黑色显示,称为变黑靶心图(blackout bullseye plot)。较单纯目测分析更加客观、准确。将负荷影像与静息(再分布)影像或治疗前后影像经相减处理,可定量分析心肌缺血的部位、程度、范围或者评价疗效。

(2)体现缺血心肌与受累血管的对应关系:冠状动脉具有节段性供血的特点(各个分支供应不同区域的心肌血流),如左室前壁、前侧壁、前间壁和心尖的供血来自左前降支(left anterior descending,LAD),后侧壁的供血来自左回旋支(left circumflex,LCX),下壁、后壁、后间壁和右室供血主要来自右冠状动脉等,而靶心图与冠状动脉供血区相匹配(图10-2),通过分析靶心图上各节段心肌对显像剂的摄取量,可明确"罪犯"(病变)血管的位置。

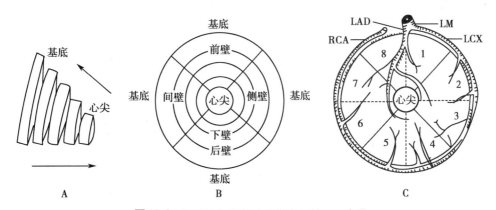

图10-2 靶心图与冠状动脉供血区关系示意图
A. 心肌短轴断层示意图;B. 靶心图的室壁节段;C. 靶心图节段与冠状动脉分布图

(二)异常图像

判断心肌灌注异常的标准是:在同一断面上连续两帧或两帧以上层面出现显像剂分布减低或者是缺损,且同一节段在两个或两个以上的断面上同时出现。将静息与负荷心肌灌注显像的断面图像对比分析,常见的异常影像表现有三种:

1. **可逆性缺损(reversible defect)** 是指负荷状态下局部心肌摄取显像剂减少或者缺失,在静息或延迟显像时表现为正常(彩图10-3)。见于可逆性心肌缺血(reversible myocardial ischemia)。

2. **固定缺损(fixed defect)** 是指在负荷和静息(或延迟)显像时,同一节段始终表现为范围和程度相同的显像剂分布稀疏或是缺损。多见于心肌梗死、心肌瘢痕和冬眠心肌(彩图10-4)。

3. **部分可逆性缺损(partial reversible defect)** 是指在负荷状态下,局部心肌分布缺损或者明显稀疏,在静息下,相应区域的缺损或稀疏的程度减轻和(或)范围缩小。提示心肌梗死伴缺血或侧支循环形成。

四、临床应用

(一)在冠心病诊治中的应用

心肌灌注显像主要应用于稳定性心绞痛的诊断、危险度分层和疗效评价。

1. **心肌缺血的诊断** 冠心病是指由于各种原因导致的心肌缺血。心肌灌注显像为冠心病的诊断提供心肌缺血的直接证据,还可检出无症状心肌缺血,提示冠状动脉病变部位,对早期诊断冠心病具有重要价值,其灵敏度和特异性均可达90%以上。应用门控心肌灌注断层显像能同时获得心室功能参数,评估心室各局部室壁运动,进一步提高对心肌缺血的诊断准确性。

心肌灌注显像对心肌缺血的诊断效率受冠脉狭窄累及的支数、狭窄的部位和程度、运动负荷的程度及局部室壁运动异常等因素的影响。据报道,²⁰¹Tl心肌显像探测单支病变的灵敏度为83%,二支病变敏感性为93%,三支病变敏感性为95%;⁹⁹ᵐTc-MIBI心肌显像探测单支病变的敏感性为90%,三支病变敏感性为98%。PET心肌灌注显像诊断冠心病的灵敏度与SPECT相近,但特异性更高。

2. 危险度分层　是指预测冠心病患者发生心脏事件(cardiac events)(包括心脏病致死、非致死性急性心肌梗死)的概率,对于确定治疗方案和评估预后具有重要的价值。心肌灌注显像能够确定心肌缺血的部位、范围、程度和冠状动脉的储备功能,为危险度分层奠定了基础。临床资料证实,心肌灌注显像正常者,因心脏事件导致的年死亡率小于1%,因此,此类患者一般不必进行侵入性检查。轻度可逆性灌注缺损者,一般仅需内科药物治疗;高危的可逆性缺血患者,无论症状如何,均应考虑侵入性检查和再血管化术治疗。高危险度的影像特征包括:①在两支以上冠状动脉供血区出现多发性可逆性缺损或出现较大范围的固定缺损(左室缺损>20%);②门控SPECT显像中测定的左室EF值<40%;③运动负荷后心肌显像剂肺摄取增加;④负荷试验心肌显像见暂时性或持续性左室扩张;⑤左主干冠状动脉分布区的可逆性灌注缺损。

3. 疗效评价　心肌灌注显像是评价冠心病疗效的首选方法,其价值体现在:①根据治疗前后心肌缺血程度和范围的变化以及心功能的改变评价其疗效;②监测冠状动脉搭桥术患者有无围术期心肌梗死;③确定治疗后有无残存心肌缺血,是否需要再次手术治疗。鉴别冠状动脉血运重建治疗之后出现的胸痛是否为心源性的。前者可能与搭桥移植血管或成形血管的闭塞有关,也可因为原受累血管病情的进一步发展,比较手术前后心肌灌注显像结果,可以了解血管再通术后血流动力学的相关信息;④了解病变冠状动脉有无再狭窄。单纯的经皮腔内冠状动脉成形术(percutaneous transluminal coronary angioplasty,PTCA)术后30%~50%患者在6个月后可能出现再狭窄。冠状动脉造影是判断再狭窄的可靠方法,但属于有创性检查,且不能评估冠状动脉再狭窄尤其是单支病变对心肌细胞所造成的病理改变。PTCA术后择期进行心肌灌注显像,具有可逆性灌注缺损,则高度提示再狭窄或心绞痛复发,而显像正常则提示血管通畅。

(二) 在其他心脏疾病诊治中的应用

1. 心肌病　扩张型心肌病以心力衰竭为主要表现,往往和冠状动脉粥样硬化引起的缺血性心肌病相混淆。两者心肌灌注显像均可见心室腔扩大,心室壁变薄,但扩张型心肌病显像剂分布为普遍性稀疏、缺损,而缺血性心肌病则表现为与冠脉血管分布的节段相一致的稀疏或者是缺损。肥厚型心肌病则以心肌的非对称性肥厚,心室腔变小为特征,灌注显像可见心室壁增厚,以室间隔和心尖部为多。心腔变小,室间隔与后壁的厚度比值可大于1.3。

2. 糖尿病心肌损害　心肌灌注显像可评估糖尿病患者无症状的心肌缺血改变,心脏神经受体显像可以早期发现自发性神经病变(autonomic neuropathy)。糖尿病病程中是否侵犯心脏自主神经,对其预后的判断极为重要。交感神经功能评价以[123]I-MIBG神经受体显像为首选方法。糖尿病不伴有自主神经功能损害者心肌摄取[123]I-MIBG为正常者的60%,而伴有自主神经功能损害的心肌摄取[123]I-MIBG仅为正常者的44%,两者差异显著。

3. 微血管性心绞痛　由于冠状动脉微小分支病变所致的心绞痛,常称为微血管性心绞痛,如原发性高血压伴左心室肥厚的患者及X综合征患者。这类患者尽管临床上表现为典型的心绞痛症状,但冠状动脉造影表现为正常,心肌灌注显像时,约有半数的此类患者表现为不规则的血流灌注异常,提示心肌有缺血改变。

五、心肌灌注显像与相关诊断技术的比较

(一) 心电图(ECG)试验与心肌显像的比较

心电图及其负荷试验仅用于冠心病的初筛。对于具有左束支传导阻滞(left bundle branch block,LBBB)、陈旧性心梗、使用地高辛、抗心律失常等药物的患者,ECG对冠心病的诊断价值有限。

(二) 冠状动脉造影与心肌显像的比较

冠状动脉造影是判断冠状动脉有无狭窄的"金标准",但并不能反映心肌局部的血流灌注状况及心肌细胞的活性。因此冠脉造影与心肌灌注显像反映了同一疾病的两个不同方面,彼此不可取代,需要相互补充。在临床上,冠状动脉造影发现狭窄大于50%就提示有血流动力学改变,但通常血管造

影很难精确判断狭窄的百分率。此时,负荷心肌灌注显像在评价狭窄冠脉所导致的血流动力学的改变方面,具有重要意义。

冠心病患者在冠状动脉造影时发现侧支血管,其意义类似于冠状动脉狭窄。有证据表明,侧支血管能够维持静息状态下其供血区域心肌所需,但在负荷状态下,该部位心肌组织无法获得充分的血流供给。因此,负荷心肌灌注显像能够对该部位心肌血流供给作出客观评价。但心肌灌注显像并非诊断冠心病的特异性方法,任何原因引起的心肌血流减少都可表现为局部的显像剂稀释或缺损,因此充分结合临床信息就非常必要。

（三）CT 冠脉成像与心肌灌注显像的比较

CT 冠状动脉造影的价值与冠脉造影类似,其优势在于无创、方法更加简便。将 CT 冠状动脉血管造影的影像与心肌灌注显像图像相融合,能更加准确的发现导致心肌缺血的"罪犯"血管,识别没有导致心肌缺血的狭窄冠状动脉,为治疗方案的选择提供佐证;同时借助于冠状动脉血管狭窄的相关信息,有助于提升心肌灌注显像诊断心肌缺血的准确性,实现融合影像 1+1>2 的作用。

第二节　心肌代谢显像与存活心肌评估

根据心肌缺血发生的速度和程度、所累及的范围和侧支循环建立的时间不同,心肌细胞的损害可能出现以下三种不同结果:一是坏死心肌(necrosis myocardium),即不可逆性的心肌损害,即使冠状动脉血流恢复,坏死心肌细胞也不会复活,心功能也不会改善。二是冬眠心肌(hibernating myocardium),慢性持续性心肌缺血时,心肌细胞通过代偿性调节,降低其氧耗量及代谢功能,使心肌细胞保持其存活状态,但部分和全部地丧失局部心肌收缩功能,当冠脉再通,改善和消除心肌缺血后,这部分心肌的功能可部分或全部恢复正常。三是顿抑心肌(stunned myocardium),是指心肌经短时间(急性)缺血后,心肌细胞发生一系列生理、生化及代谢改变,心肌尚未发生坏死。血供恢复后,心功能的回复需要数小时、数天或数周的时间。缺血时间越长,心功能恢复时间也越长。上述的冬眠心肌和顿抑心肌即为缺血存活心肌。

梗死与顿抑或冬眠心肌的影像学表现有许多共同点,如室壁运动异常、局部血流灌注减低及心电图异常等,使得超声、冠脉造影、ECG 和心肌血流灌注显像等检查技术难于准确鉴别,心肌灌注显像在评价存活心肌方面具有一定价值,但是会低估心肌细胞活力。代谢是心肌细胞存活的标志。PET 心肌代谢显像通过示踪心肌能量代谢底物如葡萄糖、脂肪酸等进行显像,可准确判断心肌细胞的活性。

一、心肌代谢显像的种类

生理状态下,心肌细胞维持心脏收缩和稳定离子通道所需能量主要是从脂肪酸氧化获取,游离脂肪酸供应心脏所需能量的 2/3,葡萄糖仅约 1/3。在空腹、血糖浓度较低时,心肌的能量几乎全部来源于脂肪酸氧化。因此,这种状态下脂肪酸代谢显像清晰。在碳水化合物饮食或葡萄糖负荷后,心肌细胞转以葡萄糖作为能量的主要来源,此时心肌葡萄糖代谢显像清晰。当心肌缺血、氧供应不足时,局部心肌细胞脂肪酸氧化代谢受抑制,主要以葡萄糖的无氧糖酵解产生能量。心肌缺血病灶中脂肪酸代谢降低、葡萄糖代谢增加,是鉴别心肌是否存活的主要依据。

（一）葡萄糖代谢显像

^{18}F-FDG 是最常用的葡萄糖代谢显像剂。[18]F-FDG 为葡萄糖的类似物,进入心肌细胞后被己糖激酶催化变成 6-P-^{18}F-FDG,但由于结构上的差异,不再参与后续的葡萄糖代谢过程,同时由于其带负电荷,不能自由通过细胞膜,加之心肌细胞内葡萄糖-6-磷酸酶活性低、作用微弱,因此 6-P-^{18}F-FDG 滞留在心肌细胞内,其聚集程度反映心肌组织的葡萄糖代谢活性。

在检查前禁食 6 小时以上,显像前 1 小时口服葡萄糖 50～75g。糖尿病患者需使用胰岛素调节血糖至正常范围,以刺激心肌细胞摄取[18]F-FDG,获得高质量图像。静脉注射[18]F-FDG 剂量根据显像设备类型及患者年龄有所不同,成人剂量一般为 185~370MBq(5~10mCi),注射 45~50 分钟后进行断层采集。

（二）脂肪酸代谢显像

^{123}I-甲基碘苯脂十五烷酸(^{123}I-BMIPP)是一种单光子心肌脂肪酸代谢显像剂,心肌摄取和滞留时间与心肌局部血流灌注量及 ATP 浓度直接相关。注射后 2~5 分钟的初始分布反映心肌灌注,30 分钟时可反映心肌代谢。缺血心肌对^{123}I-BMIPP 的摄取明显减少,表现为缺血区域显像剂的分布减低。检前应禁食 12 小时,于安静状态下静脉注射^{123}I-BMIPP 111MBq(3mCi),15 分钟后行 SPECT 显像。必要时行 3 小时延迟显像,观察^{123}I-BMIPP 在心肌的再分布状况,判断心肌存活性。

二、存活心肌的评估

正常时,葡萄糖负荷心肌^{18}F-FDG 影像与心肌血流灌注影像表现基本相同,均呈现显像剂的均匀分布。心肌代谢显像需要与心肌灌注显像对比分析,根据血流与代谢显像是否匹配(match)判断心肌活性。

（一）灌注-代谢不匹配（perfusion-metabolize mismatch）

心肌灌注显像表现为显像剂分布稀疏或缺损区域,代谢显像时表现为显像剂摄取正常或相对增加(彩图 10-5a-c)。这是局部心肌细胞缺血但存活的有力证据,是 PET 诊断"冬眠"心肌的标准。

（二）灌注-代谢匹配（perfusion-metabolize match）

心肌灌注显像表现为稀疏或缺损区域,在葡萄糖代谢或者脂肪酸代谢显像时无明显的显像剂聚集,表现为一致性的稀疏或缺损(彩图 10-5d-f)。此为局部心肌无活力(瘢痕组织)的标志。

三、临床应用

冠状动脉血运重建是治疗冠心病严重心肌缺血的重要方法,但缺血心肌具有活力是确保患者受益的必要前提;血运重建后,缺血心肌的改善状况如何,均可以通过心肌代谢显像进行评价。

（一）疗效预测

严重心肌缺血患者,术前准确评价血流灌注减低区心肌是否存活,是确保患者受益的重要保障。研究结果显示,^{18}F-FDG PET 心肌断层显像检测心肌存活的阳性和阴性预测值均达 80%~90%,以代谢/血流不匹配的特征对于冠脉血运重建术后收缩功能改善的阳性预测值为 78%~85%,阴性预测值达 78%~92%。尤其是心肌灌注显像呈血流灌注减低节段,葡萄糖代谢显像有摄取的冬眠心肌节段,冠脉血运重建治疗的效果最佳,局部室壁运动异常的节段射血分数及整体射血分数均可迅速得到恢复;而葡萄糖摄取减低的心肌节段,术后心室功能改善不明显。研究发现,代谢/血流显像不匹配的患者接受血运重建手术治疗后,心脏事件发生率明显低于药物治疗患者(8% vs 41%),而代谢/血流匹配的患者两种治疗方法心脏事件的发生率没有明显差异,提示有存活心肌的患者,手术治疗是最佳的选择。

（二）疗效评价

PCI 治疗后,缺血面积、具有代谢的缺血心肌的面积较治疗前是否有明显变化,可以通过心肌灌注显像结合^{18}F-FDG 代谢显像,借助于定量分析的方法进行客观评价。

第三节　心血池显像

心功能测定对于心血管疾病的诊断和评价非常重要。应用放射性核素,采用平衡法门控心血池显像(equilibrium radionuclide angiocardiography,ERNA)也称之为放射性核素心室造影(radionuclide ventriculography,RVG)、多门电路采集(multigated acquisition,MUGA),或者是首次通过法心血池显像(first pass radionuclide cardioangiography,FPRC)测定心室功能,在临床实践中发挥重要作用。

一、原理与方法

（一）平衡法门控心血池显像

1. **原理** 静脉注射能在血液循环内暂时停留而不逸出血管的显像剂，如^{99m}Tc-RBC，在血液循环中分布达到平衡后，以患者心电图 R 波作为打开 SPECT 或 γ 相机采集的触发信号，按设定的时间间隔自动、连续、等时地采集，该装置称为门电路。通常每一个心动周期设定 16～32 个时间段，由于每一时间段采集时间短，信息量有限，需连续采集 300～400 个心动周期按对应的时间段进行影像数据叠加，以获得清晰的心血池系列影像。圈定左、右心室 ROI，经计算机处理，可得到左右心室的时间-放射性曲线或称心室容积曲线（ventricular volume curve），计算得出左、右心室的心功能参数。

2. **方法** 常用的显像剂是^{99m}Tc-标记红细胞（^{99m}Tc-RBC），静息显像注射 740～925MBq（20～25mCi），负荷显像可增加到 925～1110MBq（25～30mCi）。其原理是经静脉注射微量还原剂亚锡离子（Sn^{2+}）进入血液循环后，自由通过细胞膜进入红细胞内，$^{99m}TcO_4^-$（^{99m}Tc 为+7 价）亦能自由进入红细胞，此时亚锡离子能使+7 价的^{99m}Tc 还原为低价态（+4 价）的^{99m}Tc，而低价态的^{99m}Tc 能迅速而稳定地与红细胞内血红蛋白的珠蛋白 β 结合，从而使红细胞被标记。

常规采集前位、左前斜45°和左侧位，其中左前斜（LAO）45°采集图像可将左、右心室分开，适合于同时测定左、右心室功能。为了评价心脏的储备功能，提高诊断缺血性心脏病的灵敏度，需行负荷试验。但与心肌灌注显像有所不同，是在负荷试验过程中进行显像，即达到预计心率或其他参数时即刻进行采集，以反映负荷状态下的心功能。

（二）首次通过法心血池显像

1. **原理** 经肘静脉"弹丸"（bolus）式注射显像剂后，立即启动 γ 相机进行快速动态采集。利用 ROI 技术勾画出左或右心室，经计算机处理分析，可获得显像剂首次通过左、右心室的系列影像及心室容积曲线，并进一步得到多项心功能参数。

2. **方法** ^{99m}Tc-DTPA 是首选的显像剂。成人推荐剂量为 740～925MBq（20～25mCi），儿童按11.1MBq/kg 体重计算，一般不少于 185MBq（5mCi）。显像剂的体积为 0.5～1ml。也可先经静脉注射亚锡焦磷酸盐 20 分钟后，利用$^{99m}TcO_4^-$进行首次通过法进行心血池显像，之后再完成平衡法心血池显像。^{99m}Tc-MIBI 也可作为首次通过法的显像剂，之后再行心肌灌注显像。

二、图像分析

（一）平衡法门控心血池显像

1. **室壁运动** 通过心动电影可以直观地显示心室各壁的收缩、舒张运动。正常室壁运动（wall motion）是各节段心肌协调均匀地向心收缩和向外舒张。前位像重点观察前壁、心尖节段运动情况；左前斜位像重点观察间壁和后侧壁运动情况；左侧位和左后斜位可提供下壁和后基底节段收缩情况。通常将局部室壁运动（regional wall motion）分为正常、运动减低（hypokinesis）、无运动（akinesis）和反向运动（dyskinesis）四种类型（图10-6）。反向运动又称矛盾运动，指心脏舒张时病变心肌向中心凹陷，收缩时向外膨出，与正常室壁运动方向相反，是诊断室壁瘤的特征影像。

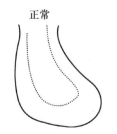 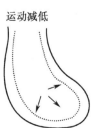 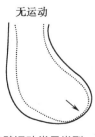 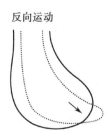

正常　　　运动减低　　　无运动　　　反向运动

图10-6 局部室壁运动常见类型

2. 心室功能测定　利用 ROI 技术在 LAO 45°图像上分别勾画左、右心室轮廓,生成心室时间-放射性曲线,由于心室内放射性计数与心室血容量成正比,即与心室容积成正比,因此实为心室容积曲线(图 10-7)。曲线起始部的舒张末期放射性计数(end-diastolic counts,EDC)反映舒张末期容积(end-diastolic volume,EDV),曲线最低点的收缩末期放射性计数(end-systolic counts,ESC)反映收缩末容积(end-systolic volume,ESV)。据此可计算下列常用的心功能参数:

(1)心室收缩功能的参数

1)左或右心室射血分数:左或右心室射血分数(ejection fraction,EF)是最常用的心室收缩功能指标。计算公式为:

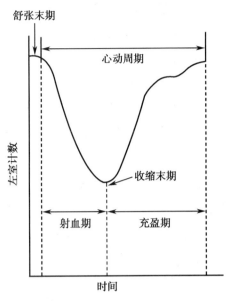

图 10-7　左心室容积曲线

$$EF(\%) = \frac{心室舒张末期计数 - 收缩末期计数}{心室舒张末期计数 - 本底} \times 100\%$$

WHO 推荐正常参考值为:静息状态下,左心室射血分数(left ventricular ejection fraction,LVEF)>50%,右心室射血分数(right ventricular ejection fraction,RVEF)>40%,负荷试验后 EF 绝对值应比静息时增加 5% 以上,如无明显增加甚至下降提示心脏贮备功能异常。将 LAO 45°心室影像从几何中心分成 5~8 个扇区,根据每个区域的容积曲线可以计算出每一个区域的 EF 值即局部射血分数(regional ejection fraction,REF)。正常人下壁心尖段 EF>70%,后侧壁 EF 55%~70%,间壁 EF 40%~55%。

2)前 1/3 射血分数:指前 1/3 射血期射出血量占 EDV 比值,反映快速射血期射血效率,正常参考值为(21.0±5.0)%。有学者认为前 1/3 射血分数(first-third ejection fraction,1/3EF)的意义在于能早期反映心功能减退。

3)高峰射血率:高峰射血率(peak ejection rate,PER)指曲线从最高点下降至最低点间的最大斜率,即心室射血期的容积最大变化速率,参考正常值为 2.85±0.37。

4)高峰射血时间:指心室开始收缩到高峰射血的时间(peak ejection time,TPE)。正常参考值为 182±44(ms)。

5)室壁轴缩短率:将 LAO 45°心室影像从几何中心分成 5~8 个扇区,ED 和 ES 的心影长径之差占 ED 心影长径的百分数即为室壁轴缩短率(radius shortenning,RS)。是局部室壁运动的定量分析指标。正常人左室各节段的 RS≥25%,RS<25%者为运动低下,(11%~25% 为轻度减低,0%~10% 为中度活动异常);边界重叠者 RS 为 0,反向运动者 RS 为负数。

(2)心室舒张功能参数:舒张期功能评估对于冠心病的早期诊断以及正确认识伴有收缩功能正常而舒张期功能异常的充血性心力衰竭的本质具有重要意义。反映心室舒张功能的参数主要有:

1)高峰充盈率:高峰充盈率(peak filling rate,PFR),即心室舒张期容积的最大变化速率,是最常用的心室舒张功能指标,该值的变化与心脏负荷(主动脉压和左心房流入的容积)情况、心率、LVEF 和患者年龄有密切关系,通常每分钟心率增加 10 次,PFR 增高 0.4。静息参考值 2.63±0.5。

2)高峰充盈时间:即心室开始充盈到高峰充盈的时间(peak filling time,TPF),正常参考值 181±23(ms)。

3)1/3 充盈率(1/3FR):即前 1/3 充盈期的平均充盈率,正常参考值为 1.97±0.29。反映心室舒张早期的功能,因避免了舒张期内可能出现的心房代偿性收缩的干扰,可能比 PFR 更可靠、灵敏。

4)平均充盈率:即从收缩末期开始到快速充盈期末平均充盈率(average filling rate,AFR),与左室松弛的程度和心动周期的长短有关。正常静息参考值≥2.5EDV/s。

（3）心室容积参数：反映心室容积参数主要有 ESV 和 EDV，可用于评价心力衰竭和严重的收缩功能减低患者治疗后心室容积的变化。

3. 相位分析　心室影像的每一个像素都可以生成一条时间-放射性曲线，由于心室的运动呈周期性变化，因而所得的时间-放射性曲线也呈周期性变化，对曲线进行正弦或余弦拟合（即傅里叶转换）可以获得心室局部（每个像素）开始收缩的时间（即时相）和收缩幅度（即振幅）两个参数。用此两参数可以重建下列功能影像，以评价左右心室局部收缩的起始时间、顺序和强度，这种系统分析方法称为相位分析，又称时相分析（phase analysis）。

（1）时相图（phase image）：是以不同的灰度或颜色反映心肌壁发生收缩的时间，灰度越高时相度数越大，即开始收缩的时间越晚。正常情况下，心房与心室开始收缩的时间相差甚远，故表现为完全不同的灰度或颜色。左、右心室各壁的收缩基本同步，故表现为相同的灰度或颜色，无明显的分界线（彩图 10-8a）。心肌缺血或梗死时，病变局部时相明显延迟，灰度或颜色与正常部位差异较大，如室壁瘤反向运动时，室壁瘤颜色与心房近似。预激综合征的传导旁路部位可显示时相提前。

（2）时相直方图（phase histogram）：为心室时相度数的频率分布图，纵坐标代表分布的频率，横坐标为时相度数（0°～360°）。正常情况下，心室峰高而窄，心房及大血管峰低且较宽，两峰的时相度数相差近 180°（彩图 10-8b）。心室峰底的宽度称为相角程（phase shift），为心室最早收缩与最晚收缩时间之差，是反映心室协调性的重要指标，正常心室相角呈 <65°。当心室峰呈双峰、其相角程增宽、心室峰与心房峰之间出现杂乱的小峰等，分别提示冠心病和室壁瘤形成。

（3）振幅图（amplitude image）：是以不同颜色反映心脏各部位收缩幅度的大小，颜色深或灰度高提示收缩幅度大，正常左心室收缩幅度明显大于右心室及心房、大血管。心肌梗死或室壁瘤时局部振幅明显减低，灰度明显减低，后者可出现反向的异常振幅影像（彩图 10-8）。

（4）时相电影（phase cine）：在心血池的系列影像基础上，以白点（或黑点）标示依次收缩和传导的顺序，用电影方式显示心室肌兴奋传导的模拟过程，即时相电影。正常时激动起于室间隔，下行至膜部传向左右心室。传导阻滞时，由于心室时相延迟，除时相图上色阶发生改变，相角程增宽，甚至心室峰出现双峰外，时相电影可见相应束支显影延迟。相反，预激综合征时则表现为预激的起点和旁路部位时相提前。时相电影显示能更直观地显示传导异常的部位、范围及程度。

（二）首次通过法心血池显像

正常显影时序：显像剂经肘静脉回流至锁骨下静脉→上腔静脉→右心房→右心室→肺→左心房→左心室→升主动脉、主动脉弓和降主动脉相继显像。

首次通过法心血池显像最重要的应用是测定 RVEF，由于右心室腔形态不规则，呈半月形，当右室肥大时，半月形态可变形消失，采用几何形态法不能得到准确的结果，而平衡法核素心血池显像可因左、右心室影的部分重叠造成失真。首次通过法心血池显像则通过时间、空间消除了左右心室重叠的影响，使右心室的功能参数更为可靠。

三、临床应用

核素心血池显像可获得左、右心室各项心功能参数，观察室壁运动，通过时相分析还可了解心肌收缩力、收缩顺序和协调性等方面的信息。心血池显像可以作为多种疾病的辅助诊断和评价手段。具有特色的临床应用体现在以下几个方面：

（一）在肿瘤患者化疗过程中对心脏毒性作用的监测

部分抗肿瘤的化疗药物，对心脏具有严重的毒副作用，引起充血性心力衰竭和心室功能紊乱。核素法心功能测定是评估和监测心脏损害、指导停药时间和用药累积剂量的重要手段。LVEF 是最常用的监测指标，但舒张期功能障碍是反映心脏毒性作用更灵敏的指标，可在临床症状出现之前发现心脏中毒的情况，且心脏功能损害程度与使用药物的累积剂量密切相关，许多临床医师允许 EF 值降至45% 以下，而不低于 30% 时停止化疗。

心脏超声检查虽然使用方法方便,但其结果受人为因素、心脏几何形状等因素影响较大,可重复性差。对于监测肿瘤化疗患者,更加关注测定 LVEF 的准确性和可重复性。比较而言,平衡法核素心室显像(equilibrium radionuclide angiography,ERNA)在此方面具有明显优势,体现在高度可重复性、较低的组内和组间变异性,堪称恶性肿瘤患者系列监测 LVEF 的"金标准"。

(二) 室壁瘤的诊断

室壁瘤是由于心肌梗死后坏死心肌在心腔内压力的长期作用下向外膨出形成,它隐藏着室壁破裂的危险。典型影像表现为心室影形态失常,心动电影示局部有反向运动,呈囊袋状膨出;局部射血分数减低,心室轴缩短率呈负值;相位图示局部时相明显延迟;相位直方图上在心室峰与心房峰之间出现附加峰,相角程明显增宽。门控心肌灌注断层显像对室壁瘤诊断的准确性较高,尤其对心尖部及前壁室壁瘤的诊断符合率达95%,可鉴别左心室真性与假性室壁瘤。

(三) 心脏传导异常

时相分析可以显示心肌激动的起点和传导的途径,对判断其传导异常有重要价值。当束支传导阻滞时,表现为阻滞的心室时相延迟,时相图上色阶发生改变,相角程增宽,左、右心室峰分界清楚,甚至心室峰出现双峰。预激综合征时表现为预激的起点和旁路部位时相提前,时相图色阶改变,相角程有不同程度的增宽,其诊断符合率约为90%。通过时相电影显示能更直观地显示传导异常的部位、范围及程度。

四、心血池显像与相关影像技术的比较

(一) 心血池显像与超声显像的比较

超声心动图使用方法简单,在心功能评价方面的不足主要体现在准确性欠佳,不能很好地确定心内边界,易受观察者和操作者的主观因素影响。

多巴酚丁胺负荷超声心动图检查,主要用于不能达到最大运动负荷的患者,可以诱发缺血局部的功能障碍,探测冠心病的敏感性和特异性分别为76%和89%,与心肌灌注显像相似,通过观察左室节段的功能障碍还可用于估计心肌活性。假阳性结果见于小血管病变、瓣膜或心肌病及左室舒张期功能异常,此外,下壁、下后壁及侧壁由于部位较深其超声信号差,影响了其应用。心血池显像则可以弥补心脏超声的这些不足。

(二) 心血池显像与 X 射线心室造影的比较

心血池显像是一种无创性检查技术,能够准确获得心室收缩与舒张功能指标,适用于不同病情、不同年龄的患者,具有简便、经济、安全、易于定量的特点,特别适合于心血管疾病治疗后的疗效及预后评价。心血管造影属于有创性检查,主要用于需要做心脏手术的患者,一般不作为疗效评价和疾病的初筛检查。

(三) 与 MRI 比较

MRI 软组织分辨率高,可以准确计算心室腔的舒张末期和收缩末期容积及射血分数,较心血池显像等其他影像学方法测得的结果更加准确。但 MRI 图像采集时间长,在临床工作中常规使用具有一定的难度。

(石洪成)

思　考　题

1. 简述在心肌血流灌注显像图上心肌缺血和心肌梗死表现的区别。

2. 简述心肌显像的临床应用。

3. 简述室壁瘤在心血池显像图上的影像特点。

第十一章　神　经　系　统

教学目的与要求

【掌握】脑血流灌注显像、脑代谢显像的原理及正常与异常影像。

【熟悉】神经系统核素显像的临床应用。

【了解】脑受体显像、脑脊液间隙显像及脑血管显像的原理和方法。

神经核医学(nuclear neurology)是利用核素示踪技术对神经、精神疾患进行诊治及脑科学基础研究的一门分支学科。近年来,随着新型显像剂的不断研制成功和显像设备的逐步更新,神经核医学得到了迅速的发展,尤其是 PET/CT、PET/MR 这些能同时反映解剖结构和功能代谢的先进核医学仪器的问世,使我们在了解神经系统复杂形态学改变的同时,还获得了脑组织血流、代谢、受体分布、认知功能以及脑脊液循环改变的信息。神经核医学常用的显像方法有:脑血流灌注显像、脑代谢显像、脑神经递质和受体显像、脑脊液间隙显像和脑血管显像,临床上广泛应用于脑血管疾病、癫痫、痴呆、运动障碍性疾病、脑肿瘤等多种疾病和脑功能研究中。

第一节　常用显像方法和原理

一、脑血流灌注显像

脑血流灌注显像(cerebral blood flow perfusion imaging)是目前临床最常用的脑显像方法之一,广泛应用于脑血管性疾病、癫痫、痴呆和精神性疾病等的诊断、疗效监测以及脑功能研究中。由于脑血流灌注 SPECT 显像较简便、准确,临床应用较普遍;PET 显像,因设备和所用的显像剂昂贵,主要用于脑血流定量的研究。

(一)原理

脑血流灌注显像剂能通过血脑屏障被脑细胞所摄取,摄取的量与局部脑血流量(regional cerebral blood flow,rCBF)呈正相关,在体外通过 SPECT 或 PET 进行断层显像,即可得到局部脑血流灌注的图像。

(二)显像剂

SPECT 显像常用显像剂有^{99m}Tc 标记双半胱乙酯(^{99m}Tc-ethyl-cysteinate dimer,^{99m}Tc-ECD)、^{99m}Tc 标记六甲基丙二胺肟(^{99m}Tc-hexamethyl-propyleneamine oxime,^{99m}Tc-HMPAO)、^{123}I 标记 N-异丙基-安非他明(^{123}I-N-isopropyl-P-iodoamphetamine,^{123}I-IMP)和^{133}Xe 气体等。

^{99m}Tc-ECD 和^{99m}Tc-HMPAO 是目前最常用的脑血流灌注显像剂,均为电中性、脂溶性和小分子,进入脑细胞后转变为极性化合物,不能再扩散回血液中。^{99m}Tc-ECD 体外稳定性好,体内血清除快,图像质量好,但在脑组织的分布随时间有轻微的变化;^{99m}Tc-HMPAO 在脑组织内滞留时间长、稳定,但体外稳定性差,必须在标记后 30 分钟内使用。两种显像剂在脑组织的分布也略有不同:^{99m}Tc-ECD 在正常人顶叶和枕叶皮质中分布较高;而^{99m}Tc-HMPAO 则在额叶、基底节和小脑中分布较高。^{123}I-IMP,脑细胞摄取快,而且摄取率高,适宜做定量分析,但需回旋加速器生产,价格昂贵;^{133}Xe 为脂溶性惰性气体,吸入后经血液循环能自由通过正常血脑屏障,其在脑组织的清除率与 rCBF 成正比,可用于局部脑血流定量,但因使用不方便,国内少用。

^{15}O-H$_2$O 是 PET 脑血流灌注显像常用显像剂,需回旋加速器生产。因脑组织摄取^{15}O-H$_2$O 与局部血流灌注量呈线性正相关,常被用于脑血流定量研究中;^{15}O 物理半衰期为 123 秒,因而可以在短期内对同一受检者进行重复显像,适用于各种激活试验的脑功能显像研究。

（三）显像方法

使用不同的显像剂,显像前的准备和显像时间会有所差别。

1. SPECT 脑血流灌注显像

（1）显像前准备:在静脉注射^{99m}Tc-ECD 或^{99m}Tc-HMPAO 前 30 分钟至 1 小时,口服过氯酸钾 400mg 以封闭脉络丛、甲状腺和鼻黏膜;注射前 5 分钟患者处于安静环境中,戴眼罩和耳塞封闭视听。检查室应保持安静,调暗光线。

（2）药物注射和图像采集、处理:静脉注射 740～1110MBq（20～30mCi）^{99m}Tc-ECD 或^{99m}Tc-HMPAO,15～30 分钟后进行断层采集。受检者仰卧位,眦耳线尽量与地面垂直。采集条件:低能高分辨或汇聚型准直器,能峰 140keV,矩阵 128×128,探头旋转 360°,6°/帧,25～35 秒/帧,共采集 60 帧。采集数据经滤波处理、衰减校正,计算机重建出横断面、冠状面和矢状面三维图像。

2. PET 脑血流灌注显像 静脉注射^{15}O-H$_2$O 后行 PET 脑血流灌注显像,经计算机处理获得三个断面图像以及脑血流相关定量参数。

3. 介入试验 脑组织血供丰富,大脑前、中、后动脉各有其不同的灌注区域,其末梢形成广泛的侧支循环,脑血管储备能力较强。当脑储备血流轻度下降时,常规脑血流灌注显像常常难以发现异常。通过介入试验（interventional test）,可以提高缺血性脑血管病的阳性检出率;同时,介入试验也常用于研究大脑生理、病理活动和对不同刺激的反应。介入试验包括药物负荷试验（drug stress test）和刺激试验（stimulating test）。

用于负荷试验的药物有乙酰唑胺（acetazolamide）、双嘧达莫、腺苷等,其中乙酰唑胺试验最常用。乙酰唑胺是碳酸酐酶抑制剂,可以使脑组织中二氧化碳与水分子结合生成碳酸的过程受阻,导致脑内二氧化碳浓度增高,正常脑血管扩张而使 rCBF 增加 20%～30%,而病变血管扩张反应减弱,在缺血区或潜在缺血区 rCBF 增加不明显,影像表现为放射性分布稀疏或缺损区。该试验需进行两次显像,第一次行常规脑血流灌注显像（基础显像,basic imaging）,第二次静脉注射乙酰唑胺 1g,10 分钟后行介入显像,将两次的显像结果对比分析后进行诊断。

刺激试验常用的有:视、听、语言、认知、运动负荷等生理性刺激（physiological stimulation）和中医针刺穴位（Chinese traditional puncture point）,通过 SPECT 或 PET 显像,进行大脑的各种功能研究。

（四）影像分析

从横断面、矢状面及冠状面三个断面进行分析。正常脑血流 SPECT 影像（图 11-1）:大脑和小脑皮质、基底神经节、丘脑及脑干等灰质放射性摄取较高,其中尤以小脑、基底神经节和枕叶皮质为著;白质和脑室系统放射性分布相对稀疏;左、右两侧基本对称。介入试验后,正常脑血管扩张,血流灌注明显增加。

异常影像:在两个或两个以上断面的同一部位呈现放射性分布异常;可以表现为放射性分布稀疏、缺损或增高,两侧不对称,白质区扩大,脑中线偏移,以及介入试验后病变区血管不扩张而致其相应支配区血流灌注相对减低等。有一些病变还可以出现失联络征,最常见的是交叉性小脑失联络征（crossed cerebellar diaschisis）,即在大脑原发病灶的对侧小脑同时出现血流灌注的减低;此外,大脑各皮质之间,以及大脑与基底节和丘脑之间也存在失联络征。PET 空间分辨率高于 SPECT,其影像更清晰,图像分析与 SPECT 相同。正常和异常图像见彩图 11-2。

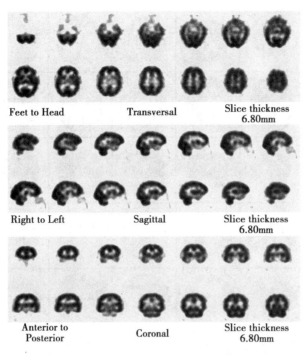

Feet to Head　　　Transversal　　　Slice thickness
6.80mm

Right to Left　　　Sagittal　　　Slice thickness
6.80mm

Anterior to　　　Coronal　　　Slice thickness
Posterior　　　　　　　6.80mm

图 11-1　正常脑血流灌注 SPECT 图像

二、脑代谢显像

（一）葡萄糖代谢显像

1. **原理与方法**　脑组织需要消耗大量的能量,而葡萄糖几乎是其唯一的能量来源。^{18}F-氟代脱氧葡萄糖(^{18}F-fluorodeoxyglucose,^{18}F-FDG)是葡萄糖的类似物,静脉注射后,被脑组织所摄取,摄取的量反映了脑组织功能的高低。进入脑细胞的 ^{18}F-FDG 在己糖激酶作用下,磷酸化为 6-磷酸-^{18}F-FDG,此后不能进一步代谢而滞留于脑细胞内,在体外通过 PET 显像,即可得到反映局部脑组织对葡萄糖利用和脑功能的图像。

注射显像剂前应禁食 4 小时以上,封闭视听 5 分钟。静脉注射 ^{18}F-FDG 185～370MBq(5～10mCi)后保持安静,40～60 分钟后进行显像。

2. **影像分析**　正常脑葡萄糖代谢影像:脑皮质呈明显放射性浓聚,以枕叶、颞上回皮质和尾状核头部、壳核最高,小脑相对较低,左右两侧对称(图 11-3)。可以通过计算脑皮质的 SUV、左/右两侧计数比值、大脑各叶与小脑计数比值等方法进行半定量分析。

异常影像表现为:局部放射性增高或减低、失联络征、脑室扩大、脑外形失常、中线移位等。

（二）氧代谢显像

以 C^{15}O$_2$、^{15}O$_2$ 气体吸入法进行 PET 显像,可以测定脑氧代谢率(cerebral metabolic rate of oxygen,CMRO$_2$)、氧提取分数(oxygen extraction fraction,OEF)等反映脑组织对氧利用的参数。脑氧代谢显像对于脑功能研究以及脑血管病、痴呆等的诊断有重要意义。但由于显像技术和设备较为复杂,临床应用很少。

（三）氨基酸代谢及其他代谢显像

近年来,以 ^{11}C-甲基-L-蛋氨酸(^{11}C-methyl-L-methionine,^{11}C-MET)和 ^{18}F-氟代乙基酪氨酸(^{18}F-fluoroethyl tyrosine,^{18}F-FET)为代表的氨基酸代谢显像、^{11}C-乙酸(^{11}C-acetate)氧化代谢显像、^{11}C 或 ^{18}F 标记的胆碱(^{11}C 或 ^{18}F-choline)和 ^{11}C-胸腺嘧啶(^{11}C-thymine)、^{18}F-氟代胸腺嘧啶(^{18}F-thymine)代谢显像越来越多地被应用于临床。这些显像剂与 ^{18}F-FDG 相比,具有更高的靶/非靶(target/non target,T/NT)

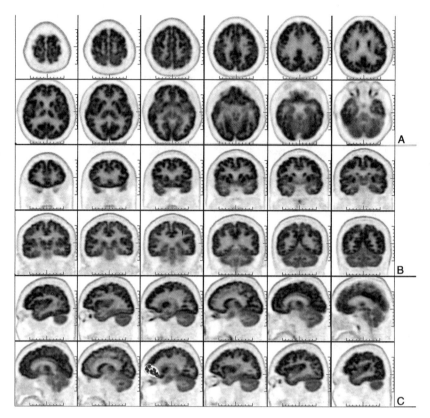

图 11-3　正常脑^{18}F-FDG PET 图像
A. 横断面；B. 冠状面；C. 矢状面

比值，能反映细胞的氨基酸代谢、增殖或细胞膜的磷脂代谢等，对于脑肿瘤的诊断、分期以及治疗后的疗效评价等都具有重要的意义。

三、脑受体显像

放射性核素标记的神经递质或配体引入人体后，能选择性地与靶器官或组织细胞的受体相结合，通过 PET 或 SPECT 显像，显示受体的特定结合位点及其分布、密度、亲和力和功能，称为神经受体显像（neuroreceptor imaging）。利用脑受体显像，可以在活体内从分子水平显示各种神经受体的分布状态，了解其病理改变，揭示神经精神疾病的病因和发病机制，有助于临床的早期诊断、鉴别诊断、疗效观察、预后判断以及认知功能（cognitive function）的研究。

（一）多巴胺能神经递质系统显像

多巴胺（dopamine,DA）是脑中最重要的神经递质之一，它参与运动、情感以及神经内分泌的调节，与多种运动障碍性疾病和精神性疾病相关。多巴胺能神经递质系统显像在脑受体显像中研究最早，也最有成效，已在临床逐步应用于运动性疾病和精神性疾病的诊断、鉴别诊断和疗效观察。多巴胺能神经递质系统显像包括 DA 递质、DA 转运体（dopamine transporter,DAT）、囊泡单胺转运体（vesicular monoamine transporter,VMAT）和 DA 受体（D_1、D_2、D_3、D_4 和 D_5 受体）显像。

1. **多巴胺递质显像**　显像剂^{18}F-多巴（^{18}F-dopamine,^{18}F-FDOPA），为 L-多巴的类似物，是一种芳香族氨基酸脱羧酶的底物，静脉注射后，穿透血脑屏障进入脑内，经多巴脱羧酶脱羧后转变为 L-6-[^{18}F]氟代多巴胺（DA 类似物），并被摄取、贮存、释放及代谢，摄取的量反映芳香族氨基酸脱羧酶活性，同时也反映多巴胺、去甲肾上腺素及 5-羟色胺（5-HT）的合成、运输及储存情况。中枢神经系统中的多巴胺通路，主要是黑质和纹状体系统。正常人纹状体呈放射性浓聚，影像清晰；而各种神经精神疾病患者，纹状体的放射性分布呈不同程度减低。根据^{18}F-多巴在纹状体摄取和清除的速率及其在中枢和外周血中代谢变化的规律,可以测定芳香族氨基酸脱羧酶活性和 DA 在脑内的分布,用于突触前 DA 功能失调疾患的鉴别诊断。

2. **多巴胺转运体（DAT）显像** DAT 是位于突触前膜的单胺特异转运蛋白,可以调控突触间隙的 DA 浓度,因此其功能和密度的变化较受体的变化更为敏感、直接,是反映 DA 递质系统功能的一个重要指标,在神经精神活动的调节中发挥着极其重要的作用。DAT 显像所用的显像剂是以放射性核素标记与 DAT 有高亲和力的配体如 ^{99m}Tc-TRODAT-1、^{11}C-可卡因、^{11}C(^{123}I)-2-β-甲酯基-3-β-(4-碘苯基)托品烷[^{11}C(^{123}I)-β-CIT]、^{11}C-甲基-N-2β-甲基酯-3β-(4-F-苯基)托烷[^{11}C-labeled 2β-carbomethoxy-3β-(4-fluorophenyl)tropane,^{11}C-CFT]等。临床主要用于帕金森病(Parkinson's disease,PD)和药物成瘾(drug addiction)。

3. **囊泡单胺转运体显像** VMAT 是结合于囊泡膜上的糖蛋白,依靠 H^+-ATP 酶泵产生电化学梯度,将单胺类递质从胞质转运并贮存于分泌囊泡中。VMAT 有 VMAT$_1$ 和 VMAT$_2$ 两种亚型,其中后者被用于显像。VMAT$_2$ 主要存在于中枢神经系统的单胺能神经元中,包括多巴胺能、5-羟色胺能、去甲肾上腺素能和组胺能神经元。目前研究报道的 VMAT$_2$ 显像剂主要为丁苯那嗪(tetrabenazine,TBZ)类衍生物,如 ^{11}C-二氢丁苯那嗪(^{11}C-dihydrotetrabenazine,^{11}C-DTBZ)、^{11}C-甲氧基丁苯那嗪(^{11}C-methoxytetrabenazine,^{11}C-MTBZ)和 ^{18}F-DTBZ 等,用于早期诊断帕金森病,具有很高的灵敏性,且代谢稳定性好。

4. **多巴胺受体显像** DA 受体广泛分布于中枢神经系统中多巴胺能通路上,其中主要是黑质、纹状体系统。DA 受体的密度、表达和功能与多种神经精神性疾病、药物成瘾、肥胖等有关。近年来已成功克隆了 5 种不同的多巴胺受体亚型:D$_1$、D$_2$、D$_3$、D$_4$ 和 D$_5$,其中 D$_1$ 和 D$_5$ 受体结构同源性,在激动后与腺苷酸环化酶耦联而导致 cAMP 增高,统称为 D$_1$ 亚族受体,而 D$_2$、D$_3$ 和 D$_4$ 受体性质接近,不与腺苷酸环化酶耦联,与这种酶的抑制有关,统称为 D$_2$ 亚族受体。D$_1$ 受体显像剂有 ^{123}I-IBZP、^{123}I-FISCH、^{123}I-TISCH、^{123}I-SCH23982、^{11}C-SCH23390、^{11}C-NNC756 等,其中在临床应用较多的是 ^{11}C-SCH23390。D$_2$ 受体显像剂的研究很活跃,主要包括螺旋哌啶酮(spiperone)类衍生物如 ^{11}C-N-甲基螺旋哌啶酮(^{11}C-N-methyl spiperone,^{11}C-NMSP)、替代基苯甲酰胺类衍生物如 ^{11}C-雷氯必利(^{11}C-raclopride)、麦角乙脲(lisuride)类衍生物如 ^{76}Br-溴代麦角乙脲(^{76}Br-bromolisuride)等,D$_2$ 受体显像有助于 PD、痴呆、癫痫、精神分裂症等多种神经精神疾病的诊断、鉴别诊断和药物治疗效果的监测。

（二）乙酰胆碱受体显像

乙酰胆碱受体包括 M(毒蕈碱)和 N(烟碱)受体,在中枢以 M 受体为主,广泛分布于大脑皮层、新纹状体的尾状核和壳核、隔区、海马、下丘脑、杏仁核、脑干网状结构和小脑皮层等,与运动和意识功能有关。M 受体显像剂 ^{123}I 或 ^{11}C 标记二苯羟乙酸奎宁酯(^{123}I 或 ^{11}C-quinuclidinyl-benzilate,^{123}I 或 ^{11}C-QNB)和 N 受体显像剂 ^{11}C-尼古丁(^{11}C-N)已用于人乙酰胆碱受体 SPECT 和 PET 显像;^{123}I 标记囊泡乙酰胆碱转运蛋白显像剂 ^{123}I-IBNM 和 ^{11}C-N-methyl-4-piperidyl acetate 分别用于乙酰胆碱转运体显像和乙酰胆碱酯酶活性测定。乙酰胆碱受体显像在阿尔茨海默病(Alzheimer's disease,AD)病因和病理的探讨、早期诊断、疾病进展监测以及疗效观察等方面都有重要的意义。同时研究还发现,纹状体乙酰胆碱与多巴胺神经功能相拮抗(antagonist),因此该受体显像也有助于阐明 PD 的发病机制。近来一些动物实验及临床研究提示 M 受体可能与部分癫痫发作有关,可用于癫痫的定位诊断,常见的显像剂有 ^{11}C-N-甲基-4-二苯乙醇酸哌啶酯(^{11}C-N-methyl-4-piperidyl benzilate,^{11}C-NMPB)、^{76}Br-溴替米特(^{76}Br-4-bromodexetimide,^{76}Br-BDEX)等。

（三）苯二氮䓬受体显像

苯二氮䓬(benzodiazepine,BZ)受体是脑内最主要的抑制性神经递质受体,在大脑皮质密度最高,其次是边缘系统和中脑,以及脑干和脊髓。^{123}I-碘代马西尼(^{123}I-iomazenil,^{123}I-Ro-16-0154)、^{11}C-氟马西尼(^{11}C-flumazenil,^{11}C-FMZ,^{11}C-Ro-15-1788)是分别用于临床 SPECT 和 PET 显像的 BZ 受体显像剂,在检查前要停用该类药物,并在 48 小时内禁酒。大脑皮质富含 γ-氨基丁酸(GABA)受体,该受体有两个亚型 GABAA 和 GABAB，与中枢抑制有关的是 GABAA，具有 BZ 受体识别位点，当 BZ 受体激动剂（agonist）与 BZ 受体结合后可以调节氯离子通道的开启功能，增强 GABA 效应，产生抗焦虑、镇静的作用。AD、亨廷顿病（Huntington's disease，HD）、躁狂症和原发性癫痫等疾病都与该受体的活性减低有关。AD 患者 BZ 受体显像表现为大脑皮层放射性分布减低；癫痫发作间期患者，可能由于病变区受体数目或密度减少，呈不同程度的放射性分布稀疏或缺损。

（四）其他受体显像

1. **5-羟色胺（5-HT）受体显像**　5 羟色胺受体（5-HTR）在中枢内以松果体含量最多，到目前为止，在哺乳动物中已发现 7 个亚家族（5-HT$_1$R ~ 5-HT$_7$R），14 个亚型。5-HT 通过激动不同的 5-HTR 亚型，产生不同的药理作用。已经证明 5-HT 受体与许多精神疾病以及癫痫、AD、PD 等有关。[123]I-2-ketansern 被用于正常人和抑郁症（depression）患者脑 5-HT 受体显像，表现为后者顶叶皮层和右侧额叶下部放射性摄取增高。β-CIT 不仅对 DAT 具有很高的亲和力，对 5-HT 转运蛋白（5-HTT）也有较高的亲和力，[123]I-β-CIT 显像可以同时检测与 DAT 和 5-HTT 有关的神经精神疾病，在 5-HTT 丰富的额叶中部皮质、下丘脑、中脑、枕叶皮质呈明显异常放射性浓聚。此外，D$_2$ 受体显像剂 ^{11}C-NMSP 也可以和 5-HT$_2$R 结合，同时行 D$_2$ 受体和 5-HT$_2$R 显像。

2. **阿片受体显像**　脑内的内阿片肽以纹状体和下丘脑垂体含量最高。内阿片肽释放后通过阿片受体（opioid receptor）作用产生不同的生物效应，对痛觉、循环、呼吸、神经、运动、免疫等功能进行调节。[11]C-二丙诺啡（[11]C-deprenorphine，[11]C-DPN）和 [11]C-甲基芬太尼（[11]C-carfentanil，[11]C-CFN）已被用于正常人、癫痫和抑郁症患者的阿片受体显像；Tafani 报道 ^{123}I-NH$_2$-甲基芬太尼和 [123]I-吗啡（[123]I-morphine）显像在麻醉药物成瘾患者戒断药物治疗的疗效评价中具有重要意义。

四、脑脊液间隙显像

脑脊液间隙显像（cerebrospinal fluid imaging）可以反映脑脊液生成、吸收和循环的动力学改变，包括脑池、脑室和蛛网膜下腔显像，其中以脑池显像最为常用。

（一）显像方法

显像剂为 ^{99m}Tc-DTPA，74 ~ 185MBq（2 ~ 5mCi），注射体积 1ml。

1. **脑池显像（cisternography）**　在无菌操作下行腰椎穿刺，以缓慢流出的脑脊液将显像剂稀释至 2 ~ 3ml，再缓慢推注到蛛网膜下腔。于注射显像剂后 1、3、6、24 小时分别行头部前、后、侧位显像。疑有脑脊液漏者，在检查前用棉球放在鼻道、耳道或其他可疑部位，显像后取出测定其放射性计数。显像时采用与最大漏出相关的体位，鼻漏通常是侧位和前位，耳漏常采用后位。

2. **脑室显像（ventriculography）**　在无菌条件下，通过侧脑室穿刺注入显像剂，10 分钟后显像，观察脑室形态、大小以及脑脊液的流动状况。

3. **蛛网膜下腔显像（subarachnoid space imaging）**　显像方法基本同脑池显像，于注射显像剂后不同时间连续观察脑脊液流动状况，了解蛛网膜下腔是否通畅。

（二）影像分析

1. **脑池显像**　注射显像剂后 1 小时，脊髓蛛网膜下腔充盈，放射性分布均匀，小脑延髓池开始显影；3 小时各基底池显影；6 小时各基底池、四叠体池、胼胝体池和半球间池均显示，在前位呈三叉影像；24 小时上矢状窦显影，两侧大脑凸面出现放射性并呈对称分布；脑室始终不显影（图 11-4）。

2. **脑室显像**　侧脑室显影，脑脊液按正常途径流动，第三脑室、第四脑室、小脑延髓池、基底池相继显影；脑实质内无放射性分布。

五、脑血管和血脑屏障功能显像

"弹丸"式静脉注射显像剂，如 ^{99m}Tc-DTPA 或 ^{99m}TcO$_4^-$ 555 ~ 740MBq（15 ~ 20mCi），以 1 ~ 2 秒/帧的速度连续采集 60 秒，观察显像剂在脑血管充盈、灌注和清除的全过程，此后行前位、后位及侧位静

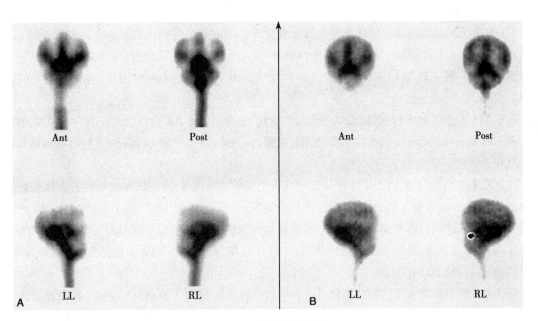

图 11-4 正常脑池显像
A. 3 小时；B. 24 小时

态平面显像。正常情况下，两侧颈内动脉、两侧大脑前动脉、大脑中动脉和颅底 Willis 环形成五叉影像；若颈内动脉、大脑前动脉、大脑中动脉和颅底 Willis 环始终不显影，上矢状窦也没有放射性分布，仅显示颈外动脉的头皮灌注，则是脑死亡的典型表现；此外，若脑实质内出现异常放射性浓聚，说明血脑屏障（blood-brain barrier，BBB）功能被破坏，临床上可用于血脑屏障功能的评估。

第二节 临 床 应 用

神经核医学在神经精神疾病诊治中的作用已得到肯定。使用不同的显像设备（SPECT 或 PET/CT）、显像剂和显像方法，其临床应用也不一样。

一、脑血管疾病

脑血管疾病是指脑血管病变所引起的脑功能障碍。核医学早期的临床应用就是测定脑血管疾病患者的局部脑血流量，有大量关于脑血流灌注显像在脑梗死（cerebral infarction）、短暂性脑缺血发作（transient ischemic attack，TIA）、蛛网膜下腔出血（subarachnoid hemorrhage，SAH）、脑动静脉畸形（cerebral arteriovenous malformation，CAVM）和其他脑血流动力学紊乱等疾病应用的研究报道。

（一）脑梗死

脑梗死是指各种原因所致脑部血液供应障碍导致局部脑组织缺血、缺氧性坏死而出现相应神经功能缺损的一类临床综合征。血流灌注显像可用于脑梗死的早期诊断、治疗方案的选择、预后评估和疗效监测。梗死灶影像表现为放射性分布稀疏、缺损区，该放射性减低区包括周围的水肿和缺血区，因此常较 CT 显示的低密度区要大。脑血流灌注显像还有助于诊断脑梗死后交叉性小脑失联络征。

大量研究表明，脑梗死后尽早进行脑血流灌注显像有助于对患者预后的评估，同时对患者治疗方案的选择也有一定的临床意义。

脑梗死约 5 天后，可以由于局部灌注和代谢的不一致而在脑血流灌注显像出现过度灌注（luxury perfusion）征象，即在梗死灶的周围出现放射性分布增高区，这有可能影响对脑组织损伤面积大小的判断，并可以使显像产生假阴性。此外，脑血流灌注显像对腔隙性脑梗死诊断的敏感性较低，借助药物介入试验可以提高对小梗死灶的检出阳性率。

（二）短暂性脑缺血发作

TIA 是由于局部脑或视网膜缺血引起的短暂性神经功能缺失。症状持续数分钟到数小时,24 小时内完全恢复,可反复发作。TIA 是脑卒中(stroke)及心肌梗死的危险信号,这类患者在第一年内的卒中发病率较一般人群高 13 ～ 16 倍,因此应高度重视该病的早期诊断与治疗,防止其发展成为脑卒中。

由于 TIA 发作时间短暂,脑组织结构未发生变化,头颅 CT 和 MR 检查大多正常,MR 扩散加权成像(diffusion weighted imaging,DWI)和灌注加权成像(perfusion weighted imaging,PWI)可显示脑局部缺血性改变。

脑血流灌注 SPECT 或 PET 显像可以显示病变受累部位血流灌注减低,呈放射性分布减低区。通过脑血流灌注显像,有助于确定病变部位,评估可疑的缺血以及发生脑卒中的风险,对于 TIA 患者的早期诊断和治疗决策具有重要临床意义。但诊断的灵敏度随显像时间的推迟而明显下降。若在 TIA 发作后 24 小时内显像,诊断灵敏度为 60%;而 1 周后显像,则下降为 40%。应用药物(如乙酰唑胺)负荷试验,可以提高该病的阳性检出率。

脑代谢显像显示缺血部位脑代谢降低。PET 的分辨率较 SPECT 更高,但 SPECT 脑血流灌注显像临床应用更为广泛。

二、癫痫

癫痫(epilepsy)是多种原因引起脑部神经元高度同步化异常放电所致的临床综合征。一般根据发作时的临床表现和脑电图改变即可确诊。约有 80% 的癫痫患者通过药物治疗可以完全控制发作,但对于一些药物治疗无效的难治性癫痫可以考虑手术或 γ 刀治疗,因此需要在术前确定致痫灶的位置。常规与动态脑电图(electroencephalogram,EEG)受影响的因素较多,有时难以准确定位;皮质脑电图(electrocorticography,ECoG)定位准确,但因为有创,一般仅用于开颅的患者;CT 和 MR 检查常无法诊断那些不伴有形态学改变的病灶。神经核医学作为一种无创性检查,在癫痫病灶的定位诊断方面有着明显的优势。病变区域的异常放电,导致局部脑血流和代谢发生改变,因而可以通过脑血流灌注或代谢显像对癫痫病灶进行定位;同时近年来脑受体显像的研究结果表明,受体显像也有助于该病的定位诊断。

癫痫的脑血流灌注显像表现为:病灶在发作期(ictal)血流灌注增加(彩图 11-5),而发作间期(interval)血流灌注减低。其优点在于:SPECT 显像费用低、简便易行、易普及,尤其在发作期对病灶诊断的灵敏度和特异性很高。

^{18}F-FDG 脑代谢显像在癫痫病灶定位中具有重要的意义。在发作期和发作后的短时间内由于局部脑代谢增加,病灶摄取 ^{18}F-FDG 增加;发作间期则因病灶残留的神经元数量较正常组织少,摄取 ^{18}F-FDG 减少(彩图 11-6)。受 ^{18}F-FDG 制备和半衰期的限制,而且静脉注射后,需要 40 分钟才能达到显像剂摄取平衡,因此进行癫痫发作期的葡萄糖代谢显像很困难,多为发作间期的显像。病灶以颞叶和海马最为多见,在发作间期表现为低代谢;当有多个放射性减低区存在时,一般以放射性减低最明显或减低区最大者为主灶,在手术切除该病灶后,临床发作一般消失或明显较少,而原有的其他放射性减低区也大多恢复正常。

近年来的动物和临床研究发现,癫痫的发生与多种神经递质及其受体有关。通过神经受体显像从分子水平研究脑内神经递质及其受体在癫痫发生中的作用,不仅可用于对癫痫病灶的定位诊断,还可用于癫痫发病机制和抗癫痫药物作用机制的研究、新药开发以及抗癫痫疗效的评估。目前常见的有 BZ 受体、5-HTR、阿片受体和乙酰胆碱受体显像等,其中 BZ 受体显像对癫痫病灶定位诊断的灵敏性和准确性较高,尤以 ^{11}C-Ro-15-1788 PET 显像的应用前景为好,适用于临床诊断或定位有疑难的患者。但此类受体显像易受 BZ 类、巴比妥类及氨己烯酸等抗癫痫药物的影响。

三、阿尔茨海默病

AD 是发生于老年和老年前期、以进行性认知功能障碍和行为损害为特征的中枢神经系统退行性病变,是老年期最常见的痴呆类型。临床起病较隐匿,原因尚不明确,特征性病理改变是老年斑(senile plaques)或淀粉样斑块、神经元纤维缠结(neurofibrillary tangles,NFTs)和神经元缺失。发病率随年龄增加而增高,65 岁以上患病率约为 5%～10%,85 岁以上为 20%～50%,女性多于男性。目前临床缺乏根本有效的治疗方法,尤其到疾病的中晚期大脑皮质已发生严重退行性病变时,治疗更为困难,所以早期诊断和治疗尤为重要。

SPECT 脑血流灌注显像有助于 AD 的早期诊断,典型表现为双侧颞顶叶灌注减低,以后可累及额叶,而基底节、丘脑和小脑通常不受累。有研究报道,rCBF 下降程度和累及范围与简易精神状态检查(mini mental status examination,MMSE)评估的认知障碍(cognitive impairment,CI)严重程度相关,反映了 AD 患者不同的疾病阶段和认知状况;同时,海马、海马周围和颞顶区局部脑血流进行性下降也表明 AD 病情有进展。Pakrasi 等的研究还显示,脑血流灌注显像有助于 AD 与其他类型痴呆的鉴别:路易体痴呆(dementia with Lewy body,DLB)以枕叶改变为明显;血管性痴呆表现为不对称性皮质及皮质下灌注减低,基底节、丘脑常受累;Pick 病以双侧额叶为主,颞叶前部也可受累。脑葡萄糖代谢显像可以在 AD 患者有明显临床表现之前探测到其局部脑代谢的改变,有助于该病的早期诊断,尤其是能够在轻度认知受损(mild cognitive impairment,MCI)患者中区分哪些将更可能发展至真正的 AD。^{18}F-FDG 显像在 AD 早期患者以单侧病变为多见,顶叶和扣带回后部代谢减低明显;晚期患者常为双侧对称性改变,受损部位在颞叶和额叶中部。由于病变部位代谢的降低较血流灌注下降更为明显,而且 PET 的空间分辨率较 SPECT 高,所以 ^{18}F-FDG 脑代谢显像对 AD 诊断的灵敏性和特异性都要高于 SPECT 脑血流灌注显像。此外,^{18}F-FDG 显像还可以根据受累脑叶的范围(一个或多个、单侧或双侧)和代谢减低的程度来评价痴呆的严重程度,评估其病程。但脑血流灌注和代谢显像对 AD 的诊断均缺乏特异性,应密切结合临床和其他影像学改变。

近年来研制应用于 AD 的 PET 显像剂还有 β-淀粉样蛋白(Aβ)结合类、tau 蛋白结合类、神经递质及受体类、小胶质细胞活化神经炎症类及细胞凋亡类等。

β-淀粉样蛋白(β-amyloid protein,Aβ)是 AD 老年斑的主要成分,也是 AD 发病机制中至关重要的部分。近年来 Aβ 结合类显像成为研究热点,很多 ^{11}C 和 ^{18}F 标记 Aβ 结合显像剂已进入临床研究,如 ^{11}C-B 型匹兹堡复合物(^{11}C-Pittsburgh compound-B,^{11}C-PIB)、^{11}C 标记 4-甲氧基-4′羟基芪(^{11}C-SB-13)、^{18}F-3′-FPIB、^{18}F-氟比他班(^{18}F-florbetaben,又名 ^{18}F-AV-1)、^{18}F-florbetapir(又名 ^{18}F-AV-45)等,将有助于 AD 的早期诊断、认知功能损害评价、疗效观察和危险人群筛查等(彩图 11-7)。

虽然 Aβ 型斑块对于 AD 病理诊断是必要的,但是它的密度和分布与临床特征的相关性较弱,且与神经元退化无关;相比而言,NFTs 与临床表现和区域神经元退化密切相关。NFTs 是 AD 患者脑内另一个重要的病理特征,是由过度磷酸化的 tau 蛋白组成成对螺旋形纤维(PHF-tau)互相缠绕形成。与 Aβ 型斑块不同的是,NFTs 的密度和新皮层分布与渐进式神经元退化和认知功能障碍相关。近年来 tau 蛋白结合显像剂研究较多,主要有 ^{18}F-芳基喹啉衍生物(^{18}F-THK5117、^{18}F-THK5317、^{18}F-THK5351)、^{18}F-苯并咪唑嘧啶衍生物[^{18}F-AV-680(又名 ^{18}F-T808)、^{18}F-AV-1451(又名 ^{18}F-T807)]等,其中 ^{18}F-AV-1451 能够精确结合神经纤维缠结中的 tau 蛋白,是研究 AD 临床症状和神经元退化的有效标志,有助于 AD 早期诊断、与其他类型痴呆的鉴别诊断、发病机制研究、新药研发以及疗效的判断等。

AD 患者存在广泛的神经递质系统受累,包括胆碱能、5-羟色胺能、肾上腺素能、阿片受体以及组胺等神经递质系统,由于神经元的变性、缺失引起相应神经递质合成减少和神经递质受体功能下调。

四、帕金森病

PD 是一种常见于中老年的神经系统变性疾病,主要病理基础是黑质多巴胺能神经元和黑质-纹状体通路的变性,临床表现为静止性震颤(tremor)、运动迟缓(bradykinesia)、肌强直(muscle rigidity)和姿势步态异常等,有20%~30%的患者会导致痴呆。很多疾病或因素可以产生类似PD的临床症状和病理改变,称为帕金森综合征(Parkinsonism),如进行性核上性麻痹(progressive supranuclear palsy,PSP)、纹状体黑质变性(striatonigral degeneration,SND)、多系统萎缩(multiple system atrophy,MSA)和皮质基底节病变(corticobasal degeneration,CBGD)等。

神经核医学不仅可以了解PD患者脑血流、代谢的改变,还可以通过受体显像研究DA神经递质系统,这对于PD的诊断以及探测疾病的病理过程非常有意义。脑血流灌注显像可见PD患者基底节和皮质摄取减低。

^{18}F-FDG脑代谢显像研究结果显示,PD患者基底节和丘脑呈局限性代谢增高,额叶、顶叶等相关大脑皮质代谢减低。单侧PD患者,受累肢体对侧的壳核首先表现为高代谢,随着黑质变性的发展,导致双侧基底节代谢增加。^{18}F-FDG脑代谢显像有助于PD和帕金森综合征的鉴别诊断,如PSP和SND在影像上表现为额叶皮质和基底节代谢减低,MSA患者壳核和小脑呈低代谢。但也有部分文献报道PD患者的基底节和大脑皮质^{18}F-FDG代谢减低。多巴胺能神经递质系统显像在探测PD患者纹状体多巴胺缺乏方面具有较高敏感性和特异性,可以通过^{18}F-FDOPA显像探测多巴胺在突触前末梢的合成和储存,也可以通过多巴胺转运体或囊泡单胺转运体显像评估突触前DAT和VMAT的功能。纵观PD病程,首先受累的是纹状体后部,逐渐向前进展,最终至尾状核,并渐累及对侧。然而,PD的病理过程并不局限于多巴胺能系统,PD患者的5-羟色胺、胆碱能和去甲肾上腺素能及其他中枢神经递质系统和神经调节系统也会出现异常。有研究发现中脑对5-HT$_1$A显像剂的摄取减少与PD的静止性震颤有关,还有研究发现PD患者具有胆碱能功能障碍和下降的趋势。

五、脑积水、脑脊液漏、脑脊液分流术后疗效观察

(一)脑积水

脑室系统或蛛网膜下腔CSF病理性增加伴脑室扩大一般分为两类:脑室系统阻塞引起的梗阻性脑积水;CSF形成过多或吸收循环障碍,以及颅内蛛网膜下腔本身阻塞所致的交通性脑积水。

梗阻性脑积水可以通过脑室显像了解梗阻的部位、程度和脑室扩大的程度。中脑导水管阻塞,显像剂从一侧侧脑室注入后,对侧脑室立即显影,第三脑室以下CSF间隙持续不显影。室间孔阻塞,若从阻塞侧的侧脑室注入显像剂,显像剂在该侧侧脑室滞留,第三脑室以下CSF间隙和对侧侧脑室不显影或显影延迟;而若从阻塞对侧的侧脑室注入显像剂,则表现为阻塞侧侧脑室不显影或显影延迟,第三脑室以下CSF间隙显影正常。第四脑室出口阻塞,整个脑室系统显影并且明显扩大,基底池和小脑延髓池持续不显影。

交通性脑积水(communicating hydrocephalus)通常进行脑池显像,根据蛛网膜下腔阻塞部位和程度不同,显像的表现也各不相同,典型表现是侧脑室显影并伴脑室内放射性滞留,脑脊液循环或清除缓慢,24小时大脑凸面和上矢状窦区的放射性分布极少。这种影像表现的患者更可能受益于分流术。非交通性脑积水脑室内无放射性浓聚,因此该显像可用于临床诊断和鉴别诊断交通性脑积水。

(二)脑脊液漏

脑脊液鼻漏或耳漏常发生于头部外伤或手术(蝶窦和鼻)后,也可以由于肿瘤或炎症破坏以及脑水肿和先天性缺陷而引起。CSF漏多来自于基底池,一般行脑池显像,在漏口及漏管部位出现逐渐增强的异常放射性浓聚区。若鼻腔或外耳道显示放射性分布,堵塞鼻孔或外耳道的棉球也证实有放射性,可以定位诊断脑脊液漏。对少数来自于脑室的CSF漏(如蝶鞍先天性裂缝),则只能以脑室显像进行诊断。

(三)脑脊液分流术后疗效观察

脑脊液改道分流被广泛应用于临床治疗各种脑积水。根据手术形式的不同,采用不同的方式注入显像剂,以了解分流导管是否通畅、梗阻部位,评价分流术的疗效。该检查安全、可靠,简便易行,不

仅可以定性,而且可以定量,优于超声、放射等其他影像学方法,是评价 CSF 改道分流术最有实用价值的检查方法。

六、脑功能研究

神经核医学利用放射性示踪技术,从分子水平揭示与脑功能活动相关的局部脑血流、代谢、各种神经受体以及神经递质的变化。SPECT 虽然空间分辨率不高,但价廉,所用的放射性示踪剂半衰期相对较长,使用方便;而 PET 可以用构成人体基本生命元素的超短半衰期放射性核素,在短时间内进行多次显像,宜用于认知激活显像,从多层面、多角度进行脑功能研究,与 CT 融合后的图像,使解剖定位更加明确。

脑血流灌注显像可以研究在各种生理刺激下 rCBF 的变化及与解剖结构的关系,如通过视觉、听觉、语言等刺激,观察枕叶视觉中枢、颞叶听觉中枢以及额叶语言中枢或精神活动区脑血流量增加;右侧肢体负重随意运动时,左侧中央前回和中央后回的运动感觉支配中枢血流量较右侧增加 5.8% ~ 13.5%,较安静状态增加 9% ~ 12.9%,同时双侧颞叶皮质、视皮质、丘脑、基底节和小脑的 rCBF 也增高 5% ~ 15%。

代谢显像用于研究在特定刺激下脑局部的能量代谢,如对触觉功能的研究发现,当快速敲打手指或用毛刷刷手时,对侧皮质中央后回的葡萄糖代谢明显较同侧增高;在接受温热性疼痛刺激时,对侧皮质第一感觉皮层(S I)、第二感觉皮层(S II)和前扣带皮质葡萄糖代谢率增高明显。胃肠道方面脑功能显像研究可能有助于了解功能性肠胃失调的原因,从而帮助这些患者的诊断与治疗。在情景记忆衰退的大脑 PET 功能显像研究中发现,海马功能和记忆表现之间存在各种因素的联系,包括神经血管因素、灰白质结构的改变、多巴胺能神经传递和葡萄糖代谢等,通过对这些因素的认识,可以指导治疗,以加强老年人的记忆力,特别是那些患痴呆症风险较高的人群。

七、其他

神经核医学在脑肿瘤、脑外伤、脑死亡、精神疾病、药物成瘾、颅内感染等方面也有着重要的应用价值。

(一)脑肿瘤

CT、MRI 是脑肿瘤诊断的主要方法,神经核医学在脑肿瘤方面的应用主要在于:肿瘤的良恶性判断与分级、鉴别术后瘢痕或坏死组织与残留病灶或复发、疗效评价和预后判断等。

脑肿瘤葡萄糖代谢的活跃程度与肿瘤的恶性度相关,良性和低度恶性肿瘤对葡萄糖的摄取较低,而恶性度高者则大多葡萄糖代谢活跃,依此可以对肿瘤进行分级,并且有助于活检部位的确定。葡萄糖代谢显像还能够鉴别术后或放疗后的瘢痕、坏死组织与肿瘤残留或复发病灶:瘢痕或坏死组织 FDG 代谢不增高,或在放疗后肿瘤周围呈环形轻度或中度增高;而残留或复发病灶则表现为异常放射性浓聚。由于 ^{18}F-FDG 对肿瘤的显像缺乏特异性,而且正常脑组织也摄取 ^{18}F-FDG,临床诊断有时较困难。近年来,越来越多的 ^{11}C 标记放射性药物被应用于临床,如 ^{11}C-MET、^{11}C-胆碱(^{11}C-choline)和 ^{11}C-胸腺嘧啶等,对于肿瘤的分级、疗效评价和预后评估等更优于 ^{18}F-FDG。

(二)脑外伤

在脑外伤后的随访和预后评估中,功能性脑显像有着较为重要的临床价值。对轻度或中度闭合性脑外伤(closed cerebral injury)患者,脑血流灌注和代谢显像较 CT、MRI 更为敏感,可以探查到 CT、MRI 表现正常的创伤所致的局部脑血流和代谢的异常。部分闭合性脑外伤患者,在恢复期后长时间地存在一些非特异的神经或精神症状如头痛、头晕和记忆障碍等,脑血流灌注显像表现为放射性分布减低,显像的阳性率明显高于 CT,更符合临床的实际情况,尤其是在症状轻、病灶小的患者;同时,在CT、MRI 异常的病变,血流灌注显像所显示的病灶范围也要大于前者。

（三）脑死亡

临床和法定上脑死亡的标准是指脑功能的永久性丧失,即脑和脑干的功能与反射完全丧失,脑电图无信号,脑循环终止。X 射线脑血管造影(X-ray cerebral angiography)可以准确判断脑循环状态,但这种复杂的有创性检查不大适用于濒于死亡或已经死亡的患者;而核医学检查安全、无创,通过脑血流灌注显像或血脑屏障功能显像,有条件者还可以使用可移动的 γ 相机进行床边显像,简单、快速、易行,不受药物中毒和低体温的影响,在辅助诊断脑死亡方面具有重要的临床应用价值,尤其是当脑电图和临床诊断不确切的时候。

（四）精神疾病

精神疾病近年来已引起人们的重视,但目前主要还是根据病史和临床症状进行诊断和治疗,缺乏客观的生物学检查依据。神经核医学可以探测局部脑组织的血流、代谢和受体的分布,在活体水平了解大脑的功能活动,从而为精神疾病的研究开辟了新的天地。

精神分裂症(schizophrenia):一种比较常见而严重的精神疾病,表现形式多种多样,不仅不同的患者症状不一样,就是同一患者,每次患病及同次患病的不同时期也表现不一样,因此对该病与大脑不同区域血流和代谢关系的研究也非常复杂。目前的研究结果存在一些差异,但最常见的是额叶血流灌注和代谢的降低,其次是颞叶,并且以左侧为明显;基底节的改变各研究报道不一。多巴胺能神经递质系统显像对精神分裂症患者发病机制的研究具有重要的意义。通过多巴胺受体显像,可以帮助临床选择治疗药物、调整治疗剂量和观察疗效,同时对于新药的开发和研究也有重要的意义。

抑郁症(depression):现代社会常见的情感障碍性精神疾病。SPECT、PET 脑功能显像可以用于探讨抑郁症的病因、病理生理和脑功能状态。研究表明,抑郁症患者存在着不同程度的脑血流灌注和(或)代谢减低,根据所累及的大脑皮质和皮质下结构,大致可分为两种类型:额叶和颞叶灌注减低区,最为常见;前额叶和边缘系统灌注减低区,与注意力不集中、情感低落、思维阻滞和认知障碍等有关。一些有关抑郁症对治疗反应的研究发现,基础显像(治疗前)前扣带回高代谢预示着患者对抗抑郁药物治疗会有积极的反应。神经受体显像研究表明,抑郁症与 5-羟色胺能、多巴胺能神经递质及受体功能密切相关,该显像研究在探讨抑郁症病因、发病机制和神经传递中也具有重要价值。

（五）药物成瘾

药物滥用(drug abuse)即吸毒已成为危害人类健康和社会安定的全球性问题,一旦形成药物成瘾或药物依赖(drug dependence),则变为疾病。药物依赖是反复使用成瘾药物所引起的生理和心理上对药品的依赖状态,是由于滥用成瘾药物所造成的脑损害。自 20 世纪 90 年代以来,脑功能显像逐渐被应用于药物成瘾研究中,从活体在分子水平上动态观察脑血流、代谢和神经受体的变化,将生物因素与行为、药物滥用成瘾有机地结合起来,为该病的神经病理基础研究、临床治疗和新药研制提供客观依据。

脑血流灌注显像研究表明,低剂量摇头丸可能不会引起明显、持久的 rCBF 的改变;但长期使用海洛因和可卡因,虽然 CT、MRI 均正常,大脑结构没有异常,却可以出现多处脑血流灌注减低,以额叶、颞叶和顶叶为明显,在停药后部分可逆。

脑代谢显像可以观察药物滥用和药物戒断对脑功能代谢的影响,同时也可以用于成瘾药物心理依赖性和渴求感与局部脑功能代谢相关性的研究。DAT 是可卡因在脑内的作用位点,^{123}I-β-CIT DAT 显像发现,可卡因滥用患者脑内 DAT 结合位点减少。

（六）颅内感染性疾病

颅内感染性疾病是一类由病毒、细菌、真菌、立克次体、螺旋体、寄生虫等多种感染原引起的中枢神经系统的常见、多发性疾病。中枢神经系统的实质、被膜及血管等组织均可成为感染原的侵犯对象。该病的影像学诊断以 MRI 为首选,神经核医学的应用以 PET/CT 对脑实质感染/炎症性疾病的鉴别诊断为主。

化脓性脑脓肿(purulent abscess of brain),^{18}F-FDG PET 典型影像表现是:病灶中心为脓液,呈放射

性缺损或减低区;外周是炎性细胞和肉芽肿组织,呈环形异常放射性浓聚,边界大于 MRI 或 CT 影像上的环形病灶。

颅内肉芽肿性病变,[18]F-FDG PET 显像呈显著异常放射性浓聚,但缺乏特异性,鉴别诊断较困难,结合[11]C-MET 显像和 CT 影像改变可能有助于临床的判断。

第三节　与相关影像学的比较

20 世纪 80 年代以来,随着 SPECT 和 PET 的逐步推广应用以及新的脑显像剂的研制成功,神经核医学发展迅速,其在神经精神疾病诊治中的应用已取得了令人瞩目的成就。但近年来,神经核医学面临着 CT、MR 等医学影像新技术的挑战,这些技术在清晰显示解剖结构的基础上也在努力探测脏器的血流灌注和功能。

脑 CT 灌注成像可获得脑血容量(cerebral blood volume,CBV)、脑血流量(cerebral blood flow,CBF)、平均通过时间(mean transit time,MTT)和峰值时间(time to peak,TTP)等定量分析参数,主要应用于急性脑缺血患者(发病 6 小时以内)或超急性脑缺血患者(发病 3 小时以内)的早期诊断。脑 CT 灌注成像具有较好的空间分辨率和时间分辨率,检查简便、迅速,适合急诊患者;但它仅能反映脑组织血流灌注的生理或病理生理状况,不能反映脑组织或神经元的代谢状况,尤其是对脑缺血半暗区(可恢复的缺血灶)和梗死区的判断有较大困难,同时缺乏对脑循环储备功能的判断。而放射性核素脑血流灌注显像可弥补 CT 灌注成像代谢信息的不足。此外,少数患者也存在对 CT 对比剂过敏的问题。

脑 MR 成像技术发展迅速。PWI 与 MR 血管成像(MRA)同时进行,既可以获得局部脑组织的缺血信息,又可以获得相应脑血管狭窄或阻塞的具体解剖定位,且可以用于治疗前后的疗效评估。脑 MR 灌注成像与核医学脑代谢显像相比,单纯 MR 灌注成像还不能确定脑组织是否存活,且急诊患者体内外金属物品或器械也限制了其临床应用范围。DWI 可以鉴别扩散受限的细胞毒性水肿和扩散不受限的血管源性水肿,在脑梗死的早期诊断上占有较大优势,但对 TIA 或脑血流灌注储备状况降低的检出却不如脑血流灌注显像敏感。fMRI 可以观察脑功能的变化,在神经认知科学和中医经络学研究方面有很大的发展空间,它与放射性核素脑显像最主要的区别是:其功能信号并不是来自功能区脑细胞直接的功能活动,而是来自功能区活动引起的局部毛细血管床和小静脉内的血流量或脱氧血红蛋白含量的变化,其高信号区并非是真正意义上的脑功能区。MRS 或 MR 化学位移成像(magnetic resonance chemical-shift imaging,MRCI)是近年来 MRI 应用的新技术,[31]磷 MR 波谱(^{31}P-MRS)能对磷酸肌酸(PCr)、无机磷(Pi)进行半定量分析,氢质子 MR 波谱(^{1}H-MRS)能对 N-乙酰天门冬氨酸(NAA)、肌酐(Cr)、胆碱(Cho)、乳酸(Lac)等代谢物进行半定量分析。临床研究表明,MRS 可以对癫痫进行准确定位,其测得代谢物的变化与癫痫发作频率有密切关系,同时还可以用于评估难治性癫痫术后效果及抗癫痫药物的研究等,但目前阳性率较低,而且当双侧结果差别不大时,对致痫灶的定位较困难。MRS 在脑肿瘤的研究中发现 PCr/Pi、NAA/Cr、Cho/Cr 和 Cho/NAA 有异常改变,因而有助于脑肿瘤治疗后复发与假性进展或放射性损伤的鉴别诊断。脑磁图(magnetoencephalo-graphy,MEG)或磁源性成像(MSI)显示的是脑组织内的磁场状况及异常改变,具有高时间和空间分辨率,与脑电图相比,病变局部的脑磁改变早于脑电的改变,因此这是较有发展前景的一项技术,对癫痫病灶定位的准确性高于其他无创性检查方法,同时还可以在术前进行功能区定位,减少手术创伤。

核医学脑血流灌注显像是研究脑局部血供状况的常规方法,联合应用负荷试验,可以显著提高对缺血性脑血管病的诊断敏感性和特异性;脑[18]F-FDG 显像在痴呆的鉴别诊断和脑功能研究方面有其独特优势。近年来脑神经递质和受体显像也从实验研究进入临床应用,其中[99m]Tc-TRADOT-1 显像、[123]I 标记多巴胺 D[2] 受体(IBZM)显像以及放射性核素标记 β-CIT 显像已开始应用于帕金森病的诊断和疗效观察、精神分裂症患者的耐药筛选及药量选择;此外,在探索人类行为、情感等生理行为变化和脑部疾患上,神经递质和受体显像也越来越受到重视。

随着 SEPCT/CT、PET/CT 及 PET/MR 这些具有同时反映解剖结构和功能代谢的最先进仪器的问世和运用,现代影像核医学迅速发展。它将能够对神经系统病变进行更精确的定位和准确的定量,从分子水平显示人脑生理和病理的变化状态。

（缪蔚冰）

思 考 题

1. 神经核医学常用的显像方法、显像剂及其显像原理是什么?

2. 介入负荷脑血流灌注显像在临床上有何应用价值?

3. 在癫痫、AD 和 PD 中可以应用哪些核素显像方法? 各有何临床意义?

4. 脑池显像可用于临床哪些疾病的诊断?

第十二章 骨骼系统

教学目的与要求

【掌握】骨显像的原理、临床应用。

【熟悉】骨显像的方法及图像分析。

【了解】骨密度的测定。

【拓展】SPECT/CT 断层显像、与相关影像技术比较。

放射性核素骨显像(radionuclides bone imaging)已成为最能体现核医学影像技术优势、临床使用频率最高的核医学检查项目之一,约占核医学日常显像项目的1/3,甚至更多。放射性核素骨显像不仅能显示骨骼的形态,同时能反映骨骼和病变的局部血流、代谢情况,因此,在疾病的早期诊断方面具有很高的灵敏性和独到的优势,如对恶性肿瘤骨转移的检测,通常能比 X 射线平片和 CT 早3~6个月发现异常。核素骨显像的另一特点是可一次进行全身扫描而不增加额外的辐射剂量,克服了其他影像检查只能对某一部位或区域成像的局限性,因此更加经济实用,观察范围大,能有效地防止漏诊或误诊。近年来,SPECT/CT、PET/CT 等图像融合技术的发展和应用,对提高核素骨显像的特异性、灵敏度,加速其发展、扩大临床适应证等起到了巨大的推动作用。此外,骨密度测定也是核医学在骨骼系统中常用的检查方法之一,对骨质疏松的诊断、研究及评价也有重要价值。

第一节　骨显像的原理、方法及图像分析

一、原理

骨组织由有机物、无机盐和水等化学成分组成。有机物包含骨细胞、细胞间质和胶原纤维等。无机物由占骨骼组织干重2/3的矿物质组成,其中主要成分为羟基磷灰石晶体[$Ca_{10}(PO_4)_6(OH)_2$],其表面积相当大,全身骨骼如同一个巨大的离子交换柱,通过离子交换和化学吸附两种方式从体液中获得磷酸盐和其他元素来完成骨的代谢更新。利用骨的这一特性,将放射性核素标记的特定骨显像剂(如^{99m}Tc 标记的膦酸盐),经静脉注射后,随血流到达全身骨骼,与骨的主要无机盐成分羟基磷灰石晶体发生离子交换、化学吸附以及与骨组织中有机成分相结合而沉积于入骨组织内,利用放射性核素显像仪器探测放射性核素显像剂在骨骼内的分布情况而形成全身骨骼的影像。

骨骼各部位摄取显像剂的多少主要与以下因素有关:①骨的局部血流灌注量;②无机盐代谢更新速度;③成骨细胞活跃的程度。当骨的局部血流灌注量和无机盐代谢更新速度增加,成骨细胞活跃和新骨形成时,可较正常骨骼聚集更多的显像剂,在图像上就呈现异常的显像剂浓聚区(称为"热区");反之,当骨的局部血流灌注量减少,无机盐代谢更新速度减慢,成骨细胞活跃程度降低或发生溶骨性改变(lytic lesion)时,骨显像剂在病变区聚集减少,呈现显像剂分布稀疏或缺损(称为"冷区")。因此当某些骨骼部位发生病理性改变时,如炎症、肿瘤、骨折等,均可导致局部血流、代谢和成骨过程的变化,于相应部位呈现出影像的异常改变,从而对骨骼疾患提供定位、定量及定性的诊断依据。

二、显像剂

目前常用的骨显像剂主要有两大类:即^{99m}Tc标记的磷酸盐和膦酸盐。前者在化学结构上含无机的P-O-P键,以PYP(焦磷酸)为代表,其在软组织中清除较慢,本底高,并且P-O-P键在血液、软组织及骨骼表面易被磷酸酶水解,所以显影质量差,目前临床较少用于骨显像;后者分子结构中含有机的P-C-P键,以^{99m}Tc-MDP(亚甲基二膦酸盐)和^{99m}Tc-HMDP(亚甲基羟基二膦酸盐)为代表,其不易被磷酸酶水解,在体内极为稳定,且血液清除率快,骨组织摄取迅速,静脉注射后2~3小时50%~60%的显像剂沉积在骨骼中,其余的经肾排出,靶与非靶组织比值较高,是比较理想的显像剂,也是目前临床主要使用的骨显像剂。

此外,^{18}F-氟化钠(^{18}F-sodium fluoride,Na^{18}F)近年亦被应用于骨显像。^{18}F与羟基磷灰石晶体中OH$^-$化学性质类似,可与之进行离子交换而具有很好的亲骨性。与^{99m}Tc标记的显像剂比较,Na^{18}F在骨骼中摄取更高,血液清除快,具有更佳的骨/本底放射性比值,显示解剖结构更为清晰,但由于^{18}F必须由医用回旋加速器生产,临床应用有一定局限性。

三、显像方法

放射性核素骨显像可分为:①骨静态显像(包括全身骨显像和局部骨显像);②骨动态显像;③骨断层显像;④骨多模式融合显像(如SPECT/CT图像融合显像)。临床应用时应根据患者的具体情况选择一种或几种方法联合使用。

(一) 骨静态显像

可分为全身骨显像与局部骨显像。

1. 全身骨显像　全身骨静态显像(whole body bone static imaging)是目前临床最常用的骨显像方式,它是应用大视野的γ相机或SPECT及全身扫描装置分别获得全身骨骼前位和后位的影像,对全身骨骼病灶的寻找及诊断等具有重要价值(图12-1)。

2. 局部骨显像　局部骨显像是使用低能高分辨或低能通用准直器对骨骼某一局部进行显像的方法,其更能充分显示局部骨骼的病损及状态,也是骨显像中最常用的方法(图12-2)。

(二) 骨动态显像

骨动态显像(bone dynamic imaging)通常也被称为三时相骨显像(three-phase bone scan),它是一次静脉注射骨显像剂后分别于不同时间进行显像,获得局部骨及周围组织的血流、血池及延迟骨显像的数据和图像,分别称为"血流相"、"血池相"及"延迟相"。血流相所反映的是较大血管的血流灌注和通畅情况,血池相反映的是软组织的血液分布情况,延迟相(即静态像)反映的是局部骨骼的代谢状况(图12-3)。如果三时相骨显像的基础上加做24小时的静态影像,则称为四时相骨显像。能更准确地诊断骨髓炎等骨骼疾病,也有助于骨疾病良恶性的鉴别。

(三) 骨断层显像

骨断层显像(bone tomography imaging)是在平面显像的基础上,以病灶或感兴趣部位为中心,利用SPECT的探头沿人体纵轴旋转,连续采集不同方向的信息,经计算机重建处理后获得局部骨骼的横断面、矢状面及

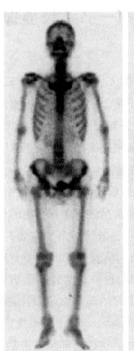
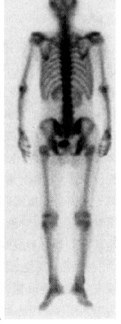

前位　　　　　　后位

图12-1　全身骨静态显像

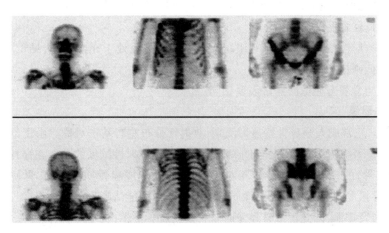

图 12-2　局部骨静态显像（上排为前位，下排为后位）

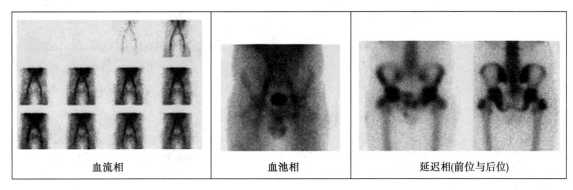

| 血流相 | 血池相 | 延迟相(前位与后位) |

图 12-3　骨动态显像（三时相骨显像）

冠状面的断层影像（彩图 12-4）。骨断层显像克服了平面显像结构重叠的不足，可改善图像的对比度和分辨率，尤其对深部病变的探测更为准确、敏感。

（四）多模式融合显像

图像融合（彩图 12-5）技术在骨关节系统中的应用逐渐增多。放射性核素骨显像诊断灵敏度高，但其最大的局限性是特异性差、空间分辨率低，如将其与反映精细解剖信息为主的 CT 断层影像进行融合，对实现病变的定性诊断，对精确确定病灶大小、范围及其与周围组织的关系，对定位诊断肿瘤，指导肿瘤放疗计划、选择活检部位及监测疗效等均具有重要价值。

四、图像分析

（一）骨动态显像

1. 正常图像

（1）血流相：静脉注射骨显像剂后 8～12 秒可见局部大动脉显影，随后软组织轮廓影逐渐显示。左右两侧动脉显影时间及放射性强度基本对称、一致，软组织显像剂分布基本均匀，骨骼部位没有或仅见少许显像剂的分布。此时相主要反映的是大动脉的血流灌注和通畅情况。

（2）血池相：静脉注射骨显像剂后 1～5 分钟显像，显像剂仍大部分停留在血液中，软组织显影更加清晰，放射性分布基本均匀、对称，大血管影像仍可见。此时相主要反映软组织的血液分布情况，骨骼部位放射性分布仍较低。

（3）延迟相：骨骼影显像基本清晰，软组织影消退（图像表现同骨静态显像），见图 12-3。

2. 异常图像

（1）血流相：局部放射性增高伴显影提前（图 12-6），提示该部位动脉血流灌注增强、增快，常见于原发性骨肿瘤和急性骨髓炎;局部放射性减低则表明动脉血流灌注减少,常见于股骨头缺血性坏死、骨梗死及一些良性骨骼疾病。

(2)血池相:放射性增高提示局部软组织或骨骼病变部位处于充血状态,见于急性骨髓炎、蜂窝织炎等;放射性减低则提示局部血供减少。

(3)延迟相:与骨静态显像的异常表现相同。

(二) 骨静态显像

1. **正常图像**　正常成人全身骨骼显影清晰,放射性分布左右基本对称。由于不同部位的骨骼在结构、代谢活跃程度及血流灌注等方面可能存在差异,因此放射性浓度的分布亦存在差异。通常密质骨或长骨(如四肢骨)的骨干放射性分布相对较低,而松质骨或扁骨如颅骨、肋骨、椎骨、骨盆及长骨的骨骺端等放射性摄取则相对较多。图像质量好的骨显像图能清晰分辨肋骨与椎骨,软组织不显影,但因骨显像剂通过肾排泄,因此正常骨显像时双肾及膀胱影显示(图12-7)。

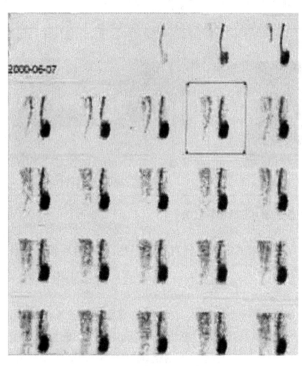

图12-6　双侧股动脉血流灌注相(左股动脉显影提前,下端异常放射性浓聚)

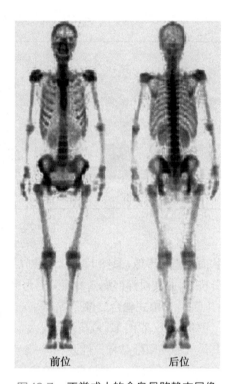

前位　　　后位

图12-7　正常成人的全身骨骼静态显像

正常儿童、青少年由于处于生长发育期,成骨细胞代谢活跃,且骨骺未愈合,骨骺的生长区血流灌注量和无机盐代谢更新速度快,因此骨显像与成人有差异,全身骨骼影像较成人普遍增浓,尤以骨骺部位明显(图12-8)。一般而言,此种表现在10岁以下的儿童尤为明显。

2. **异常图像**

(1)**放射性异常浓聚**:是骨显像图中最常见的异常影像,表现为病灶部位显像剂的浓聚明显高于正常骨骼,呈放射性"热区",提示局部骨质代谢旺盛,血流丰富。可见于多种骨骼疾病的早期和伴有破骨、成骨过程的进行期,如恶性肿瘤、创伤及炎性病变等(图12-9)。

(2)**放射性稀疏或缺损**:表现为病变部位放射性分布明显减低或缺失,呈放射性"冷区",较为少见,多提示骨骼组织局部血供减少或发生溶骨性改变,可见于骨囊肿、梗死、缺血性坏死、多发性骨髓瘤、骨转移性肿瘤以及激素治疗或放疗后患者(图12-10)。

(3)**"超级骨显像"**(super bone scan):放射性显像剂在全身骨骼分布呈均匀、对称性的异常浓聚,骨骼影像非常清晰,而双肾常不显影,膀胱不显影或仅轻度显影,软组织内放射性分布极低,这种影像

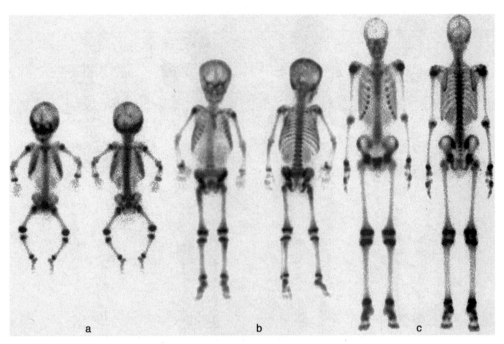

图 12-8　正常儿童的全身骨静态显像

a. 半岁；b. 4 岁；c. 12 岁

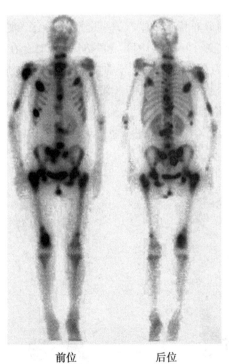

前位　　　　后位

图 12-9　异常放射性浓聚（热区）

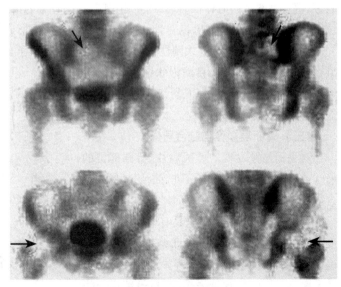

图 12-10　异常放射性稀疏或缺损（冷区）

称为"超级骨显像"或"过度显像"(图12-11),其产生机制可能与弥漫的反应性骨形成有关,常见于恶性肿瘤广泛性骨转移(肺癌、乳腺癌及前列腺癌发生骨转移时多见)或代谢性骨病(如甲状旁腺功能亢进症)患者。

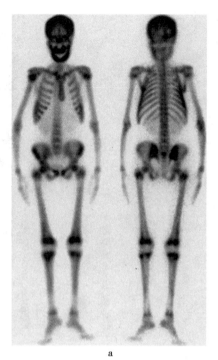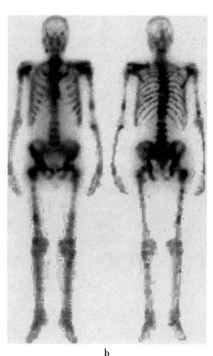

a   b

图12-11 超级骨显像

a. 代谢性骨病;b. 前列腺癌多发骨转移

(4)显像剂分布呈"混合型":骨显像图上病灶中心显像剂分布稀疏或缺损,呈明显的"冷区"改变,而环绕冷区的周围则出现显像剂分布异常浓聚的"热区"改变,即呈现"冷区"和"热区"同时存在的混合型图像,通常称为"炸面圈"样改变(图12-12)。这是因为在骨的代谢中,骨质的合成与骨质的破坏、溶解常常是同时存在的,二者互相影响,在破骨细胞活跃导致溶骨性破坏时,邻近损伤的周边部位伴随成骨细胞活性增加,以对骨的损伤进行修复,从而形成此型影像。

混合型影像多见于骨无菌性坏死、镰状细胞病、骨膜下血肿、不愈合的骨折、急性骨髓炎、关节感染、骨巨细胞瘤,以及来自滤泡状甲状腺癌、神经母细胞瘤、多发性骨髓瘤、肾细胞癌、乳腺癌等的骨转移灶等。

(三) 骨断层显像与融合显像

对平面显像发现的可疑病灶、特殊部位的病灶或难以定性的病灶等可进行断层显像或融合显像。骨断层显像是在平面显像的基础上进行的,与平面骨显像相比,它具有增加图像对比度、提高深层病变检出率、改善病变定位、更准确诊断疾病的优点(图12-13)。目前骨断层显像及融合显像应用逐渐增多,其对骨骼系统病变(特别是单发病灶)良恶性的鉴别、特殊部位(如手足的小关节、脊柱等)病变的诊断与鉴别诊断、疾病的早期发现等均有重要价值。骨断

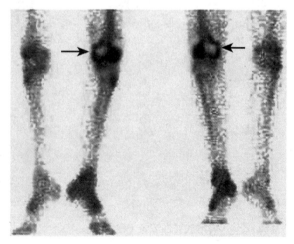

图12-12 左股骨下端骨纤维肉瘤-骨显像呈"炸面圈"征

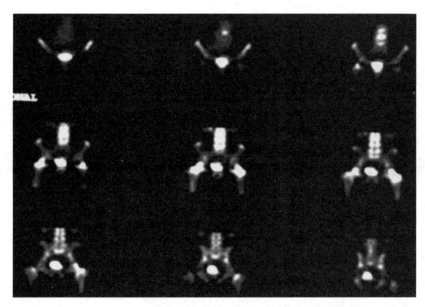

图 12-13 骨盆的正常冠状断层显像

层显像与融合显像的正常图像和异常影像的分析解读同平面静态显像。

第二节 临床应用

一、转移性骨肿瘤

恶性肿瘤常发生转移,而骨骼是其好发的转移部位。在进行骨显像的肿瘤患者中,有一半左右已发生骨转移(metastatic bone tumors)。最易发生骨转移的原发恶性肿瘤有乳腺癌、肺癌、前列腺癌、胃癌、甲状腺癌、结肠癌、神经母细胞瘤等,尤其是肺癌、乳腺癌、前列腺癌常以骨转移为首显症状,因此这三种肿瘤也常被称为"亲骨性肿瘤"。了解恶性肿瘤患者有无骨转移对于疾病的分期、治疗方案的选择和预后判定等都至关重要。

放射性核素骨显像被认为是诊断肿瘤骨转移最常用并最有效的一种检查手段,它可以较 X 线检查提前 3 ~ 6 个月发现转移病灶,且可以发现 CT 及 MRI 等检查范围以外的病灶,目前已成为早期诊断恶性肿瘤骨转移的首选方法。恶性肿瘤患者全身骨显像(whole body bone imaging)出现多发的、散在的异常放射性浓聚,为骨转移的常见表现(图 12-14)。转移性骨肿瘤的好发部位为脊柱,肋骨和骨盆等,如为单个的放射性浓聚(图 12-15),虽可能是恶性肿瘤早期骨转移的一个征象,但却不能明确诊断为骨转移,因为有许多良性的骨病变也会出现单个的放射性浓聚,如骨关节增生性病变、活动性关节炎以及外伤等,应密切随访观察。SPECT/CT 融合显像对单个异常放射性浓聚灶良、恶性的鉴别具有重要价值(图 12-16)。个别转移灶也可能以溶骨性改变为主,呈放射性缺损区或"冷"、"热"混合型改变。弥漫性骨转移可呈超级骨显像表现。

另外,放射性核素骨显像对于评价骨转移病灶治疗后疗效、预后判断等也有重要价值。一般而言,治疗过程中全身骨显像提示病灶显影变淡、范围缩小、数量减少等均是病情改善的表现(图 12-17)。但需注意,部分患者在接受外放疗、放射性核素靶向治疗或化疗等后,病灶可呈一过性放射性摄取增加的显像,即所谓的"闪烁现象"(flare sign),并不代表患者病情恶化,是骨愈合和修复的表现,此时应在治疗后 6 个月左右进行评价。

常见的易发生骨转移的恶性肿瘤及骨显像特点如下:

(一) 肺癌

肺癌(pulmonary carcinoma)骨转移常通过直接扩散、淋巴转移、血行转移三种途径到达骨骼。肺

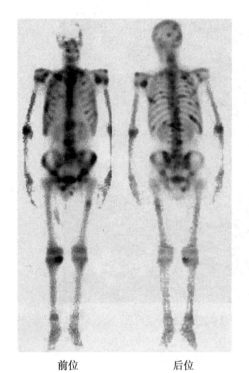

前位　　　　　　后位

图 12-14　全身骨多处异常放射性浓聚

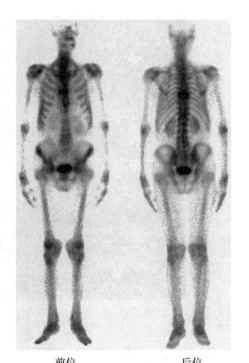

前位　　　　　　后位

图 12-15　椎体单个异常放射性浓聚

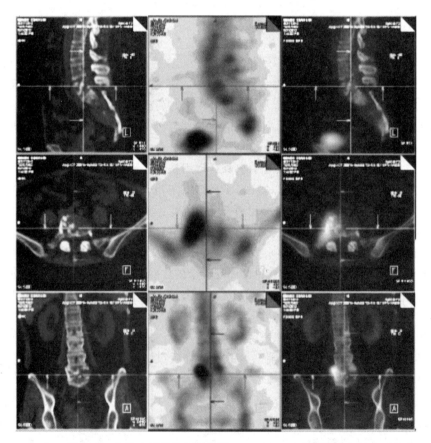

图 12-16　椎体（L5）单个异常放射性浓聚，SPECT/CT 图像融合显示局部有明显骨破坏，提示骨转移（第 1 列为 CT 断层图，第 2 列为 SPECT 断层图，第 3 列为图像融合图）

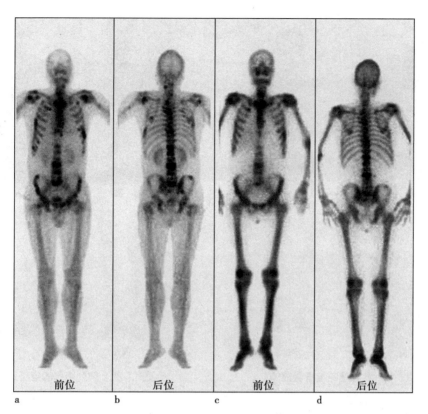

图 12-17　前列腺癌多发骨转移治疗前后比较

a、b：治疗前；c、d：$^{89}SrCl_2$ 治疗两个疗程后，转移灶改善

癌的骨转移以肋骨、胸椎为最多，其次为骨盆、腰椎和其他部位。肺癌骨转移的典型骨显像类型可分为三种：①广泛播散，为肺癌骨转移骨显像时最常见的类型，全身骨骼多处都有异常的放射性浓聚（图12-18）；②直接扩散，肺癌可通过直接扩散转移至胸壁，使肋骨受累，相应部位出现异常放射性浓聚；③"冷区"改变：肺癌的全身骨显像在某些部位出现放射性显像剂部分缺损，提示该处已出现溶骨性的损害。

（二）乳腺癌

乳腺癌（breast cancer）骨转移患者骨显像异常表现以显像剂多发的异常放射性浓聚区最常见（图12-19）。可发生在全身骨骼的任何部位，但以中轴骨为多发部位，通常以肋骨转移灶最多，其次是胸骨，腰椎、骨盆，也可出现在头颅和下肢骨等部位。

（三）前列腺癌

我国前列腺癌（prostate carcinoma）的发病率较欧美低，但前列腺癌中有一部分呈隐匿性，通过尸解时才能发现。有报道前列腺癌的转移途径可经淋巴系统转移到周围的淋巴结，经血行转移到骨。其中以骨盆，腰椎及股骨的转移最为常见。由于本病发病的隐匿性，有 2/3 的患者就诊时就已有骨转移。前列腺癌患者骨转移的放射性核素骨显像征象以骨盆和脊柱多发显像剂异常浓聚最多见（图12-20），单一转移灶少见。

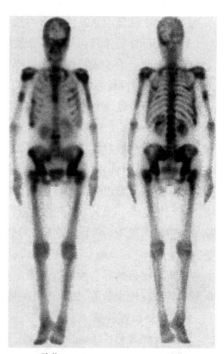

前位　　　　后位

图 12-18　肺癌骨转移的全身骨显像

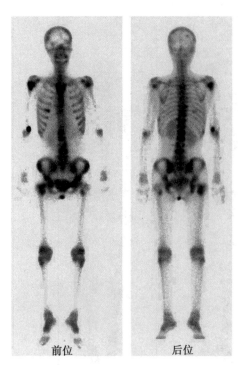

图 12-19 乳腺癌的全身骨显像

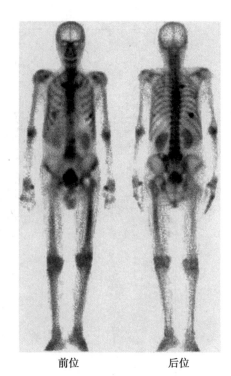

图 12-20 前列腺癌的全身骨显像

二、原发性骨肿瘤

原发性骨肿瘤分为良性和恶性两类,在骨显像图上良性和恶性骨肿瘤常都表现为异常放射性浓聚,缺乏特征性表现,而 X 射线平片、CT 或 MRI 等常可据一些特征性影像表现对病变作出准确诊断,因此,骨显像对于原发性骨肿瘤的诊断、良恶性鉴别等并非首选方法。但骨显像对于原发性骨肿瘤的意义在于:

(1)可以早期检出病变。

(2)可准确显示原发性肿瘤的累及范围。

(3)全身骨显像有利于发现原发病灶以外的骨转移病灶。

(4)有助于手术或其他治疗后疗效的监测与随访。

(一)原发性骨恶性肿瘤

常见的原发性恶性骨肿瘤包括成骨肉瘤(osteosarcoma)、软骨肉瘤(chondrosarcoma)、尤文肉瘤(Ewing's sarcoma)、多发性骨髓瘤(multiple myeloma,MM)等。在骨显像图上原发性骨肿瘤一般均表现为高度的异常放射性浓聚(图 12-21),病灶内显像剂分布均匀,有时也可呈病灶中心放射性分布稀疏缺损、周边放射性异常浓聚的"炸面圈"样表现,提示中心部位有骨坏死或溶骨性改变。多发性骨髓瘤是浆细胞异常增生的恶性肿瘤,起源于骨髓网状内皮系统,以多发性为主,主要累及中轴骨(脊柱、胸骨、骨盆等),呈片状、条索状、点状放射性浓聚,部分病灶亦可呈"炸面圈"样改变,由于溶骨或肿瘤细胞浸润出现较多的放射性"冷区"是本病的特征(图 12-22),结合 CT 骨显像出现"穿凿"样改变,有助于本病的诊断。由于恶性骨肿瘤多血供丰富,在骨三时相显像时,血流相及血池相病灶部位也常表现为明显的异常放射性浓聚。另外,三时相骨显像对评价原发性恶性骨肿瘤治疗后疗效及判断预后等亦有较大价值,如治疗后肿瘤部位血供减少、代谢降低均是病情好转、预后较好的征象。

(二)骨良性肿瘤

包括骨样骨瘤(osteoid osteoma)、骨软骨瘤(osteochondroma)、成软骨细胞瘤、纤维性骨结构不良及骨囊肿等。骨样骨瘤是一种良性成骨细胞的病变,常见于儿童和青少年,由于病变周围有反应骨形成,骨显像的典型表现呈异常放射性浓聚,并且可以有双密度表现(double-density sign),即病变部位

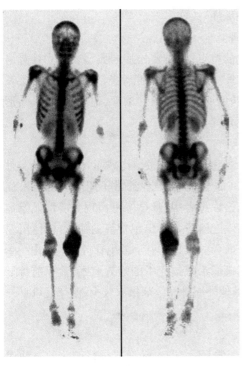
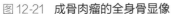

图 12-21　成骨肉瘤的全身骨显像

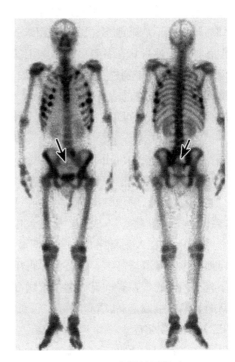

图 12-22　多发性骨髓瘤

显示为边界清楚的放射性浓聚区,其周围还可见弥散性放射性增加。对于一些特殊部位、X 线诊断有困难的骨样骨瘤,据骨显像表现及典型的临床特征,可作出准确诊断(图 12-23)。

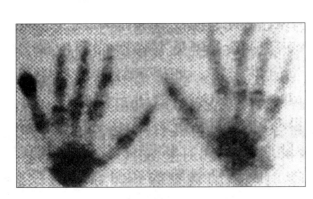
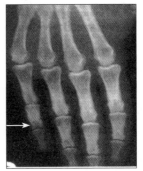

图 12-23　骨样骨瘤的静态显像及 X 射线平片

放射性核素骨显像小指病变区呈高浓聚的"热区"改变,而 X 射线平片为阴性

三、骨代谢性疾病

代谢性骨病(metabolic bone disease)是指一组以骨代谢异常为主要表现的疾病,如骨质疏松症、骨软化症、原发性和继发性甲状旁腺功能亢进症、畸形性骨炎(Paget 病)及肾性营养不良综合征等。代谢性骨病(图 12-11a)的放射性核素骨显像常有下列共同特征:

(1)全身骨骼的放射性分布对称性增浓。

(2)中轴骨显像剂摄取增高。

(3)四肢长骨显像剂摄取增高。

(4)颅骨显影明显,形成"头盔征"。

(5)关节周围组织显像剂摄取增高。

(6)胸骨显影明显,呈"领带征"样的放射性积聚。

（7）肋骨软骨连接处有明显的显像剂摄取,呈"串珠样"改变。

（8）肾显影不清晰或不显影,呈"超级骨显像"表现。

但各种代谢性骨病在各自的骨显像上又有其自身的特点:骨质疏松症的典型表现为骨普遍性的放射性减低,如伴有个别椎体的放射性增浓,为压缩性骨折所致。畸形性骨炎活动期骨显像比 X 射线平片检查灵敏,骨显像的表现是长骨或扁平骨呈大片状的明显的放射性浓聚,边界整齐,骨外形增宽或弯曲;静止期骨显像可以正常,而 X 射线平片却可出现异常。

（一）骨质疏松症

原发性骨质疏松症（primary osteoporosis）是以低骨量和骨组织细微结构破坏为特征的全身性骨骼疾病,包括绝经后骨质疏松（Ⅰ型）和老年性骨质疏松（Ⅱ型）。骨显像通常不用于骨质疏松症的诊断,而是寻找骨折灶,解释骨痛的原因。在严重骨质疏松症患者中,骨显像可出现弥漫性显像剂摄取减少,表现为图像质量差,本底高。骨质疏松症患者在一定阶段常会出现背痛的症状,椎体压缩性骨折是常见原因,但在 X 射线平片中常无明显异常征象,而骨显像则可由于微小骨折而显示出一个长条形的局部显像剂摄取增高影。骨显像亦可用于骨质疏松症治疗过程中的疗效监察,治疗前骨显像可见骨质疏松部位通常在脊椎显像剂摄取增高,肋骨或其他外周骨显像剂摄取较少,治疗后可见外周骨出现新的显像剂摄取增高,增高区可扩展到骨骺区。

（二）骨质软化症

骨质软化症（osteomalacia）是新形成的骨基质（类骨质）不能以正常形式进行矿化的一种代谢性骨病。目前诊断主要依据临床病史以及 X 线和实验室检查所见。骨质软化症的骨显像通常强烈提示代谢性骨病的存在,几乎所有代谢性骨病的显像特征均可在本病的骨显像图中见到。进展期的骨软化症常常发生假性骨折,骨显像可灵敏地显示骨折处局灶性显像剂摄取增高,常对称分布于肩胛骨、股骨颈、骨盆和肋骨。假性骨折的发现是骨显像在骨质软化症最有价值的应用。

（三）甲状旁腺功能亢进症

甲状旁腺功能亢进症（hyperparathyroidism）主要分原发性和继发性两种,前者是由于甲状旁腺本身病变（肿瘤或增生）引起甲状旁腺素（parathyroid hormone,PTH）合成与分泌过多,通过其对骨与肾的作用,导致高钙血症和低磷血症。继发性甲状旁腺功能亢进症是由于各种原因所致的低钙血症,刺激甲状旁腺,使之增生肥大,分泌过多 PTH,常见于肾功能不全、骨软化症。原发性甲状旁腺功能亢进症早期骨显像通常无阳性发现,随着病情进展,骨显像除了 8 种"代谢性"骨病的特征外（图 12-11a）,可出现软组织钙化灶显影,且具有迁徙性。

（四）Paget 病

Paget 病即畸形性骨炎（osteitis deformans）,是一种病因不明的、慢性进行性的、局灶性骨代谢异常疾病。早期病变多局限于一骨,随着病程发展大多累及多骨,但累及全身者少见。病变部位以骨盆最为常见,其次为腰椎与胸椎、骶骨、股骨、肩胛骨、颅骨和肱骨等。Paget 病骨显像的特征可归纳如下:病灶强烈摄取显像剂,最高可达正常 10 倍;病变轮廓清晰,非对称性;骨盆发病率最高（可达 78%）,其次见于胸腰椎,骶骨,股骨、肩胛骨、颅骨和肱骨。骨显像对于发现或证实骨折并发症的存在有重要价值,特别是一些 X 射线平片不易发现的应力性骨折或隐性骨折（图 12-24）。

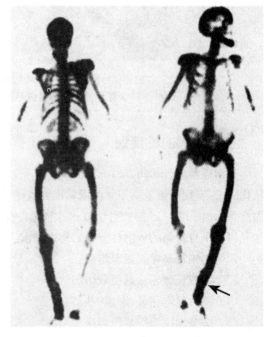

图 12-24　畸形性骨炎（Paget 病）的骨显像

（五）肾性骨营养不良综合征

肾性骨营养不良综合征（renal osteodystrophy）是由于慢性肾衰竭、钙磷代谢障碍和维生素 D 代谢障碍等导致的骨代谢功能紊乱。病理改变主要为骨样组织增生而矿化不良，出现广泛性骨质疏松；骨质软化，可出现对称性假性骨折；多发生于颅骨、骨盆及脊椎。偶尔在骨显像上可见到胫骨和股骨影像呈"双轨征"（double strips sign）改变，这是由于骨膜下新骨形成所致。此种征象亦可见于肥大性肺性骨关节病、关节炎、恶性肿瘤骨转移和原发性甲状旁腺功能亢进症等。

四、骨感染性疾病

骨感染性疾病可引起早期血管供血的改变，并伴发由于局部骨感染所致的局部高血供和快速成骨反应，因此骨显像剂在病变部位常呈高度异常浓聚。任何部位的骨关节感染过程中，这些部位摄取骨显像剂明显增加的变化很快就呈现。因而使用骨显像对于早期诊断骨感染性疾病具有重要价值，尤其在骨感染发病后 1~2 周或更长时间内，X 射线检查尚未发现有骨破坏和骨膜新骨形成的时候。

骨的感染性疾病包括化脓性和非化脓性两种：前者包括化脓性骨髓炎和骨脓肿，后者主要包括结核性骨髓炎或骨结核。

（一）化脓性骨髓炎

骨髓炎（osteomyelitis）是常见的骨科感染性疾病，依据病程可分为急性和慢性骨髓炎，最多见的是急性骨髓炎，较多见于小儿。X 射线平片对早期诊断此病有困难，一般要在发病 1~2 周后发生了溶骨性病变、新骨形成等征象才能作出诊断，但骨显像却能在骨髓炎发病后的 24 小时内显示出异常。最常见的征象是在病变部位出现局限性的放射性示踪剂异常浓聚的"热区"。

急性骨髓炎和蜂窝织炎在临床症状上较难区别，常采用骨三时相显像的方法来鉴别，因骨髓炎病变部位在骨骼，故三时相显像可见血流相、血池相和延迟相三个时相内放射性的异常浓聚部分主要都局限在骨髓的病变部位，并随时间延长在病变区的骨骼内放射性浓聚更加明显（图 12-25）。而蜂窝织炎病变在软组织，三时相显像在血流相、血池相时表现为病变区弥漫性的放射性增强，随时间延长而逐渐减低，延迟相时主要见放射性弥散在病变区的软组织内，骨的摄取很少，甚至根本见不到骨的影像（图 12-26）。另外，利用核素标记的白细胞（如 ^{99m}Tc-HMPAO-WBC 或 ^{111}In-oxine-WBC）或 ^{67}Ga 等在骨感染性疾病的诊断与鉴别诊断中也具有重要价值，参见炎症显像章节。

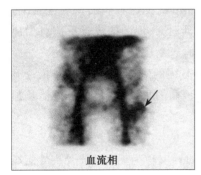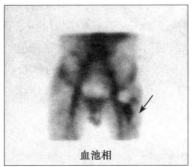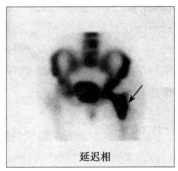

血流相　　　　　　血池相　　　　　　延迟相

图 12-25　骨髓炎的三时相显像

（二）骨与关节结核

骨与关节结核好发于儿童和青少年，是一种继发性病变，大约 90% 继发于肺结核。涉及部位多为脊柱，其次为髋关节、膝关节和肘关节。骨显像对骨与关节结核的探查灵敏度高，但特异性差。多发的骨结核病灶在骨显像上可呈现多发性显像剂异常浓聚，这与转移性骨肿瘤的骨显像表现相似，因

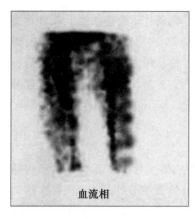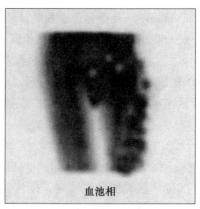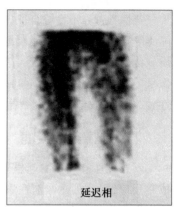

血流相　　　　　　　　　　血池相　　　　　　　　　　延迟相

图 12-26　蜂窝织炎的三时相显像

此在诊断骨结核时,骨显像不是首选,除非 X 射线诊断不能确定时才选用骨显像。

五、骨缺血性疾病

缺血性骨坏死(ischemic osteonecrosis)又称无血管性骨坏死(avascular osteonecrosis),是临床常见的骨关节病之一,好发于股骨头、远端股骨髁和肱骨头等部位,其发病机制是由于多种原因导致邻近关节面骨组织血液供应缺失,造成成骨细胞和骨髓生血细胞的缺血性坏死,临床上以股骨头缺血性坏死最为常见。骨显像对于该症的诊断明显优于 X 射线,在症状出现早期甚至在症状出现之前即可发现一些特征性的异常改变,从而有助于早期进行治疗而避免远期并发症。

(一) 股骨头缺血性坏死

股骨头缺血性坏死又称无菌性坏死,是成年人最常见的一种骨坏死,其确切发病机制尚不清楚,凡使股骨头产生血液循环障碍的因素,比如外伤性股骨颈骨折、髋关节脱位、长期服用大剂量糖皮质激素和过度酗酒等均可导致股骨头缺血性坏死。

临床疑为股骨头缺血坏死的患者常进行三时相骨显像,其影像表现与病程有关。疾病早期(无症状期或发病 1 个月左右),因局部血供减少或完全中断,三时相骨显像的血流、血池及延迟相均表现为局部放射性减低,周围无浓聚反应,但此期改变一般在临床上较少检出。随着病程进展,因股骨头与髋臼表面的损伤、骨膜炎症反应、血管再生与修复等因素,在股骨头放射性稀疏缺损区(坏死区)的周边可出现放射性浓聚影,形成典型的"炸面圈"样改变,此征为本病的特征性表现,利用断层显像更易显示此征象(图 12-27)。到疾病发展的中后期,股骨头周围的成骨反应更为活跃,平面显像显示整个股骨头和髋臼部位呈异常放射性浓聚,但此时行断层显像仍可能显示"炸面圈"样改变。相对 X 射线检查而言,骨显像应用于本症的诊断具有较强的优势,特别是三时相骨显像结合 SPECT 骨断层显像、SPECT/CT 融合显像等的综合应用,对该病的早期诊断、疗效评估及预后的判断等均有重要价值。

(二) 儿童股骨头骨软骨病

儿童股骨头骨软骨病(osteochondrosis of capitular epiphysis of femur)又称为无菌性股骨头骨骺坏死症或骨软骨炎、Legg-Calvé-Perthes 病或 Legg-Perthes 病等。此病通常发生于 4~8 岁男孩,其病理机制尚不清楚,可能与全身疾患损伤了股骨头的血供有关,常表现为骨软骨炎和股骨头缺血性坏死,多为单侧病变,髋部发生轻度疼痛并可涉及膝关节。

骨显像对此病诊断的灵敏度和特异性可达 98% 和 95%。骨显像的特征性表现为股骨头骨骺部位显像剂摄取减低,髋臼部位由于伴随滑膜炎而呈现显像剂摄取增高。骨显像可早于 X 射线检查数月发现异常改变,且骨显像对于预测股骨头存活情况、分期等亦有重要意义。

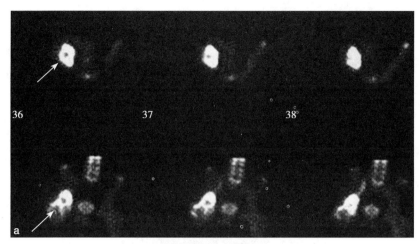

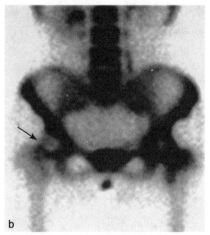

图 12-27　股骨头缺血坏死的冠状断层显像（a）和静态显像（b）

箭头处为放射性"冷区"形成典型的"炸面圈"样改变

六、骨创伤

（一）创伤性骨折

虽然骨显像对骨折诊断的灵敏度极高，但在临床上大多数骨折通过 X 射线平片即可作出准确的诊断，无需骨显像。对于骨折而言，放射性核素骨显像的用途主要表现在以下几个方面：一是对 X 射线难以发现的一些细小骨折和部位比较隐蔽的骨折进行诊断，比如发生在肋骨、胸骨、腕骨、跗骨、肩胛骨、骶骨等特殊部位的骨折，这些部位骨折 X 射线诊断常有困难，而骨显像则可显示骨折部位有异常放射浓聚（图 12-28）；二是监测和评价骨折的修复和愈合过程，正常情况下，随着骨折的愈合骨折部位的放射性浓聚程度逐渐减弱，60%～80% 的患者 1 年左右骨显像可恢复正常，部分患者可延迟到 2～3 年才能完全恢复正常，延迟愈合常表现为骨折部位持续性异常放射性浓聚；三是对新发骨折和陈旧性骨折的鉴别，新发骨折常显示为局部较强的放射性浓聚，而陈旧性骨折骨显像多正常或有较淡的放射性摄取增加，对新、旧骨折的鉴别在法医学上具有重要意义。

（二）应力性骨折

应力性骨折（stress fracture）又称为疲劳性骨折（fatigue fracture）或行军性骨折，常发生于军事训练、运动或劳动过程中，是一种超负荷引起的骨折。应力性骨折与急性骨折不同，应力性骨折并未出现骨皮质的断裂，而是损伤部位发生骨的再吸收、骨小梁萎缩和微小骨折骨的重塑，在重塑过程中骨质被吸收而变薄，此时如继续增加负荷，可使原来细微的骨折加重为明显的骨折。应力性骨折通常发生在胫骨和腓骨干、股骨颈的内侧面、耻骨支下面、距骨、跟骨、籽骨和舟骨等部位，但胫骨干上 1/3 更

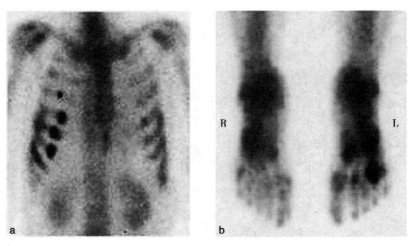

图 12-28 特殊部位骨折的骨静态显像

a. 肋骨骨折；b. 左第四趾骨隐匿性骨折

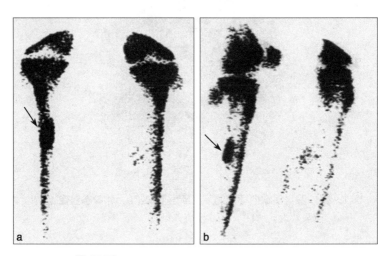

图 12-29 胫骨上 1/3 应力性骨折的局部骨显像

多见（图 12-29）。对应力性骨折，X 射线检查阳性率较低，在患者出现症状的 6 周内多为阴性。骨显像则可在早期灵敏的检查出异常并作出诊断，其特征性改变是在三时相显像的血池相显示局部血流增加，延迟相骨折部位出现卵圆形或梭形的放射性浓聚影。

七、骨关节疾病

骨关节病常在出现临床症状之前骨显像或关节显像即可见到在关节部位有异常放射性积聚，因此较 X 射线平片敏感。骨显像或关节显像常用于类风湿关节炎、退行性骨关节病变、肥大性骨关节病等的辅助诊断，以及人工关节置换术和其他金属假体植入术后的随访、评价等。

（一）类风湿关节炎

类风湿关节炎（rheumatoid arthritis，RA）是一种自身免疫性疾病，主要表现为周围对称性的多关节慢性炎症性的疾病，可伴有关节外的系统性损害。类风湿关节炎的早期当关节骨和软骨仍未破坏时，骨显像就能在关节区见到显像剂摄取明显增加，故骨显像先于 X 射线检查出现异常。但骨显像所见到的关节区显像剂摄取增加是非特异性的，必须结合临床表现进行诊断。当骨显像出现整个腕部有弥漫性的显像剂摄取增加，伴发指（趾）间和掌指间关节的侵犯，可考虑类风湿关节炎的诊断（图 12-30）。骨显像还可显示全身关节受累情况和范围。

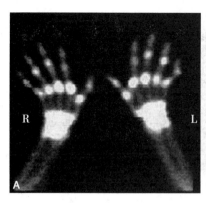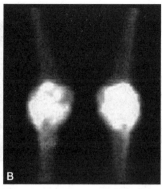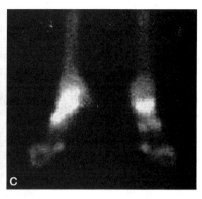

图 12-30　类风湿关节炎见关节部位异常放射性浓聚

A. 腕与掌指关节；B. 膝关节；C. 足与踝关节

（二）骨关节炎或退行性关节病

骨关节炎或退行性关节病在中老年人中较普遍存在，病变常累及手、足、膝、骶髂及颈腰椎等。由于病变部位软骨破坏、局部充血以及局部骨生成增加等，骨显像时局部显像剂摄取常增加；同时，滑膜毛细血管渗透性增加也可以使骨显像剂透过滑膜扩散，并与滑液内的蛋白结合而显影。关节显像常表现为关节部位中等程度的显像剂浓聚。第一腕掌关节显像剂分布明显增浓是骨关节炎的特异性征象，远端指（趾）间关节显像剂分布亦可增高，同时可见到更多的关节受累。

（三）人工关节

关节显像可用于全关节置换术或其他金属假体置入患者术后随访，鉴别诊断假体松动或感染与骨髓炎。正常情况下股骨头假关节置入后 6 ~ 9 个月内局部显像剂分布仍增浓，如果在此之后见到假关节处显像剂仍异常浓聚，说明人工关节假体有松动或感染。此二者是关节置换术后最常见的合并症，临床采取的治疗方法截然不同，因此对这两种情况的鉴别诊断非常重要。人工髋关节假体松动的典型骨显像特征呈假体两端局限性放射性浓聚（图 12-31），而人工髋关节感染则表现为假体周围弥漫性放射性浓聚（图 12-32）。^{111}In 标记的白细胞（^{111}In-WBC）显像是鉴别假体置入后是否有感染的最好方法，因为 ^{111}In-WBC 仅浓聚于感染部位。但 ^{111}In-WBC 显像的主要缺陷是难于区分蜂窝织炎和化脓性关节炎。

（四）肺性肥大性骨关节病

肺性肥大性骨关节病（hypertrophic pulmonary osteoarthropathy，HPO）的发生机制不明，一般认为与组织缺氧感染产生的有毒物质和局部血液循环量增加有关，多继发于胸部疾患。如慢性感染、良性或恶性肿瘤、先天性心脏病等。此病为多发性和对称性，以小腿和前臂最常受累。X 射线检查示四肢长骨有骨膜下新骨增生，呈葱皮状或花边状，可波及全部骨干，以骨干远端最明显，骨皮质和髓腔正常。骨显像的特征性表现是管状骨骨皮质显像剂摄取对称性增浓，呈"双轨征"（double strips sign）改变，多见于肘以下的前臂骨和膝以下的下肢骨（图 12-33）。

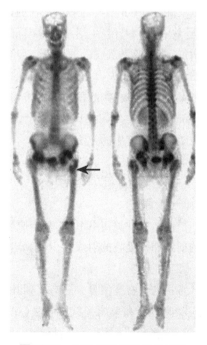

图 12-31　假体松动的全身骨显像

假体两端局限性放射性浓聚

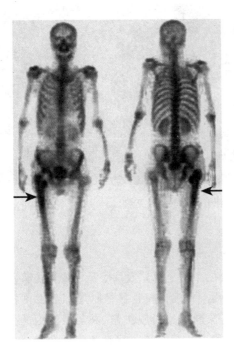

图12-32　假体感染的全身骨显像
假体周围的异常放射性浓聚

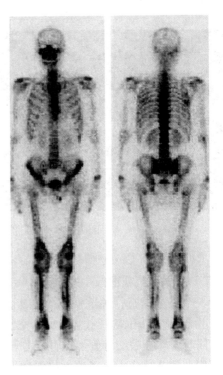

图12-33　肺癌患者伴肺性肥大
性骨关节病

第三节　骨密度的测定

生理状况的改变和许多病变及其他原因都会导致的骨矿物质丢失,例如:老年、妇女绝经、疾病、药物和营养缺乏都可引起骨矿物质的丢失而导致骨密度(bone mineral density,BMD)的降低,最后造成骨质疏松。骨质疏松症分为原发性与继发性两类。原发性又可分为绝经后骨松症(Ⅰ型)和老年性骨质疏松症(Ⅱ型)。继发性骨松症是由肾病、甲状腺功能亢进症、甲状旁腺功能亢进症、库欣综合征、药物、营养、遗传、生活习惯等因素引起的骨矿物质减少,骨显微结构(主要是小梁骨)退化,骨脆性增加,严重者可造成骨折、致残,甚至发生并发症而死亡。骨质疏松症患者的骨质丢失往往是全身性的,骨质一旦丢失,目前尚无有效的治疗措施来使骨质恢复正常。因此早期诊断骨质疏松对确定治疗方案、监测疗效、判断预后和随访均有重要意义。骨矿物质含量(bone mineral content,BMC)即骨密度(bone mineral density,BMD)测定,能反映不同生理和病理状态下,骨质代谢和骨量的变化,是诊断骨质疏松症最常用的方法。

一、原理与方法

(一)原理

目前国内外测定 BMD 的基本原理是,测定各种放射源释放的 γ 射线或 X 射线,通过人体后从所剩的射线和被吸收的射线多少计算出骨矿物质的含量,即骨密度(BMD)。

(二)方法

常用的骨密度测量方法有下列几种:

1. 单光子和单能 X 线吸收法(single photon absorptiometry,SPA)。

2. 双光子吸收法(dual photons absorptiometry,DPA)。

3. 双能 X 线吸收法(dual energy X-ray absorptiometry,DEXA)。

4. 定量 CT(QCT)测量法。

5. 定量超声(QUS)测量法。

目前应用最多的骨密度测量法是双能量 X 射线吸收法(彩图 12-34)。双能量 X 射线是以高、低两种能量 X 射线对骨骼及软组织进行测定和计算。此方法的优点是图像分辨率高(1mm),图像清晰度相当于甚至高于 X 射线椎体摄片,检查时间短(1 分钟);不仅可检查 BMD 还可测量人体脂肪含量和肌肉含量等;且避免了用 γ 射线测定 BMD 需定期更换放射源的麻烦。

二、影响因素和诊断标准

(一)影响骨矿含量的因素

1. **检查方法与设备**　不同方法测得的 BMD 或 BMC 难以直接定量比较,相同方法而设备不同所得的结果也可有差异。

2. **年龄**　人类的骨量随年龄的不同而有不同的变化。正常情况下,骨松质密度在 25～30 岁达高峰,骨皮质密度在 35～40 岁达高峰,以后随着年龄增加而递减。50 岁以后,男性 BMC 每年降低 0.25%～1%,女性为 2%～3%。

3. **性别**　一般女性的 BMD 低于男性,尤其是绝经期女性 BMD 可显著下降。

4. **体重和身高**　较大体重和较高身材的人骨矿含量相对较高,反之亦然。

5. **运动**　体力运动多者 BMD 可增加,反之 BMD 减少。

6. **其他**　种族、饮食、营养状况、哺乳等差异亦可对 BMD 产生影响。

(二)诊断标准

1. **BMD**　以 BMD 来定量表示,单位为 g/cm^2。根据体内诸骨的矿物质含量,骨结构和年龄不同可测得诸骨的正常 BMD 量。常用的测量部位为:椎体骨、髋骨、跟骨、尺桡骨和胫骨。

2. **诊断标准**　由于影响 BMD 的因素较多,各单位最好建立自己的正常参考值。

世界卫生组织(WHO)的诊断标准如下:以 T 值作为诊断标准,T 值含义:测得的 BMD 与同性别健康年轻人均值比较的差别,单位以标准差(SD)表示。计算公式如下:

$$T(SD) = \frac{被检查者 BMD - 正常对照的 BMD}{正常对照的 SD}$$

诊断标准:①T 值>-1SD 为正常;②T 值-2.5SD～-1SD 为骨质减少;③T 值≤-2.5SD 且有一次或多次脆性骨折为严重骨质疏松症;

1999 年我国老年学会提出中国人原发性骨质疏松诊断标准,参考 WHO 标准并结合我国国情,以种族、性别、地区峰值量(均值为 M)为依据,制订以下标准:

M-1SD 以内:正常;M-2～-1SD:骨量减少;M≥-2SD:骨质疏松症;M≥-2SD,且伴有一处或多处骨折,为严重骨质疏松症。

如未做峰值骨密度调查,可用骨量丢失百分率(%)诊断法:M-12%:正常;M-24%～-13%:骨量减少;M-25%:骨质疏松症;如同时伴有一处或多处骨折,为严重骨质疏松症。

三、临床应用

(一)骨质疏松症的诊断

骨质疏松症主要分为两大类:原发性骨质疏松症和继发性骨质疏松症。

1. **原发性骨质疏松症**　是指机体和骨本身生理性退变引起的骨质疏松症。诊断首先排除继发性骨质疏松,通常以摄 X 射线平片及化验检查等加以鉴别诊断。原发性骨质疏松症主要指老年性骨质疏松症,尤其是妇女绝经后由于雌激素减少而导致的骨质疏松症。

2. **继发性骨质疏松症**　是指由于某些原因(如药物或疾病等)而导致的骨质疏松症,引起继发性骨质疏松症的原因很多,可分为内分泌性、营养性、血液性、药物性、缺乏运动和骨性等。最常见于甲状腺功能亢进症、甲状旁腺功能亢进、糖尿病和长期服用激素（长期服用皮质激素的患者，皮质激素促进分解代谢，使电解质丢失）或卵巢切除术后（此类患者由于雌激素骤减而引起继发性骨质疏松症）等。

（二）骨质疏松性骨折的预测

骨质疏松的一个重要并发症是骨折，导致骨折的因素有多方面，其中 BMD 降低是最重要的因素之一。

BMD 测定可预测骨折危险性的理由为：

1. 骨的强韧性取决于骨密度。

2. 骨折危险性的增加与 BMC 减少的水平相一致。

3. 不论丢失情况如何，预防性药物（如雌激素）可以减少髋部和脊柱的骨折。一般认为，BMD 每多降低 1SD，骨折的相对危险性即可增加 1.5 ~ 3 倍。

骨盆骨折是骨质疏松症引起骨折中数量最大、程度最严重的一种。无论是男性还是女性，骨盆骨折的发生率随年龄的增加而升高。骨盆骨折者 1 年内的死亡率比无骨盆骨折者高 15% ~ 20%。因此对于骨盆骨危险性的预测具有更重要的意义。

（三）随访及对治疗效果的估计

女性在绝经期开始进行雌激素补充治疗，可减缓骨老化过程并减少 50% 左右的骨折发生，但长期进行雌激素补充治疗有副作用，骨密度测量可以指导临床医师根据治疗反应不断调整治疗方案。通过对服药者 BMD 的连续监测，可以得到一个雌激素治疗的最佳剂量，既最大限度防止骨量丢失，又不致产生严重的不良反应。

第四节　骨显像与相关影像学检查比较

X 射线平片检查是骨关节疾病最常用的检查方法，可作为骨转移的初筛方法以及当骨显像可疑四肢骨骨转移时进一步的诊断手段。X 射线平片对骨骼疾病的早期诊断有困难，因其对病变的检出取决于病变脱钙或钙质沉积导致骨密度变化的程度，一般当局部骨钙含量的变化大于 30% ~ 50% 时，X 射线平片才开始表现出异常。骨显像反映的是局部骨的血流和骨盐代谢情况，这些变化使得骨显像往往在发生病变的早期（反应期）即可显示异常，通常比 X 射线平片早 3 ~ 6 个月发现病灶；当病变进入进行期（3 ~ 6 个月），骨显像和 X 射线平片检出骨病变的阳性率也就逐渐接近；在病变的静止期（陈旧性病变），骨显像多数转为阴性而 X 射线平片常呈阳性。X 射线平片对于骨折的诊断灵敏度和准确率均很高，尤其是四肢骨干骨折；而骨显像在细小骨折、应力性骨折和急性与陈旧性骨折的鉴别诊断方面优于其他影像检查；X 射线平片在骨疾病的早期往往是阴性的，骨显像可以早期诊断骨疾病，如早期诊断股骨头缺血坏死、感染性骨病及代谢性骨病等。由于投照技术的原因，X 射线平片对于脊柱、骨盆、颅骨等部位的显示不如 CT 和 MRI 清晰。

CT 可以发现骨转移病灶的骨质改变及破坏，断层显示的方法避免了骨质重叠及肠气的影响。CT 诊断骨转移病灶的数目多于 X 射线平片、观察的范围更广。应用多层螺旋 CT 可获得骨骼的冠状断面及矢状断面图像，更有利于观察骨盆的骨病变。CT 对骨肿瘤基质矿化、液平面的显示优于 X 射线平片及 MRI，有利于骨样骨瘤及动脉瘤样骨囊肿等的诊断和鉴别。但 CT 显示骨皮质和骨小梁的细节不如 X 射线平片，软组织对比不如 MRI 清楚。

MRI 可清晰显示骨髓的情况，能够很好地判断肿瘤在骨髓腔内的侵犯范围。由于骨转移病灶的发生最早是从骨髓开始，所以当肿瘤细胞浸润还处在骨髓阶段时，MRI 即可出现阳性表现。近年来，随着快速脉冲序列技术的发展，多平面、多序列及全身 MRI 已成为可能，这些技术有可能成为骨转移瘤诊断的发展方向。目前全身 MRI 采集时间较长，约需 1 小时。

^{18}F-FDG PET/CT 显像诊断骨肿瘤的灵敏度及特异性均高于骨显像，能更早期发现骨病灶。在评

价骨转移瘤疗效方面,较 CT 及骨显像更早显示病灶对于治疗的反应;与骨显像相比,PET/CT 的另一个优势是还可显示骨外组织的病变。^{18}F-NaF PET/CT 骨显像的骨骼影像质量明显优于单光子骨显像,图像分辨率高,对于骨骼病变的诊断价值也明显优于后者。但由于正电子显像的价格昂贵,设备普及率不高,限制了其在临床的普遍应用。

在临床诊断中,骨显像与 X 射线平片、CT、MRI 及正电子显像等各种影像技术具有互补性。骨显像一方面可以为临床提供原发性和转移性骨肿瘤的位置、数目,另一方面可以判断肿瘤的浸润范围,后者更有助于术前确定手术范围以及合理设定放疗照射野,尤其是对 X 射线平片判断较困难的部位,如骨盆、胸骨等处的肿瘤意义更大。

(王荣福　张建华)

思 考 题

1. 放射性核素骨显像的基本原理是什么? 有哪些不同的显像方法?
2. 简述放射性核素骨显像在诊断骨转移性肿瘤中的价值。
3. 放射性核素骨显像应用于原发性骨肿瘤的主要优势有哪些?
4. 放射性核素骨显像与其他影像检查方法比较,优缺点是什么?

第十三章 内分泌系统

教学目的与要求

【掌握】甲状腺功能检查、甲状腺显像及甲状旁腺显像的原理。

【熟悉】甲状腺功能检查、甲状腺显像及甲状旁腺显像的临床应用。

【了解】肾上腺髓质显像的基本原理及临床应用。

内分泌系统(endocrine system)由内分泌腺(垂体、甲状腺、甲状旁腺、肾上腺、松果体、胰岛、胸腺、性腺等腺体)和分布于其他器官组织中的散在内分泌细胞团块组成,是机体的重要调节系统。当其发生功能性或器质性病变时,可引起多种临床疾患。内分泌系统核医学检查方法很多,包括生物活性物质检测、功能测定和核素显像等,已广泛应用并成为诊断和研究内分泌系统疾病不可缺少的方法。由于甲状腺、甲状旁腺以及肾上腺疾病是临床较为常见的内分泌系统疾病,本章将重点介绍与之相关的核医学检测方法和临床意义。

第一节 甲 状 腺

一、甲状腺功能测定

(一) 甲状腺功能体外测定

甲状腺疾病是临床上常见的内分泌疾病,体外分析测定甲状腺功能灵敏度及特异性高,方法简便、安全,为甲状腺疾病的诊治提供了重要的依据。其主要检测项目及临床意义如下:

1. 甲状腺激素的测定 甲状腺激素是指甲状腺分泌的有活性的 3,5,3',5'-四碘甲状腺原氨酸,即甲状腺素(thyroxine,T_4)及 3,5,3'-三碘甲状腺原氨酸(triiodothyronine,T_3),还有少量的无生理活性的 3,3',5'-三碘甲状腺原氨酸(reverse triiodothyronine,反 T_3 或 rT_3)。

T_4 在外周血中可转变成 T_3,还可转变成反 $T_3(rT_3)$。rT_3 是一种无活性的甲状腺激素。95% 的 rT_3 是由 T_4 脱碘而来,仅约 5% 左右由甲状腺分泌。

释放入血的甲状腺激素可与血清甲状腺结合球蛋白(thyroxine binding globulin,TBG)呈可逆性结合。正常情况下,仅有 0.03% 的 T_4 呈游离状态,称游离 T_4(free T_4,FT_4);0.3% 的 T_3 呈游离状态,称游离 T_3(free T_3,FT_3)。只有游离的甲状腺激素才有生物活性。血液中结合状态与游离状态的甲状腺激素处于动态平衡。

由于血中 T_3、T_4 绝大部分是以结合状态存在,因此,总 T_3(total T_3,TT_3)和总 T_4(total T_4,TT_4)的水平除了受甲状腺功能的影响外,还受甲状腺结合球蛋白含量或其与甲状腺激素结合力大小的影响。

FT_3、FT_4 浓度不受 TBG 的影响,且只有游离的甲状腺激素才有生物活性,因此测定 FT_3、FT_4 能更准确地反映甲状腺的功能状态。

(1) 正常参考值:因检测方法、试剂盒、实验条件等影响,甲状腺激素的测定值各实验室间有差异。一般为 TT_4:58.1 ~ 140.6nmol/L,TT_3:0.92 ~ 2.37nmol/L,FT_3:3.5 ~ 6.5pmol/L,FT_4:11.5 ~ 23.2pmol/L,rT_3:0.5 ~ 1.2nmol/L。

（2）临床意义

1）甲状腺功能亢进症（hyperthyroidism，简称"甲亢"）的诊断：甲亢是因多种原因致甲状腺腺体本身分泌过多的甲状腺激素而引起的一组临床综合征。临床上可出现 TT_3、TT_4、FT_3、FT_4、rT_3 升高，是其诊断的重要依据之一。

2）甲状腺功能减退症（hypothyroidism，简称"甲减"）的诊断：临床上，TT_3、TT_4、FT_3、FT_4、rT_3 均降低主要见于甲减。对于甲减的诊断，T_4 较 T_3 的诊断符合度高。在甲减早期，即可出现 TT_4、FT_4 的下降，而 TT_3、FT_3 可以在正常范围内。这是由于 T_4 转变为生物活性更强的 T_3，致使 T_4 先于 T_3 不足，这也是机体的代偿功能，以满足机体对甲状腺激素的生理需求。

需要注意的是，甲状腺激素抵抗综合征时，血清 TT_3、TT_4、FT_3、FT_4 是升高的，但外周组织对甲状腺激素不敏感，临床上表现为甲减，本病以家族性发病多见。

3）指导药物治疗：应用抗甲状腺药物（antithyroid drug，ATD）治疗甲亢的过程中，应定期检测甲状腺激素以便调整治疗方案和用药剂量；在甲减替代治疗过程中，应定期检测甲状腺激素及促甲状腺激素（thyroid stimulating hormone，TSH），当这些指标都恢复正常时，说明药量合适，否则需要加以调整。

4）亚急性甲状腺炎（subacute thyroiditis，简称"亚甲炎"）的辅助诊断：在疾病早期，由于甲状腺滤泡上皮细胞破坏，导致滤泡腔内储存的甲状腺激素释放入血，血清 T_3、T_4 水平升高，甲状腺摄碘功能降低；临床表现出甲状腺摄 ^{131}I 率（低）和血清 T_3、T_4 水平（高）呈"分离现象"，此现象可用来诊断亚甲炎。

2. 促甲状腺激素的测定　促甲状腺激素（thyroid-stimulating hormone，TSH）是垂体前叶分泌的糖蛋白，其分泌受下丘脑的促甲状腺激素释放激素（thyrotropin-releasing hormone，TRH）、血清甲状腺激素水平调节。目前国内普遍应用化学发光免疫分析法进行血清 TSH 测定。检测灵敏度达到 $0.001\mu IU/ml$。

（1）正常参考值：$0.35\sim5.5\mu IU/ml$，各实验室应建立自己的正常参考值。

（2）临床意义

1）甲减的诊断和鉴别诊断：血清 TSH 测定是诊断甲减的首选指标。甲减根据病变部位可分为原发性甲减、中枢性甲减和周围性甲减。原发性甲减是甲状腺腺体本身的疾病造成的甲减，血清 TSH 升高、T_3 和 T_4 下降，在亚临床甲减时，仅有血清 TSH 的升高，患者无临床表现；中枢性甲减是由于垂体、下丘脑病变导致 TSH、TRH 分泌减少所致的甲减，血清 TSH、T_3、T_4 均降低；周围性甲减是由甲状腺受体缺陷、甲状腺激素抵抗等原因所造成的甲状腺生理效应不足，血清 TSH 正常或升高、T_3 和 T_4 升高。因此血清 TSH 检查对甲减的病因诊断很有价值。

2）甲亢的诊断：甲亢患者血清 TSH 降低，TT_4、FT_4、TT_3、FT_3 增高。如患者 T_3、T_4 正常，仅 TSH 降低，不伴或伴有轻微的甲亢症状，临床上称为亚临床甲亢。

3）指导药物治疗：在甲亢和甲减患者的治疗过程中，当血清甲状腺激素都恢复正常后，TSH 的恢复需要更长的时间，所以 TSH 正常是病情缓解的指标之一。

4）先天性甲减的筛查：由于甲状腺激素对新生儿脑和长骨的发育影响较大，因此早期发现先天性甲减并及早替代治疗至关重要。一般采用取新生儿（出生后 3~7 天为最佳时间）足跟血检测 TSH 的方法进行筛查。

5）异位 TSH 分泌：垂体、消化道、胰腺、滋养层细胞瘤等部位肿瘤可引起异位 TSH 分泌，多时可达正常人水平的 100 倍以上。

3. 甲状腺球蛋白的测定　甲状腺球蛋白（thyroglobulin，Tg）是甲状腺滤泡上皮细胞合成分泌的一种糖蛋白，主要储存于滤泡腔内，正常情况下可有很少量的 Tg 释放入血。血清 Tg 的浓度主要受 3 个因素影响：①甲状腺组织大小；②甲状腺损害程度，如外科手术、放射性照射、出血、炎症等；③激素（如

TSH、hCG 等)和某些抗体(TGAb)。

(1)正常参考值:1.7~55.6ng/ml。不同实验条件,其正常参考值有差异。

(2)临床意义

1)分化型甲状腺癌复发及转移监测:分化型甲状腺癌术前血清 Tg 值对诊断意义不大,原因是非甲状腺癌的甲状腺疾病患者血清 Tg 也可以升高。甲状腺全切后和^{131}I 治疗后的分化型甲状腺癌患者,血清 Tg 的检测对随诊很重要。由于甲状腺全切和^{131}I 治疗后血清 Tg 几乎测不到,如果随访中 Tg 再次升高,则提示甲状腺癌的复发或转移。值得注意的是,TGAb 增高可干扰 Tg 水平测定,应综合分析。

2)甲状腺炎的辅助诊断:由于甲状腺细胞被破坏,血清 Tg 升高,可作为其辅助诊断指标。

4. 甲状腺球蛋白抗体、甲状腺微粒体抗体的测定　甲状腺球蛋白和甲状腺微粒体是甲状腺滤泡细胞的正常成分,而甲状腺过氧化物酶(thyroid peroxidase,TPO)是甲状腺微粒体的主要抗原成分。当甲状腺发生自身免疫性疾患导致滤泡破坏时,大量甲状腺球蛋白和甲状腺微粒体入血可使机体产生甲状腺球蛋白抗体(thyroglobulin antibody,TGAb)和甲状腺微粒体抗体(thyroid microsome antibody,TMAb),又称为甲状腺过氧化物酶抗体(thyroid peroxidase antibody,TPOAb)。

(1)正常参考值:TGAb:<30%,TMAb:<20%,化学发光方法检测值为 TGAb 0~4.5IU/ml,TPOAb 0~5.6IU/ml。不同实验条件的正常参考值不同。

(2)临床意义

1)慢性淋巴细胞性甲状腺炎的诊断:慢性淋巴细胞性甲状腺炎(chronic lymphocytic thyroiditis)为最常见的自身免疫性甲状腺疾病之一,大部分慢性淋巴细胞性甲状腺炎患者血清 TGAb、TMAb 和 TPOAb 均显著升高。

2)部分 Graves 病患者也会表现为抗体水平升高,该类患者行手术或^{131}I 治疗后发生甲减的可能性增加。

5. 促甲状腺激素受体抗体的测定　Graves 病的直接致病原因可能是淋巴细胞产生了大量的促甲状腺激素受体抗体(TSH receptor antibody,TRAb),其中的 TSH 受体刺激性抗体(TSH-stimulating antibody,TSAb)与 TSH 受体结合产生类似 TSH 的生物效应,其不受升高的血清甲状腺激素水平的抑制。

(1)正常参考值:TRAb<9U/L(放射受体分析法)。

(2)临床意义

1)Graves 病(Graves' disease,GD)的诊断、疗效评价及停药判定:GD 患者 TRAb 多有升高,它是 GD 患者治疗后判断其是否停药的重要指标之一。经治疗后若甲状腺功能已恢复正常,而血清 TRAb 仍然阳性,则提示停药后短期内 GD 复发的可能性较大。

2)甲亢病因的鉴别:Graves 甲亢的 TRAb 多为阳性;而亚甲炎、甲状腺功能自主性结节或腺瘤时 TRAb 多为阴性。

3)新生儿甲亢的诊断和预测:母体的 TRAb 作为免疫球蛋白可以被动通过胎盘转移给新生儿,引起新生儿甲亢。据研究,若母亲在妊娠 7~9 个月时 TSAb 滴度很高者,新生儿甲亢可能性为 86%~90%。

(二)甲状腺功能的体内试验

1. 甲状腺摄^{131}I 试验

(1)原理:甲状腺具有选择性摄取和浓聚碘能力,其摄取碘的速度和数量以及碘在甲状腺的停留时间取决于甲状腺的功能状态。^{131}I 与稳定碘(^{127}I)具有相同的生化性质,但^{131}I 具有放射性,能释放 γ 射线。引入体内后,用甲状腺功能探测仪测定甲状腺部位的放射性计数率,计算甲状腺摄^{131}I 率可评价甲状腺的功能状态,即甲状腺摄^{131}I 试验(^{131}I thyroid uptake test)。

（2）方法

1）受检者准备：停服含碘的食物、药物以及影响甲状腺功能的药物2~6周。

2）检查方法：受检者空腹口服^{131}I溶液74~370kBq（2~10μCi），服药后继续禁食1~2小时。在服药后2、4、24小时（或3、6、24小时）分别测量甲状腺部位的放射性计数。测量前先测定室内本底的计数及标准源计数。

标准源为石蜡制成的颈模型，按甲状腺的几何位置插入一直径为2.5cm，高18cm的玻璃管，管内装30ml水（相当于正常成人甲状腺体积），在玻璃管中加入与受检者服用的相同活度的^{131}I（图13-1）。

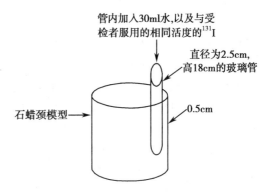

图13-1　甲状腺摄^{131}I试验标准源模型示意图

用以下公式计算甲状腺摄^{131}I率：

$$甲状腺摄^{131}I率=\frac{甲状腺部位计数率（cpm）-本底计数率（cpm）}{标准源计数率（cpm）-本底计数率（cpm）}\times100\%$$

本方法可用于测量碘在甲状腺的有效半衰期（effective half-life，T_e）。妊娠期、哺乳期妇女禁用。

（3）参考值：由于不同地区、不同时期饮食中含碘量不同，以及测量仪器和方法的不同，甲状腺摄^{131}I率的正常参考值有较大差异。各地区应建立自己的正常参考值。正常人甲状腺摄^{131}I率随时间逐渐上升，24小时达高峰。一般来说，女性多高于男性，儿童及青少年较成人高，且年龄越小越明显。

（4）临床意义

1）甲状腺功能的评价：甲状腺摄碘的速度、数量和碘在其内的代谢速率与甲状腺功能状态密切相关。通过观察24小时内甲状腺摄^{131}I率的整体变化规律，可用于判断甲状腺疾病（图13-2）。大多数甲亢患者的甲状腺摄^{131}I率增高，且部分患者可见摄^{131}I高峰提前；甲减时，曲线上各个时间点的摄^{131}I率均低于正常参考值的下限，且高峰延迟出现；地方性甲状腺肿（goiter）表现为各个时间点摄^{131}I率均高于正常值，但无高峰前移；急性或亚急性甲状腺炎，甲状腺摄^{131}I率明显降低，而血清中甲状腺激素水平增高，出现摄^{131}I率与血清甲状腺激素水平的分离现象。

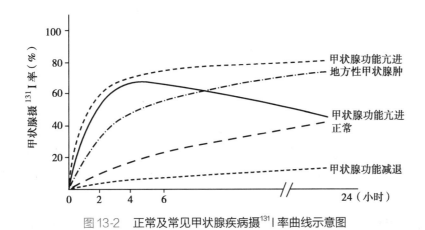

图13-2　正常及常见甲状腺疾病摄^{131}I率曲线示意图

2）测定甲状腺摄^{131}I率和有效半衰期，为估算^{131}I治疗甲亢的剂量提供依据。甲状腺摄^{131}I率也用于评估甲癌术后^{131}I治疗前残留甲状腺的功能。

2. 过氯酸盐释放试验　过氯酸盐可以阻止甲状腺从血中摄取碘离子和促进碘离子从甲状腺内

释放出来。正常情况下,碘离子进入甲状腺滤泡上皮细胞后,在过氧化物酶参与下很快就被氧化为碘分子,进而在碘化酶作用下与酪氨酸结合转化成有机碘。因此,给予碘之后再口服过氯酸盐只能阻止甲状腺继续摄碘,而不能使有机化的碘从甲状腺内释放出来。当与碘有机化相关的酶(如过氧化酶或碘化酶)缺乏时,被甲状腺摄取的碘离子不能有机化,此时口服过氯酸盐则使甲状腺内的碘离子被释放出来,甲状腺也不再摄取血循环中的无机碘。

通过测量口服过氯酸盐前后甲状腺摄^{131}I率的变化,计算释放率,即过氯酸盐释放试验(perchlorate discharge test),可判断是否存在甲状腺碘有机化障碍。

试验方法:首先测量2小时摄^{131}I率,然后口服过氯酸盐(如过氯酸钾)400～800mg(儿童按10mg/kg体重计算),1小时后再测量甲状腺摄^{131}I率,按下列公式计算释放率:

$$释放率(\%)=\frac{服过氯酸盐前摄^{131}I率(\%)-服过氯酸盐后摄^{131}I率(\%)}{服过氯酸盐前摄^{131}I率(\%)}\times100\%$$

释放率<10%为正常;释放率>10%提示碘有机化部分障碍;释放率>50%提示明显障碍。

碘有机化障碍可见于慢性淋巴细胞性甲状腺炎、先天性甲状腺过氧化物酶缺乏和结构缺陷、克汀病、耳聋-甲状腺肿综合征(Pendred's syndrome)。这类患者血清甲状腺激素水平较低,临床表现为甲减,释放率>10%,本试验是诊断此类疾病一个简单有效的方法。

3. 甲状腺激素抑制试验　正常状态下,甲状腺分泌的甲状腺激素与垂体前叶分泌的TSH存在着反馈调节作用,即当血液中甲状腺激素水平增高时,TSH分泌减少,甲状腺摄取碘及甲状腺激素的合成和释放均受到抑制,血液中甲状腺激素水平随之下降。甲亢时,下丘脑-垂体-甲状腺轴的反馈调节遭到破坏,甲状腺功能处于自主状态,甲状腺摄取碘,合成、分泌甲状腺激素均不受抑制。

试验方法:在第一次甲状腺摄^{131}I试验后,即给患者口服甲状腺片,每次40mg,每日3次,连服一周,然后重复甲状腺摄^{131}I试验,根据两次检查结果,计算甲状腺摄^{131}I抑制率。

$$抑制率(\%)=\frac{第一次24小时摄^{131}I率(\%)-第二次24小时摄^{131}I率(\%)}{第一次24小时摄^{131}I率(\%)}\times100\%$$

抑制率>50%为正常抑制,25%～50%为部分抑制,<25%为不抑制。

正常抑制时,提示垂体-甲状腺轴存在着正常的调节关系,可以排除甲亢的存在;不抑制时,表示垂体-甲状腺轴正常的调节关系遭到破坏,可诊断甲亢;部分抑制时,为可疑甲亢,需结合其他有关资料进行分析而确定。本检查主要用于鉴别突眼的性质及功能自主性甲状腺结节的诊断。妊娠及哺乳期妇女,心功能不全及老年患者不宜做该项检查。

二、甲状腺显像

(一)原理与方法

1. 原理　正常甲状腺组织能特异地摄取和浓聚碘离子用以合成和储存甲状腺激素。因此将放射性碘引入人体后,即可被有功能的甲状腺组织所摄取,在体外通过显像仪(γ相机或SPECT)探测从甲状腺组织内所发出的γ射线的分布情况,获得甲状腺影像,了解甲状腺的位置、形态、大小及功能状态。

锝和碘属于同族元素,也可被甲状腺摄取和浓聚,因此^{99m}Tc也可用于甲状腺显像。只是^{99m}Tc不参与甲状腺激素的合成,且锝还能被其他一些组织摄取(如唾液腺,口腔、鼻咽腔、胃等黏膜),故特异性不如放射性碘。

2. 显像剂　目前临床上常用的甲状腺显像剂有三种,即高锝酸盐(^{99m}TcO$_4^-$)、^{131}I和^{123}I,见表13-1。

表 13-1　常用甲状腺显像剂

显像剂	$T_{1/2}$	射线种类	γ射线能量(keV)	给药剂量(MBq)	显像开始时间
^{131}I	8.02 天	β、γ	364	1.85～3.7	24 小时
				74～148(寻找甲状腺癌转移灶)	24～48 小时(寻找甲状腺癌转移灶)
^{123}I	13.27 小时	γ	159	7.4～14.8	6～8 小时
$^{99m}TcO_4^-$	6.04 小时	γ	140	74～185	20～30 分钟

3. 方法

（1）患者准备：用放射性碘做显像剂时,检查前应停用含碘食物及影响甲状腺功能的药物,检查当日空腹。寻找甲状腺癌转移灶时,需停用甲状腺素替代治疗以提高自身 TSH 或外源注射 TSH。

（2）显像方法

1）甲状腺静态显像（thyroid static imaging）：$^{99m}TcO_4^-$ 静脉注射 20～30 分钟后进行显像。常规采集前后位影像,必要时采集斜位或侧位图像。^{131}I 显像时,空腹口服 ^{131}I,24 小时后行颈部显像;若行异位甲状腺显像时,行可疑部位显像;若寻找甲状腺癌转移灶,24～48 小时后行全身显像或颈部显像,必要时加做 72 小时显像。

2）甲状腺血流灌注显像（thyroid blood flow perfusion imaging）：$^{99m}TcO_4^-$ 经肘静脉"弹丸"式注射,同时启动 γ 相机或 SPECT 进行动态采集,2 秒/帧,连续采集 16 帧。观察其随动脉血流经甲状腺的流量及流速,以及被甲状腺摄取的情况,判断甲状腺及其病灶部位的血流灌注及功能状态。

（二）图像分析

1. 正常图像　正常甲状腺双叶内显像剂分布大致均匀,因甲状腺双叶中部厚、边缘和峡部组织较薄,故图像上边缘及峡部显像剂分布较淡（图 13-3）。双叶多呈蝴蝶型,可有多种变异形态,甚至一叶或峡部缺如,有时可见锥体叶（图 13-4）。

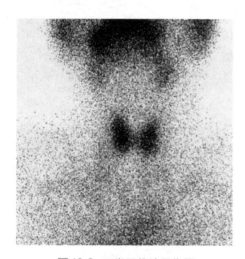

图 13-3　正常甲状腺显像图

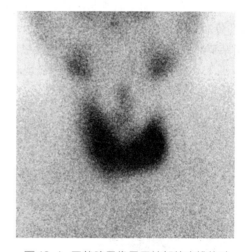

图 13-4　甲状腺显像显示峡部伸出锥体叶

2. 异常图像　主要表现为甲状腺位置、大小、形态和显像剂分布异常。位置异常常见于异位甲状腺,大小异常可表现为甲状腺体积的增大或减小,形态异常多表现为甲状腺形态的不规则或不完整,显像剂分布异常可表现为弥漫性分布异常和局灶性分布异常。

（三）临床应用

1. 异位甲状腺的诊断　异位甲状腺常见部位有舌根部（图 13-5）、喉前、舌骨下、胸骨后（图 13-6）等。甲状腺显像图像表现为正常甲状腺部位不显影,上述部位显影,影像多为团块样。临床主张

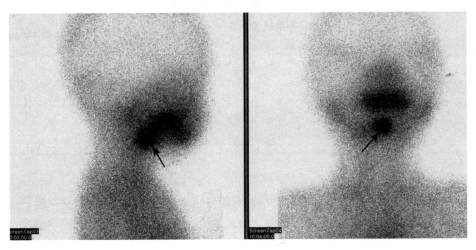

图 13-5 舌根部异位甲状腺

用 ^{131}I 或 ^{123}I 进行显像。本法有助于舌根部和甲状腺舌
骨部位肿物的鉴别诊断。发现上纵隔内肿物,若其能摄
取显像剂,则提示来自于甲状腺,多为颈部甲状腺肿大
向胸腔内延伸或先天性位置异常;若不摄取,也不能完
全排除胸骨后甲状腺肿,也可能因其功能较差而不
显影。

　　2. 甲状腺结节的功能及性质的判定　根据甲状腺结
节摄取显像剂的情况,可将结节分为四种类型,即:"热结
节"(hot nodule)、"温结节"(warm nodule)、"凉结节"(cool
nodule)、"冷结节"(cold nodule)。"热结节"指结节部位放
射性分布高于周围正常甲状腺组织;"温结节"指结节部位
放射性分布等于或接近周围正常甲状腺组织;"凉、冷结
节"指结节部位放射性分布低于周围正常甲状腺组织(图
13-7 ～ 图 13-10)。不同结节的核素显像表现和临床意义见
表 13-2。

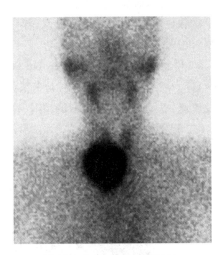

图 13-6 胸骨后甲状腺肿

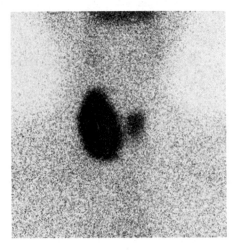

图 13-7 右叶"热结节"

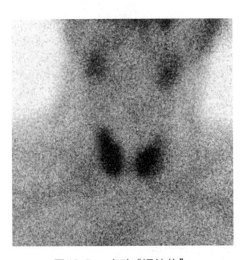

图 13-8 右叶"温结节"

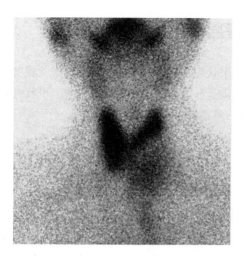

图 13-9　左叶"凉结节"

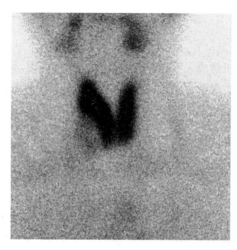

图 13-10　右叶"冷结节"

表 13-2　甲状腺结节核素显像的表现和临床意义

结节类型	常见疾病	恶变概率
"热结节"	功能自主性甲状腺腺瘤、先天一叶缺如的功能代偿	1%
"温结节"	功能正常的甲状腺腺瘤、结节性甲状腺肿、甲状腺炎	4% ~ 5%
"凉结节"	甲状腺囊肿、甲状腺瘤囊性变、大多数甲状腺癌、慢性淋	10%
"冷结节"	巴细胞性甲状腺炎、甲状腺结节内出血或钙化	20%（单发结节）
		0 ~ 18%（多发结节）

3. **寻找功能性甲状腺癌转移灶**　分化型甲状腺癌（甲状腺乳头状癌和甲状腺滤泡状癌）及其转移灶有不同程度的浓聚^{131}I 能力,故可用^{131}I 全身显像寻找转移灶（彩图 13-11 ~ 彩图 13-13）。但它们的摄^{131}I 功能不如正常甲状腺组织,故在寻找转移灶之前需去除（通过手术或^{131}I 治疗）残留正常甲状腺组织。还可通过提高自身 TSH 或外源注射 TSH 增强病灶摄取^{131}I 的能力,提高对较小病灶的检出率。

4. **判断颈部肿块与甲状腺的关系**　如甲状腺影像轮廓完整,肿块在甲状腺影像之外且不摄取^{131}I 或$^{99m}TcO_4^-$,则认为肿块与甲状腺无关。如甲状腺轮廓不完整,肿块在甲状腺轮廓之内,与甲状腺显像剂浓聚（或稀疏）部位重叠,则提示肿块与甲状腺密切相关。

5. **甲状腺炎的辅助诊断**　急性甲状腺炎,由于甲状腺细胞被破坏,显像剂分布弥漫性降低。在亚急性甲状腺炎病程的不同阶段,可有不同的影像表现。在病程的初期,甲状腺显像表现为局限性稀疏、缺损区,或双叶弥漫性稀疏改变甚至完全不显影（图 13-14）,此时血中甲状腺激素水平升高且甲状腺摄^{131}I 率降低,为典型的分离现象。如病情恢复,甲状腺显像可逐渐恢复正常。

对慢性淋巴细胞性甲状腺炎,甲状腺显像剂分布可正常、稀疏或不均匀。由于存在碘的有机化障碍,可出现

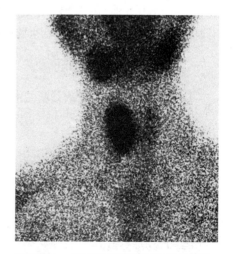

图 13-14　亚急性甲状腺炎甲状腺显像图像

$^{99m}TcO_4^-$和^{131}I 显像结果不一致,即$^{99m}TcO_4^-$显像为"热结节",而^{131}I 显像为"冷结节"。

第二节　甲状旁腺显像

正常成人甲状旁腺一般有四个,上下各一对,附着于甲状腺左右两叶背侧上下极。甲状腺旁腺的功能主要是合成、储存和分泌甲状腺旁腺激素,对血中钙离子和磷离子的浓度进行调节。甲状旁腺核素显像的应用,为临床上定位诊断甲状旁腺功能和位置的异常提供了有效方法。

一、原理与方法

(一) 原理及显像剂

^{201}Tl 和^{99m}Tc-MIBI 能被功能亢进或增生的甲状旁腺组织摄取,而正常的甲状腺旁腺组织摄取极低,因此可用于诊断甲状旁腺功能亢进症。^{201}Tl 和^{99m}Tc-MIBI 在甲状旁腺细胞内聚集的机制可能与病变局部血流增加、组织功能亢进及 Na^+-K^+-ATP 酶活性增高有关。同时,^{201}Tl 和^{99m}Tc-MIBI 也能被正常的甲状腺组织摄取。^{99m}TcO$_4^-$只能被甲状腺组织摄取,而不能被甲状旁腺摄取。通过计算机图像处理的减影技术,将^{201}Tl 或^{99m}Tc-MIBI 的图像减去^{99m}TcO$_4^-$的图像,即可获得甲状旁腺影像。

此外,^{99m}Tc-MIBI 能同时被正常甲状腺组织和功能亢进的甲状旁腺组织摄取,但其从亢进的甲状旁腺组织洗出速度比正常甲状腺组织慢,通过双时相法(double phase study),将早期影像和延迟影像进行比较,由此获得功能亢进的甲状旁腺病灶影像。

目前临床常用的显像剂有^{99m}Tc-MIBI,^{201}Tl,^{99m}TcO$_4^-$。

(二) 显像方法

1. ^{201}Tl/^{99m}TcO$_4^-$显像减影法　静脉注射^{201}Tl 74MBq(2mCi),10 分钟后患者取仰卧位,颈部伸展,视野包括颈部及上纵隔。应用 γ 照相机或 SPECT 进行前后位显像。随后在患者保持同一体外条件下,静脉注射^{99m}TcO$_4^-$ 185MBq(5mCi),15 分钟后再次行甲状腺部位显像。应用计算机图像处理软件将^{201}Tl 影像减去^{99m}TcO$_4^-$的影像,即得到甲状旁腺影像。

2. ^{99m}Tc-MIBI/^{99m}TcO$_4^-$显像减影法　其方法与^{201}Tl/^{99m}TcO$_4^-$显像减影法基本上相同,静脉注射^{99m}Tc-MIBI 370MBq(10mCi),10~15 分钟后显像。之后,再注射^{99m}TcO$_4^-$ 185MBq(5mCi),10~15 分钟后重复甲状腺部位显像,将前者甲状腺部位影像减去后者,即为甲状旁腺影像。

3. ^{99m}Tc-MIBI 双时相法　显像条件与前相同。静脉注射^{99m}Tc-MIBI 370MBq(10mCi)后,于 15 分钟和 1~2 小时分别在甲状腺部位采集早期和延迟影像,通过比较早期和延迟相中甲状腺与甲状旁腺对显像剂摄取的不同来确定甲状旁腺的病变。此方法相对简单,临床上较为常用。

二、适应证与禁忌证

1. 甲状旁腺功能亢进的诊断与术前定位。
2. 异位甲状旁腺的诊断。
3. 无明确禁忌证。

三、图像分析

(一) 正常影像

甲状旁腺功能正常时甲状旁腺不显影,双时相法仅见甲状腺显影,颈部无异常浓聚灶。

(二) 异常影像

甲状旁腺功能亢进时即可显影。甲状旁腺腺瘤、增生、癌等可在其病变位置出现圆形、卵圆形、管形或不规则形显像剂浓聚区,其位置可以在甲状腺轮廓内或外。出现多个显像剂浓聚区多提示甲状旁腺增生,单个显像剂浓聚区多提示甲状旁腺腺瘤;甲状旁腺正常位置以外出现显像剂的浓聚,结合临床可考虑功能亢进的异位甲状旁腺。

四、临床应用

（一）甲状旁腺功能亢进症的诊断与术前定位

甲状旁腺显像主要用于诊断和定位功能亢进的甲状旁腺，为手术提供病灶位置、大小、功能等信息。原发性甲状旁腺功能亢进症（primary hyperparathyroidism）的病因包括甲状旁腺腺瘤（单发约占80%，多发约占1%~5%）（彩图13-15），甲状旁腺增生（占12%），甲状旁腺癌（占1%~2%）。甲状旁腺腺瘤、癌多为单个显像剂浓聚区，增生则多为一个以上的显像剂浓聚区。继发性甲状旁腺功能亢进显像上多表现为一个以上的显像剂浓聚区。

甲状旁腺显像时，如病灶较小、部位较深、病变 MIBI 清除与甲状腺差异不大时，可出现假阴性。一般对腺瘤的检出率高于增生病灶。行断层显像及局部 CT 融合有利于对小病灶的诊断和定位。

（二）异位甲状旁腺的定位

异位甲状旁腺位置可见于纵隔内、气管和食道间、颌下等部位（彩图13-16）。影像表现为相应部位单发显像剂浓聚区。诊断异位甲状旁腺时，纵隔区等部位出现的局限性显像剂浓聚区应注意与肺部恶性肿瘤及其转移灶鉴别。采用 SPECT/CT 显像时，可应用 CT 辅助定位。

第三节　肾上腺显像

肾上腺分为皮质和髓质两部分，肾上腺显像包括肾上腺皮质显像和肾上腺髓质显像。由于肾上腺皮质显像受到显像剂制约，临床开展较少，故本节只对肾上腺髓质显像作介绍。

一、原理与方法

（一）原理

肾上腺髓质能合成和分泌肾上腺素和去甲肾上腺素，分泌后的去甲肾上腺素在酶的作用下通过再摄取方式进入肾上腺髓质嗜铬细胞的胞囊中储藏。间位碘代苄胍（metaiodobenzylquanidine，MIBG）是去甲肾上腺素（noradrenalin，NE）的类似物，同样可被肾上腺髓质的嗜铬细胞摄取；因此用[131]I 或[123]I 标记的 MIBG 可使肾上腺髓质显影。在体外用 γ 照相机或 SPECT 即可进行肾上腺髓质显像（adrenal medullary imaging）。

显像剂：[131]I-MIBG：成人剂量为 37~74MBq（1~2mCi），儿童酌减。[123]I-MIBG：成人剂量为 185~370MBq（5~10mCi）或 370MBq（10mCi）/1.7m² 体表面积。

（二）方法

1. **患者准备**　检查前 1 周停用利血平、可卡因、胰岛素、麻黄碱等影响显像剂摄取的药物。检查前 3 天开始口服复方碘溶液，一天 3 次，5~10 滴/次，直至检查结束，以封闭甲状腺。显像前一天晚上，服用缓泻剂清洁肠道。

2. **显像方法**

（1）缓慢静脉注射[131]I-MIBG 或[123]I-MIBG，注射时间>30 秒，在注射显像剂时必须密切观察患者情况，速度不能太快，如有不适反应，应暂缓或停止注射。

（2）注射显像剂后 24 小时和 48 小时（必要时 72 小时）应用 γ 照相机或 SPECT 进行显像，必要时加做斜位、侧位及 SPECT/CT 断层融合显像。显像前嘱咐患者排空膀胱。对于疑为异位嗜铬细胞瘤、恶性嗜铬细胞瘤转移灶或神经母细胞瘤的患者，可行全身显像。

二、图像分析

（一）正常图像

正常人肾上腺髓质多不显影，仅有少数隐约显示，影像小且多不清晰，双侧大致对称。唾液腺、心肌、脾脏等有时显影，MIBG 经肝脏代谢，经肾脏排泄，因此肝、膀胱等也可显影。

（二）异常图像

1. 双侧肾上腺髓质明显显影　注射^{131}I-MIBG 后双侧肾上腺髓质在 24 小时清晰显影，或 24～72 小时显影明显增强，提示双侧肾上腺髓质功能增强，常见于增生。

2. 单侧肾上腺髓质明显显影　注射^{131}I-MIBG 后单侧肾上腺髓质在 24 小时清晰显影，或 24～72 小时显影明显增强，提示为嗜铬细胞瘤。

3. 异位显像剂浓聚　在肾上腺以外的部位出现显像剂异常浓聚区，在排除各种干扰因素后，结合其临床表现，可判断为异位嗜铬细胞瘤或恶性嗜铬细胞瘤转移灶。对于小儿患者，若在腹部或骨骼处有异常显影，应高度怀疑为神经母细胞瘤。

三、临床应用

（一）嗜铬细胞瘤的诊断及治疗后随访

嗜铬细胞瘤（pheochromocytoma）大部分发生在肾上腺髓质（彩图 13-17），成人嗜铬细胞瘤约 20%～25% 位于肾上腺外（彩图 13-18），儿童约 30% 位于肾上腺外。其瘤体几乎可见于身体的各个部位，主要位于腹部。大多数嗜铬细胞瘤为良性，可行手术切除而得到根治。因此，准确的定性和定位对于有效的治疗至关重要。临床应用结果显示，MIBG 显像诊断嗜铬细胞瘤的灵敏度为 86.5%，特异性为 92.3%，准确率为 89.5%。

约 10% 的嗜铬细胞瘤为恶性肿瘤，肾上腺髓质显像可用来寻找其转移灶以及监测术后复发。

（二）肾上腺髓质增生的辅助诊断

一般注射^{131}I-MIBG 48 小时后出现双侧或单侧肾上腺髓质显影清晰，72 小时显影进一步增强，提示肾上腺髓质功能增强（彩图 13-19）。

（三）非嗜铬细胞瘤的辅助诊断

神经母细胞瘤、副神经节细胞瘤、甲状腺髓样癌、Sipple 综合征（患者同时发生甲状腺髓样癌、肾上腺嗜铬细胞瘤、甲状旁腺肿瘤）等细胞也能摄取 MIBG。神经母细胞瘤及其转移灶多明显显影，其诊断灵敏度为 90%，特异性可达 100%。副神经节细胞瘤也能摄取 MIBG，但显示病灶的阳性率仅在 50% 左右。

^{131}I 或^{123}I 标记的 MIBG 显像为上述肿瘤的诊断提供了简便、有效的手段，尤其是全身显像更是核医学检查的独特优点。但是由于 SPECT 的空间分辨率有限，对小病灶嗜铬细胞瘤、恶性嗜铬细胞瘤以及转移灶的诊断有一定的局限。因此，临床上将儿茶酚胺前体 6-[^{18}F]氟-L-3,4-二羟基苯丙氨酸（^{18}F-fluoro-L-dihydroxyphenylalanine，^{18}F-DOPA）PET/CT 运用于肾上腺髓质疾病的诊断，已取得很好的效果。目前普遍认为^{18}F-DOPA 在诊断肾上腺髓质病变上更具特异性，^{18}F-DOPA 在判断嗜铬细胞瘤的良恶性时，灵敏度比^{123}I/^{131}I-MIBG 更高。

（庞　华）

思　考　题

1. 简述甲状腺摄^{131}I 试验的基本原理及临床意义。
2. 简述甲状腺结节在甲状腺显像图上的表现类型及临床意义。
3. 简述甲状旁腺显像的基本原理及临床应用。
4. 简述肾上腺髓质显像的基本原理及临床应用。

第十四章 泌尿系统

教学目的与要求

【掌握】肾动态显像原理及其临床应用价值。

【熟悉】正常肾动态显像的表现。

【了解】卡托普利介入试验及利尿剂介入试验原理。

泌尿系统(urinary system)由肾脏、输尿管、膀胱和尿道组成,具有排泄体内代谢产物、维持水、电解质和酸碱平衡的作用。放射性核素示踪技术于 20 世纪 50 年代开始用于测定肾功能的临床应用。随着核医学显像技术、设备的发展与普及,以及 ^{99m}Tc 标记各种肾示踪剂的广泛应用,目前放射性核素肾显像与肾功能测定已成为临床上评价泌尿系统疾病时病理生理变化的常用检查。本章重点讲述肾动态显像、肾功能测定及肾静态显像的原理、方法及其主要的临床应用。

第一节 肾动态显像

肾动态显像(dynamic renography)包括肾血流灌注显像和肾实质动态功能显像两部分,具有无创、安全、操作简便和提供信息全面等优点。该检查既可显示双肾位置、大小及功能性肾组织形态,也能对肾血流、功能与上尿路通畅性进行定性评价和定量分析,特别在判断肾实质功能方面具有敏感性高、准确性好的优点。是泌尿系统主要的核医学检查方法,也是临床常用的检查项目之一。

在肾动态显像的基础上还可测定肾小球滤过率(glomerular filtration rate,GFR)和肾有效血浆流量(effective renal plasma flow,ERPF)。根据临床鉴别诊断的需要可以进行利尿剂、血管紧张素转化酶抑制剂等介入试验,临床应用中肾动态显像可进行间接法膀胱输尿管反流显像。

一、原理与方法

(一)原理

经肘静脉"弹丸"式注射经肾小球滤过或肾小管上皮细胞摄取、分泌,而不被再吸收的显像剂后,启动 γ 照相机或 SPECT 进行连续动态采集,可获得显像剂经腹主动脉、肾动脉灌注,迅速浓聚于肾实质,然后随尿液流经肾盏、肾盂、输尿管并进入膀胱的全过程的系列影像。应用 ROI 技术对双肾系列影像进行处理,得到显像剂通过肾的时间-放射性曲线(time-activity curve,TAC)。通过对系列影像及 TAC 的分析,可为临床提供有关双肾血供、实质功能和上尿路通畅性等方面的信息。

(二)方法

临床常用肾动态显像剂及剂量见表14-1。

表 14-1   常用肾动态显像剂及剂量

显像剂类型	肾动态显像剂		剂量(MBq)	
	英文缩写	中、英文全称	成人	儿童
肾小球滤过型	^{99m}Tc-DTPA	^{99m}Tc-二乙撑三胺五乙酸 ^{99m}Tc-diethylenetriaminepentaacetic acid	185~740	74~370 或 7.4/kg
肾小管分泌型	^{99m}Tc-MAG$_3$	^{99m}Tc-巯基乙酰基三甘氨酸 ^{99m}Tc-mercaptoacetyltriglycine	296~370	37~185 或 3.7/kg
	^{99m}Tc-EC	^{99m}Tc-双半胱氨酸 ^{99m}Tc-ethulenedicysteine	296~370	37~185 或 3.7/kg
	^{131}I-OIH	^{131}I-邻碘马尿酸钠 ^{131}I-orthoiodohippurate	11.1	
	^{123}I-OIH	^{123}I-邻碘马尿酸钠 ^{123}I-orthoiodohippurate	37	

受检者检查前 30~60 分钟饮水 300~500ml,显像前排空膀胱。取坐位或仰卧位,γ照相机探头后置,视野包括双肾和膀胱;肾移植者取仰卧位,探头前置以移植肾为中心。采用低能通用型准直器(显像剂为 ^{99m}Tc 标记物)或高能准直器(显像剂为 ^{131}I-OIH)。经肘静脉"弹丸"式注射显像剂(体积小于 1.0ml),同时启动采集程序,以 1~2 秒/帧速度采集 60 秒,为肾血流灌注相;随后以 30~60 秒/帧速度采集 20~30 分钟,为肾动态功能相。必要时可采集延迟影像。通过 ROI 技术从上述动态系列影像中分别获取双肾血流灌注和实质功能的 TAC,并得到分肾高峰时间、半排时间等肾功能参数。

二、介入试验

泌尿系统介入试验主要包括利尿剂介入试验及血管转化酶抑制剂介入试验等。

(一)利尿剂介入试验

上尿路机械性梗阻(mechanical obstruction)与非梗阻性尿路扩张(nonobstructive dilatation)引起的肾盂或肾盂输尿管积液通常较难以进行鉴别。然而,通过利尿药物介入试验能有效鉴别机械性梗阻与非梗阻性尿路扩张,尿流量足够大时诊断准确率可达 90%。以下简要介绍利尿剂介入试验(diuresis intervention test)。

1. 原理   当肾盂、输尿管肌肉松弛、结构异常或尿路感染等非梗阻性因素引起上尿路扩张时,尿流动力学发生改变,尿流速率减慢,尿液潴留于扩张尿路的时间延长。动态显像及肾图检查显示上尿路有放射性持续滞留的假性梗阻征象。应用利尿剂后,短时间内由于尿量明显增多,尿流速率加快,可迅速排出滞留在扩张尿路中的示踪剂。而机械性梗阻所致的尿路扩张,应用利尿剂后虽然尿流速率增加,但由于梗阻未解除,示踪剂仍不能有效排出。

2. 方法   目前利尿剂介入试验大多采用单次法:常规肾图检查表现为持续上升型曲线(详见第二节)或肾动态显像 15~20 分钟肾盂有明显放射性滞留且影像增大即梗阻时,嘱受检者保持原有体位,静脉缓慢注射利尿剂,并继续描记肾图曲线 15 分钟或动态采集影像 20 分钟。常用利尿剂为呋塞米(furosemide)。

(二)卡托普利介入试验

肾血管性高血压(renovascular hypertension,RVH)是指继发于肾动脉主干或其主要分支狭窄,肾动脉低灌注而引起的高血压,常由动脉粥样硬化、纤维肌性发育不良及大动脉炎引起。RVH 的病理生理特点是肾低灌注激活肾素-血管紧张素-醛固酮系统,通过收缩外周血管和肾潴留水、钠作用使血压升高。对引起高血压的肾动脉狭窄进行矫正的时间越早,RVH 的治愈机会就越高。

临床上,部分高血压患者合并有与其高血压无关的肾动脉狭窄(renal artery stenosis,RAS)。因此,对于具有高血压又有 RAS 的患者,正确区别是 RVH 还是高血压合并 RAS 至关重要,因为两者的治疗原则不同,RVH 经血管成形术能有效地缓解高血压,而后者即使血管成形术后也需终生服药控制高血压。

X 射线肾动脉造影是诊断肾动脉狭窄金标准,但属有创检查,超声检查能敏感探测血管狭窄程度及肾血流变化,常规肾动态显像可间接反映肾动脉狭窄。然而,对于合并有 RAS 的高血压患者,上述检查均不能提供 RAS 与高血压之间关系的证据。血管紧张素转化酶抑制剂(angiotensin-converting enzyme inhibitor,ACEI)介入试验能有效地诊断和鉴别诊断 RVH,其中卡托普利(captopril)是最常用的 ACEI,以下简要介绍卡托普利介入试验。

1. **原理**　当 RVH 患者的肾动脉轻度狭窄时,肾血流灌注减低,刺激患侧肾的近球小体释放肾素增加,促进肝产生的血管紧张素原(angiotensinogen)转化为血管紧张素 I (angiotonin I,AT I),AT I 在肺部经血管紧张素转化酶催化生成血管紧张素 II(angiotonin,AT II)。AT II 通过收缩出球小动脉,维持肾小球毛细血管滤过压,以保持 GFR 正常。因此,常规肾动态显像与肾图可表现为正常或轻微异常。

卡托普利通过抑制血管紧张素转化酶使 AT II 生成减少,阻断正常代偿机制,解除出球小动脉的收缩,使肾小球毛细血管滤过压降低和 GFR 下降。而正常肾血管对卡托普利则无反应。因此,应用卡托普利后,患侧肾动态影像和肾图曲线出现异常或原有异常加剧,从而提高对 RVH 诊断的敏感性和准确性。

2. **方法**　对临床疑 RVH 者,首先进行卡托普利介入肾动态显像。受检者需停用 ACEI 3 ~ 5 天,检查当日早晨可进食液体食物。建立静脉输液通道,检查前 1 小时口服卡托普利,成人 25 ~ 50mg,儿童 0.5mg/kg(最大剂量 25mg)。服用卡托普利后每隔 15 分钟测量并记录血压直至检查结束,当出现血压严重下降时,可静脉输注生理盐水。静脉注射显像剂时同时注入呋塞米 20 ~ 40mg。其余同常规肾动态显像。若介入试验正常,则无需进一步检查。反之,若介入肾显像出现任何异常,则需于 24 小时后在无卡托普利介入的条件下再次进行肾动态显像即基础肾显像。

三、图像分析

(一)正常影像

1. **血流灌注相(blood flow phase)**　腹主动脉上段显影后 2 秒双肾显影,4 ~ 6 秒肾影轮廓清晰,主动脉影开始消淡。此时反映肾内小动脉和毛细血管床的血流灌注,双肾影出现的时间差<1 ~ 2 秒。双肾影大小基本一致,形态完整,放射性分布均匀且对称,双肾峰时差<1 ~ 2 秒,峰值差<25%(彩图 14-1)。

2. **动态功能相(dynamic function phase)**　2 ~ 4 分钟肾实质内显像剂分布达到高峰,两侧肾脏影像最清楚,形态完整,呈蚕豆形,显像剂分布均匀且对称,此期为皮质功能相(cortical function phase)。随着放射性尿液离开肾实质,肾盏、肾盂处显像剂聚集逐渐增高,肾皮质影像开始减弱,随后膀胱逐渐显影、增浓。20 ~ 25 分钟双肾影基本消退,大部分显像剂清除入膀胱。输尿管一般不显影(彩图 14-2)此为清除相(clearance phase)。

(二)异常影像

1. **血流灌注影像异常**　主要表现为肾区无灌注影像;肾灌注显影时间延迟,影像缩小,放射性分布减低;肾内局限性灌注缺损、减低或增强。

2. 动态功能影像异常　包括患侧肾实质不显影;患侧肾皮质影减淡,肾实质高峰摄取、清除时间延迟;肾实质持续显影,集合系统及膀胱无放射性浓聚;皮质功能相肾盂放射性减低区扩大,皮质影变薄,实质清除相肾盂影持续浓聚,或延迟显像肾盂明显放射性滞留,可伴输尿管清晰显影和增粗。

3. 介入试验异常

(1) 利尿剂介入试验:非梗阻性尿路扩张的典型影像表现为注射利尿剂后 2 ~ 3 分钟,滞留在肾区的放射性浓聚影快速消退(图 14-3),肾图曲线相应表现为排泄段明显下降。机械性梗阻应用利尿剂后,肾动态影像与肾图曲线无明显变化,甚至肾盂放射性浓聚影有增强,肾图曲线进一步上升。

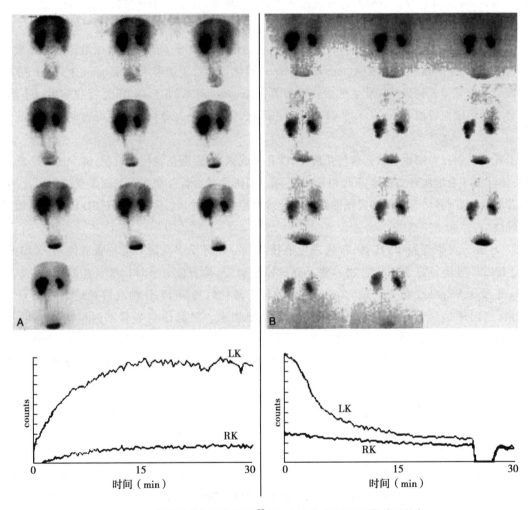

图 14-3　双肾盂非梗阻性扩张^{99m}Tc-MAG$_3$利尿肾显像(后位)

A. 常规显像及 TAC;B. 注射利尿剂后的显像及 TAC

(2) 卡托普利介入试验:正常肾和与肾动脉狭窄无关的高血压者,卡托普利介入肾显像与基础肾显像相比无变化。单侧肾血管性高血压的典型表现为:①介入试验患侧肾显影延迟,影像减弱,肾实质影消退明显延缓,GFR 降低;患侧肾图曲线显示峰值降低,峰时后延和排泄段下降缓慢;②基础肾显像左、右肾显示正常的摄取与清除影像,两侧肾图曲线基本一致(图 14-4)。

单侧 RVH 时,若基础肾显像患肾与健侧肾有差异,应用卡托普利后,两侧肾对比差异增大。双侧 RVH 时,如基础肾显像左、右肾均有不同程度的异常,介入肾显像则可加重双肾异常。严重病损及萎缩的肾由于长期不依赖肾素,对卡托普利可无反应。

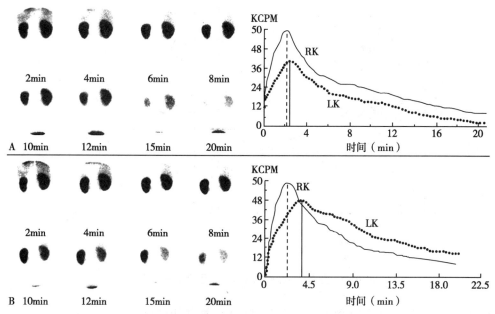

图 14-4 左侧肾血管性高血压^{99m}Tc-MAG$_3$显像（后位）

A. 基础显像；B. 卡托普利介入试验显像

第二节 肾功能测定

一、肾图

肾图（renogram）是最常用的泌尿系统体内非显像核素诊断技术，尽管不及肾动态显像直观，但由于方法简便、价廉，并具有很好的实用价值，通过 ROI 技术从肾动态检查中获得，也可由肾图仪直接获得。

（一）原理与方法

1. **原理**　经肘静脉"弹丸"式注射仅从肾小球滤过，或由肾小管上皮细胞分泌而不被重吸收的放射性示踪剂，立即启动专用的肾图仪连续记录示踪剂到达双肾、被肾浓聚以及排出的全过程，并以 TAC 表示，称为放射性肾图（radiorenogram），简称肾图，用于评价分肾的血供、实质功能和上尿路通畅性。

2. **方法**　患者准备同肾动态显像。目前常用的示踪剂为^{131}I-orthoiodohippurate（^{131}I-OIH），即^{131}I-邻碘马尿酸钠或^{99m}Tc-DTPA（本节以^{131}I-邻碘马尿酸钠肾图为例介绍）。^{131}I-OIH 使用剂量 185 ~ 370kBq。受检者取坐位，或根据需要取仰卧位，肾图仪的两个探测器分别紧贴于背部左、右肾中心体壁，经肘静脉"弹丸"式注射示踪剂后，立即启动肾图仪自动记录 15 ~ 20 分钟，即可获得肾图曲线。肾移植患者检查时，两个探头分别对准移植肾和膀胱区。

（二）结果分析

1. **正常肾图**　正常肾图曲线由 a、b、c 三段组成，各段反映肾的不同生理功能，左、右两侧肾图曲线形态和高度基本一致（图 14-5）。

（1）a 段：即示踪剂出现段。静脉注射^{131}I-OIH 后 10 秒左右，肾图中呈急速上升的一段曲线，此段的放射性计数 60% 来自肾外血管床，10% 来自肾血管床，30% 来自肾小管上皮细胞的摄取，其高度在一定程度上反映肾动脉的血流灌注量，又称为血管段。

（2）b 段：示踪剂聚集段。是继 a 段之后逐渐斜行上升的曲线，通常 2 ~ 4 分钟达到高峰，此段曲线的上升斜率和高度反映肾小管上皮细胞从血液中摄取^{131}I-OIH 的速度和数量，主要与肾有效血浆流量和肾小管分泌功能有关。

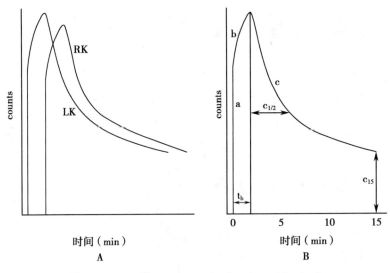

图14-5 正常[131]I-OIH肾图（A）及肾图分析（B）

（3）c段:示踪剂排泄段。系继b段之后的下降段曲线,曲线初始部分下降较快,其斜率与b段上升斜率相近,反映肾排出[131]I-OIH的速度和数量,主要与尿路通畅程度和尿流量有关。因尿流量的多少受肾有效血浆流量、肾小管功能及肾小球滤过率的影响,因此在尿路通畅情况下,c段能反映肾血流量和肾功能。

2. **肾图定量分析** 肾图功能指标有多种,常用指标的计算方法及其参考正常值见表14-2。尿路通畅时,肾指数（renal index,RI）是评价肾功能的可靠指标。正常人RI>45%,RI为30%～45%时提示肾功能轻度损害,20%～30%者为中度损害,<20%者为重度损害。分浓缩率则是上尿路引流不畅时评价肾功能的参考指标。

表14-2 肾图常用定量指标、计算方法及参考正常值

指标	计算方法	参考正常值	目的
肾指数（RI）	$\{[(b-a)^2+(b-c_{15})^2]/b^2\}\times100\%$	>45%	评价尿路通畅时的肾功能
半排时间（$c_{1/2}$）	从高峰下降到峰值一半的时间	<8分钟	评价尿路通畅时的肾功能
15分钟残留率	$(c_{15}/b)\times100\%$	<50%	评价尿路通畅时的肾功能
分浓缩率	$[(b-a)/a\cdot t_b]\times100\%$	>6%	评价尿路不畅时的肾功能
肾指数差	$[|RI_{右}-RI_{左}|/RI]\times100\%$	<25%	观察左、右两侧肾功能之差
峰时差	$|tb_{右}-tb_{左}|$	<1分钟	观察左、右两侧肾功能之差
峰值差	$[|b_{右}-b_{左}|/b]\times100\%$	<30%	观察左、右两侧肾功能之差

注:a为肾图中血流灌注峰的计数率,b为高峰时的计数率,c_{15}为注射药物后15分钟时的肾内计数率

3. **异常肾图类型** 肾图异常包括两方面,一是肾图曲线的自身异常,二是两侧肾图曲线对比的异常。常见的肾图本身异常类型有以下七种:

（1）急剧上升型:曲线a段基本正常,b段持续上升,至检查结束也未见下降的c段（图14-6）。出现在单侧者多见于急性上尿路梗阻;同时出现在双侧者,多见于急性肾衰竭和继发于下尿路梗阻所致的上尿路引流障碍。

（2）高水平延长线型：曲线 a 段基本正常，b 段上升不明显，此后基本维持在同一水平，b、c 段融合呈近似水平线，未见明显下降的 c 段（图 14-7）。多见于上尿路不全梗阻和肾盂积水并伴有肾功能损害者。

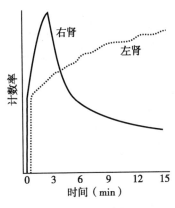

图 14-6　左肾图呈急剧上升型图

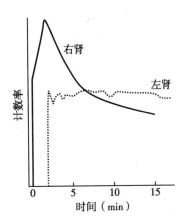

图 14-7　左肾图呈高水平延长线型图

（3）抛物线型：曲线 a 段正常或稍低，b 段上升和 c 段下降缓慢，峰时后延，峰形圆钝（图 14-8），呈不对称的抛物线状。主要见于脱水、肾缺血、肾功能损害和上尿路引流不畅伴轻、中度肾盂积水。

（4）低水平延长线型：曲线 a 段明显降低，b、c 段融合呈一水平直线（图 14-9）。常见于肾功能严重损害，慢性上尿路严重梗阻，以及急性肾前性肾衰竭；偶见于急性上尿路梗阻，当梗阻原因解除后肾图可很快恢复正常。

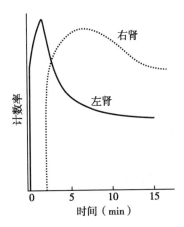

图 14-8　右肾图呈抛物线型图

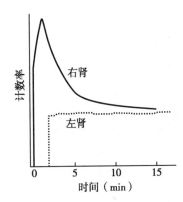

图 14-9　左肾图呈低水平延长线型图

（5）低水平递降型：曲线 a 段显著降低，低于健侧的 1/3 以上，无 b 段，a 段后即呈斜行向下的递降型直线（图 14-10）。可见于肾无功能、肾功能极差、先天性肾缺如、肾摘除或对位落空等。

（6）阶梯状下降型：曲线 a、b 段正常，c 段呈规则或不规则的阶梯状下降（图 14-11）。多见于尿反流或因疼痛、精神紧张、尿路感染、少尿或卧位等所引起的输尿管痉挛，此型重复性差。

（7）单侧小肾图：患侧曲线明显缩小，比健侧低 1/2 至 1/3，但曲线形态正常，a、b、c 段都存在（图 14-12）。多见于单侧肾动脉狭窄，也可见于游走肾坐位采集者和先天性小肾。

不论分侧肾图本身是否异常，只要两侧肾图形态差别显著，或定量分析指标两侧差值超过正常，即为两侧对比异常，表明两侧肾功能或尿路通畅性有明显差异。探头对位不准确和两侧肾在体内的深浅不一，常造成两侧对比假阳性，故要注意对位准确。可以在超声肾定位和测得两肾中心点与背部皮肤的垂直距离后重复检查，帮助解释检查结果。必要时行肾动态显像。

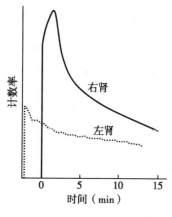

图 14-10　左肾图呈低水平递降型

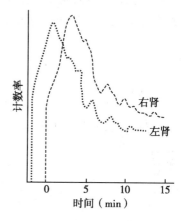

图 14-11　双肾图呈阶梯状下降型

二、肾小球滤过率测定

在血浆尿素氮、肌酐水平升高前,患者可能已有明显肾功能降低。放射性核素测定肾小球滤过率(glomerular filtration rate, GFR)具有操作简便、灵敏度高、准确率、重复性好等特点。GFR测定分为显像法与体外血浆标本法,本小节重点介绍显像法。

（一）原理

GFR是指单位时间内经肾小球滤过的血浆容量(ml/min)。静脉注射仅从肾小球自由滤过,而不被肾小管重吸收的放射性示踪剂,肾早期摄取该示踪剂的速率与肾小球滤过率成正比。通过测定肾摄取示踪剂的放射性计数或不同时相血液中示踪剂的放

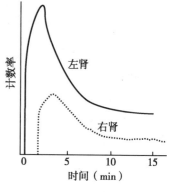

图 14-12　右肾呈小肾图

射性活度,利用相应的数学公式便可计算出GFR值,显像法能提供左、右分肾GFR及双肾总GFR。

（二）方法

常用示踪剂为^{99m}Tc-DTPA,剂量185～740MBq。受检者三天内停服利尿药物并禁行IVP检查,其余准备及患者体位、仪器条件与显像剂注射方式同肾动态显像。目前的γ照相机和SPECT均配置有专门测定GFR的采集和处理程序,仅要求输入受检者身高(cm)、体重(kg)和检查前、后注射器内示踪剂的活度,并按照程序提示进行操作,即可自动计算出分肾GFR。本方法操作简便,患者易于接受,与内源性肌酐清除法测得的GFR之间具有良好的相关性。

（三）临床应用

正常人群中,GFR随着年龄的增加有所下降(表14-3),40岁以后大约平均每年下降1%。

表 14-3　显像法测定各年龄组 GFR 的正常参考值($\bar{x}\pm s$,ml/min)

年龄组	分肾 GFR	总 GFR
20 岁 ~	57.9±9.0	115.9±16.5
30 岁 ~	57.3±10.3	113.1±17.7
40 岁 ~	55.3±8.5	110.5±11.1
>50 岁	44.1±7.0	88.1±14.4
混合组	52.9±10.6	105.6±18.7

注:引自《核医学诊断与治疗规范》(原中华人民共和国卫生部)

GFR是反映肾功能的重要指标之一,也是评价总肾和分肾功能比较敏感的指标。对肾功能受损者,当其总GFR下降(40～50)ml/min时才会出现血浆肌酐、尿素氮水平升高,GFR的随访则能较早

期发现肾小球功能的异常变化。因此,GFR测定可作为判断肾功能受损程度、选择治疗方法、观察疗效及监测移植肾术后肾功能的客观指标。

三、肾有效血浆流量测定

(一)原理与方法

肾在单位时间内完全清除某种物质的血浆毫升数称为该物质的肾清除率(ml/min)。若血浆中的某种物质(如马尿酸类衍生物或酚红)一次流过肾时,完全被清除而不被重吸收,此即对这些显像剂的清除率。这种情况下,每分钟该物质通过尿液排出的量应等于流经肾血浆中所含的量,因此该物质的血浆清除率等于每分钟流经肾的血浆容量。

肾动脉血流的92%~96%供应肾泌尿部分(肾单位),其余供给肾被膜、肾盂等非泌尿部分。由于流经肾单位以外血流中的上述物质不被清除,所以测得的肾最大清除率低于实际每分钟肾的血浆流量,故称为肾有效血浆流量(effective renal plasma flow,ERPF)。因此,ERPF定义为单位时间内流经肾单位的血浆容量。

ERPF测定有显像法与血浆标本法两种,最常用示踪剂为^{131}I-OIH,剂量9.25~11.1MBq,受检者的准备与GFR测定相同。其中显像法也可通过仪器配置的专门采集与处理程序,按照提示进行操作自动计算出分肾ERPF。如果使用^{99m}Tc-MAG$_3$与^{99m}Tc-EC测定ERPF,由于这两种示踪剂与^{131}I-OIH在血浆蛋白结合率、肾清除率等方面存在差异,因此需要对ERPF的计算公式作相应修正,并应建立各自参考正常值。

(二)临床应用

ERPF是反映肾血流动力学比较敏感的指标,也是判断肾功能的重要指标之一,可因测定方法不同有一定差异,并随年龄增加有所下降。推荐显像法的参考正常值为:左肾(281.51±54.82)ml/min,右肾(254.51±65.48)ml/min,总肾(537.85±109.08)ml/min。

ERPF测定所用示踪剂主要经肾小管分泌,因此主要反映肾小管功能。而测定GFR的示踪剂由肾小球滤过,无肾小管分泌,主要反映肾小球功能。

第三节 肾动态显像及肾功能测定临床应用

肾动态显像及肾功能测定已常规用于评价分肾功能、诊断上尿路梗阻、诊断肾血管性高血压,并可用于移植肾的监测,不仅能提供判断肾功能的半定量指标,还能定量测量肾小球滤过率及肾有效血浆流量。

一、判断肾实质功能

肾动态显像在评价分肾实质功能方面具有灵敏度高、简便安全和无创等优点,明显优于X射线静脉肾盂造影(intravenous pyelography,IVP),并可提供相关定量参数和半定量分析指标。有助于判断肾功能受损程度及评价治疗效果。

肾功能受损程度不同,在血流灌注和动态功能影像上有不同的表现。轻度受损者可仅表现为肾功能定量指标的异常;随着损伤程度的加重,肾血流灌注减低及皮质摄取显像剂逐渐减少,影像可缩小,肾实质影消退延缓,甚至整个肾不显影,此时延迟显像有助于明确肾的功能状态,对于延迟显像仍不显影者,需与先天性肾缺失相鉴别。

二、评价分肾实质功能

通过肾动态显像得到的肾小球滤过率及肾有效血浆流量是反映肾功能的重要指标,能用于评价总肾及分肾功能。

肾图检查能反映分肾功能,敏感性高于 IVP,对单侧病变肾功能的探测明显优于血生化检查。肾盂肾炎、慢性肾病、肾病综合征、原发性高血压、药物性肾损害等多累及双肾,肾图常呈双侧性改变,早期可表现为抛物线型肾图,定量参数 RI、c1/2、tb 均有不同异常改变。出现肾衰竭时,双肾图呈低水平延长线型或低水平递降型。对单侧肾结核、肾肿瘤、肾动脉狭窄等病变,肾图除了判断患侧肾功能损害程度外,还能提供对侧肾功能的情况,对临床选择治疗方案具有重要的参考价值。

三、移植肾的监测

肾移植术后常见的并发症主要有急性肾小管坏死(acute tubular necrosis,ATN),急性排斥(acute rejection,AR)与慢性排斥(chronic rejection,CR),尿瘘与尿路梗阻,以及环孢素 A 肾中毒等。这些并发症均可危及移植肾的存活,因此早期、准确的诊断和及时采取正确的治疗措施有助于防止不可逆肾损伤。肾动态显像已广泛用于监测肾移植术后移植肾的并发症。

1. **移植肾正常影像** 肾血流灌注影清楚,动态功能影像早期肾实质轮廓清晰、形态完整、放射性分布均匀,清除相皮质影明显消退,膀胱放射性逐渐浓聚,输尿管通常不显影(彩图 14-13)。

2. **急性肾小管坏死** ATN 通常发生于移植术后 24 小时,其主要病理特征为肾小管上皮胞质空泡变性,而移植肾血流动力学相对保持正常。肾动态显像的典型表现为移植肾灌注影像清楚,肾实质摄取影明显减弱,软组织本底影增高,膀胱持续无放射性浓聚。

3. **排斥反应** 急性排斥大多发生于术后 5 天至 3 个月期间,典型 AR 出现于 5 ~ 7 天,病理改变主要累及肾血管,移植肾血流动力学显著降低。肾动态影像主要表现为灌注减低或不显影,肾实质影明显减弱,轮廓模糊,清除延缓。慢性排斥通常发生在移植手术 3 个月后,肾动态显像表现为肾灌注减低,实质影减弱,显影时间延迟,肾缩小。移植肾功能正常者,20 分钟时膀胱与肾放射性计数比值(B/K)>1,存在排斥时 B/K 比值<1。

4. **尿瘘** 是肾移植外科并发症之一,发生率为 2% ~ 5%,最常见原因为输尿管缺血引起的输尿管-膀胱吻合口瘘。超声检查虽能敏感探测到积液,但不能明确来源及性质。肾动态显像具有很高的敏感性,表现为移植肾血流灌注与功能正常,泌尿系统外出现形状不规则,边界不清的持续放射性浓聚影,膀胱可呈放射性稀疏/缺损区。

5. **移植肾上尿路梗阻** 发生率为 3% ~ 10%,原因有尿道囊肿,输尿管吻合口狭窄,外源性积液压迫等。超声检查能准确诊断肾积水,但不能评价积水对肾功能损伤的程度。肾动态显像和利尿介入试验能准确探测移植肾上尿路梗阻,鉴别单纯性肾盂扩张,判断梗阻对移植肾功能损伤的严重程度,客观评价梗阻治疗效果及肾功能恢复情况。

四、上尿路梗阻的诊断与鉴别诊断

上尿路梗阻时,根据梗阻部位、程度、持续时间及患侧肾功能状态的不同,肾动态显像有不同的表现。肾外上尿路梗阻的典型影像为:动态功能相患侧肾实质清晰显影,并随时间逐渐消退;肾盏和(或)肾盂及梗阻部位上段输尿管影像明显扩张,放射性滞留且消退延缓;TAC 呈持续性上升型。肾内梗阻则表现为显影高峰时间延迟,肾实质影减弱、显像剂清除明显减慢,肾盏和(或)肾盂明显示踪剂滞留,TAC 大多呈缓慢上升型。肾内放射性滞留可发生在水负荷不足、膀胱内尿液充盈、休克等情况,需与梗阻加以鉴别。

肾图检查能敏感探测上尿路梗阻或引流不畅时尿流动力学的异常变化,对梗阻时肾功能的判断较 IVP 敏感。尿路梗阻时肾图曲线的类型取决于梗阻时间、部位、程度及肾功能状态,通常肾图显示 c 段下降不良,定量参数 c1/2、tb 的改变与梗阻和积液程度基本一致。

急性梗阻尚未明显影响肾功能者,表现为持续上升型肾图,梗阻解除后肾图可恢复正常;急性梗阻伴有肾功能减退者,呈高水平延长线型;不完全性梗阻时,可呈抛物线型;长时间梗阻者则可表现为低水平延长线型或低水平递降型;下尿路梗阻引起尿潴留时,可出现双侧肾图异常。肾图结合利尿剂介入试验(详见第一节)能有效鉴别机械性梗阻与单纯性肾盂扩张。

利尿剂介入试验是鉴别上尿路机械性梗阻与非梗阻性尿路扩张的可靠方法,能够明确诊断约85%的可疑性尿路梗阻,为临床正确制订处置方案及客观判断疗效提供依据。轻度梗阻对利尿剂的反应与单纯扩张相似,在解释结果时应结合临床资料进行全面分析后方可作出判断。此外,患者个体对利尿剂反应的差异,特别是肾功能状态对利尿剂的利尿效果有明显影响。当肾功能严重受损时,由于生成的原尿减少,应用利尿剂后可以不发生明显的利尿效应,因此分析影像时需结合肾功能状态加以考虑。

五、诊断肾血管性高血压

单侧轻度肾动脉狭窄引起的肾血管性高血压,由于肾本身的代偿作用,两侧肾图对比可无明显异常。应用卡托普利介入试验后(详见本章第一节),患侧肾图则可出现有意义的改变。高血压患者,两侧肾图对比出现异常时,提示存在肾血管性高血压可能,但仍需通过卡托普利试验加以鉴别。

卡托普利介入试验异常能够准确反映肾低灌注对肾素-血管紧张素-醛固酮系统的激活,诊断 RVH 的灵敏度为 80% ~ 94%,特异性为 93% ~ 100%,假阳性结果极少,为临床实施肾动脉成形术等治疗提供可靠的依据,同时能预测 RVH 的手术疗效和评价其治疗效果。其次,卡托普利介入试验能有效地区别单纯性肾动脉狭窄,避免不必要的侵入性检查或手术。此外,在指导 ACEI 的应用方面具有同样重要的作用,介入试验阳性者严禁使用 ACEI,而阴性者使用 ACEI 则不会影响肾功能。

本试验对长期使用 ACEI 患者的敏感性约为 75%,因此患者在接受检查前需停用 ACEI 3 ~ 5 天。对肾功能不全患者的灵敏度较低。卡托普利试验通常不用于严重功能损害及萎缩的肾,而用于评价这部分患者的对侧肾。

六、其他疾病应用

肾血管疾病时,肾动态显像主要用于评价患侧肾功能。影像表现取决于肾血管狭窄的程度、时间及其肾功能的状态。典型影像表现为:血流灌注相患侧肾显影时间延迟,影像缩小,显像剂分布减少,轮廓欠清楚;功能相患肾影小,肾图曲线明显低于健侧肾而呈小肾图。肾功能明显受损时,肾实质摄取与清除显像剂缓慢。若肾不显影,肾图呈无功能曲线,提示肾功能丧失,但应注意与先天性孤立肾鉴别。

肾动态显像可用于判断创伤对肾血流和功能造成的损害,敏感地探测肾外包膜或输尿管破裂出现的尿瘘,评价治疗效果及随访预后。肾内占位性病变时,皮质摄取相均表现为病灶局部放射性缺损区或稀疏区,若血流灌注相也呈放射性缺损区或稀疏区,大多为囊肿、脓肿等良性病变;如血流灌注相放射性分布正常或增高,则肾内恶性病变可能性大。鉴于肾动态显像探测肾内占位的灵敏度和特异性均低于超声、CT 等其他影像学方法,故常规不做首选。

第四节 肾静态显像

一、原理与方法

(一) 原理

肾静态显像(static renography)又称为肾皮质显像(renal cortical scintigraphy),是利用缓慢通过肾的显像剂,随血液流经肾后分别由肾小管分泌(^{99m}Tc-DMSA)或肾小球滤过(^{99m}Tc-GH),其中部分被近曲小管上皮细胞重吸收并与胞质内巯基结合,从而较长时间滞留于皮质内,通过平面显像或断层显像能够清晰显示肾皮质影像,以了解肾的位置、大小、形态与实质功能,并可显示占位病变。

(二) 方法

受检者一般无需特殊准备,检查前排空膀胱。静脉注射显像剂(表14-4)后 1 ~ 3 小时进行显像,必要时可行延迟 3 ~ 6 小时显像。平面显像时受检者取仰卧位或坐位,探头视野覆盖腹腔及盆腔,常规采集后位、左后斜位和右后斜位影像,必要时加做前位和侧位显像。平面显像病灶显示不清时需加做断层显像,采集结束后重建图像,并显示横断、冠状与矢状三个方向的断层影像。

表 14-4   常用肾静态显像剂及剂量

肾静态显像剂		剂量(MBq)	
英文缩写	中英文全称	成人	儿童
^{99m}Tc-DMSA	^{99m}Tc-二巯基丁二酸 ^{99m}Tc-dimercaptosuccinic acid	185	1.85MBq/kg 或最小 22.2
^{99m}Tc-GH	^{99m}Tc-葡庚糖酸盐 ^{99m}Tc-glucoheptonate	555 ~ 740	74 ~ 370 或 7.4MBq/kg

二、正常影像

正常肾静态影像呈蚕豆状,轮廓清晰,边缘整齐。双肾纵轴呈“八”字形,位于腰椎两侧,肾门平第 1 腰椎 ~ 第 2 腰椎,右肾常较左肾稍低和宽,但短于左肾,大小约为 11cm×6cm,两肾纵径差<1.5cm,横径差<1.0cm。肾影周边放射性分布较高,肾门区和中心处稍低,两侧基本对称(图 14-14),平均左肾放射性占双肾总放射性的 50.3% ± 3.8%,右肾占 49.7% ±4.0%。

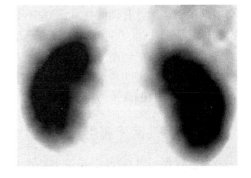

图 14-14   正常肾静态^{99m}Tc-DMSA 影像

三、临床应用

(一)肾先天性异常的诊断

肾静态显像通过获取肾实质影像,可明确显示先天性异常,优于超声和 CT 等影像学检查方法,还可用于鉴别腹部和盆腔肿物与肾的关系。常见异常包括:①肾数目异常,如先天性独肾,表现为一侧肾不显影,对侧肾代偿增大,需与单侧肾功能丧失相鉴别;②肾位置异常,各体位肾影中心下降>3.0cm 者属于肾下垂。坐位时肾影明显下移,而卧位时则在正常位置者为游走肾;正常肾区仅有一侧肾影,而在下腹部或盆腔存在另一形态失常或体积缩小的肾影,即异位肾;③肾形态异常,肾囊肿表现为肾影增大,形态异常,放射性呈斑片状稀疏或大小不等的圆形缺损区。马蹄肾者双肾下极相连,呈倒“八”字形(图 14-15,图 14-16)。

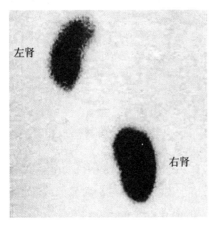

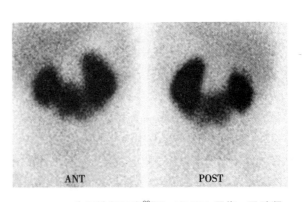

图 14-15   先天性肾异常^{99m}Tc-DMSA
显像:右肾下垂(后位)

图 14-16   先天性肾异常^{99m}Tc-DMSA 显像:马蹄肾

（二）急性肾盂肾炎的诊断

急性肾盂肾炎时,肾静态影像表现为肾内局限性放射性减低或缺损区,可为单发或多发,可发生于一侧或双侧肾,优于 IVP 与超声检查,显示病灶数目较超声、IVP 多。小儿泌尿系感染可导致肾瘢痕形成,成人后有发生高血压和终末肾衰竭的可能。慢性肾盂肾炎则表现为肾影缩小,瘢痕形成处显像剂摄取降低,整个肾放射性分布不均匀。肾静态显像既能诊断急性肾盂肾炎,又能了解病变范围和严重程度,还可用于评价疗效及判断预后(图 14-17)。

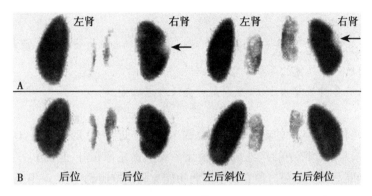

图 14-17　急性肾盂肾炎 ^{99m}Tc-DMSA 显像
A. 治疗前;B. 治疗后

（三）肾占位病变

如肾肿瘤、囊肿、脓肿或血管瘤等,肾静态显像表现为肾影增大,形态不规则,放射性分布呈单发或多发局限性稀疏或缺损区,但其特异性较超声、CT 和 MRI 低。若结合肾血流灌注显像则对鉴别良、恶性病变有一定帮助。

第五节　与其他相关检查技术的比较

超声、CT 和 MRI 在判定双肾位置、形态、结构及大小方面具有很大的优势,而在功能测定方面,主要依据双肾组织的密度变化。血生化检查结果仅反映两侧肾总的功能,无法判断分肾功能状态。核医学检查方法通过肾小球滤过或肾小管上皮细胞摄取、分泌示踪剂来判定肾单位的功能,是一种功能影像诊断技术,一次检查能够同时获得反映分肾的血供、肾实质功能及上尿路通畅情况等信息。因此,核医学检查在判断肾功能的敏感性与准确性方面明显优于 IVP 与血生化检查,具有独特的临床应用价值。

（韩星敏）

思 考 题

1. ^{131}I-OIH 正常肾图曲线分几段?各段分别反映什么生理功能?异常肾图有哪些类型,各有何临床意义?

2. ^{131}I-OIH 肾图常用的反映肾功能的指标有哪些?

3. 肾动态显像的原理是什么?种类包括哪些?各有什么临床应用价值?

第十五章 消化系统

教学目的与要求

【掌握】消化道出血显像、异常胃黏膜显像、肝胆显像以及唾液腺显像的临床应用。

【熟悉】消化系统各种显像的原理和图像分析。

【了解】消化系统各种显像的方法、显像剂种类及患者准备。

核医学显像在消化系统疾病的诊断具有重要临床价值。近年来,随着超声、CT、MRI 成像和内窥镜等技术在消化系统疾病诊断中的广泛应用,消化系统核素显像在肝、胆、胰、脾占位性病变诊断及急、慢性胆囊炎的诊断呈减少趋势。但在判断肝胆功能与胆汁排泄、下消化道出血、食管、胃及其唾液腺的功能检查等方面,核素检查具有独特优势。近年来研究证实新型肝细胞去唾液酸糖蛋白受体显像剂 ^{99m}Tc 标记的半乳糖基人血清白蛋白(^{99m}Tc-galactosy-human serum albumin,^{99m}Tc-GSA)SPECT/CT 显像在多种肝病手术前能够提供精准的立体肝功能状态,评价功能性肝细胞量、进行分肝功能的判断,具有重要的临床价值并日益受到临床关注。

第一节 放射性核素肝胆动态显像

一、原理与方法

(一)原理

肝细胞自血液中选择性地摄取放射性肝胆显像剂,通过近似于处理胆红素的过程,将其分泌入胆汁,经胆道系统排泄至肠道。应用肝胆显像(hepatobiliary imaging)可观察药物被肝摄取、分泌、排出至胆道和肠道的过程,取得一系列肝胆动态影像。通过对胆道系统形态及显像时相分析,评价其功能。肝胆显像中肝细胞功能是正常肝胆显像前提,胆道通畅是放射性药物聚集于胆囊和出现在肠道的条件。

(二)显像剂

常用的放射性药物主要有两大类,一类为 ^{99m}Tc 标记的乙酰苯胺亚氨二醋酸类化合物(^{99m}Tc-iminodiacetic acide,^{99m}Tc-IDAs),其中以 ^{99m}Tc 标记二乙基乙酰苯胺亚氨二醋酸(^{99m}Tc-EHIDA)和三甲基溴乙酰苯胺亚氨二醋酸(^{99m}Tc-mebrofenin)常用。另一类为 ^{99m}Tc 标记的吡哆氨基类化合物(^{99m}Tc-pyridoxylidene amino acide,^{99m}Tc-PAA),以 ^{99m}Tc 标记吡哆-5-甲基色氨酸(pyridoxyl-5-methyl tryptophan,^{99m}Tc-PMT)常用。这两类显像剂都具有肝脏摄取率高、肝内排泄速度快、胆管系统显影清晰并受血清胆红素浓度影响小的优点。

(三)显像方法

检查前患者禁食 4~12 小时,以避免进食引起内生胆囊收缩素分泌增多,导致胆囊收缩不显影。停用对奥狄括约肌有影响的药物 6~12 小时。静脉注入显像剂后即刻以 1 帧/分钟(或每 3~5 分钟一帧)连续显像至 60 分钟或于 5、10、20、30、45、60 分钟分别作动态显像或以每分钟一帧(或每五分钟一帧)连续显像至 60 分钟。成人 185~370MBq(5~10mCi),儿童 7.4MBq/kg(0.2mCi/kg)。胆囊 60 分钟未显影时应在给药后 3~4 小时延迟显像,也可进行吗啡介入试验,观察胆囊是否显影及显影时间。诊断胆漏时,更需要通过多次延迟影像、多体位或行 SPECT/CT 融合显像确诊。

二、适应证

1. 鉴别诊断先天性胆道闭锁和新生儿肝炎。
2. 诊断胆总管囊肿等先天性胆道异常。
3. 肝胆系手术、支架置入后的疗效观察和随访、胆汁漏的诊断。
4. 异位胆囊和肝胆功能的诊断。
5. 诊断十二指肠-胃反流。

三、影像分析

按动态显像顺序,正常肝胆显像(图15-1)常分为以下三个时相。

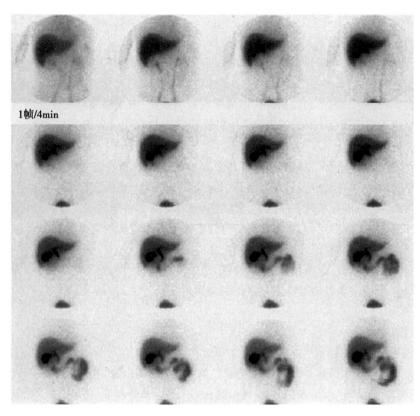

图15-1　正常肝胆动态显像

1. **肝实质相**　注射后3~5分钟心影消退,肝脏已清晰显影并继续浓聚放射性,15~20分钟左右肝叶达摄取高峰。此期以肝细胞摄取为主。

2. **胆管排泄相**　随着肝细胞将放射性药物分泌入胆道,肝影逐渐变淡,注射后5分钟胆管显影。依次显示左右肝管、总管、胆囊管和胆囊影像。胆囊一般在45分钟内显影。胆系影像随肝影变淡而更清晰,有时可见"胆道树"结构。

3. **肠道排泄相**　30~60分钟显像剂逐渐排入肠道。肠道显影时间一般不会超过45~60分钟。若评价胆囊收缩功能,可服脂肪餐后继续显像30分钟或肌注胆囊收缩素0.2~0.3μg/kg,15分钟后测排胆分数(gallbladder ejection fraction,GBEF),正常值在35%以上。

分析肝胆显像图像时应注意观察:①心影、肝影浓聚和消退的时间;②胆道系统影像的形态,有否胆管扩张;③胆囊是否显影、显影时间和收缩功能;④肠道出现放射性的时间等。对肝影像的分析,同肝胶体显像。

四、临床应用

（一）婴儿持续性黄疸的鉴别诊断

婴儿肝炎综合征（infantile hepatitis syndrome，IHS）和先天性胆道闭锁（congenital biliary atresia，BA）是婴儿持续性黄疸的主要原因。胆囊和肠道是否显影是两者鉴别诊断的主要指标。IHS常因肝细胞功能受损，肝脏摄取放射性药物减少，肝实质相肝脏显影欠清晰，心影放射性持续存在。由于患儿肝外胆管通畅，一般24小时内可见胆囊或肠道内出现放射性分布（彩图15-2）。BA患儿早期因肝细胞功能正常，肝实质显像心影消退正常，肝脏显影清晰，肝脏放射性消退缓慢。因胆管完全闭塞或缺如，显像剂不能经胆管系统排至肠道内，因此持续胆道和肠道不见放射性。对肝胆显像持续肠道未见显像剂的患儿，需给予口服苯巴比妥（phenobarbital），每天5mg/kg，连续7~10天。再行肝胆动态显像，24小时后肠道内仍无放射性，诊断为先天性胆道闭锁（彩图15-3）。目前对IHS和BA的主要鉴别诊断方法仍为放射性核素肝胆动态显像。

（二）诊断先天性胆管囊状扩张症

先天性胆管囊状扩张症（congenital cystic dilatation of bile duct）超声或CT显像可能探测到肝内或肝外一个囊状或梭状囊性结构，但多不能清楚显示囊性结构与胆道的关系。先天性胆管囊状扩张症患者肝胆显像可以在扩张的胆管内见到放射性排泄迟缓或持续滞留，构成椭圆形或梭形浓聚影，可在肝影、胆囊影消退甚至进餐后仍残存。有时因为胆道梗阻较重，胆囊内压力过高而没有显像剂的聚集。

（三）胆总管梗阻

胆总管梗阻由胆总管结石，肿瘤和胆总管狭窄等引起。胰腺癌或胆管癌等恶性肿瘤引起的胆总管梗阻临床常表现为无痛性黄疸。胆总管结石引起的黄疸多有严重的急性或反复性腹痛。肝胆动态显像因检查时间较长，对可疑胆总管梗阻的急性腹痛患者通常不首选这项检查。但在以下情况选用：①疑有胆总管梗阻，超声检查正常者；②曾有胆总管扩张史或手术史的患者。肝胆动态显像可观察从胆道至肠道显影情况来鉴别梗阻性或非梗阻性扩张。

不完全性胆总管梗阻时，超声和静脉胆道造影很难发现结石引起的不完全性胆总管梗阻，此时胆总管可能不扩张。肝胆动态显像可以通过示踪剂从胆道至肠道通过时间延迟（大于60分钟）诊断不完全性胆总管梗阻。

（四）肝胆道术后评价

对腹腔镜或经腹胆囊切除术后疑有并发症的患者，肝胆动态显像可提供以下信息：①术后有无胆囊管残留；②胆道、肠道吻合术（Roux-Y手术）后吻合口的通畅性及Billroth Ⅱ式手术的胆汁通畅情况，有无胆汁-胃、食管反流；③有无胆汁漏（图15-4）；④肝移植术后有无排斥反应、感染或胆道梗阻等临床信息。

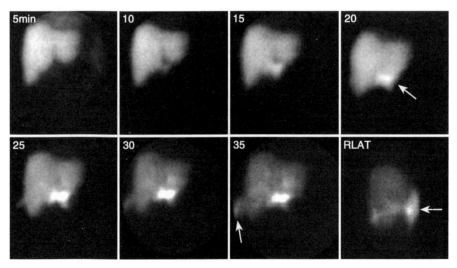

图15-4　肝胆显像诊断术后胆汁漏

（五）急、慢性胆囊炎

急、慢性胆囊炎目前临床多结合超声、CT、逆行胰胆管造影（endoscopic retrograde cholangio pancreatography，ERCP）检查即可诊断与鉴别诊断。肝胆显像目前已较少用于急、慢性胆囊炎的诊断。但在非结石性慢性胆囊炎的诊断中有一定意义。非结石性胆囊炎，是由细菌、病毒感染或胆盐与胰酶引起的慢性胆囊炎。患者胆囊管因炎症闭塞，使胆汁淤积，导致胆囊管或胆总管梗阻，肝胆显像可表现胆囊显影延迟至 1～4 小时，肠道显影早于胆囊。这是慢性胆囊炎的一个特异性征象。给予脂肪餐后胆囊收缩功能不明显。胆囊显影越滞后，诊断慢性胆囊炎的符合率越高。

第二节 消化道出血显像

消化道出血显像（gastrointestinal bleeding imaging）是建立在正常状态下注入血管内的显像剂不会逸出血管床而聚集在肠管内的基础上。胃肠道出血时，显像剂自血管破裂处进入胃肠道，随肠壁蠕动并沿着肠腔走形变化，以对出血点进行诊断和定位。

一、原理与方法

（一）原理

静脉注射^{99m}Tc 标记的不能透过血管壁的显像剂，使腹部大血管及肝、脾富血供脏器显影，肠壁因血供不如肝、脾丰富，一般不显影。当胃肠道管壁破裂、出血，显像剂从出血部位不断进入胃肠道，并在胃肠道持续聚集。应用 SPECT 显像可作出胃肠道活动性出血诊断并判断出血程度。

（二）显像剂

常用放射性核素消化道出血显像剂有两类：①^{99m}Tc 标记红细胞（^{99m}Tc-RBC）；②^{99m}Tc-胶体（^{99m}Tc-硫胶体或植酸钠）。前者能较长时间存在血液循环中，可进行多次延迟显像，用于慢性、间隙性胃肠道出血。后者常用于急性活动性出血，因腹部本底低，可清晰显示出血病灶。但不能进行延迟显像，不适用于间歇性出血。

（三）显像方法

显像前 1 小时口服过氯酸钾（$KClO_4$）200～400mg 封闭胃黏膜，减少其摄取、分泌和排泄^{99m}TcO$_4^-$，避免干扰出血灶的识别而造成假阳性。检查前停用止血药，以免造成假阴性。

1. ^{99m}Tc-RBC 显像 体内标记法静注^{99m}Tc-RBC 555～740MBq（15～20mCi）后，立即 5 分钟/帧动态采集至 30～60 分钟。如未能显示出血病灶，需要在 2、4、6 或 24 小时内进行多次延迟显像，以提高间歇性出血的检出率。怀疑出血部位与大血管或脏器重叠时，可增加侧位或最佳位置显像或进行局部 SPECT/CT 融合显像。

2. ^{99m}Tc-胶体显像 静注显像剂 370MBq（10mCi）后，立即开始 1 帧/2 分钟动态采集 20～40 分钟。必要时可重复注射再显像。

二、影像分析

（一）正常影像

1. ^{99m}Tc-RBC 患者腹部可见大血管影像及血管床丰富含血量多的器官肝、脾、肾等显影，盆腔内可见膀胱逐渐显影，腹部胃肠等基本不显影。

2. ^{99m}Tc-硫胶体或植酸钠影像 仅肝、脾清晰显影，腹部放射性本底低，大血管、肾及肠道均不显影。

（二）异常影像

胃肠道任何部位有一定量的活动性出血，均可见到相应部位异常放射性浓聚（出血影）（彩图 15-5）。动态显像时最先见到的放射性浓聚点就是出血部位。判定胃肠道出血应掌握三个要点：①在腹部正常大血管及脏器组织之外发现异常放射性浓聚灶;②随时间延长出血量增加,放射性聚集范围逐渐扩大;③放射性沿肠道蠕动方向延伸,走向与肠道一致。

根据出血部位异常放射性浓聚影的范围及放射性的强弱可判断出血量:

1. 小量出血　出血部位见放射性小浓聚灶,时隐时现,看不到远端肠腔放射性增高影。

2. 中等量出血　出血部位放射性明显浓聚,范围不断扩大,并随胃肠蠕动,逐渐拉长变形,向下游移动,使远端肠腔内放射性陆续增高。

3. 大量出血　出血部位放射性快速增浓且扩大成团块,出现明显的肠影。

三、临床应用

核素消化道出血显像主要是针对内窥镜检查的盲区,即空回肠出血的定位诊断有重要的临床实用价值。认真分析系列动态图像的特征,可对胃肠道出血作出诊断,并可大致判断出血的部位与程度。其灵敏度是93%、特异性是95%、准确率为84%~95%。小肠小量活动性或间隙性出血,出血速度在0.05~0.1ml/min,出血量达到2~3ml,消化道出血显像即能检出。图像分析时应注意可能出现的假阳性,如小肠或大肠出现放射性聚集,首先要除外因体内标记红细胞标记率不高,$^{99m}TcO_4^-$被胃黏膜摄取并分泌排入肠道。需观察胃、甲状腺及唾液腺有无显影进行鉴别;其次常见假阳性原因是异位肾脏、盆腔输尿管放射性聚集、腹腔静脉曲张、动脉瘤等。假阴性的原因包括:显像时患者没有活动性出血;出血量小于0.05ml/min;平面显像因膀胱放射性影响对小肠下段或直肠的出血的诊断。本法可作为各种原因所致下消化道出血的首选检查方法,具有简便、无创、灵敏、准确且便于动态观察的特点。

第三节　异位胃黏膜显像

异位胃黏膜是指胃黏膜组织在胃以外的消化道组织中生长,可从口腔到直肠,常见于 Barrett 食管、梅克尔憩室和小肠重复畸形三种疾病。发生在胃以外部位的异位胃黏膜它同样具有分泌胃酸和胃蛋白酶的功能,引起病变部位的黏膜形成溃疡,导致狭窄、出血、穿孔。

一、梅克尔憩室显像

(一)原理

异位胃黏膜黏液细胞同正常胃黏膜一样也具有从血液中摄取$^{99m}TcO_4^-$并分泌入胃肠道的特性。梅克尔憩室(Meckel 憩室)多发生于回肠末端,距回盲瓣约60cm处,是最常见的胃黏膜小肠异位症。在静脉注射$^{99m}TcO_4^-$后,异位胃黏膜很快聚集$^{99m}TcO_4^-$而呈现放射性浓聚影像,据此可特异性地诊断梅克尔憩室存在。腹部胃以外其他部位则呈低放射性分布。

(二)方法

1. 显像剂　$^{99m}TcO_4^-$,剂量:成人 370~555MBq(10~15mCi),小儿 1.1~3.7MBq(30~100μCi)/kg。

2. 患者准备　患者禁食4小时以上,检查前禁止使用过氯酸钾、水合氯醛、阿托品等药物,其可抑制异位胃黏膜摄取$^{99m}TcO_4^-$,导致胃液下排影响图像分析。检查前三天可用西咪替丁(cimetidine)10mg/(kg·d)、五肽胃泌素和胰高血糖素,其作用是抑制胃酸分泌,有利于提高阳性率。

3. 显像方法　静脉注射新鲜$^{99m}TcO_4^-$淋洗液,采用动态或间隔显像方式采集。动态显像 1 帧/分,连续采集 30 分钟,于 60 分钟采集静态像。间隔显像于注射药物即刻、5 分钟、10 分钟、30 分钟、60分钟各采集一帧。总观察时间可为 60~120 分钟。对定位困难者可应用 SPECT/CT 融合显像。

(三)影像分析

1. 正常影像　可见胃大量浓集放射性,肾及膀胱逐渐显影。腹部其他部位无放射性浓集。有时胃液中的放射性进入肠道可致十二指肠及小肠区域呈现形态不固定的放射性分布。

2. 异常影像　除胃、肾脏、结肠脾曲等显影外，腹部出现位置相对固定不变的局限性放射性异常浓集区，多位于右下腹小肠区，且和胃影同时显现可考虑为异常胃黏膜病灶（彩图 15-6）。多时相动态显像其位置、形态比较固定，随时间延长影像渐浓。

（四）临床应用

本方法是目前诊断梅克尔憩室最简便、最有效的方法，但阴性结果并不能完全排除诊断。造成假阴性因素有：小量出血或分泌物较多产生稀释或洗脱作用；憩室含胃黏膜太少；异位胃黏膜因缺血、坏死、纤维化等引起功能减退等。造成假阳性的因素有：异位肾、肾积水、动静脉瘤、血管瘤、肠套叠、局部肠道炎症或肠梗阻等。SPECT/CT 融合显像可以有助于鉴别诊断。据报道在有临床症状的梅克尔憩室患者中异位胃黏膜的出现率为 60%，而在合并出血的患者中异位胃黏膜的出现率则高达 98%。对于下消化道出血患儿，多首选异位胃黏膜显像。也可根据出血活动情况选择消化道出血显像或异位胃黏膜显像，先后进行该两项检查或重复检查可减少漏诊。

二、Barrett 食管显像

慢性胃食管反流可以引起远端食管的鳞状上皮被化生的柱状上皮所取代。当静注 $^{99m}TcO_4^-$ 后，被病变局部的异位胃黏膜所摄取，故可显像而作出诊断。显像剂、显像方法及对患者的要求等同异位胃黏膜显像。正常人静注 $^{99m}TcO_4^-$ 后食管不显影。如在胃影显示同时，贲门以上食管内出现放射性浓集，则可作出 Barrett 食管的诊断。该浓聚灶随时间可增强，且饮水后放射性不会消失。现今 Barrett 食管常由内镜黏膜活检诊断。

第四节　消化道动力学研究

胃肠动力障碍性疾病（disorders of gastrointestinal motility，DGIM）主要指因胃肠动力功能紊乱引起的以各种消化道症状为临床表现的疾病，是临床常见病。可因消化系统本身的动力障碍性疾病，如贲门失弛缓症、胃食管反流病、慢传输型便秘等所致；也可以是消化系统以外的疾病累及消化系统所致，如糖尿病胃轻瘫、结缔组织病导致的胃肠动力障碍等。核医学胃肠动力学显像方法是在人体的正常生理状态下观察胃肠道功能活动，具有无创，无痛或不适及无需插管的特点，患者易于接受并可重复应用的优势。通过计算机技术可获取一系列生理参数，是研究食管和胃肠功能独特并有价值的方法。

一、食管通过显像

核素食管通过显像（esophageal transit imaging）是一种简便易行的了解食管运动功能的方法。不影响食管生理状态，并且可得到定量资料，用于食管运动障碍疾病诊断及临床治疗效果监测。

（一）原理与方法

1. 原理　受检者吞食含有放射性显像剂食团后，应用 SPECT 连续采集食团通过食管时影像变化并计算食道通过时间，判断食道通过功能。

2. 方法　患者隔夜禁食。吞服的放射性药物为 ^{99m}Tc-硫胶体或 ^{99m}Tc-DTPA。制备成水溶液或半固体食物，剂量 18.5~37MBq（0.5~1mCi）。嘱患者口含放射性水溶液（食团）15ml，做"弹丸"式吞咽，同时启动 SPECT 进行动态影像采集，1 帧/秒，采集 30 秒。并让患者每间隔 15~30 秒干咽 1 次，共 4 次，采集 5 分钟，获得时间-放射性曲线。

（二）影像分析

自咽部起，可见一条垂直向下的食管影像，动态电影可清晰显示食团通过食管过程。通过 ROI 技术勾画出全食管及分段食管（分为上、中、下段），经处理得到时间-放射性曲线。定量分析食管内残留率或食管通过时间（the total esophageal transit time，TETT）是指放射性食团初次进入食管至 90% 放射性被清除的时间。正常参考值小于 15 秒,通过率应>90%。

食管内残留率计算公式:

$$食管残留率 = \frac{Emax-Et}{Emax} \times 100\%$$

Emax 为吞咽后 15 秒内食管内最大计数率,Et 为经过 t 次吞咽后计数率。

（三）临床应用

食管贲门失迟缓症(achalasia of cardia and esophagus)又称贲门痉挛或巨食管,是因食管贲门部的神经肌肉功能障碍,导致食管功能障碍,继而引起食管下端括约肌弛缓不全,食物无法顺利通过而滞留。因食管张力及蠕动逐渐减低、食管扩张在食管通过显像时多表现为食道通过时间延长,通过率<90%。主要是食管体蠕动减弱和食管下段括约肌松弛障碍导致食物在食管内滞留,多数患者表现吞咽困难、自发性胸痛、反胃或呕吐等。放射性核素食管通过显像对于诊断贲门失迟缓症有较高诊断敏感性,是以生理学原理为基础,简便、准确、客观的检查方法,并具有非创伤性、辐射剂量小、快速等特点。但其由于受到图像分辨率的限制,尚不宜作为初选检查。

二、胃食管反流显像

胃食管反流性疾病(gastroesophageal reflux diease,GERD)是由于各种因素造成的上消化道动力障碍性疾病,最突出的症状是心烧灼感或伴有胃内容物反流至口腔。其并发症有食管炎、出血、食管狭窄、食管溃疡、Barrett 食管和癌症。儿童症状不同,通常可出现呼吸道症状、缺铁性贫血、营养不良等。婴儿 7~8 个月前可出现生理性的轻度胃食管反流。但约有 5%~10% 的患者因持续反流状态存在,伴有食管狭窄、反复肺炎及营养不良等并发症。

（一）方法及结果判断

患者隔夜禁食,将 ^{99m}Tc-硫胶体(或 ^{99m}Tc-DTPA)18.5~37MBq(0.5~1mCi)加到 150ml 橘子水及 150ml 0.1N HCl 酸性混合溶液中制备成液体放射性试餐。患者吸管吸入放射性试餐后,给予 30ml 水再次喝下以清除食管内残余放射性。5~10 分钟后开始采集,1 帧/5~10 秒,采集 60 分钟。婴幼儿将上述显像剂加入牛奶中,牛奶量按 300ml/1.7m² 体表面积计算,活度 7.4~11.1MBq(200~300μCi)/kg。在放射性试餐进入胃以后,成人常规腹部加压,每次给予不同压力后采集 30 秒,如果贲门上方出现异常放射性聚集,为胃食管反流的典型表现(图 15-7)。如未发现反流,必要时作 2~4 小时延迟显像。婴幼儿经鼻饲管将放射性混合液引入胃,也有将其滴入患儿舌根部,腹部不用加压。患儿多次吞咽后,进行显像,观察显像剂是否进入肺内。

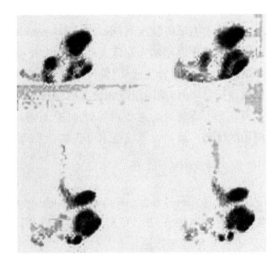

图 15-7 **胃食管反流显像**
放射性食团进入胃后,腹带加压,食道内见放射性浓聚影

每次增压后按公式计算胃食管反流指数 GERI:

$$GERI = \frac{Et-Eb}{Go} \times 100\%$$

其中 Et 是 t 时间的食管计数,Eb 是食管内本底计数,Go 为检查开始时胃内的计数。婴幼儿不用加腹带和增加腹压。

（二）临床应用

正常人食管内不见显像剂浓聚影。对成年人,本方法常用于反流性食管炎症的诊断和胃大部切除术后观察。GERI 为 3% ~4%,提示 GER 可疑;如果 GERI>4%,提示存在 GER。在婴幼儿期,胃食管反流是引起肺部异物吸入,反复肺炎、难治性肺炎甚至是难治性哮喘的病因。胃食管反流显像对诊断儿童胃食管反流有很大价值,灵敏度为 75% ~88%。

三、胃排空显像

核素胃排空显像(gastric emptying imaging)是诊断胃动力障碍的金标准。X 射线照影术能诊断明显的胃排空迟缓和机械性梗阻,但是诊断胃轻瘫不够敏感且不能进行定量分析。其他一些检查也有一定的价值,但都一定的局限性。

（一）原理与放射性药物

将放射性核素加入到食物中制备成不被胃黏膜吸收的放射性试餐,用 SPECT 连续记录食团通过胃蠕动排入十二指肠的过程,分析不同时间内的放射性计数变化,计算胃排空时间,反映胃的运动功能。放射性核素必须牢固地与食物相结合,以组成放射性试餐。试餐包括液体试餐、固体试餐。常用的药物是 ^{99m}Tc-硫胶体。

如果仅作一种食物的胃排空测定,建议采用固体试餐行胃排空显像。液体试餐胃排空显像对隐匿异常的检出敏感性不如固体试餐。如果条件允许,建议采用双核素固体-液体混合试餐进行胃排空显像。常使用 ^{111}In-DTPA 作为液体食物的标记物,因为 ^{111}In 具有较高的能峰(171 和 247Kev)。用 ^{99m}Tc 标记固体食物,考虑到在大多数临床研究中都需要了解固态食物的胃排空,固态食物胃排空正常时,液态食物胃排空一般都正常;而固态胃排空延迟时,液态食物的胃排空有可能正常,也有可能延迟,因此推荐首先进行固态食物的胃排空测定。单纯的液态胃排空测定只适用于各种原因无法进食固态食物的患者。

1. 固体试餐的制备 将 37MBq(1mCi) ^{99m}Tc-硫胶体或 ^{99m}Tc-DTPA,加入到 120g 鸡蛋中搅匀,加热煎炒至固体状,夹入两片面包中备用。 ^{99m}Tc-硫胶体或 ^{99m}Tc-DTPA 与鸡蛋内的乳清蛋白结合。

2. 液体试餐的制备 取 37 ~74MBq(1 ~2mCi) ^{99m}Tc-硫胶体或 ^{99m}Tc-DTPA,加入到 5% 葡萄糖溶液(糖尿病患者用生理盐水)300ml 中混匀备用。

3. 双核素固体-液体混合试餐 常用 ^{111}In-DTPA 作为液体食物的标记物,用 ^{99m}Tc-硫胶体标记固态食物。

患者隔夜禁食,停用影响胃动力的药物 1 ~2 周。口服试餐后用 SPECT 动态采集前后位和后前位图像。每 1 帧/15 分钟,60 秒/帧,连续 2 小时。通过计算机数据获得胃排空半排时($T_{1/2}$)和排空率(%/min)。

$$胃排空率:GEt(\%)\frac{Cmax-Ct}{Cmax}\times100\%$$

其中:GEt:时间 t 时的胃排空率;Cmax:胃区内最大计数率;Ct:时间 t 时胃内的计数率(经衰变校正和衰减校正后)。

（二）影像分析及临床应用

食物由胃排入十二指肠的过程称为胃排空。正常人固体试餐 2 小时和 4 小时的胃排空率分别为 40% 和 90%。胃排空半排时平均 90 分钟(45 ~110 分钟)。单纯液体试餐胃排空半排时在 10 ~20 分钟。液体、固态混合试餐的液体食物胃排空较单纯液体试餐为慢,且液体试餐排空率不受固态试餐排空率的影响。胃排空受多种因素影响,如放射性试餐的种类、配制方法、检查时的体位、性别、检查时患者的身体状况等。

当患者有消化系统症状,而通过一系列的检查排除器质性病变时,有下列情况时应考虑进行胃动力功能检查:①不明原因胃潴留;②功能性消化不良患者伴有明显的胃排空延迟症状者;③伴有影响胃动力的全身性疾病如糖尿病胃轻瘫。胃排空过快或延缓在临床症状上有较大的重叠,均表现为上腹胀、早饱、上腹痛、恶心等症状。两者在治疗上有差异,因此鉴别诊断很重要。

1. **胃排空加速** 常见于迷走神经切断术后、幽门成形术后,十二指肠溃疡、萎缩性胃炎、Zollinger-Ellison 综合征、Chagas 病、胰腺功能低下以及甲状腺功能亢进症等疾病。患者可伴随心悸,发汗,虚弱和腹泻(倾倒综合征)。

2. **胃排空迟缓** 胃排空延缓可由器质性梗阻或功能性胃动力不足引起。器质性梗阻常见于成人消化道溃疡、小儿先天性肥厚型幽门狭窄、胃窦部及邻近器官的癌症压迫所致的幽门梗阻。功能性胃动力不足多是由胃、肠手术引起的胃动力障碍、中枢神经系统疾病、糖尿病胃轻瘫、反流性胃炎、反流性食管炎、结缔组织病、甲状腺功能减低症及迷走神经切断术等。胃动力不足是造成为排空迟缓的最常见因素。应用甲氧氯普胺(胃复安)可鉴别机械性或功能性梗阻。氧氯普胺加速胃的正向排空和加速肠内容物从十二指肠向回盲部推进。如为功能性梗阻,胃排空率增高或基本恢复正常;如为机械性梗阻,胃排空率不增高或部分增高。

四、十二指肠-胃反流显像

十二指肠内容物胆汁、胰酶及碱性肠内容物反流入胃内称十二指肠-胃反流(duodenogastric reflux,DGR),碱性反流或胆汁反流是一种常见的病理现象。放射性核素十二指肠-胃胆汁反流显像(duodenum-gastric reflux imaging)为诊断肠-胃反流和探讨其致病机制提供了一种简便、无创性和可靠的方法。

(一)原理和方法

利用肝细胞可快速摄取肝胆显像剂,并将其分泌入胆道系统后逐渐排至十二指肠的特点,可观察生理状态下十二指肠内的放射性分布情况。在正常的情况下,进入十二指肠的肝胆显像剂不能进入胃内,在显像时胃部检测不到放射性。当存在十二指肠-胃反流时,进入十二指肠的示踪剂可逆流入胃,造成胃显影。借此即可诊断十二指肠-胃反流。

常用放射性药物是^{99m}Tc-EHIDA。静脉注射^{99m}Tc-EHIDA 即刻开始显像。常规肝胆显像动态采集完成,如放射性药物进入十二指肠后,继续进行动态显像,连续 30~60 分钟。如肠道未见放射性可给予脂肪餐或 300ml 牛奶促进胆汁排泄,根据情况适当延长显像时间。使用计算机勾画 ROI,可作出十二指肠-胃反流的时间-放射性曲线。胆汁反流指数(enterogastric reflux index,EGRI)根据下列公式计算:

$$EGRI(\%)=\frac{胃内最高计数率}{全肝最高计数率}\times100\%$$

(二)影像分析

正常情况下胆汁不进入胃,表现为十二指肠空肠区以上的胃区无放射性浓聚。服脂肪餐后,胃部仍无放射性出现。当存在十二指肠-胃反流时,排至十二指肠的示踪剂逆流入胃,胃区出现放射性异常浓聚,造成胃显影,即可判断为十二指肠-胃反流(图 15-8)。

如果胃部投影区难以确定或难以判断有无反流,可在检查结束以前口服 3.7~7.4MBq(0.1~0.2mCi)^{99m}TcO$_4^-$,然后再次显像以确定胃的位置和外形轮廓。

(三)临床意义

病理性十二指肠-胃反流多发生在术后胃,如胃大部分切除后,胆囊切除术或胆肠吻合术后。慢性胃炎、胃溃疡、胃癌、反流性食管炎及某些消化不良疾患均可导致十二指肠-胃胆汁反流。以往检查十二指肠-胃反流的方法,大多数依靠胃管抽取或胃镜检查,既不方便,又不够准确。由于机械插入的刺激,其本身即可能导致十二指肠-胃反流。本法为符合生理状况的一种简便、安全有效和无创性的检查方法,并可进行定量测定,优于胃液检查和胃镜检查。

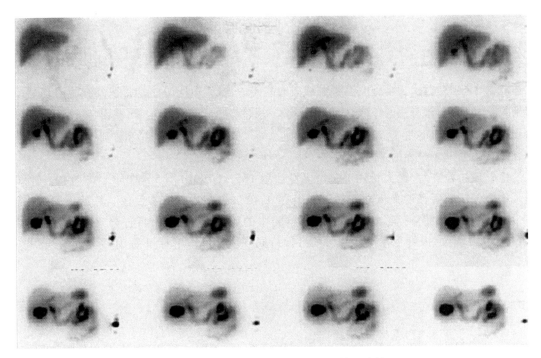

图15-8 **十二指肠-胃反流显像，1帧/5分钟**
45分钟胃内出现明显放射性聚集

五、小肠通过显像

小肠通过时间定义为放射性核素标记的食物从十二指肠到盲肠的时间。小肠功能紊乱有多种的临床表现，如消化不良、上腹和肚脐周疼痛、餐后饱胀、恶心、呕吐和腹泻。其与胃排空障碍症状有重叠，因治疗方法不同，应进行鉴别。

给受检者食入不被胃肠黏膜吸收放射性试餐后，进入胃，经过胃的蠕动排到十二指肠，在体外用SPECT连续观察其通过小肠排出至结肠全过程，勾画出胃和结肠ROI后用计算机计算出小肠通过时间，并计算出小肠残留率等参数，以了解小肠运动功能。正常参考值为(4.2±2.5)小时。

肠易激综合征、短肠综合征、倾倒综合征、甲状腺功能亢进症、运动功能障碍性疾病等均可导致小肠通过时间加快。其中肠易激综合征是最常见的肠道功能紊乱性疾病，患者有腹痛、腹胀、肠鸣、腹泻和便秘等症状。小肠假性梗阻者可见扩张的肠管及小肠通过时间明显延长。小肠机械性肠梗阻、Crohn病、小肠性便秘患者的小肠通过时间多是延长。糖尿病、硬皮病患者可有出现小肠通过时间的异常。小肠通过显像还可用于胃肠运动药物治疗前后的疗效监测。

六、^{99m}Tc-GSA 肝功能评价

慢性肝炎，肝硬化多数患者确诊时肝功能已经严重受损，肝储备功能差。手术治疗时无论是肝移植或肝叶切除，均需精准切除已经丧失功能的肝叶，同时最大限度保留功能尚可的部分肝叶，以降低术后并发症，改善预后。目前临床客观评价肝功能主要依靠肝功能生化检查，反映肝脏整体器官的功能。但将之应用于肝脏外科手术治疗存在明显不足。CT三维重建尚不能客观评价肝功能状态、亦无法准确反映肝功能不均质情况，在术前准确评价肝脏储备功能以及术后代偿能力而应用受限。近年来研究证实新型肝细胞去唾液酸糖蛋白受体显像剂^{99m}Tc-GSA SPECT/CT显像能够提供精准的区域肝功能评估，为多种肝脏疾病治疗方案的制定及优化，具有重要的临床意义。

（李　娟）

第五节　唾液腺显像

一、原理与方法

唾液腺的间叶导管上皮细胞能够将血液中的高锝酸盐（$^{99m}TcO_4^-$）主动摄取到细胞内，而后逐渐分泌到管腔内并随腺泡分泌的唾液一起进入口腔。通过静脉注射$^{99m}TcO_4^-$，可获得唾液腺放射性核素影像和时间-放射性活度曲线，其反映了唾液腺细胞对$^{99m}TcO_4^-$的摄取、分泌和排泄，可对唾液腺位置、大小、形态和功能进行全面的观察。

受检者预约检查后，无需特殊准备。静脉注射 $185 \sim 370MBq$（$5 \sim 10mCi$）$^{99m}TcO_4^-$后，即可快速动态显像观察唾液腺血流灌注并于5、10、20、40分钟时进行静态显像。然后舌下含服维生素 C $300 \sim 500mg$，促使唾液分泌，漱口清洗口腔中的放射性唾液后，再行静态显像。采用前后位和（或）左右侧位，视野包括甲状腺。前后保持同一体位可作出时间-放射性活度曲线，并定量分析。

二、影像分析

（一）正常影像

腮腺、颌下腺显影清晰，两侧对称；舌下腺显影较淡（图15-9）。酸刺激引起放射性唾液显著分泌并很快被引流。正常时唾液腺和甲状腺摄取$^{99m}TcO_4^-$的速率相同，甲状腺影像可作为唾液腺影像的参照。定量测定的时间-放射性活性曲线近似呈反"S"形，其反映了唾液腺细胞对$^{99m}TcO_4^-$的摄取、分泌和排泄。

（二）异常影像

双侧唾液腺摄取亢进或低下。摄取不对称、不均匀，单一涎腺局灶性放射性摄取增高或降低。腺管梗阻时表现为放射性唾液潴留，酸刺激时更显著。

临床上病毒或细菌感染、放射性治疗后的炎症反应等常可导致两侧唾液腺摄取亢进。干燥综合征导致唾液腺摄取低下，严重时双侧唾液腺可不显影（图15-10）。良性唾液腺肿瘤一般具有分泌功能，多表现为摄取放射性增多；恶性肿瘤无分泌功能，放射性摄取缺损，即"冷"区。

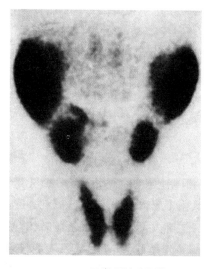

图15-9　正常唾液腺影像

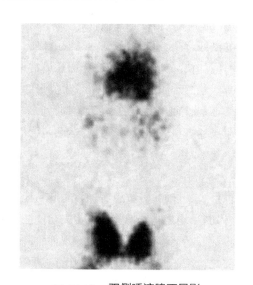

图15-10　双侧唾液腺不显影

三、临床评价

$^{99m}TcO_4^-$核素显像作为一种无创的唾液腺功能评价方法,已被广泛应用到临床。核素唾液腺显像不仅安全,而且患者具有很好的耐受性,可用于评价多种疾病的唾液腺功能,包括干燥综合征、唾液腺肿瘤、阻塞性唾液腺疾病及放疗后的放射性损伤等。

唾液腺分泌功能受多种因素影响及不同的操作者等都可导致核素显像的检测结果有所差异。另外,受设备仪器和核素供应的影响,基层医院的临床应用受到限制。

第六节 肝血流灌注和肝血池显像

一、原理与方法

肝脏具有 25% 肝动脉供血和 75% 门静脉供血的双重血供系统,且两个系统血流在血窦内混合,血窦间的小孔相互沟通,使得肝左、右叶得到较为均衡的血流灌注。肝脏是血供丰富的器官,总含血量约 250~300ml。

常规采用的肝血流灌注和肝血池显像的显像剂为^{99m}Tc-RBC。经静脉注射后,显像剂在肝血池中浓聚,达到平衡后,根据病变区血容量多少,即放射性高于、等于、低于周围正常肝组织来鉴别肝内占位性病变的性质。

受检者预约后无需特殊准备。“弹丸”式静脉注射 740~1110MBq(20~30mCi)^{99m}Tc-RBC 后行血流灌注显像。分别采集肝血流灌注相、血池相和延迟相。必要时行断层显像。

二、适应证

1. 肝海绵状血管瘤的诊断和鉴别诊断(与肝细胞肝癌)。
2. 鉴别诊断血供丰富和乏血供的肝脏占位性病变。血供丰富的病变包括肝血管瘤、肝细胞肝癌、肝腺瘤和肝转移瘤;乏血供病变包括肝囊肿、肝硬化结节、肝脓肿等。
3. 了解肝或肝内局部病变的肝动脉和门静脉血供。
4. 肝血流灌注可测定肝血流量及肝动脉、门静脉血流之比等。

三、影像分析

(一)正常影像

1. **动脉期** “弹丸”式注射放射性显像剂后,依次可见显像剂通过心脏各房室,肺及左心显影后 2~4 秒腹主动脉开始显影,继续 2~4 秒双肾及脾显影,而肝区不出现明显放射性。

2. **静脉期** 双肾显影后约 12~18 秒,肝区放射性持续增加,并逐渐高于肾。此为门静脉灌注表现(图 15-11)。

3. **平衡期** 30 分钟或更长时间后,显像剂^{99m}Tc-RBC 在血液中充分混合,达到平衡状态时可观察到心、脾、肝等的血池影像。正常情况下肝区放射性分布均匀,强度一般低于心血池影像和脾脏影像(图 15-12)。

(二)异常影像

1. **动脉期** 病灶周围血流增强(图 15-13)是肝动脉供血为主的肝肿瘤(原发性肝细胞肝癌、肝转移瘤、肝腺瘤)的影像特征。部分血管瘤也有此表现。

2. **静脉期** 全肝放射性普遍增高往往是肝硬化、门静脉高压的表现之一。

3. **平衡期** 病变部位放射性与周围正常肝组织相比较,可有高于、等于、低于正常肝组织水平三种情况,分别为血池显像剂“过度充填”“充填”“不充填”。

肝血池显像剂过度充填往往是肝血管瘤的特征性表现(图 15-14)。不充填显像剂的病变提示是乏血供的,如肝囊肿、肝脓肿、肝硬化结节等。病变放射性与周围肝组织相同表明病变组织有血供,其血供与肝组织相近,如原发性肝细胞肝癌、肝转移瘤、良性实质性肿瘤或血管瘤等。

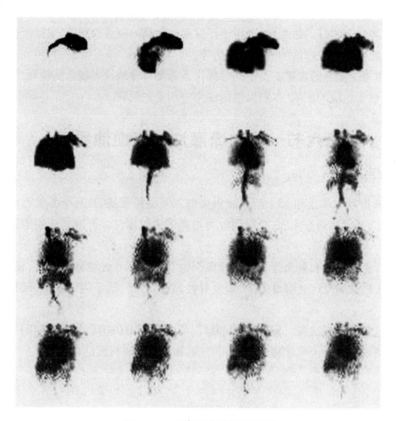

图 15-11　正常肝血流灌注显像

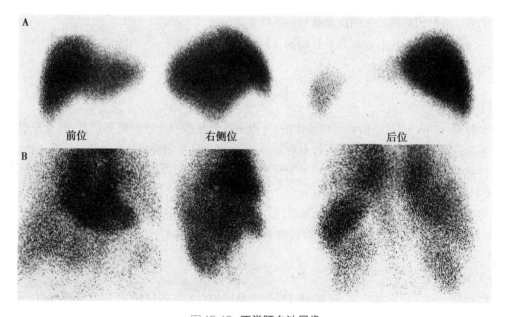

前位　　　　　　　　右侧位　　　　　　　　后位

图 15-12　正常肝血池显像
A. 肝胶体影像;B. 肝血池影像

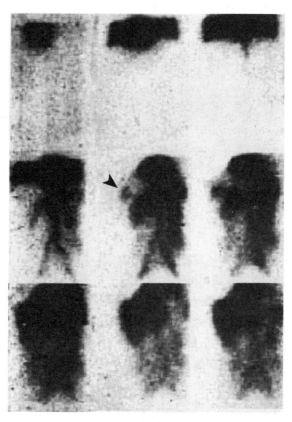

图 15-13　局部肝动脉供血增强，提示肝肿瘤（箭头所指）

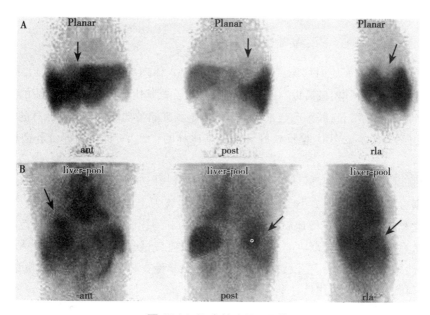

图 15-14　肝血管瘤平面显像
A. 肝胶体影像；B. 肝血池影像

四、临床评价

　　肝血流灌注和肝血池显像诊断 2～3cm 以上肝海绵状血管瘤的特异性近于 100%。但肝血池显像仍然受到空间分辨率的限制，小病灶不能发现。

　　以多层螺旋 CT 为代表的现代医学影像技术显著提高了时间分辨率和空间分辨率。基于核医学计算器官血流量的数据处理技术产生的 CT 灌注成像技术具有无创、安全、重复性好、操作性强等优点,在临床广泛应用。

第七节　消化系统功能检测

一、^{13}C 或 ^{14}C-尿素呼气试验诊断幽门螺杆菌感染

幽门螺旋杆菌(Helicobacter pylori,HP)是急性和慢性胃炎、消化性溃疡的重要致病因素,与胃癌有密切关系。我国普通人群感染率达 50% ~60%,部分地区更高。由于幽门螺旋杆菌能产生活性较高的尿素酶,它可分解尿素产生氨气和 CO_2,没有被分解的尿素从粪便排出或吸收后以原型从尿液排出,分解产生的 CO_2 进入血液,经肺排出体外。

当口服一定量的 ^{14}C-尿素后,如果胃内存在幽门螺旋杆菌,^{14}C-尿素被幽门螺旋杆菌产生的尿素酶分解,示踪碳以 $^{14}CO_2$ 形式经肺呼出。采集呼出的 $^{14}CO_2$ 含量可判断胃内有无幽门螺旋杆菌感染。采用专用液体闪烁计数仪测量试验前和试验后呼气计数,计算计数比值,大于 3 ~5 倍为阳性。

准备进行呼气试验的受检者必须停用抗生素和铋剂至少 30 天,停用硫酸铝和质子泵抑制剂至少 2 周。检查前禁食 4 ~12 小时。^{14}C 原子衰变方式为 β$^-$ 衰变,转变为 N 原子。^{14}C-尿素虽有少量放射性,但射线的穿透力弱、辐射作用很小,受试者和医护人员均不用采取防护,在孕妇和儿童中慎用,但并非禁忌。

^{14}C-尿素呼气试验是一种简便、无创、敏感而可靠的诊断幽门螺杆菌感染的方法,适用于:①急慢性胃炎、胃和十二指肠溃疡者;②幽门螺旋杆菌根除治疗后的疗效评价和复发诊断;③幽门螺旋杆菌流行病学调查与筛选。^{14}C-尿素呼气试验无明确禁忌证。

目前,临床上应用 ^{13}C-尿素呼气试验测定幽门螺旋杆菌较多,就是因为 ^{13}C 元素稳定性好,无辐射作用。^{13}C-尿素呼气试验和 ^{14}C-尿素呼气试验检测幽门螺杆菌的灵敏度、特异性和准确率完全一致,两种方法均值得临床推广,但是 ^{13}C-尿素呼气试验需要质谱仪。

二、^{14}C-氨基比林呼气试验评价肝功能

氨基比林在肝细胞微粒体内代谢。^{14}C-氨基比林吸收入体内经肝脏被微粒体 P_{450} 酶氧化产生甲醛,甲醛进一步氧化变成甲酸,最后以 $^{14}CO_2$ 形式经肺呼出。氨基比林的代谢与 P_{450} 酶的数量和活性有关,主要取决于肝细胞的数量,肝细胞数量多少直接反映肝脏储备功能。^{14}C-氨基比林的清除率主要与肝脏代谢功能有关,产生的 $^{14}CO_2$ 量反映肝脏对氨基比林的代谢率,可作为评价肝微粒体酶活性的指标。

受检者空腹,称量体重后嘱呼气收集本底 CO_2,口服氨基比林胶囊 1 粒(1μCi),收集 2 小时后呼出的 $^{14}CO_2$,计算 2 小时排除率。2 小时排除率>(7.5±1.5)% 为正常。

^{14}C-氨基比林呼气试验能灵敏地反映各种原因引起的肝硬化、急慢性肝炎、酒精性肝病时的肝损害情况,也可作为肝移植后排异反应的评估。^{14}C-氨基比林呼气试验是一种安全、非侵入性且使用方便的实时动态肝储备功能定量检测手段,相比于传统的血清学检查和定量肝功能动态检查,临床上的肝储备功能定量检测更倾向于采用这种安全无创的手段。

(王振光)

思 考 题

1. 十二指肠胃反流的核医学影像特点是什么?
2. 梅克尔憩室显像的原理及其在临床应用的价值。
3. 怎样应用核医学显像方法鉴别诊断新生儿肝炎和先天性胆道闭锁?
4. 唾液腺显像的临床应用适应证和影像表现。

第十六章 呼吸系统

教学目的与要求

【掌握】肺灌注/通气显像的原理与方法;肺栓塞的诊断;肺灌注/通气显像在肺栓塞治疗监测、COPD、肺切除术前后肺功能的评价与预测中的应用价值。

【熟悉】肺灌注/通气显像的不同显像方式:平面,断层及融合显像;图像分析与结果判断;各种显像方式的优缺点;下肢深静脉显像的图像分析与结果判断及临床应用。

【了解】下肢深静脉显像的原理、方法。

呼吸系统由呼吸道、肺泡、血管以及间质组织组成,其功能主要是进行气体交换以维持血氧饱和度的稳定。呼吸系统核医学主要包括观察气道的通畅情况,了解肺通气功能的肺通气显像(pulmonary ventilation imaging)和反映肺血流灌注和分布情况的肺血流灌注显像(pulmonary perfusion imaging)。此外,呼吸门控显像、肺部肿瘤显像,尤其是肺部肿瘤的 PET/CT 显像在临床应用中更显其重要价值。事实上,随着核医学技术和方法的不断进步,尤其是 SPECT/CT 融合技术的不断完善,呼吸系统核医学显像日趋精准,并在呼吸系统疾病特别是肺栓塞的诊断和治疗监测中发挥日益重要的作用。

第一节　肺灌注与通气功能显像

一、肺灌注显像原理与方法

(一)显像原理

肺泡毛细血管直径约为 7~9μm,经静脉注射大于肺泡毛细血管直径的放射性核素标记的颗粒(9~60μm)后,这些颗粒随血流进入肺血管,部分暂时嵌顿在肺毛细血管床内,局部嵌顿的颗粒数与该处的血流灌注量成正比。通过 SPECT 可以获得肺毛细血管床影像,显像剂的放射性分布反映肺各部位的血流灌注情况,故称为肺灌注显像。一次静脉注射的颗粒数在 20 万~70 万之间,暂时嵌顿的毛细血管数约占肺毛细血管总数的 1/1500;另外,放射性核素标记的颗粒在体内很快降解成小分子,且被吞噬细胞清除,其生物半排期仅为 1.5~3 小时,故肺灌注显像一般不会导致心肺血流动力学和肺功能的异常改变。

(二)显像方法

1. **显像剂**　肺灌注显像常用显像剂为 ^{99m}Tc 标记的大颗粒聚合人血清白蛋白(^{99m}Tc-macroaggregated albumin,^{99m}Tc-MAA),直径为 10~60μm。静脉注射 ^{99m}Tc-MAA 混悬液,剂量为 74~185MBq(2~5mCi),体积为 3~5ml。

静脉缓慢注射 ^{99m}Tc-MAA 时禁止回抽血液后再注入,以免形成血凝块。有严重肺动脉高压、肺血管床极度受损的患者应慎用或禁用。有由右到左分流的先天性心脏病患者,放射性颗粒通过右心到左心的分流道进入体循环可能引起脑和肾等血管栓塞,应慎用。

2. **图像采集**

(1)平面采集:探头配以低能高灵敏度或低能通用型准直器。能峰 140keV,窗宽 20%。常规采集前位、后位、左侧位、右侧位、左后斜位和右后斜位 6 个体位图像,必要时加做左前斜位和右前斜位,矩阵 128×128,ZOOM 1.5 ~ 2.0,采集计数 500K。

（2）断层采集:患者取仰卧位,双臂抱头,探头尽量贴近胸部。探头配低能通用型准直器,旋转360°,每 3°采集一帧,采集矩阵 128×128。采集过程中嘱患者平稳呼吸,以减少呼吸运动对肺显像的干扰。

（三）图像分析

1. **正常图像** 各体位的双肺影像清晰,与解剖投影一致,放射性颗粒分布基本均匀,叶间隙放射性分布相对较少;肺尖血流量较肺底部少,故显像剂放射性分布也相对稀疏。双肺间空白区为纵隔和心影(图 16-1)。

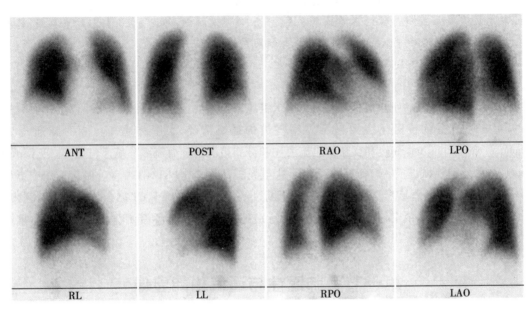

图 16-1 正常肺灌注平面显像

2. **异常图像** 表现为局限性或弥散性放射性稀疏或缺损,以及放射性分布逆转等。

（1）局限性放射性稀疏或缺损:包括一侧肺、肺叶、肺段性及亚肺段的放射性稀疏或缺损,多见于肺栓塞,也可见于先天性肺动脉异常、肿瘤压迫和主动脉炎综合征致使肺动脉受累等。

（2）弥散性放射性稀疏或缺损:两肺放射性分布不均匀,有多发散在放射性稀疏或缺损,多见于慢性阻塞性肺疾病。

（3）放射性分布逆转:肺尖部放射性分布反而高于肺底部,多见于肺源性心脏病和二尖瓣狭窄引起的肺动脉高压。

二、肺通气显像原理与方法

（一）显像原理

患者吸入放射性气体或放射性气溶胶后,该气体或气溶胶随呼吸运动进入气道及肺泡内,随后呼出,反复吸入达动态平衡后,局部的放射性分布与该处的通气量成正比,SPECT 显像可以获得气道主干至全肺肺泡的放射性气体分布影像,故称为肺通气显像。肺通气显像可了解呼吸道的通畅情况及各种肺部疾病的通气功能变化,诊断气道阻塞性疾病;评估药物或手术治疗前后的局部通气功能,观察疗效和指导治疗;与肺灌注显像配合鉴别诊断肺栓塞和 COPD;监测患者肺呼吸功能及对治疗的反应。

（二）显像方法

1. 显像剂　肺通气显像有多种优缺点各异的显像剂,这些显像剂根据性状不同又分为放射性气体和放射性气溶胶两种肺通气显像剂。气体显像剂中的惰性放射性气体如[81m]Kr和[133]Xe反映局部通气最准确,但由于采集图像时需持续给药,且成本贵,[81m]Kr发生器的寿命短,只有少数单位使用。经典的放射性气体[133]Xe有半衰期更长的优势,但因其再循环和低γ光子能量导致空间分辨率低,故并不是最理想的选择。由于这些局限性,[99m]Tc-二乙烯三胺五乙酸(diethylene-tri-amine pentaacetic acid,DTPA)或超细碳纳米颗粒[99m]Tc-Technegas等锝标记的微粒子气溶胶因其易获得、成本低、成像质量好,得到了更广泛的应用。放射性气溶胶[99m]Tc-DTPA肺显像反映的是进入气道气溶胶的分布状态,它与放射性惰性气体吸入显像的根本不同之处在于它无法呼出体外,不能用此法判断气道的洗出(清除)功能状态。Technegas是肺通气SPECT显像的理想显像剂,其颗粒直径为30～60nm,可更多抵达肺泡,而不像[99m]Tc-DTPA或[99m]Tc-SC雾化生成的水性放射性气溶胶易在中央部位沉积。Technegas能更好地到达肺末梢部位,更适于阻塞性肺病的患者。

2. 显像前准备　向受检者解释检查流程。接通雾化器各管口,使之处于工作状态。令患者用嘴咬住口管,用鼻夹夹住鼻子试吸氧气,使之适应此种呼吸。

3. 吸入微粒

（1）气溶胶雾粒吸入:将[99m]Tc-DTPA 1480MBq(40mCi)溶液,体积为2ml,注入雾化器,再注入2ml生理盐水,调整氧气流速为8～10L/min,使其充分雾化。经过分离过滤,产生雾粒大小合适的气溶胶,平均雾粒产生率6.7%。使受检者尽可能多地吸入气溶胶雾粒,吸入时间为5～8分钟。

（2）锝气体吸入:将高比度(>370MBq/0.1ml)的新鲜[99m]TcO$_4^-$洗脱液注入锝气体发生器的石墨坩埚内,在充满氩气的密闭装置内通电加温,在2500℃的条件下[99m]TcO$_4^-$蒸发成锝气体,患者通过连接管及口罩吸入3～5口锝气体即可。

若同日行肺通气/灌注显像,应按先通气、后灌注顺序进行,且灌注图像的计数率应是相应通气图像计数率的3～4倍以上;若行隔日法显像,最好先灌注、后通气,这样有利于肺栓塞疾病的早期诊断和治疗,因为如果灌注显像结果正常,则不需再行通气显像。

4. 图像采集

（1）平面采集:探头配以低能高灵敏度或低能通用型准直器。能峰140keV,窗宽20%。常规采集前位、后位、左侧位、右侧位、左后斜位和右后斜位6个体位图像,必要时加做左前斜位和右前斜位,矩阵128×128,ZOOM 1.5～2.0,采集计数500K。

（2）断层采集:患者取仰卧位,双臂抱头,探头尽量贴近胸部。探头配以低能通用型准直器,旋转360°,每3°采集一帧,采集矩阵128×128。采集过程中嘱患者平稳呼吸,以减少呼吸运动对肺显像的干扰。

（三）图像分析

1. 正常图像　各体位的影像表现为气道和肺内放射性分布大致均匀,除主气管和支气管有时因气溶胶或锝气体附壁显影明显以外,与肺灌注影像相似(图16-2)。

2. 异常图像　表现为局限性或弥散性放射性稀疏或缺损。

（1）局限性放射性稀疏或缺损:包括一侧肺、肺叶性、肺段性及亚段性放射性稀疏或缺损,多见于气道狭窄或阻塞、肺泡内存有渗出物或萎陷等。

（2）弥散性放射性稀疏或缺损:两肺放射性分布不均匀,有多发散在放射性稀疏或缺损,多见于慢性阻塞性肺疾病。

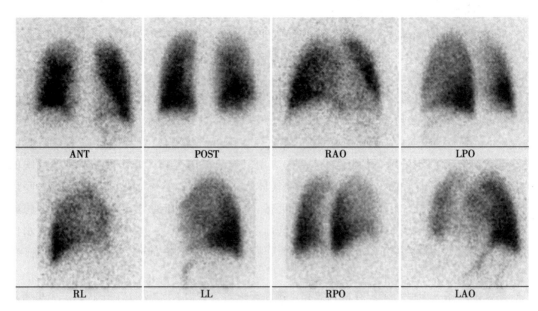

图 16-2　肺通气显像正常平面显像

第二节　临 床 应 用

一、肺栓塞的诊断与疗效评价

（一）肺栓塞的诊断

肺栓塞（pulmonary embolism,PE）是由内源性或外源性栓子堵塞肺动脉或其分支引起肺循环障碍的临床和病理生理综合征,发生肺出血或坏死者称肺梗死。

PE 作为肺动脉或其分支被栓子堵塞而引起的病理过程,存在许多疾病的严重并发症,临床资料表明,凡能及时作出诊断及治疗的肺栓塞患者,死亡率低于 2% ~8% ,而未被及时诊断和治疗者死亡率达 30% 。因此,早期诊断肺栓塞是临床极为重要的问题。急性肺栓塞早期病理生理特点常为多发肺血管栓塞,出现血流灌注中断或减低,而肺通气功能正常。故行肺灌注和肺通气显像最能显示这种特点,即在肺灌注显像时会出现受累肺血管灌注区的放射性稀疏或缺损,而肺通气显像表现为放射性分布正常,称为肺灌注/通气显像不匹配（mismatch）,是诊断肺栓塞的可靠依据（图 16-3）。

经典的肺灌注/通气（V/Q）显像多采用平面显像,平面显像诊断标准一般沿用肺栓塞诊断前瞻研究 Ⅰ（prospective investigation of pulmonary embolism diagnosis Ⅰ,PIOPED Ⅰ）系列标准,对肺栓塞诊断标准如下:

1. 高度可能性

（1）大于或等于 2 个肺段的灌注稀疏、缺损区,同一部位的肺通气显像与 X 射线胸片均未见异常;或灌注缺损区大于异常的肺通气或 X 射线胸片。

（2）一个较大的和 2 个以上中等的肺灌注稀疏、缺损区,同一部位的肺通气显像与 X 射线胸片检查正常。

（3）4 个以上中等灌注稀疏、缺损区,同一部位的肺通气显像和 X 射线胸片检查正常。

2. 中度可能性

（1）1 个中等的、2 个以下较大的肺灌注稀疏、缺损区,同一部位的肺通气显像和 X 射线胸片检查正常。

（2）出现在肺下野的灌注、通气显像均为放射性分布减低、缺损区,与同一部位 X 射线胸片病变范围相等。

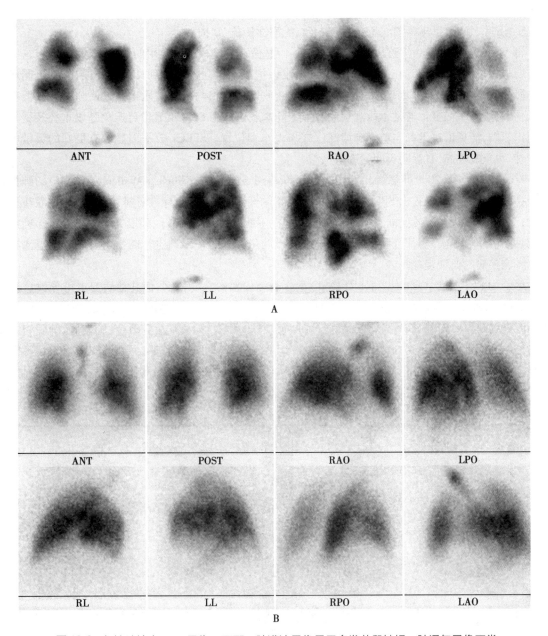

图 16-3 急性肺栓塞 V/Q 显像不匹配：肺灌注显像显示多发节段缺损，肺通气显像正常
A. 肺灌注显像；B. 肺通气显像

（3）一个中等大小的灌注、通气缺损区，同一部位的 X 射线胸片检查正常。

（4）灌注、通气显像均为放射性分布减低、缺损区，伴少量胸腔积液。

3. 低度可能性

（1）多发的"匹配性"稀疏、缺损区，相同部位 X 射线胸片检查正常。

（2）出现在肺上、中野的灌注、通气缺损区，相同部位 X 射线胸片检查正常。

（3）灌注、通气显像均为放射性分布减低、缺损，伴大量胸腔积液。

（4）面积小于 X 射线胸片阴影的灌注稀疏、缺损，通气显像正常或异常。

（5）条索状灌注稀疏、缺损，通气显像正常或异常。

（6）4 个以上较小的灌注稀疏、缺损，通气显像正常或异常，相同部位 X 射线胸片检查正常。

（7）非节段性缺损。

4. 更低可能性
3 个以下较小的灌注稀疏、缺损，通气显像正常或异常，相同部位 X 射线胸片检查正常。

5. 正常 肺形态与X射线胸片检查一致,无灌注稀疏、缺损。

自Wagner等于1964年首次报道以来,肺平面显像一直是核医学常用的显像方法之一,但这些方法有明显的局限性,尤其存在解剖部位的重叠,难以把放射性缺损定位到具体的肺段,并且不同患者间肺段的大小和形状差异更是难以准确把握,导致放射性缺损与正常肺段重叠致使肺灌注减低程度被低估。此外,平面显像通常不能观察到右肺下叶基底段。肺SPECT显像可避免肺段重叠及受邻近肺组织影响,能更准确地确定单个肺段灌注缺损大小和位置。SPECT较平面显像有更好的灵敏度和特异性,可重复性高,且诊断不明确率低。

有鉴于此,参照2009年欧洲核医学会(European Association of Nuclear Medicine,EANM)的肺栓塞诊断指南中的诊断标准提出SPECT V/Q断层图像评价标准,依据此标准可排除肺栓塞:①灌注显像正常;②通气/灌注匹配或反向不匹配;③通气/灌注不匹配,但不呈肺叶、肺段或亚肺段分布。确定肺栓塞:通气/灌注不匹配,其范围不少于一个肺段或两个亚肺段。不确定诊断:多发性通气/灌注异常而非特定疾病的典型表现。

尽管SPECT显像V/Q不匹配(图16-4)是诊断肺栓塞的重要依据,但其他病变也可导致这种表现。此外,并非所有的肺栓塞患者都有典型V/Q不匹配表现,因为这些患者发展成肺梗死的V/Q表现为匹配的缺损。随着SPECT/CT的发展,肺栓塞以外的病变,如放疗后肺改变、肺气肿、肺肿瘤或纵隔淋巴结肿大等疾病引起的血管受压所致的V/Q不匹配表现可以被发现;另外,SPECT/CT还可以发现肺炎、肺脓肿、胸膜或心包积液、肿瘤和肺梗死所致的匹配改变,从而提高了肺栓塞诊断的特异性和总的诊断准确性。

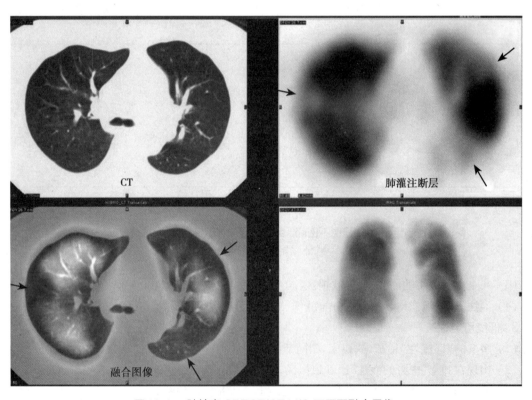

图16-4 肺栓塞 SPECT/CT V/Q 不匹配融合显像

(二)肺栓塞的疗效监测

本法简便、无创,利于重复检查以观察肺栓塞病情演变和疗效。如溶栓治疗中进行系列显像观察,可为选择合适的终止治疗时间提供依据,避免用药过多。治疗后原放射性缺损区减小或消失,说明治疗有效;无变化、甚至病变范围扩大或又出现其他新部位的放射性缺损区,说明疗效不佳或又有新的栓塞形成。

肺栓塞经溶栓或抗凝治疗后恢复程度及时间长短不一,大多数患者在 10 天左右明显好转,数月内进一步好转至正常。少数患者的转归还有下列三种情况:①治疗后数日即恢复正常;②治疗后效果不明显而成为陈旧性肺栓塞;③进一步发展成为肺梗死。故采用多次肺显像动态观察有助于掌握病情变化。另有大量临床资料显示,有30% ~60%患者在发病 2 周内又出现新的栓塞,新的栓塞很有可能是原来栓子的解离碎片流向远端血管分支所致,故肺栓塞的治疗和疗效观察是一个长期过程。溶栓治疗是肺栓塞治疗的重要手段之一,特别是对大面积肺栓塞患者,但其重要的并发症是出血,有一定的危险性,故治疗过程中应数日重复一次肺灌注显像,以适当调整治疗方案。

二、肺减容手术前后功能评价与预测

肺癌可直接压迫或浸润邻近肺血管导致相应灌注区血流减少,在肺灌注影像上出现相应的放射性稀疏区,其涉及范围比胸部 X 线平片等所示的肺癌病灶大。肺癌患者术前行肺灌注显像可评估肿瘤浸润的范围、肺血管受累的程度、手术的危险性或可行性等,预测术后残余肺功能对于手术疗效及预测预后等具有重要意义。

应用感兴趣区技术计算患侧肺灌注残余量占健侧肺灌注量的百分数(L)(图 16-5),L 值越小说明肿块浸润范围和肺血管受累程度越大。当 L 值>40%,可通过肺叶切除术将肿瘤切除;L 值为30% ~40%,需进行患侧全肺切除术;如 L 值<30%,则手术切除的成功率很小。

肺 V/Q SPECT 和 SPECT/CT 显像不仅用于肺栓塞检测,对于肺减容手术前后功能评价与预测可提供更为精准的评估。肺 V/Q SPECT/CT 显像可为单个肺段提供比平面显像更准确的相对肺灌注和肺通气的评估,肺 V/Q SPECT/CT 显像可准确测定每个肺叶或肺节段对总

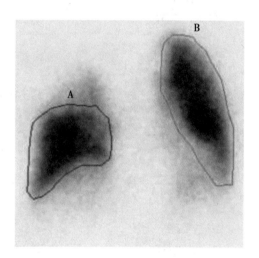

图 16-5 肺灌注影像评估肺术后残余肺功能:L =ROI$_A$/ROI$_B$ =62%

的肺通气或肺灌注的相对贡献,因此肺 V/Q SPECT 和 SPECT/CT 显像也可用于其他多个方面,如修订放疗照射野以减少正常肺的辐射损伤,确定哮喘时局部肺灌注和肺通气改变,估测间质性肺病的局部肺功能。

三、COPD 评价

慢性阻塞性肺疾病(COPD)肺灌注显像可见放射性分布呈非肺段性斑片状稀疏缺损区(图 16-6),表明病变已明显而广泛地损伤了肺毛细血管床和毛细血管前动脉。此类患者中,90% 以上合并有不同程度的肺动脉高压,且左侧出现频率明显高于右侧。肺血管高压,出现程度不等的肺内放射性分布逆转。肺灌注显像对 COPD 患者肺血管床损害的部位、范围、程度及药物疗效的判断有一定价值。

病情严重的 COPD 患者可形成肺大疱,其表现为肺通气及灌注显像表现为匹配的呈肺叶状分布的放射性缺损区,可对肺减容手术前患者肺功能的判断及手术预后的估测提供可靠的依据。

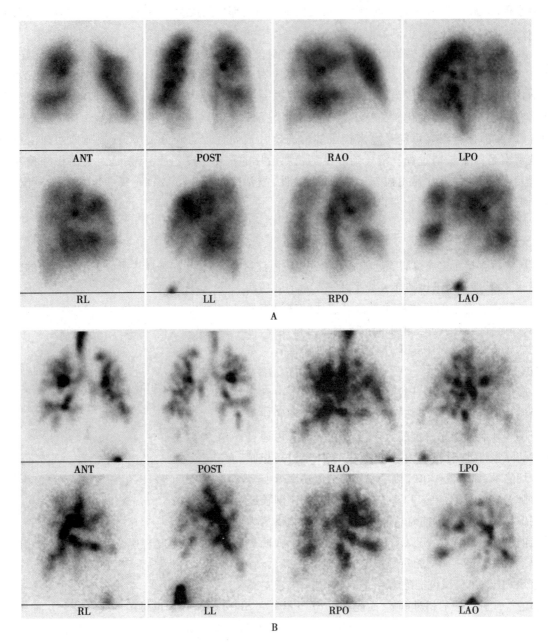

图16-6　COPD 肺灌注及通气显像表现为匹配

A. 肺灌注显像；B. 肺通气显像

第三节　双下肢深静脉显像

一、显像原理

于双踝上方紧扎止血带阻断浅静脉回流，自双足背静脉同时等速注入等量的^{99m}Tc MAA，通过体外核医学仪器进行连续追踪显示显像剂从腓静脉→腘静脉→股静脉→髂静脉→下腔静脉的全过程，称为下肢深静脉显像（lower limbs deep venography）。它主要用于判断下肢深静脉有无回流障碍和侧支循环形成，间接提示有无血栓形成。^{99m}Tc MAA 可黏附在静脉内壁不平处和血栓上而显影，呈点状或条状放射性浓聚灶，称为 hang up 征，提示血栓存在。hang up 征在下肢伸展运动后更易出现。

二、显像方法

注射前须将^{99m}Tc MAA 混悬液充分摇匀,2 支注射器各抽取^{99m}Tc-MAA 74～148MBq/5ml(2～4mCi/5ml)。于双踝上方3cm处适当力度扎止血带,自双足背静脉注入^{99m}Tc-MAA 后,启动显像仪探头自双踝至肺尖以 30～50cm/min 匀速扫描。结束后松开止血带做下肢伸展运动2～3分钟后行延迟显像。然后接着进行肺灌注显像。

三、图像分析

1. 正常图像 由腓静脉到下腔静脉的深静脉系统依次显影,影像连续完整,边缘光滑,两侧基本对称。浅静脉不显影,也无侧支循环影像。延迟显像全程无明显放射性滞留影。

2. 异常图像 当有下肢深静脉血栓(deep venous thrombosis,DVT)形成时,可表现为患侧深静脉影像局部纤细或中断,有浅静脉和病变远端的侧支静脉显影,运动后延迟显像见患侧深静脉异常影像远端有点状或条状的 hang up 征。

四、下肢深静脉血栓的诊断

急性下肢 DVT 的临床表现主要为患侧肢体的突然肿胀,且多伴疼痛和浅静脉曲张等。非急性患者的症状多不典型和明显。DVT 的常见诱因有静脉血流滞缓、管壁损伤及血液高凝状态;多见于产后、盆腔术后、外伤、晚期癌肿、昏迷或长期卧床的患者。核素下肢深静脉显像是一种用于 DVT 筛查的无创性检查,其灵敏度高达90%以上,诊断准确率达80%～90%。核素下肢深静脉显像可以全程显示下肢深静脉的解剖形态及血流动力学变化,其走行于大隐静脉(不显影)外侧,略有弯曲,位置及形态左右对称;小腿处有胫前、胫后及腓静脉等显影,腘窝处受韧带及筋膜等影响,腘静脉影像较淡,上行见股静脉、髂静脉及下腔静脉显影。引起肺栓塞的血栓80%以上来自 DVT,因此探测有无 DVT 在肺栓塞诊断、预防和治疗中都是不可缺少的一项检查技术。依据患侧深静脉血流回流受阻情况,DVT 有三种表现(图16-7):

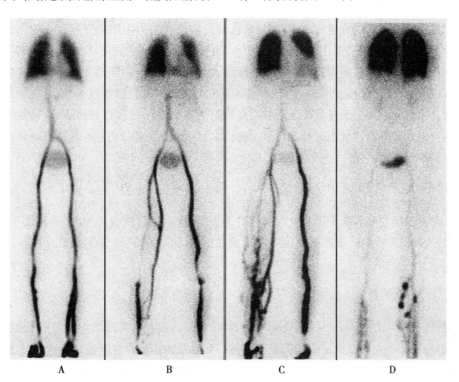

图 16-7 双下肢深静脉显像
A. 正常;B. 完全阻塞型(右);C. 不完全阻塞型(右);D. 血栓征(左)

1. **完全阻塞型** 深静脉影像局部中断,远端显像剂明显滞留,侧支静脉循环丰富,即在阻塞部位远端出现很多分支血管影回流入近端静脉影。

2. **不完全阻塞型** 深静脉血流回流受阻,可见影像纤细较淡且不规则,有侧支静脉循环形成,显像剂在远端不同程度滞留。

3. **血栓征** 下肢伸展运动后的延迟影像血管径路上有明显的显像剂滞留,是显像剂附在血栓表面所致。

第四节 与其他影像学检查的比较

核医学肺灌注和肺通气显像对诊断肺栓塞和阻塞性肺疾病是目前最敏感的检查方法,这种方法能够早期反映肺部的血液灌注和气道通畅情况。理论上只要肺栓塞或阻塞性肺疾病一发生,就可发现疾病。同其他检查方法相比,该方法安全、无创、费用低,还能早期诊断,准确率可达 90% ~ 95% 。缺乏清晰的解剖定位是核医学肺灌注/通气平面显像的不足。同核医学其他领域一样,SPECT 极大地改善了肺 V/Q 显像。较之平面显像,肺 V/Q SPECT 显像有效地提高了诊断的灵敏度和特异性,总准确性高,报告者的信心更足。较之 CTPA,肺 V/Q SPECT 显像的技术不达标率低,无造影剂相关风险,灵敏度高,辐射剂量低,是大多数患者将其作为肺栓塞首选筛查手段的理由。单次 V/Q SPECT 显像既能以高的准确性评估肺栓塞,同时也排除了导致胸痛和呼吸困难的其他各种原因,进一步提高了诊断的特异性。SPECT/CT 的未来方向会包含肺栓塞放射性标记血栓的显像。联合显像中通过使用患者专一的衰减校正方法将有利于定量 SPECT。使用 PET 放射性药物行肺显像,如[68]Ga-碳纳米颗粒(Galligas)和[68]Ga-大颗粒聚合白蛋白可能会加强核医学在肺栓塞和其他肺疾病评估中的作用,促进该领域的发展。事实上在 PE 的诊断中,其他影像学方法以其独到的方法在临床应用中发挥着重要的作用。

一、超声心动图

包括常规经胸超声和经食道超声等,近年来在肺栓塞诊断中的作用渐受重视。经胸超声能显示肺动脉主干及其分支栓塞,间接征象有右心室扩大、室壁运动异常、三尖瓣反流、肺动脉高压等。由于胸廓、肺等组织器官的影响,经胸超声往往不能清晰地显示图像,经食管超声则可避免这些组织的干扰,对右心及肺动脉的血栓检出率提高。与螺旋 CT 相比,螺旋 CT 敏感性较高,而经食管超声心动图特异性较高。血管内超声借助导管顶端的微小高频超声探头可以直接看到肺动脉内的栓子,而且可以对血管壁与血管腔的结构状态进行分析。此项技术对于确诊患者是否存在慢性血栓栓塞性肺动脉高压具有很高的诊断价值。

二、胸部 X 射线平片

该方法对诊断肺栓塞和肺部阻塞性疾病有着重要的临床意义,配合肺灌注、肺通气显像,更能说明问题。但是,X 线胸片是依靠脏器密度不同来成像的,在肺栓塞早期,X 射线平片检查往往表现为阴性。

三、CT 肺血管造影

CT 肺血管造影(CT pulmonary angiography,CTPA)可以直接显示肺段以上血管的管腔、腔内血栓的部位、形态与管壁的关系及内腔受损情况,可提供 PE 直接的确诊和鉴别诊断依据,是诊断肺栓塞的首选影像检查方法。同时也可为肺栓塞治疗方法的选择和疗效评价提供可靠的影像依据。CTPA 也有其局限性,首先,一些研究表明 CTPA 的灵敏度不足;其次,技术上的伪影致使诊断不明确率估计为 5% ~ 11% ,孕妇甚至更高;第三静脉造影剂可产生不良反应;第四 CTPA 辐射剂量偏高。

四、磁共振肺血管造影

磁共振肺血管造影为磁共振血管造影(magnetic resonance angiography,MRA)的内容之一,磁共振血管造影(MRA)是对血管和血流信号特征显示的一种技术。MRA 作为一种无创伤性的检查,与 CT 及常规放射学相比具有特殊的优势,它不需使用对比剂,流体的流动即是 MRI 成像固有的生理对比剂。流体在 MRI 影像上的表现取决于其组织特征,流动速度、流动方向、流动方式及所使用的序列参数。常用的 MRA 方法有飞行时间(time of flight,TOF)法和相位对比(phasecontrast,PC)法。但 MRA 较 CTPA 来讲敏感性和特异性均较后者低,主要表现对动态和血流动力学的观察,空间分辩能力,诊断的可靠性等方面,但 MRA 检查中没有电离辐射,故相对安全。

五、肺动脉造影检查

肺动脉造影检查(catheter pulmonary angiography CPA)是目前诊断肺栓塞的"金标准",但结合文献和临床经验来看,CPA 对肺动脉亚段以上(包括亚段)分支栓塞的诊断是确切的,但对于直径≤2mm 的亚段以下分支由于解剖变异、互相重叠的原因,诊断仍有一定限度,若辅以局部放大及斜位照片,甚至可显示直径为 0.5mm 血管内的栓子。在栓塞发生 72 小时内,肺动脉造影诊断肺栓塞有极高的敏感性和特异性,一般不易发生漏诊。但由于本法费用昂贵,且属有创,有一定危险性,故应慎重选择对象。目前主要用于临床上高度怀疑肺栓塞,而无创性检查又不能确诊者。

(秦永德)

思 考 题

1. 简述肺灌注显像和肺通气显像的原理。
2. 简述肺灌注显像和肺通气平面显像诊断肺栓塞的依据。
3. 简述肺栓塞的肺 V/Q 平面、SPECT、SPECT/CT 显像的临床应用价值。
4. 简述肺 V/Q 显像对 COPD 评估和肺减容手术前后功能评价与预测。

第十七章 造血与淋巴系统

教学目的与要求

【掌握】骨髓显像、脾显像、淋巴显像的原理及临床应用。

【熟悉】骨髓显像、脾显像、淋巴显像的图像分析。

【了解】骨髓显像、脾显像、淋巴显像的显像方法。

骨髓显像(bone marrow imaging)可在活体条件下显示红骨髓的分布及活性情况,具有无创、全身评价人体造血功能及其变化的特点,弥补局部活检和骨髓穿刺的不足。脾显像(spleen imaging)可显示脾脏生理功能,用于脾血管瘤、脾破裂的诊断及脾脏移植的监测等。淋巴显像(lymphoscintigraphy)对淋巴系统疾病的诊断具有方法简便、图像清晰、灵敏度高、特异性强等优点,主要用于淋巴结转移癌探测,淋巴瘤的辅助诊断,淋巴水肿的鉴别诊断等。

第一节 骨髓显像

一、原理与显像剂

(一) 原理

骨髓是人体重要的造血器官,由具有造血功能的红骨髓和无造血功能的黄骨髓组成。新生儿全部骨髓腔充满红骨髓,随着年龄增长,外周红骨髓逐渐被黄骨髓取代,正常成人主要分布于颅骨、中轴骨、双侧肱骨和股骨近心端1/3处。采用不同的显像剂进行骨髓显像,可观察各系造血细胞及单核吞噬细胞的分布情况,了解全身造血骨髓活性、分布及功能变化。

(二) 显像剂

根据放射性药物的作用靶细胞,分为以下三类:

1. **放射性胶体** 常用的有^{99m}Tc-硫胶体和^{99m}Tc-植酸钠,尤以^{99m}Tc-硫胶体最为常用。在正常人和大多数血液病患者中,骨髓的网状内皮细胞活性与骨髓的红细胞生成活性相一致,因此,可通过放射性胶体骨髓显像来间接反映红骨髓的造血功能和分布状况。

2. **红细胞生成骨髓显像剂** 使用可与转铁蛋白相结合并参与红细胞的生成代谢的放射性药物(如^{52}Fe、^{59}Fe等),使其通过在红细胞生成细胞中的大量聚集而沉积于红骨髓中,以此来直接反映骨髓内的造血功能和分布情况。氯化铟与^{52}Fe、^{59}Fe在骨髓中的摄取机制略有不同。三种药物均与转铁蛋白有很强的结合能力,但氯化铟不参与血红蛋白的合成。

3. **粒细胞生成骨髓显像剂** 利用核素标记的粒细胞抗体与粒细胞结合显示造血活性骨髓。包括:抗粒细胞单克隆抗体和^{99m}Tc-HMPAO-白细胞显像。近年来主要反映细胞代谢活性和细胞增殖活性的PET骨髓显像逐渐进入临床应用。

二、显像方法

患者无需特殊准备,显像前排空膀胱,仰卧位行前、后位全身显像,根据需要对感兴趣区部位行局部断层或CT融合显像。

三、影像分析

具有造血功能的红骨髓,正常成年人主要分布于中轴骨,称为中央骨髓;少量分布于四肢骨,称为外周骨髓。对患者全身骨髓影像进行分析时,应注意骨髓内的显像剂分布情况和集聚程度,外周骨髓是否扩张,有无髓外造血等(以放射性胶体显像为例)。

(一) 正常图像

放射性胶体在骨髓内的分布与具有造血活性的红骨髓相对应,主要集中在正常成年人的中轴骨、肱骨和股骨的上1/3部位,呈均匀性分布。因所注射的绝大部分被肝脾所摄取,仅有5%左右被骨髓浓聚,故骨髓影像的清晰度较差,尤其受肝脾影响,使下位胸椎、上段腰椎骨髓无法清晰显示(图17-1)。正常情况下,胸骨和肋骨虽含有红骨髓,但常常显影不清楚。

正常婴幼儿的全身骨髓均为有活性的红骨髓,因此,除中央骨髓外,全身各个部位的骨髓也能清晰显影,如四肢骨髓等。5~10岁时尺骨、桡骨、胫骨和腓骨部分显影或不显影;10~18岁时肱骨和股骨下段开始不显影;18~20岁以上为成人骨髓像。

(二) 异常图像

骨髓异常通常表现在骨髓分布异常和活性异常两个方面。异常骨髓影像常见于以下类型:

1. 中央骨髓和外周骨髓均不显影或明显显影不良,提示全身骨髓量普遍减低或功能严重受抑制(图17-2)。

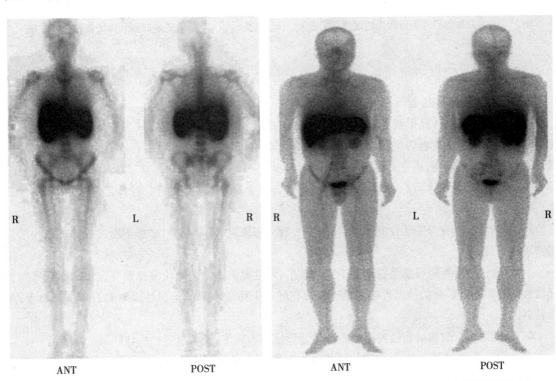

图17-1　正常成人放射性胶体骨髓显像　　　　图17-2　中央骨髓和外周骨髓功能均受到抑制

2. 中央骨髓和外周骨髓显影增强,影像清晰,甚至向四肢远心端扩张,提示全身骨髓增生活跃,称为骨髓增生活跃型(图17-3)。

3. 中央骨髓显影不良,而肱骨和股骨骨髓显影并向远心端扩张,称为外周骨髓扩张型,提示中央骨髓受抑制,外周骨髓功能代偿性增生。

4. 骨髓局部显像剂分布减低、缺损或增高,提示局部骨髓功能减低、缺失或增强。

5. 中央骨髓显影不良,而外周骨髓、肝、脾等其他部位出现显像剂局灶性分布增高,提示有髓外造血,为一种造血功能的代偿性现象(图17-4)。

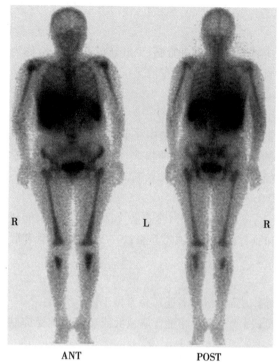

图17-3　中央骨髓和外周骨髓功能增强和扩张　　　图17-4　中央骨髓受抑制而外周骨髓功能扩张

四、临床应用

（一）再生障碍性贫血

是由各种原因致造血干细胞数量减少和（或）功能异常,引起全血细胞减少的临床病症。主要病理特征改变是全身性造血组织总容量减少,在造血功能抑制的骨髓组织中存有散在的岛状增生灶。骨髓显像呈多样性改变,通常有以下几种类型:

1. **荒芜型**　全身骨髓不显影,仅见肝脾影像,表明全身骨髓造血功能广泛性严重受抑制,见于重度再障。

2. **抑制型**　全身骨髓活性低于正常,中央骨髓分布稀疏,容量减少,显影不良。骨髓抑制程度与病情轻重一致。

3. **灶型**　全身不同程度受抑制的中央骨髓中,可见界限清楚的灶状显像剂分布增高影或外周骨髓活性明显扩张。扩张的外周骨髓多见于股骨和胫骨干中段。常见于慢性再障和青年再障患者,预后较好。

4. **正常型**　少数病情较轻再障患者的骨髓影像基本正常,该类患者预后佳。

在化疗后所致的再障中,骨髓内的网状内皮细胞和红细胞生成功能不相一致。应用放射性胶体进行网状内皮细胞骨髓显像可见到骨髓影;放射性核素 Fe 完成的红细胞生成骨髓显像却表现为全身骨髓受抑制。

（二）白血病

骨髓显像呈多样性改变。主要特点为中央骨髓活性严重抑制,外周骨髓明显扩张。中央骨髓的抑制程度与白血病的病期有关,而与类型无关。外周骨髓扩张多始于膝关节和踝关节的骨骺端,随后沿四肢长骨髓腔向远端扩张。与白血病的病理类型、病程长短、疾病的严重程度、是否治疗以及治疗后效果有直接关系。

慢性白血病的骨髓影像与急性白血病结果相类似,即中央骨髓明显受抑制,而外周骨髓扩张。而随病情进展,外周骨髓也出现明显的抑制,并伴有脾脏肿大。

（三）骨髓栓塞

常见于镰状细胞性贫血和镰状细胞性血红蛋白病,临床主要表现为局部关节疼痛、肿胀。急性期X射线检查结果为正常。骨髓影像示病灶部位的放射性分布缺损,其周边骨髓显像剂分布正常或增浓的典型征象。栓塞部位多见于双下肢,其次为双上肢。

（四）多发性骨髓瘤

是一种骨髓内浆细胞异常增生性恶性疾病,病灶呈散在性分布。骨髓显像可见中央骨髓内有单个或多个显像剂局灶性分布缺损区,常伴有外周骨髓扩张。其诊断敏感性略高于骨骼显像。结合断层显像可提高诊断灵敏度。

（五）骨髓穿刺和活检定位

骨髓穿刺和活检是诊断血液系统疾病的重要手段,盲目进行易导致误诊和假阴性结果。骨髓显像能显示全身骨髓的分布状况和不同部位的骨髓活性,有助于选择最佳的穿刺和活检部位,提高疾病的诊断准确性。

（六）真性红细胞增多症

早期骨髓影像示中央骨髓正常,随病情进展中央骨髓活性明显增强,外周骨髓扩张,骨髓影像非常清晰。至晚期时,因骨髓纤维化,骨髓影像示中央骨髓严重抑制,外周骨髓进一步扩张,脾脏肿大。而继发性红细胞增多症的骨髓影像表现基本正常。

（七）恶性肿瘤的骨髓转移

恶性肿瘤骨转移时肿瘤细胞首先侵袭骨髓,在骨髓腔内种植。因此在骨皮质浸润之前首先出现骨髓肿瘤细胞浸润(图17-5)。因此骨髓显像比普通的骨显像能更早发现肿瘤骨转移。

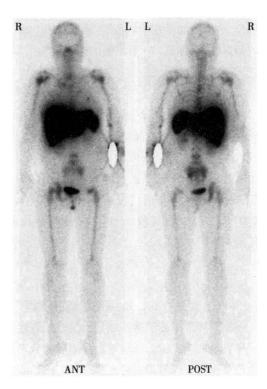

图17-5　消化系统恶性肿瘤骨髓转移
全身骨髓活性不均匀性减低,伴散在局灶样扩张、双侧肱骨及股骨远段骨髓明显扩张

（八）其他

各种贫血,如缺铁性贫血、慢性溶血性贫血和慢性失血性贫血等的骨髓影像,表现为中央骨髓活性明显增强、外周骨髓扩张和脾脏肿大。急性溶血性贫血的骨髓影像正常或轻度增生活跃。

第二节　脾　显　像

一、原理与显像剂

（一）原理

脾脏是单核-吞噬细胞系统的重要组成部分,具有造血、储血和滤血功能。脾脏也是人体内最大的淋巴器官,具有免疫和防御作用,能生成淋巴细胞、单核细胞,分泌激活因子,以及吞噬和清除异物的功能。脾显像是借助于脾脏各项功能进行,如吞噬作用、储血、滤血功能对脾脏进行显影,对脾脏生理功能的显示有独特的价值,在脾血管瘤、脾破裂的诊断及脾脏移植监测方面具有不可替代的作用。

（二）显像剂

^{99m}Tc-硫胶体和^{99m}Tc-植酸盐最为常用。该类显像剂制备简单、使用方便,能使肝(80%~90%)、脾(5%~10%)和骨髓(5%)同时显影,通过分析显像剂在三个组织器官中的浓度分布情况,间接判断各自的功能和结构状态,及腹部肿物与肝、脾的关系。

^{99m}Tc 标记的热变性红细胞为另一种脾脏显像剂，制作方法复杂。但可以只显示脾脏，免除了肝脏显影的干扰。

二、显像方法

患者无需特殊准备。静脉注射 74～185MBq（2～5mCi）显像剂后 10～15 分钟进行前位、后位和左侧位，必要时加做左前斜位、左后斜位和 SPECT/CT 融合显像。若进行脾动脉灌注显像，应行"弹丸"式静脉注射，即刻以 1 秒/帧的速度连续采集 60 秒。

三、影像分析

1. **动脉灌注显像** 静脉推注显像剂后，约 8～10 秒腹主动脉开始显影，随后脾脏和双肾影像出现，再经 12～18 秒后肝脏显影。

2. **静态显像** 正常脾脏的形态有较大差异。正常脾前位影像较小，一般观察后位。后位影像上脾影多呈卵圆形或逗点形，也有呈三角形、分叶形或半球形；左侧位脾影呈椭圆形或逗点形；左前斜脾影呈椭圆形。前位脾影下缘不超过肋弓。后位脾脏纵径为（10.0±1.5）cm，横径为（6.5±1.0）cm，平均面积（52.8±14.6）cm^2。后位脾影较前位明显清晰，显像剂分布均匀，脾门凹陷处略稀疏（图 17-6）。

四、临床应用

（一）脾脏存在、大小和功能的探查

核素脾显像能够准确地显示脾脏是否存在及其位置、大小和形态。绝大多数人为单脾，少数可出现脾脏缺如或多脾。由于餐后胃内容物较多，饱胀的胃易对儿童脾脏造成一定的压力，使其移位，脱离正常位置。脾显像对游走脾有很高的诊断价值，可以与左上腹的其他肿物相鉴别。

后位脾影的纵径超过 13cm，横径大于 8cm；或左侧位脾脏影像纵径超过 11cm，横径大于 8cm 时被认为脾大（图 17-7）。

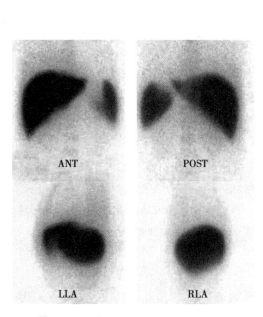

图 17-6   成人放射性胶体正常脾影像

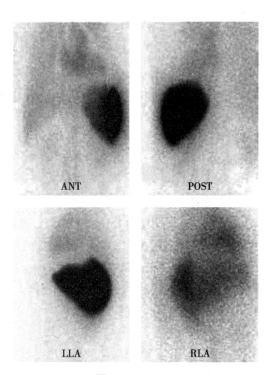

图 17-7   脾大

脾影缩小分为假性小脾和真性小脾。假性小脾可因脾脏组织被囊肿、血肿或其他因素挤占,导致有功能的脾组织明显减少。真性小脾多见于儿童期脾脏、脾发育不良、脾血管堵塞和手术、外伤后的残留脾组织或种植脾。

通过脾脏对放射性胶体的摄取比率可推断脾脏功能的强弱。正常情况下,单核巨噬细胞在脾内呈均匀性分布,摄取的放射性胶体约占注射总剂量的 10%,肝脏为 80%~85%,骨髓为 5%。脾肝比值为 10/80 或 0.13。而后位放射性胶体的脾肝摄取比值略大于或等于 1。当脾肝摄取比值远大于或小于 1 时,说明放射性胶体的分布有明显转移,也表明脾脏功能增强或减弱。

(二) 解剖性无脾和功能性无脾

解剖性无脾为先天性发育畸形,在各种影像学图像中,如 CT、MRI、B 超及核素脾显像中均表现为脾脏缺失。功能性无脾则指在 CT、MRI、B 超等影像学中脾脏存在,而核素脾显像表现为脾影消失,该现象多见于脾脏血流供应障碍或单核巨噬细胞系统功能严重受损。

(三) 副脾

是一种先天性畸形,是指存在于正常脾外的脾组织,体积较正常脾脏明显为小,也具有正常的脾脏功能,常位于脾门或脾动脉附近。当脾脏被切除后,其可代偿性增生增大,替代原有脾脏功能。

(四) 脾脏梗死和脾外伤

脾梗死可为单发或多发,脾显像表现为脾脏内单个或多个楔形显像剂分布缺损影。脾外伤常伴有脾破裂和(或)脾内血肿,在血肿处没有或仅有少量显像剂分布,脾影像中表现为显像剂分布稀疏或缺损影。

(五) 种植脾脏的探测及判断存活情况

种植脾脏多见于脾外伤或手术后,脾脏碎片可在自体腹腔和(或)胸腔组织中播散或种植成活。脾显像能观察和诊断原位和(或)异位种植脾的存活情况。

(六) 脾内占位性病变

脾内各种占位性病变,如脾内囊肿、血管瘤、脓肿、脾肿瘤等病变处在脾显像中均表现为局限性显像剂分布稀疏或缺损区。如脾血池显像时在相应部位呈异常放射性浓聚区,则提示脾血管瘤。

(七) 左上腹肿物的鉴别诊断

左上腹有许多重要组织器官,如左肾、胃、胰腺、脾等。当发现左上腹有占位性病变时,该肿物有可能来源于此部位的任何组织器官,有时难以进行准确的鉴别诊断。脾显像可以明确该肿物与脾脏间的关系。

第三节　淋　巴　显　像

一、原理与显像剂

(一) 原理

毛细淋巴管由单层内皮细胞构成,其基底膜不完整。许多大分子物质不能穿透毛细血管基底膜,只能经过淋巴系统的引流和(或)内皮细胞吞噬进入淋巴系统。淋巴显像就是利用该原理,在皮下或某一特定区域的组织间隙内,注射标记有放射性核素且大小适宜的大分子或胶体物质(分子量>37 000 或 4~5nm <颗粒直径<100nm),该物质不能透过毛细血管基底膜入血,经毛细淋巴管吸收后,随淋巴液沿其流向回流到各级淋巴结区,最后进入体循环。在淋巴循环过程中,部分显像药物被其经过的淋巴窦内单核巨噬细胞吞噬而滞留在该处。而部分入血显像剂也被肝脾内的单核巨噬细胞吞噬清除。此时,利用γ照相机可探测到该部位引流的各级淋巴链和淋巴结区的分布、形态及引流功能状态影像。

(二) 显像剂

淋巴显像剂有其特殊要求,为一些大分子或胶体物质,应具有不能透过毛细血管基底膜、直径小于

100nm、颗粒分散度小、稳定性高、局部注射后淋巴清除速度快、淋巴结摄取率高、在淋巴系统中滞留时间相对较长等特点。最适宜的淋巴显像剂颗粒为 4～5nm <直径<25nm。常用淋巴显像剂见表 17-1。

表 17-1   常用淋巴显像剂

显像剂类型	放射性显像剂	颗粒大小（nm）	特点	常用剂量
胶体类	^{99m}Tc 硫胶体(^{99m}Tc-sulfur colloid)	100～1000	颗粒大小适宜,体内稳定	37～74MBq(1～2mCi)
	^{99m}Tc-植酸钠(^{99m}Tc-sodium phytate)	4～12		37～74MBq(1～2mCi)
	^{99m}Tc-硫 化 锑 (^{99m}Tc-antimany sulfide colloid)	3～25	颗粒大小适宜,体内稳定	37～74MBq(1～2mCi)
蛋白类	^{99m}Tc-HAS(^{99m}Tc-human serum albumin)			74～222MBq(2～6mCi)
高分子聚合物类	^{99m}Tc-脂质体(^{99m}Tc-liposome)			37～74MBq(1～2mCi)
	^{99m}Tc-右旋糖酐(^{99m}Tc-dextran,^{99m}Tc-DX)	6～7	颗粒小,移行速度较快,适合动态显像	37～74MBq(1～2mCi)

二、显像方法

（一）注射部位

淋巴显像可以了解某一区域或组织器官正常淋巴回流的生理性分布;也可观察肿瘤周边淋巴回流是否通畅、确定恶性肿瘤是否侵及周边淋巴组织。显像剂注射点需要根据检查部位、范围要求来确定。

（二）体表标志

为了准确进行淋巴结解剖位置定位,常需确定体表标志。

（三）给药方式

淋巴显像可采用皮下、组织内、黏膜下或皮内等给药方式。检查前向患者解释清楚,取得配合。一般选用 4～6 个注射部位,每一注射位点的显像剂剂量为 0.1mCi,体积 0.05～0.1ml。进针后注药前应回抽针芯,确认针头不在血管内。通过肢体远端给药时,为了促进显像剂的淋巴回流,患者肢体需进行主动运动,如该肢体淋巴水肿时尤为重要。通过其他部位注射时,注射后在注射点不断按摩,促进淋巴回流。注射显像剂后 30 分钟可行局部或全身显像,必要时行延迟显像。

三、影像分析

（一）正常图像

正常人体内淋巴系统,尤其淋巴结数量、形态、大小及分布等方面变异较大。因此,在对正常淋巴图像进行判断时,应密切结合显像部位的淋巴系统解剖特点,进行两侧对比分析,观察其走势、连贯性和显像剂分布状况。通常正常淋巴影像较清晰,淋巴结呈圆形或卵圆形,其内显像剂分布均匀,两侧基本对称;淋巴链影像连贯,无固定中断现象(图 17-8)。

1. **颈部淋巴结** 乳突注射点向下可见左右两侧颈深和颈浅两组淋巴结,每组约 2～7 个。颈深淋巴结位于内下方,沿气管两侧分布;颈浅淋巴结于颈外侧皮下向下延伸,两侧基本对称。侧位像见"人"字形分布的两条淋巴链,颈深淋巴结在前,颈浅淋巴结在后。

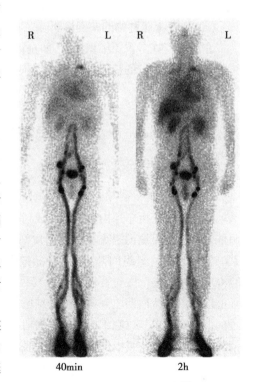

40min   2h

图 17-8   成人双下肢淋巴正常^{99m}Tc-DX影像

2. **腋窝及锁骨下淋巴结**　前位像呈"八"字形分布,两侧淋巴链和淋巴结群对称地从腋下斜向内上延伸至颈根部。侧位像见腋窝淋巴结基本呈菱形分布。锁骨上淋巴结一般不显影。

3. **胸廓内淋巴结**　胸骨旁1~3cm处肋间隙的淋巴结上下呈链状分布,每侧约有3~7个,在胸廓上部分布较为集中。约20%正常人可见两侧间有交通支。注射点至肋弓水平可见膈淋巴结,此为注射是否成功的重要标志。

4. **腹股沟及腹膜后淋巴结**　呈倒"Y"字形排列,从下向上依次为两侧腹股沟深、浅组淋巴结、髂外、髂总淋巴结和位于中线的腹主动脉旁淋巴结。两侧淋巴结分布大致对称,淋巴结链连续性好,乳糜池和胸内淋巴结系基本不显影。

5. **盆腔淋巴结**　后位像可见每侧1~2个闭孔淋巴结和(或)直肠旁淋巴结。前位像见骶前、髂内、髂外、髂总淋巴结和腹主动脉旁淋巴结,但影像清晰度差。

6. **局部淋巴结**　应依据局部引流淋巴结的解剖学对影像进行解释。

（二）异常图像

1. 显影明显延迟,2~4小时后仍不见明确的淋巴结和(或)淋巴管显影。

2. 两侧淋巴结明显不对称,一侧淋巴管扩张,淋巴结增大,显像剂摄取增多或缺失。

3. 单处或多处淋巴结影像明显增大,显像剂分布降低。

4. 单处或多处淋巴结影像缺失或显像剂分布明显减少。

5. 淋巴链中断,局部显像剂滞留或有明显的侧支淋巴通路,淋巴管扩张、迂曲,显像剂外漏或向皮肤反流,提示淋巴系统严重梗阻。

四、临床应用

（一）恶性肿瘤淋巴结转移的诊断

淋巴转移是恶性肿瘤远处转移的主要方式之一。许多恶性肿瘤早期都会出现局部淋巴结转移。淋巴显像能了解恶性肿瘤的淋巴引流途径、局部和远处淋巴结受累状况,对恶性肿瘤患者的临床分期、制定治疗方案和预后判断有一定的帮助。淋巴转移影像表现为受累淋巴结肿大模糊、边缘不清或缺损,正常淋巴链中断,淋巴液引流不畅,出现远端淋巴管扩张,局部显像剂分布增加等。

（二）淋巴瘤的辅助诊断

淋巴瘤受累淋巴结多表现为明显肿大,由多个淋巴结融合所致,中晚期显像剂摄取减少,呈现明显的显像剂分布稀疏或缺损性改变。连续多部位显像有助于动态观察受累淋巴结数目、位置以及显像剂摄取程度减少的变化,以利于淋巴瘤的分型和分期。在CT证实的肿大淋巴结处无显像剂分布则更有诊断价值。淋巴显像与^{67}Ga显像对淋巴瘤具有协同诊断作用。

（三）淋巴水肿的诊断

淋巴水肿是一种常见良性淋巴疾病,以下肢淋巴水肿比较多见(图17-9),是由淋巴液回流受阻或淋巴液反流所致的浅层软组织内体液蓄积。长时间的淋巴水肿可继发产生纤维增生、脂肪硬化、筋膜增厚以及患肢变粗等病理状态。原发淋巴水肿多为先天性或遗传性淋巴系统缺陷所致。继发淋巴水肿可发生于寄生虫、外伤、手术、肿瘤、感染或辐射损害等。淋巴显像可见局部淋巴引流缓慢甚至停滞,淋巴管显影中断,多伴有扩张,有时可见多条侧支淋巴管显影。

（四）为放疗布野提供准确位置

淋巴显像可直接显示局部淋巴系统的引流途径、淋巴结的空间分布和位置,有助于恶性肿瘤放射治疗布野的制定和实施,可提高放射治疗布野的准确性及肿瘤的治疗效果。

（五）乳糜外溢的定位

淋巴显像可显示瘘管影像,随后见胸腔(乳糜胸)、腹盆腔(乳糜腹)、肾和膀胱(乳糜尿)内显像剂分布明显增多。乳糜外溢者,需在术前对瘘管进行准确定位,便于手术根治。

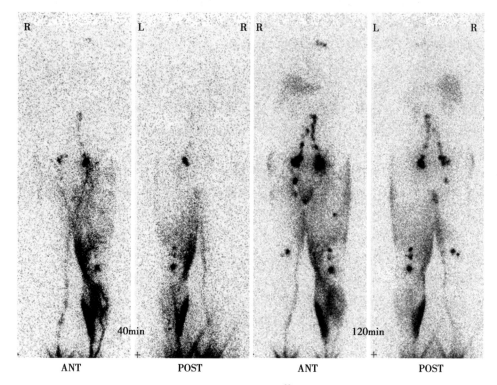

图 17-9   左下肢象皮肿^{99m}Tc-DX

皮下淋巴可见弥漫性浓聚,呈"袜筒症",右下肢腹股沟及髂淋巴结显影缓慢,淋巴回流缓慢

（李思进）

思 考 题

1. 骨髓显像的临床价值有哪些?

2. 如何选择淋巴显像的注射部位? 试举例说明。

第十八章 炎症显像

教学目的与要求

【掌握】^{18}F-FDG PET/CT 在一些常见炎性疾病的表现和临床应用。

【熟悉】各种炎症显像技术的原理。

【了解】常用炎症显像的方法。

炎症(inflammation)是具有血管系统的活体组织对损伤因子的防御性反应,是十分常见而又重要的基本病理过程。炎症的病因可以是感染引起的感染性炎症,也可以不是由于感染引起的非感染性炎症。炎性疾病虽为临床常见,但因其病因和类型繁多,发病过程和临床表现更是复杂多变,常常造成临床诊治疑难。放射性核素炎症显像基于炎症的病理过程利用各种显像剂聚集于炎症病灶成像,具有早期发现病变和全身成像的优点,是探测感染或炎症病灶的有力手段。

第一节 ^{18}F-FDG 炎症显像

一、原理与方法

氟代脱氧葡萄糖(fluorodeoxyglucose,FDG)与葡萄糖结构类似,可在细胞膜葡萄糖转运蛋白的作用下摄入细胞内。进入细胞内的 FDG 经磷酸化后不能继续进行类似葡萄糖的分解代谢过程而滞留在细胞内,故葡萄糖代谢率高的组织细胞对于 FDG 呈高摄取,利用^{18}F-FDG PET/CT 可以对具有高葡萄糖代谢的病灶进行探测。这种葡萄糖代谢增高并非恶性肿瘤所特有,活化的白细胞(如粒细胞、单核巨噬细胞、淋巴细胞等)亦具有葡萄糖代谢水平升高的特性。在各种炎性病灶中,活化的白细胞即为炎症细胞主要成分,故炎性病灶^{18}F-FDG PET/CT 图像上呈现为放射性浓聚表现。

检查方法和正常图像分析见第十章。

二、临床应用

(一)不明原因发热和深部感染灶探测

不明原因发热(fever of unknown origin,FUO)指持续发热 2~3 周而原因不明,临床常见。感染是 FUO 的三大主要病因之一,另两大病因为肿瘤和自身免疫性疾病。深部隐匿的感染灶常常给临床诊断造成困难。研究表明,FUO 患者通过^{18}F-FDG PET/CT 检查,36% 的病例获得了有助于诊断的结果,阳性预测值为 70%~92%,阴性预测值为 75%~100%,诊断价值高于^{67}Ga 扫描。与^{67}Ga 和标记白细胞扫描相比,^{18}F-FDG PET/CT 具有快速、简便、图像分辨率高的优势。由于^{18}F-FDG PET/CT 具有很高的阴性预测值,对于 FUO 患者阴性显像结果往往提示局灶性感染病灶的可能性较小。对于恶性肿瘤的鉴别而言,^{18}F-FDG PET 因不能区分炎症而视为不足。不过,^{18}F-FDG 对于肿瘤的非特异性对于 FUO 查找病因而言似乎并非短处反而有利,因为^{18}F-FDG PET/CT 对于 FUO 三大主要病因中的两大病因(肿瘤和感染)具有较高的灵敏度。有研究者认为,在条件允许的情况下,^{18}F-FDG PET/CT 可作为 FUO 病因筛查的常规检查(彩图 18-1)。

（二）结核病

结核病(tuberculosis)在我国仍为常见病。在病理上结核病是由结核分枝杆菌引起的肉芽肿性炎性病变。典型的结核性肉芽肿(tuberculous granuloma)中央为干酪样坏死,周围伴有增生的上皮样细胞和朗汉斯巨细胞,并伴有淋巴细胞和成纤维细胞围绕。结核灶中炎症细胞葡萄糖代谢高而导致对[18]F-FDG 高摄取。[18]F-FDG PET/CT 对于肺外结核灶的探测具有优势,如结核性心包炎、腹膜结核、深部脓肿、脊柱结核等。肺结核[18]F-FDG PET/CT 图像上呈多样性,结核病灶多表现为斑片状,边界较模糊,病灶内放射性分布欠均匀,结合好发部位和相关临床资料有助于判断。但肺部球形结核灶呈均匀高放射性摄取并不少见,与肿瘤鉴别困难。有研究认为陈旧性结核与稳定期结核病灶一般不摄取或很少摄取 FDG,显像阳性的结核病灶往往是活动期病灶。

（三）骨髓炎

对于急性骨髓炎(osteomyelitis),[18]F-FDG PET/CT 虽然能够准确诊断,但相比于临床体检、实验室检查、核素三相骨扫描和 MR,[18]F-FDG PET/CT 并不增加更多的诊断效益。而慢性骨髓炎的诊断往往更加复杂,[18]F-FDG PET/CT 则显示了很好的诊断价值,其诊断的准确性与抗粒细胞抗体核素扫描和[111]In-白细胞扫描相当,对于中轴骨的病灶[18]F-FDG PET/CT 具有更高的准确性。

（四）人工关节感染

人工关节感染的诊断往往较为困难,放射影像检查和核素三相骨扫描常难以鉴别感染与人工关节松动。人工关节感染在[18]F-FDG PET/CT 较为特征的表现是沿着人工假体和骨骼的接触面呈显像剂的高摄取。[18]F-FDG PET/CT 诊断人工关节感染虽具有很高的灵敏性,但特异性不佳,文献报道的特异性为 50% ~95%。

（五）血管感染

移植血管感染表现为移植部位的 FDG 高摄取。[18]F-FDG PET/CT 对于移植血管感染的诊断与常规影像检查相比具有更高的灵敏性和特异性。[18]F-FDG PET/CT 亦可诊断其他的血管内感染,如感染性血栓静脉炎或感染性动脉炎等。有报道单纯的急性或慢性血栓形成不会出现 FDG 摄取增加。

（六）非感染性血管炎性疾病

FDG 高摄取还见于大动脉炎(Takayasu arteritis)、巨细胞性动脉炎、韦格纳肉芽肿、结节性多动脉炎等。对于此类疾病,[18]F-FDG PET/CT 能够更加全面地显示病变范围,且有利于治疗随访评价。此外,动脉粥样硬化斑块亦可呈[18]F-FDG 高摄取。

（七）炎性肠病

炎性肠病(inflammatory bowel disease,IBD),包括克罗恩病(Crohn's disease,CD)和溃疡性结肠炎(ulcerative colitis),为病因不明的慢性肠道炎症性疾病,症状常为反复的腹痛、腹泻、黏液血便。前者病变好发于回肠末端及邻近结肠,病理以全壁性炎和非干酪样肉芽肿为特征;后者病变则好发于直肠乙状结肠,以黏膜溃疡形成为特征。在病变肠段 FDG 高摄取而呈现条状放射性浓聚较为具有特征性,且能直观显示病变范围。不过要注意区别生理性肠道摄取,通过结合临床资料和比较延迟显像结果有助于鉴别分析。一组对于 Crohn 病的研究结果显示,[18]F-FDG PET/CT 的特异性与 MR 和抗粒细胞抗体核素扫描相当,而灵敏度高于后二者。有人认为[18]F-FDG PET 可成为随访评价 IBD 的活动性的检查方法,不过存在肠道非特异性 FDG 摄取的问题,常规用于临床还有待深入研究。

（八）结节病

结节病(sarcoidosis)是一种多系统多器官受累的肉芽肿性疾病。肺、双侧肺门淋巴结是常见病变部位,其次是皮肤和眼部的病变,浅表淋巴结、肝、脾、肾、骨髓、神经系统、心脏等几乎全身每个器官均可受累。[18]F-FDG PET/CT 显示为双侧肺门及纵隔淋巴结对称肿大和 FDG 高摄取,伴或不伴有肺内结节状或片状病灶。[18]F-FDG PET/CT 在初诊并不具有特异性,需结合其他临床资料和检查结果分析;但 FDG 价值在于描述病变范围且能反映病变的活动性,有助于治疗随访评价(彩图 18-2)。

（九）IgG4 相关性疾病

IgG4 相关性疾病(IgG4-related disease,IgG4-RD)是一种与 IgG4 相关、累及多器官或组织、慢性进行性自身免疫性疾病,又称为 IgG4 阳性多器官淋巴细胞增生综合征。其特征性病理改变为组织及多个器官中广泛的 IgG4 阳性淋巴细胞浸润,进而导致硬化和纤维化。IgG4-RD 最常累及胰腺,又称为自身免疫性胰腺炎(autoimmune pancreatitis,AIP),AIP 是一种特殊类型的慢性胰腺炎,以血清 IgG4 升高、胰腺肿大、主胰管不规则狭窄、淋巴浆细胞炎性浸润及纤维化为特征。AIP 主要的 PET/CT 表现为胰腺实质弥漫性或局灶性 FDG 高代谢,相应 CT 上表现为胰腺头、颈、体尾部弥漫性肿大,轮廓平直,胰腺"羽毛状"结构消失,代之"腊肠样"外观。此外,IgG4-RD 还可以单独或同时累及淋巴结、涎腺、腹膜后、胆道、肾脏、肺、垂体、动脉、前列腺等组织器官。相应的,在 FDG PET/CT 上可表现为相应受累器官的弥漫或局灶性 FDG 摄取增高,不仅可结合临床提供诊断线索,还有助于选取活检部位。

（十）其他

^{18}F-FDG PET/CT 有助于早期发现艾滋病并发颅内感染,准确诊断椎间盘炎且能与退行性改变相鉴别。

第二节　其他炎症显像

一、^{67}Ga 显像

（一）原理与方法

^{67}Ga(gallium-67)生物特性与铁相似,经静脉注射后 ^{67}Ga 即与转铁蛋白(transferrin)结合被运送到炎症部位,其后在炎症病灶的聚集定位则与多种因素有关,如病灶的血流灌注即为首要因素。局部血流灌注增加和毛细血管通透性增加使 ^{67}Ga-转铁蛋白复合物进入炎症组织。其他被认为有关的因素尚有:炎症部位细菌摄取 ^{67}Ga;中性粒细胞在炎症部位释出大量乳铁蛋白(lactoferrin),^{67}Ga 与乳铁蛋白结合而滞留于炎症灶。

显像方法:静脉注射 ^{67}Ga-枸橼酸 74~220MBq(2~6mCi),给药后 4~8 小时及 24 小时进行全身显像和病灶局部平面或 SPECT 显像。

（二）临床应用

1. **发热待查**　对于发热待查患者,尤其是局部症状不明显时,^{67}Ga 显像可揭示急性、慢性和隐匿性感染病灶以及肉芽肿性病灶,乃至肿瘤病灶。病灶部位表现持续存在的放射性异常浓聚表现。

2. **肺部感染和炎性病变**　^{67}Ga 在许多肺部感染性病变、炎性病变、间质性病变和肉芽肿性病变均有聚集,可协助临床诊断。如结节样浓聚灶可见于结核、真菌感染、淋巴瘤、结节病等;局灶性浓聚可见于细菌性肺炎;弥漫性摄取增加可见于巨细胞病毒感染、真菌感染、间质性肺炎、卡氏肺孢子虫病等。

3. **骨髓炎**　骨髓炎部位显示 ^{67}Ga 摄取增加。由于正常骨质可摄取 ^{67}Ga,故当出现骨质修复或重塑过程时,亦可出现 ^{67}Ga 摄取异常增加表现。与常规的骨显像结果结合分析有助于提高诊断特异性。病变处 ^{67}Ga 摄取高于骨显像上的放射性摄取或分布形态不一致则提示骨髓炎,^{67}Ga 无摄取或与骨显像上放射性摄取一致则不支持骨髓炎。

4. **腹部与盆腔感染**　B 超和 CT 检查更为常用。^{67}Ga 显像有助于探查深部脓肿、鉴别腹水性质、诊断肝脓肿等。但对于腹腔感染,则核素标记白细胞显像更为优越。

二、放射性核素标记白细胞显像

（一）原理与方法

当机体存在炎症病灶时,核素标记的白细胞进入体内循环后即向炎症病灶迁移聚集。如同体内白细胞趋化机制,首先,标记白细胞由于炎症局部黏附分子表达增高的机制而黏附于血管内皮;随后,通过细胞渗出过程(diapedesis)透过内皮细胞和基底膜,在化学趋向(chemotaxis)机制作用下迁移至炎症病灶。通过体外探测放射性分布即可显示炎症病灶的部位。因此,核素标记白细胞是特异性的炎症示踪剂,但其显像仅反映局部病灶白细胞浸润聚集病理学变化,而不一定表示病灶为感染性。

方法:采受检者血液分离白细胞,标记制备^{111}In-oxine-白细胞(^{111}In-oxine-WBC)或^{99m}Tc-HMPAO-白细胞(^{99m}Tc-HMPAO-WBC)。静脉注射^{111}In-Oxine-WBC 后,分别于 4、24 小时显像;或静脉注射^{99m}Tc-HMPAO-白细胞 370MBq(10mCi)后;于 1、4、24 小时显像。

（二）临床应用

1. **探测炎性病灶**　上述正常放射性分布之外的局灶性浓聚即为异常。核素标记白细胞对于感染性炎性病灶可作准确诊断,敏感性超过 95%,对于急性或慢性感染灶同样敏感。

2. **骨髓炎**　在伴有其他基础骨质病变、人工植入物或其他易干扰骨髓炎诊断情况病例中,核素标记白细胞显像确定或排除骨髓炎的准确性大于 90%。对于含骨髓骨骼部位(如髋部和膝部)疑诊骨髓炎,核素标记白细胞显像与胶体骨髓显像联合检查可提高诊断准确率,受累骨髓在骨髓显像上表现为放射性缺损区而在核素标记白细胞显像上则呈放射性摄取增加,二者联合诊断的准确性可达 95%。

3. **腹部感染**　因腹部感染具有高发病率和高死亡率,快速诊断甚为重要。^{111}In-oxine-白细胞不经肠道清除,故具优势。几项大宗病例研究显示其诊断腹部感染总灵敏度为 90%。

4. **炎症性肠道病变**　对于炎性肠道病变核素标记白细胞显像结果与钡剂肠道造影检查和结肠内镜结果有很好的一致性。核素显像不仅可以探查内镜难以查及的部位,还可以用来评价疗效。活动性肠炎表现为呈肠型分布的异常浓聚灶,非活动性的结肠炎核素显像呈阴性结果。利用核素标记白细胞显像显示炎性病变的分布特点还可对克罗恩病和溃疡性结肠炎二者进行鉴别。如直肠无病变、小肠受累,病变呈非连续性提示克罗恩病;而结肠至直肠连续性病变且不伴小肠受累则提示溃疡性结肠炎。

5. **其他**　核素标记白细胞显像对于肾脏感染(如急性肾盂肾炎、局灶性肾炎以及肾脓肿或肾周脓肿等)、动脉修补移植物的感染诊断等有较好的诊断价值。

三、其他显像方法

其他显像方法还有如放射性核素标记人免疫球蛋白显像、放射性核素标记抗粒细胞抗体显像、放射性核素标记亲粒细胞多肽显像等。

（吴　华）

思 考 题

1. 简述^{18}F-FDG PET/CT 在 FUO 的临床应用价值。

2. 炎症显像主要有哪几种方法? 各自的原理是什么?

第十九章 放射性核素治疗概论

教学目的与要求

【掌握】放射性核素靶向治疗原理及其放射性核素选择与评价。

【熟悉】放射性核素内照射治疗特点。

【了解】常用的治疗用放射性核素。

1936 年 Lawrence 用 ^{32}P 治疗白血病、1942 年 Hertz 和 Roberts 用 ^{131}I 治疗甲亢,经过半个多世纪的研究探索,放射性核素内照射治疗已成为临床主要的治疗手段之一,是近年来最活跃和发展最快的领域之一,是核医学最主要的组成部分之一。分子生物学的发展促进分子核医学的发展,放射免疫显像、受体显像、反义显像和报告基因表达显像促使放射免疫治疗、受体介导放射性核素靶向治疗、放射反义治疗和基因转染介导核素靶向治疗的发展,在理论和技术上充实和丰富了核医学的内容,放射性核素靶向治疗已展示出独特的优势和广阔的发展前景。放射性核素血管内照射预防再狭窄和放射性粒子植入治疗肿瘤,这两项技术都是放射源植入治疗,与镭针插入治疗一脉相承,这说明科学技术发展是在不断循环基础上的进步和提高。放射性核素靶向治疗的理论和实践都不是一个学科能完全涵盖,学科之间的交叉融合和各种技术的综合利用是核素治疗的主要发展趋势。

第一节 放射性核素治疗原理

一、放射性核素靶向治疗原理

放射性核素治疗是利用荷载放射性核素的放射性药物能高度集中在病变组织中的特性(高度靶向性),以放射性核素衰变过程中发出的射线近距离照射病变组织,使之产生电离辐射生物效应从而治疗疾病,可以实现无创,达到较好的治疗效果,提高患者生活质量。

放射性核素治疗主要机制是利用载体或介入措施将放射性核素靶向运送到病变组织或细胞,或病变组织与细胞能主动摄取放射性药物,使放射性核素在病变部位大量浓聚,照射剂量主要集中于病灶内,在发挥最大治疗作用同时对周围正常组织的损伤尽可能减轻。

近距离放射治疗原理 放射性粒子(radioactive seed)植入治疗肿瘤、放射性支架植入防止血管再狭窄等都属于近距离放射治疗(brachytherapy)。通过一定的方法将放射源植入病灶,使其长期滞留病灶内,利用放射性核素不断衰变发射 γ 射线、核衰变中电子俘获以特征 X 线和俄歇电子等形式释放能量,属于低剂量持续照射。由于事先制订放射治疗计划,根据病灶大小、形状和内照射治疗处方剂量,制订植入放射源的方案,可最大限度地提高病灶部位与周围正常组织的放射性分布比,在提高疗效的同时降低毒副作用。制作放射性粒子常用的核素有 ^{125}I、镱[^{169}Yb]和钯[^{103}Pd]等。制作放射性支架常用的放射性核素有钇[^{90}Y]、^{32}P、^{186}Re、^{188}Re 和 ^{125}I 等。

放射性核素衰变发出射线直接作用于生物大分子,如核酸和蛋白质等,使其化学键断裂,导致分子结构和功能的改变,起到抑制或杀伤病变细胞的作用。DNA 是对射线最敏感的物质,DNA 的断裂和合成障碍可导致细胞周期阻滞或细胞凋亡;射线的作用可引起水分子的电离和激发,形成各种活泼的自由基,自由基的细胞毒性作用是内照射治疗的机制之一;由于辐射作用引起病灶局部的神经体液失调、生物膜和血管壁通透性改变、某些物质氧化形成的过氧化物具有细胞毒性,内照射引起的生物学效应是物理、化学和生物学综合反应的复杂过程,其作用机制至今未完全阐明。

二、放射性核素内照射治疗特点

（一）靶向性

放射性核素内照射治疗是以病变组织能高度特异性浓聚荷载放射性核素的放射性药物为基础,放射性药物具有高度靶向性,所以疗效好,毒副作用小。如^{131}I治疗甲亢,放射免疫治疗等,已广泛应用于临床。

（二）持续性低剂量率照射

浓聚于病灶的放射性核素在衰变过程中发出射线对病灶进行持续的低剂量率照射。与外照射治疗相比,连续照射使病灶受到相当于低剂量超分割放射治疗,病变组织无时间进行修复,所以疗效好。由于放射性药物能高度集中在病变组织中且剂量率较低,病灶周围的剂量限制器官对放射性核素内照射有更好的耐受性。

（三）高吸收剂量

内照射治疗的吸收剂量决定于病灶摄取放射性核素的量和放射性核素在病灶内的有效半衰期,由于放射性药物能高度集中在病变组织中,正常组织受照量小,故可提高病变组织受照剂量。如^{131}I治疗甲亢,甲状腺的吸收剂量可高达200～300Gy,这是内照射治疗疗效好的主要原因之一。

第二节　常用的治疗用放射性核素

一、选择或评价治疗用放射性核素的主要指标

选择或评价治疗用放射性核素主要根据核素和其发射射线的生物物理学特性,目前常用的几项指标如下:

1. **传能线密度（linear energy transfer，LET）**　是最常用和最重要的指标。其定义是指直接电离粒子在其单位长度径迹上消耗的平均能量,常用单位为keV/μm。LET取决于两个因素:粒子所载能量的高低和粒子在组织内射程的长短。高LET的射线电离能力强,能有效杀伤病变细胞;低LET的射线电离能力弱,杀伤病变细胞的作用较弱。α粒子和俄歇电子都是高LET射线,分别为100～200keV/μm和10～25keV/μm,而β粒子是低LET射线（<1keV/μm）。如使用α射线,仅需1～2个α粒子穿过细胞核,就可导致细胞死亡,如用β射线,则需2000～3000个β粒子穿过细胞核才能导致细胞死亡。

2. **相对生物效应（relative biological effectiveness，RBE）**　常用低LET X射线或γ射线外照射为参照,测定放射性核素的生物效应,使不同核素或射线之间有可比性。RBE主要决定于LET、肿瘤细胞生长状态和病灶大小等。

3. **半衰期（$T_{1/2}$）**　放射性药物在体内的有效$T_{1/2}$必须足够长,使病灶能浓聚足够的放射性药物,也使尽可能多的放射性核素在特定靶部位衰变。核素的物理$T_{1/2}$直接影响放射性药物的有效$T_{1/2}$,故物理$T_{1/2}$过短的核素不适用于内照射治疗。

4. **作用容积（volume of interaction）**　LET仅是由粒子携带能量和组织内射程来描述射线的作用特性。实际情况是核素衰变可向4π空间的任一角度发送射线,射线粒子所携带的能量肯定是释放在以射线粒子最大射程为半径的球形空间内（作用容积）。所以以作用容积为指标对射线的作用进行评价,或进行几种射线间的比较,这样更能反映真实情况,更能准确描述射线杀伤病变细胞的概率。作用容积越小,射线杀伤病变细胞的效率越高。α射线的作用容积比β射线小,假设铽[^{149}Tb]发射的α射线的作用容积为1,则^{131}I和^{153}Sm发射的β射线的作用容积分别为7100和12 300。

5. **肿瘤大小与治疗用放射性核素的选择**　目前临床上用于治疗的主要是发射β射线的放射性核素,对22种发射β射线的核素进行研究发现,由于β粒子的能量和射程不同,要获最佳疗效,应根

据肿瘤的大小选择不同的核素。例如直径小于 1mm 的病灶可选^{199}Au 或^{33}P 等,直径数厘米的病灶可选^{90}Y 或^{188}Re 等。可将转移瘤的发展分为 4 期,不同时期选择不同的核素,以达最佳疗效。

1)G0 期的肿瘤细胞处于"安静"状态,在此期,肿瘤细胞可以长期不增殖而存活,所以对化疗和放疗均不敏感,必须选择发射高 LET、短射程的 α 射线或俄歇电子的核素。

2)血管生成前病灶,肿瘤细胞转移到一定部位并不断生长,病灶直径可达 1～2mm,其分泌的生长因子还不足以刺激毛细血管的生成。选择发射 α 射线或俄歇电子的核素,能达到控制和治疗的目的。

3)亚临床病灶,直径 3～5mm,无症状,选择发射 α 或 β 射线的核素。

4)临床有明显症状的病灶,能用各种诊断方法观察到,实体瘤的中央可能有部分坏死,存在乏氧细胞,宜用手术或外放疗治疗,如内照射治疗应选择发射 β 射线的核素,以达到姑息治疗的目的。

二、治疗常用的放射性核素

根据衰变发出射线的不同,可将治疗用放射性核素分为三类。第一类是发射 β 射线的核素,根据射线在组织内的射程可分为:短射程($<200\mu m$),中射程($200\mu m～1mm$),长射程($>1mm$)。其中的一些核素已被广泛用于临床,如^{131}I、^{32}P、^{89}Sr、^{90}Y 等。

第二类核素是 α 粒子发射体,α 粒子射程 50～90μm,约为 10 个细胞直径的距离。α 粒子在短距离内释放出巨大能量,使其在内照射治疗中有巨大的发展潜力。其 LET 为 100～200keV/μm,约为 β 粒子的 400 倍。当 α 粒子穿过细胞核时释放能量为 1.0MeV,足以在多处打断 DNA。细胞存活研究显示,被 α 射线照射后的细胞氧耗量无增加和无任何辐射损伤的修复反应。砹[^{211}At]和铋[^{212}Bi]作为 α 射线发射体用于治疗已受到极大的关注,半衰期分别为 7.2 小时和 60.6 分钟。^{211}At 作为元素或化学复合物,已被用于动物实验模型。其他可能作为治疗使用的发射 α 射线的核素有^{223}Ra 和锕[^{225}Ac]。^{225}Ac 的物理半衰期为 10 天,^{213}Bi 是其子核素,所以可由发生器获得。

第三类核素通过电子俘获或内转换发射俄歇电子或内转换电子,射程多为 10nm,只有当衰变位置靠近 DNA 时才产生治疗作用。如^{125}I 衰变位置在 DNA 附近比在细胞膜上杀死细胞的效率要高 300 倍。放射性药物在细胞内的定位,是影响治疗效果的决定因素。^{123}I 发射俄歇电子和一个能量为 125～155keV 的内转换电子,在约一个细胞直径范围内产生与^{131}I 相似的照射剂量。

三、治疗剂量估算与辐射评估

估算患者的治疗剂量需首先精确计算放射性药物在体内造成的吸收剂量,根据脏器吸收剂量限值可估算得到治疗剂量。因此,吸收剂量是核素内照射治疗评估的一个重要方面。动物实验可处死动物后直接测定相应脏器的放射性活度,但由于难以对人活体进行直接测量,因此人体研究多为剂量估算。内照射剂量估算和核素衰变种类、衰变释放能量、人体器官的质量、在器官内的分布及器官的相对位置有关。主要的剂量估算方法为体积元 S 值法,剂量点核法和蒙特卡罗计算法。近年来,基于影像学如 SPECT,CT,MRI 等方法的个体化剂量估算得到了广泛应用,大致流程为:采集 CT 或 MRI 图像,勾画源器官和靶器官边界,计算相应部位的体积和质量;采集不同时相 SPECT 图像,勾画器官的感兴趣区(ROI),分别测得各器官的放射性活度;通过数学模型计算、绘制全身和各器官的时间放射性曲线,再按相应模型,将器官、组织中累计放射性活度转换成为内照射吸收剂量。

第三节　放射性核素治疗存在的问题及可能的解决方法

一、放射性核素治疗存在的问题

1. 由于核素载体的特异性和结合力等问题,造成靶组织/非靶组织的比值低,如放免治疗,仅低于 1% ID 能达到靶组织。

2. 常用核素多是 β 射线发射体,β 射线是低 LET,对细胞的杀伤力较弱。

3. β 射线在生物组织内的射程为 1～10mm,若核素治疗主要定位于微小病灶和非实体瘤,则病灶或细胞的直径远远小于 β 射线的射程,所以 β 粒子的大量能量释放到周围正常组织,可产生毒副作用。

4. 肿瘤组织中的乏氧细胞对射线敏感性低,细胞周期不同阶段的细胞对射线的敏感性不同。

二、可能的解决方法

1. 改进载体的生物学性能,或研制新的载体,使其具备更理想的特异性、结合力、穿透力和运载能力(如一分子载体能运送更多的核素)。

2. 改进标记方法,使核素与载体结合后,不改变或少改变载体的生物学特性,使核素-载体复合物在体内外均有较高的稳定性。

3. 选择发射短射程、高 LET 射线的核素用于治疗,可提高疗效,降低毒副作用,如发射俄歇电子或 α 射线的核素。

4. 使用药物提高肿瘤细胞对射线的敏感性,如辐射增敏剂甲硝唑类药物的研究和应用均已取得进展。

(李 林)

思 考 题

1. 放射性核素内照射治疗有何特点?

2. 目前临床用于治疗的核素多发射 β 射线,β 射线内照射治疗有何优缺点? 可能的改进措施有哪些?

第二十章　^{131}I 治疗甲状腺疾病

教学目的与要求

【掌握】^{131}I 治疗甲亢及分化型甲状腺癌术后残留和转移适应证及临床应用。

【熟悉】^{131}I 治疗甲亢及甲状腺癌的方法。

【了解】^{131}I 治疗甲状腺癌后不良反应的处理;治疗病房管理与辐射防护措施。

功能亢进的甲状腺滤泡细胞与分化型甲状腺癌细胞均保留了摄碘能力,为^{131}I 用于治疗甲亢和分化型甲状腺癌提供了理论基础。本章主要通过介绍上述疾病的流行病学、临床表现,建立对甲状腺相关疾病的初步认识。并通过介绍治疗方法的选择、^{131}I 治疗剂量、治疗后不良反应及处理、随访评估流程及注意事项等方面,建立^{131}I 治疗甲状腺相关疾病的整体认识。

第一节　甲状腺功能亢进症

甲状腺毒症(thyrotoxicosis)是指血液循环中甲状腺激素过多,引起以神经、循环、消化等系统兴奋性增高和代谢亢进为主要表现的一组临床综合征。其中由于甲状腺腺体本身合成和分泌甲状腺激素增加所导致的甲状腺毒症称为甲状腺功能亢进症(hyperthyroidism,简称甲亢)。

一、病因和临床表现

(一)以下几种情况均可引起甲状腺毒症

1. 营养因子过度刺激甲状腺,如碘甲亢。

2. 甲状腺激素合成和分泌的持续激活导致过量的甲状腺激素释放,如 Graves 病(Graves' disease,GD),毒性多结节性甲状腺肿(toxic multi-nodular goiter,TMNG),甲状腺高功能腺瘤(toxic adenoma,TA)。

3. 由于自身免疫、感染、化学或物理性的损伤导致储存在甲状腺中的激素前体被过量释放,如亚急性甲状腺炎。

4. 有额外的甲状腺激素暴露史,可以是内源性的(甲状腺肿样卵巢瘤、转移性分化型甲状腺癌),也可以是外源性的(如过量服用甲状腺片)。

其中,以 GD 最为常见,占所有甲亢的 80% 以上,多见于青年和中年女性。

(二)临床表现

大多数患者会出现一系列机体异常兴奋和代谢亢进的典型症状,如焦虑、情绪不稳、虚弱、震颤、心悸、怕热、汗多,体重减轻。便次增多、尿频、女性月经稀发或闭经、男性乳房发育和阴茎勃起功能障碍等症状也可发生,亦可伴发周期性瘫痪和近端肌肉进行性无力、萎缩,后者称为甲亢性肌病。少数老年患者高代谢的症状不典型,除虚弱和无力外无其他症状,称为"淡漠型甲亢"(apathetichyperthyroidism)。

体格检查可见明显过度活跃和语速增快;并发甲状腺相关眼病的患者可见眼球突出、眶周和结膜水肿、眼球运动受限;患者皮肤通常温暖湿润,头发可稀少而纤细;心血管系统常表现为心动过速、房颤、脉压增大等;部分 GD 病例胫前皮肤可见黏液性水肿;震颤、近端肌无力和反射亢进亦为常见表现。

甲状腺的大小、质地取决于甲亢的病因及病史。GD 患者有不同程度的甲状腺肿大,质地中等,无压痛,少数的病例甲状腺不肿大,甲状腺上下极可以触及震颤,闻及血管杂音;TMNG 可触及结节性肿大的甲状腺;触及单个结节提示 TA 可能;病程长或食用含碘食物较多者甲状腺质地可转为坚韧。

二、诊断与鉴别诊断

(一)辅助检查

1. 血清促甲状腺激素(TSH),甲状腺激素(FT_4、FT_3、TT_4、TT_3)。

2. **甲状腺自身抗体抗体** TSH 受体抗体(TRAb)、甲状腺过氧化物酶抗体(TPOAb)和甲状腺球蛋白抗体(TGAb)等。TRAb 是确定甲亢病因的首选诊断手段,虽然少部分 GD 患者 TRAb 阴性,但TRAb 阳性可确诊 GD。

3. **甲状腺摄^{131}I 率(radioactive iodine uptake,RAIU)** 甲状腺功能本身亢进时,RAIU 增高,摄取高峰可前移(如 GD,TMNG 等);破坏性甲状腺毒症时 RAIU 降低。用^{131}I 治疗甲亢时,RAIU可用于计算^{131}I 的活度。

4. **甲状腺核素显像** 主要用于对甲状腺结节功能的评价,对 TMNG 和 TA 诊断意义较大。

5. **甲状腺超声** 可以较准确显示甲状腺组织形态、大小、血流变化等,了解有无甲状腺结节及颈部淋巴结情况等。

6. **其他检查** 血常规、肝肾功、心电图等检查可用于评估患者的一般情况,是否伴有粒细胞减低、低钾血症、心功能异常等症状,必要时给予对症处理。

(二)诊断

1. 甲状腺毒症所致的高代谢症状和体征。

2. 甲状腺弥漫性肿大(少数病例可无甲状腺肿大)。

3. 血清 TSH 浓度降低,甲状腺激素浓度升高。

GD 的诊断标准:以上 1、2、3 项为诊断必备条件。

4. 眼球突出和其他浸润性眼征。

5. 胫前黏液性水肿。

6. TRAb 或甲状腺刺激性抗体(TSAb)阳性。

7. RAIU 增高或核素显像提示甲状腺摄取功能增强。

4、5、6、7 项为诊断辅助条件。

TA 或 TMNG 除临床有甲亢表现外,触诊或超声可发现甲状腺有单结节或多结节。甲状腺核素显像可见"热"结节。

(三)鉴别诊断

1. **破坏性甲状腺毒症** 甲亢和破坏性甲状腺毒症均有高代谢表现、甲状腺肿和血清甲状腺激素水平升高。通过了解病史、检查甲状腺体征、血清 TRAb 和评估摄碘功能等加以鉴别。

2. **甲亢病因** 如伴浸润性突眼和胫前黏液性水肿者,GD 可能性大;如有明显甲状腺单发或多发结节,则考虑 TA、TMNG 可能性大。甲状腺核素显像是鉴别诊断的重要依据,后两者在甲状腺核素显像中呈"热"结节表现。

3. **甲状腺功能正常的高甲状腺毒症** 多种原因可导致血清 TT_4 和 T_3 浓度上升,TSH 浓度正常且不伴有甲状腺毒症的症状和体征,其中,最常见原因为雌激素导致的甲状腺结合球蛋白(TBG)过量(如妊娠和口服避孕药)。

4. **无甲亢的低 TSH 血症** 血清 TSH 降低 FT_3、FT_4 正常,除亚临床甲亢外,还需与中枢性甲状腺功能减退症、甲状腺炎恢复期、妊娠期生理性 TSH 减低鉴别。

三、常见并发症

（一）甲状腺功能亢进性心脏病（甲亢心）

甲亢心是指甲亢发展到一定阶段造成的心脏损害，以心房颤动为典型表现，重者可造成心力衰竭。

（二）甲状腺毒性周期性麻痹（periodic paralysis，PP）

是一种获得性低血钾性 PP，可发生全身性肌无力发作，常由剧烈运动后或高碳水化合物负荷促发，多见于亚洲青年男性患者。

（三）肌病

60%～80% 未经治疗的甲亢患者存在肌无力，伴或不伴肌肉萎缩和肌痛，多发生在 40 岁以后，发生的可能性与甲亢持续时间有关，但其严重程度与甲亢持续时间无关。

（四）Graves 眼病（Graves' ophthalmopathy，GO）

GO 是一种眶后组织的自身免疫性炎性疾病，发生于 20%～25% 的 GD 患者。临床症状包括：双侧眼球突出、眼球运动受限和眶周水肿。

（五）局部压迫症状

甲状腺增大可能压迫喉返神经，导致声带麻痹、发音障碍，甚至出现吸气期喘鸣。交感神经链受压也可能导致 Horner 综合征。

四、甲亢治疗方法的选择

选择治疗方法应综合考虑患者甲状腺大小、病情轻重、病程长短、有无并发症、是否处在妊娠或哺乳期、生育计划、治疗费用和可利用的医疗资源，抗甲状腺药物（ATD）、¹³¹I、手术三种方法均相对安全，但各有利弊（表 20-1）。

表 20-1　**甲亢治疗方法的利弊比较**

方法	利	弊
¹³¹I	确切控制甲状腺毒症所需时间较短；避免手术风险；避免应用 ATD 治疗的潜在不良反应	甲状腺破坏性治疗；治疗后甲亢缓解需时较长，可出现一过性甲状腺激素升高而致甲亢症状一过性加重；甲减发生的可能性高，需终生服用甲状腺激素替代治疗；具有放射性，需要进行相关辐射防护
ATD	非甲状腺破坏性治疗；药源性甲状腺功能减退（甲减）为可逆性；避免手术风险和辐射暴露	治疗持续时间较长（一个疗程需 12～18 个月）；部分患者因药物不良反应而需停药；治疗后疾病复发比例较高
手术	迅速确切控制甲状腺毒症；避免辐射暴露；避免应用 ATD 治疗的潜在不良反应	甲状腺破坏性治疗，可能在治疗后发生甲减，需终生服用甲状腺激素替代治疗；手术本身存在的潜在风险

第二节　¹³¹I 治疗甲状腺功能亢进症

一、¹³¹I 治疗甲亢的目标、适应证和禁忌证

（一）治疗目标

通过 ¹³¹I 治疗有效地控制患者的甲亢状态，即恢复正常的甲状腺功能或经治疗发生甲减后通过补充甲状腺激素达到并维持正常甲功能状态。

（二）适应证

1. **GD 甲亢**　¹³¹I 可作为成人 GD 甲亢的一线疗法，尤其适用于以下情况：①不适于 ATD 治疗者

（如 ATD 治疗过敏或出现其他药物不良反应；ATD 疗效差或复发等）；②存在手术禁忌或风险高者（如有颈部手术或外照射史，或伴有合并疾病如肝功能损伤、白细胞或血小板减少、心脏病等；或老年患者（尤其是伴有心血管疾病高危因素者）等。

2. **TA 和 TMNG 甲亢**　^{131}I 治疗和手术均是此类疾病的首选方法。对于结节较大、需快速解决压迫梗阻症状的患者应首选手术治疗。对于术后甲亢症状持续存在或复发首选 ^{131}I 治疗，以避免增加手术并发症的风险；对于 ^{131}I 治疗后甲亢症状持续存在或复发的患者，手术可作为一种替代疗法。

（三）禁忌证

1. 妊娠和哺乳期女性及未来 6 个月内计划妊娠的女性均不适用 ^{131}I 治疗。胎儿甲状腺在妊娠 10 ~ 12 周时已经出现，^{131}I 可通过胎盘进入胎儿体内对其甲状腺造成放射性损伤，导致甲状腺功能低下等风险。对于哺乳期女性，^{131}I 可通过乳汁分泌，从而进入婴儿体内。此外，停止母乳喂养后的 6 ~ 12 周里都不应给予 ^{131}I 治疗，以免乳腺组织主动浓集放射性碘哺乳后致婴儿甲状腺功能低下及潜在致癌风险。

2. 中重度眼病类患者首选硫脲类药物或手术。若该类患者有硫脲类药物禁忌证且拒绝手术时，可考虑多学科协作下糖皮质激素治疗的同时给予 ^{131}I 治疗。

3. **其他**　^{131}I 治疗前应使用超声评估患者甲状腺情况，对于甲亢合并结节，且经临床评估怀疑恶性者应首选手术治疗；若患者病情严重，且有硫脲类药物禁忌证或在术前无法控制甲功的患者，出于控制病情的考虑可先选择 ^{131}I 治疗控制甲亢，同时告知患者之后手术治疗的必要性。此外，不能遵循放射性安全指导的患者不宜应用 ^{131}I 治疗。

二、治疗前准备

（一）病情评估

采集病史、进行体格检查、测定血清甲状腺激素水平，评估一般状态，检测血常规和心电图，必要时可进行肝肾功能检查；应用超声评估甲状腺及颈部淋巴结情况，测定 RAIU；评估眼病情况。

（二）沟通与知情

向患者充分介绍甲亢三种治疗方法的利弊，治疗前后可能发生的情况，若推荐 ^{131}I 治疗，则应详细介绍其原理和方法、优缺点、潜在风险和对策等，并签知情同意书；治疗前对患者进行放射安全指导，包括相关法律、法规和放射安全注意事项。

（三）低碘饮食

人体内稳定的碘与 ^{131}I 竞争进入甲状腺组织，所以 ^{131}I 治疗前应尽量避免外源性碘干扰，低碘饮食 1 ~ 2 周（避免使用海带、紫菜等）。治疗等待期间需避免应用含碘造影剂和药物（如胺碘酮等）。如治疗前曾有外源性碘摄入史，治疗时间宜推迟。

（四）妊娠试验

对于育龄期女性，应在 ^{131}I 治疗前 48 小时内确定妊娠试验结果为阴性。

（五）β 肾上腺素能受体阻滞剂的应用

β 肾上腺素能受体阻滞剂具有降心率和收缩压、改善肌无力和肌震颤、改善情绪不稳定的作用，所有甲亢患者在没有用药禁忌的情况下均应使用 β 肾上腺素能受体阻滞剂（如普萘洛尔，美托洛尔等），尤其对于老年甲亢或静息状态下心率>90 次/分、合并心血等全身疾病者，^{131}I 治疗前应使用 β 肾上腺素能受体阻滞剂，且一直用至 ^{131}I 治疗后甲亢症状消失。

（六）ATD 预治疗

^{131}I 治疗后可引起一过性甲亢症状加重，对于老年（年龄>60 岁）、存在并发症（如房颤、心力衰竭等）、不能耐受甲亢症状的重度甲状腺毒症者（FT_4 的水平为正常上限 2 ~ 3 倍）可在 ^{131}I 治疗前应用甲巯咪唑预治疗 4 ~ 6 周，待甲功恢复正常或症状消退后逐渐减量，于 ^{131}I 治疗前 2 ~ 3 日停用。

三、治疗剂量的确定与修正

（一）治疗剂量的确定

^{131}I 治疗甲亢的主要特点和优势是迅速有效地控制甲亢。确定^{131}I 治疗活度的方法分为固定活度法和计算活度法两大类。

1. **固定活度法**　方法简便易行，一般推荐的治疗 GD 的^{131}I 活度为 185～555MBq（5～15mCi），治疗 TMNG 的^{131}I 活度可在治疗 GD 活度基础上适当增加。治疗 TA 的^{131}I 活度一般为 555～1110MBq（15～30mCi）。

2. **计算活度法**　可按甲状腺吸收剂量计算或按每克甲状腺组织实际吸收的放射性活度计算。临床常用的计算公式如下：

$$^{131}\text{I 活度（MBq 或 } \mu\text{Ci）} = \frac{\text{计划量（MBq 或 } \mu\text{Ci/g）} \times \text{甲状腺重量（g）}}{\text{甲状腺 24 小时最高摄}^{131}\text{I 率（\%）}} \times 100$$

我国治疗 GD 每克甲状腺组织的常用^{131}I 活度为 2.59～4.44MBq（70～120μCi），美国甲状腺学会 2016 年最新的指南推荐治疗 GD 每克甲状腺组织的常用^{131}I 活度为 2.96～8.14MBq（80～220μCi）。治疗 TMNG 应高于 GD 使用的活度。这一公式是基于有效半衰期为 5 天设计，如有效半衰期差异较大，应调整计算的^{131}I 活度。

^{131}I 治疗 TA 的计算方法，是根据结节重量、^{131}I 摄取率和有效半衰期进行计算，使每克结节组织的吸收剂量达 200～300Gy。

$$^{131}\text{I 活度（kBq）} = \frac{\dfrac{\text{cGy}}{\text{g}} \times \text{结节重量（g）} \times 247}{\text{Teff（天）} \times ^{131}\text{I 摄取率（\%）}} \times 100$$

$$^{131}\text{I 结节重量（g）} = 4/3\pi \cdot X \cdot Y^2$$

$$X = 1/2 \text{ 结节长径}$$

$$Y = 1/2 \text{ 结节短径}$$

（二）^{131}I 活度的修正

1. 甲状腺较大或质地较硬应适当增加^{131}I 活度；甲状腺较小、质地较软应降低^{131}I 活度。

2. 年老、病程较长、长期 ATD 疗效不佳应者适当增加^{131}I 活度；年轻、病程短、未 ATD 治疗者应适当降低活度。

3. 首次^{131}I 疗效不佳、再次行^{131}I 治疗者应适当增加活度；术后复发、第一次^{131}I 治疗后已经明显好转但未痊愈者应适当降低活度。

4. 伴有甲亢性心脏病、肌病等严重合并症应适当增加活度。

四、给药方法及注意事项

目前，多采用顿服给药，服药前应至少禁食 2 小时，服药后适量饮水，2 小时后方可进食。

^{131}I 治疗 3 至 6 个月后确定为无明显疗效或加重者，可进行再次^{131}I 治疗。再次治疗时，对无效或加重的患者应适当增加^{131}I 活度，少数患者需经二次及以上^{131}I 治疗后才获完全缓解，此时应评估多次^{131}I 治疗的利弊，例如权衡多次^{131}I 治疗可能会造成甲亢的"迁延不愈"与手术迅速缓解病情的"有创性"间的风险与获益等。

嘱患者注意休息，避免感染、劳累和精神刺激。不要揉压甲状腺。治疗后短期内避免与婴幼儿及妊娠女性密切接触、避免与他人同睡一张床，女性患者治疗后半年内不可怀孕，男性患者治疗后半年内应采取避孕措施。应告诉患者^{131}I 起效及可能持续的时间。一般情况下^{131}I 治疗后 2～3 个月复查，如病情需要则可¹³¹I 治疗后每月随访一次。

综合治疗措施:病情严重的甲亢患者,可先行 ATD 预治疗改善症状后再行¹³¹I 治疗,也可于口服¹³¹I 2~3 天后继续 ATD 治疗缓解病情直至¹³¹I 治疗起效。¹³¹I 治疗前后,可用 β 受体阻滞剂缓减甲亢的症状和体征。在¹³¹I 治疗前就有活动性突眼的患者,应请眼科协助评估眼病情况,应用糖皮质激素类药物以防止突眼加重,并于治疗后密切随访,及时发现并纠正甲状腺功能减低症。

五、常见的治疗反应及处理

(一) 早期反应的处理

少数患者在服¹³¹I 后几天内出现乏力、头晕、食欲下降、恶心、呕吐、皮肤瘙痒、甲状腺局部肿痛等反应,一般比较轻微,不需特殊处理。个别症状稍重患者可给予对症治疗。¹³¹I 治疗甲亢对血象的影响极小,个别患者发生一过性白细胞降低,必要时可给予升白细胞的药物。早期反应中最严重且较少见的是甲亢危象(thyroid storm),如有发生则多见于¹³¹I 治疗后 1~2 周,一旦发生死亡率可高达 20%~30%。甲亢危象应以加强¹³¹I 治疗前评估并预防为主,可采取以下措施:严重甲亢患者应行 ATD 治疗预处理,¹³¹I 治疗后继续 ATD 治疗控制症状直至症状缓解,必要时在充分与患者及家属沟通并告知利弊后可不停用 ATD 治疗直接行¹³¹I 治疗,以保证¹³¹I 围治疗期安全。同时针对重症患者应协调内分泌等相关科室,加强其支持治疗,嘱其注意休息、防止感染、劳累和精神刺激,如有危象征兆,则应及时处理,密切观察。

(二) 甲状腺功能减低

¹³¹I 治疗甲亢后发生甲状腺功能减低(甲减)可能与患者对射线的个体敏感性差异和甲状腺自身免疫性损伤等因素有关,目前没有有效的预防措施。使用较低活度¹³¹I 治疗,仅能降低早发甲减的发生率,但这是以降低一次性有效缓解率为代价,并且不能阻止晚发甲减每年以 2%~3% 的比例增加,因晚发甲减与¹³¹I 活度无关。因此,更强调¹³¹I 治疗应以有效控制甲亢、减少复治所致甲亢病情迁延不愈为目的。在定期随访中强调及时纠正患者可能出现的临床及亚临床甲减。

(三) 甲状腺相关眼病

¹³¹I 治疗前不伴有突眼的 GD 甲亢患者,治疗后发生突眼的概率较小;部分¹³¹I 治疗前中-重度活动性突眼的患者,治疗后症状可能加重。¹³¹I 治疗引发放射性炎症致甲状腺相关抗原暴露并激发其相关免疫反应加重、甲状腺功能长期异常、甲亢症状反复发作等因素可能导致眼病的恶化。为了防止眼病的加重,¹³¹I 治疗前有活动性突眼的患者应严格随访,尽快使甲功恢复正常并维持稳定至关重要,¹³¹I 治疗合并使用糖皮质激素防止突眼加重。吸烟可诱发或加重突眼,故 GD 眼病患者应戒烟。

(四) 致甲状腺癌问题

儿童时期头颈部曾接受过放射性照射,是导致甲状腺癌发病的重要因素之一,¹³¹I 治疗甲亢是否会诱发甲状腺癌的问题引起人们的重视。Dobyns 等报道的多中心临床实验研究结果显示,外科治疗的 11 732 例甲亢患者中,甲状腺癌发生率 0.5%;而¹³¹I 治疗的 22 714 例及其他大宗甲亢患者随访中,甲状腺癌的发生率为 0.1%。一项来自瑞典针对经¹³¹I 治疗的 10 552 例甲亢患者随访,显示其中甲癌的发病率为 0.17%。据此,目前认为¹³¹I 治疗甲亢是安全的。有关这方面尚需年龄匹配的大样本前瞻性研究,方可客观评价经 ATD、手术及¹³¹I 三种治疗方法间的致甲状腺癌问题。

(五) 致白血病问题

在美国和英国的大量和长期研究显示,¹³¹I 治疗甲亢不会使白血病发病率增高。

(六) 对生殖系统的影响

用 370MBq(10mCi)¹³¹I 治疗女性甲亢患者,卵巢接受的辐射剂量低于 3cGy,与 X 线静脉肾盂造影和钡剂灌肠等检查接受的剂量相当。甲亢患者¹³¹I 治疗后,很少观察到有染色体变异,如有变异仅为一过性的,多能恢复正常。因甲亢导致不育或不孕、性功能障碍的患者,¹³¹I 治疗后随着甲亢的控制使生育能力恢复和性功能得到明显改善。

（七）ATD对131I疗效的影响

有临床研究资料表明，131I治疗前使用ATD有可能降低131I的疗效，特别是丙硫氧嘧啶降低131I疗效的作用更加明显。对病情较重的患者，临床上常用ATD控制症状和体征，然后进行131I治疗。为减少对131I疗效的影响，131I治疗前用ATD进行准备，最好选用甲巯咪唑。当治疗前使用甲巯咪唑的患者，在病情允许的情况下，应停药3~5天后再进行131I治疗。

六、疗效评价

口服131I后，一般要2~3周才逐渐出现疗效，症状缓解，甲状腺缩小，体重增加。随后症状逐渐消失，甲状腺明显缩小。临床可见部分病例131I的治疗作用持续到半年以上。

TA结节可在131I治疗后2~3个月逐渐缩小，甲亢的症状和体征也随之逐渐改善。3~4个月后甲状腺显像可能的改变是：热结节消失，被抑制的结节外甲状腺组织功能恢复；或结节变小，周围甲状腺组织功能未完全恢复，这时可严密观察，如6个月后还未痊愈者，结合临床症状、体征及相关的实验检查结果，可考虑进行再次131I治疗。

131I治疗甲亢评价疗效的标准如下：

1. **完全缓解（亦可称"临床治愈"）**　因目前GD甲亢的治疗并非对因治疗，因此，无法谈及"治愈"。通常，将随访半年以上，患者甲亢症状和体征完全消失，血清TT_3、TT_4、FT_3、FT_4恢复正常，包括发生甲减通过补充甲状腺激素达到正常水平的患者，称为"完全缓解"。其他类型的甲亢经治疗并随访半年以上满足上述界定者，可称之为临床治愈。

2. **好转**　甲亢症状减轻，体征部分消失或减轻，血清TT_3、TT_4、FT_3、FT_4明显降低，但未降至正常水平。

3. **无效**　患者的症状和体征均无改善甚至加重，血清TT_3、TT_4、FT_3、FT_4水平无明显降低。

4. **复发**　131I治疗后的患者，已达痊愈标准之后，再次出现甲亢的症状和体征，血清甲状腺激素水平再次升高。

第三节　131I治疗分化型甲状腺癌

一、甲状腺癌的流行病学与组织学分类

（一）甲状腺癌的流行病学特征

甲状腺癌是内分泌系统和头颈部最常见的恶性肿瘤，约占全身恶性肿瘤的1.1%，其发病率已列恶性肿瘤前10位，在世界范围内呈逐年上升趋势。美国甲状腺癌发病率由1975年的4.9/10万增长至2014年的12.90/10万，上升近3倍，主要表现为甲状腺乳头状癌的增加。韩国1996—2010年数据显示，男性甲状腺癌发病率由1996年的1.9/10万上升至2010年的27.0/10万，女性由10.6/10万升至111.3/10万。从全球甲状腺癌发病情况来看，甲状腺癌在经济发达地区（如北美、欧洲）发病率较高，分别为16.5/10万和7.1/10万，在经济欠发达地区（如亚洲、非洲）相对较低，分别为3.4/10万和1.1/10万。

我国甲状腺癌发病率亦逐年上升，年发病率为6.56/10万，居女性恶性肿瘤第8位。这种增高趋势更多是由于检查技术的提高与应用、医疗资源的可及性及公众防癌意识的提高等因素。

甲状腺癌的发病率与性别、年龄有关，女性甲状腺癌发病约是男性的3倍。其发病年龄相对较轻，发病率随年龄的增长而上升。

近年来，虽然甲状腺癌发病率明显上升，但大多数甲状腺癌预后较好，死亡率低且呈下降趋势，约占所有肿瘤死亡的0.2%，5年相对生存率达95%以上，与其早期诊断和治疗水平的不断提高有关。

（二）甲状腺癌的危险因素

1. **家族史**　约5%的甲状腺癌患者有同种类型甲状腺癌家族史。家族性非髓性甲状腺癌在乳头

状癌中最为常见,约占乳头状癌的6.2%～10.5%。甲状腺癌也可见于某些基因缺陷者,如乳头状癌可见于多发性内分泌腺瘤2型及家族性腺瘤性息肉病患者中。家族性甲状腺癌通常比散发甲状腺癌预后差。

2. 辐射   放射线辐射是目前唯一确定的甲状腺癌危险因素,如儿童时期颈部辐射暴露、核爆炸及核事故后放射性污染尤其是放射性碘污染等。其中,儿童时期放射性检查、既往头颈部放射线接触史与甲状腺癌的发病正相关。

3. 碘摄入过量或不足:目前很多研究认为甲状腺癌发病率的增多以及乳头状甲状腺癌的高发与碘营养状况关系密切。长期缺碘和居住在地方性甲状腺肿流行病区的人群患甲状腺滤泡癌的风险较高,而长期碘摄入过多的人群则患甲状腺乳头状癌的风险增加。

4. 其他   肥胖者或代谢性疾病患者,高胰岛素血症或胰岛素抵抗有可能诱发甲状腺癌;过量摄取烟熏或腌制食品、奶酪、油脂、淀粉等均有可能增加甲状腺癌的发生风险,但仍有待于进一步研究。

(三) 甲状腺癌组织学分类

甲状腺癌可分为多种类型,以分化型甲状腺癌(differentiated thyroid cancer,DTC)最为常见,主要包括甲状腺乳头状癌(papillary thyroid cancer,PTC)、甲状腺滤泡癌(follicular thyroid cancer,FTC)。甲状腺未分化癌(anaplastic thyroid cancer,ATC)及甲状腺髓样癌(medullary thyroid cancer,MTC)相对少见。

DTC起源于甲状腺滤泡上皮细胞,在一定程度上保留了甲状腺滤泡上皮细胞的功能,如钠碘转运体(sodium iodide symporter,NIS)的表达及摄碘的能力、分泌甲状腺球蛋白(thyroglobulin,Tg)的能力、依赖于促甲状腺激素(thyroid-stimulating hormone,TSH)生长的方式等。大部分DTC进展缓慢,近似良性病程,10年生存率高,但如PTC的高细胞型、柱状细胞型、弥漫硬化型、实体亚型和FTC的广泛浸润型等某些组织学亚型易发生甲状腺腺外侵犯、血管侵袭和远处转移,复发率高,预后相对较差。

1. 甲状腺乳头状癌   甲状腺乳头状癌是甲状腺癌最常见的病理类型,起源于甲状腺滤泡上皮细胞,约占甲状腺癌的85%～90%。大多数发生于20～50岁的成年人,女性发病率明显高于男性,约4∶1。恶性程度较低,早期易发生淋巴结转移,但多数经过规范的系统治疗预后较好。甲状腺乳头状癌可细分为十余种亚型,其中需要特别注意的是预后较差的高细胞亚型、实性亚型及柱状细胞亚型。最近,一种称为"鞋钉"亚型的甲状腺乳头状癌被病理医生所认识,表现出明显的侵袭性,死亡率接近50%。另外,直径小于1厘米的甲状腺乳头状癌称为甲状腺微小乳头状癌,以往认为微小癌较少出现淋巴结转移,近几年随着检出率明显增加,甲状腺微小乳头状癌淋巴结转移率可高达35%,多灶者转移率明显高于单灶者,因此对于甲状腺微小乳头状癌也不能掉以轻心。

2. 甲状腺滤泡癌   甲状腺滤泡癌亦起源于甲状腺滤泡上皮细胞,约占甲状腺癌的5%～10%,近一半发生于40～60岁,女性明显多于男性。该型肿瘤生长较快,属中度恶性,有血管侵犯倾向,易发生肺、骨等远处转移,预后不如甲状腺乳头状癌。根据甲状腺滤泡癌的侵袭程度可分为微小侵袭性滤泡癌和广泛浸润性滤泡癌两种主要类型。微小侵袭性滤泡癌具有有限的包膜或血管侵犯,而广泛浸润性滤泡癌可广泛浸润邻近甲状腺组织或血管,前者死亡率很低,约3%～5%,后者预后明显较差,死亡率接近50%。

3. 甲状腺髓样癌   甲状腺髓样癌起源于甲状腺滤泡旁细胞(C细胞),约占甲状腺癌的2%～5%,平均发病年龄约50岁,女性稍多见。髓样癌患者的血清降钙素水平常升高,可兼有淋巴结和血行转移,预后较差,5年和10年生存率分别为83.2%和73.7%。

4. 甲状腺未分化癌   甲状腺未分化癌起源于甲状腺滤泡细胞,约占甲状腺癌的1%～5%,多见于60岁以上老年人,发展迅速,高度恶性,预后极差,平均生存期仅有2.5～6个月。

除以上介绍的四种主要类型,甲状腺癌还包括鳞状细胞癌、黏液表皮样癌、黏液癌等多种罕见的类型,具有不同的临床病理特征。鳞状细胞癌预后差,而黏液表皮样癌预后相对较好。

二、分化型甲状腺癌的初始手术治疗与术后危险度分层

手术治疗是 DTC 的首选治疗方法,为后续^{131}I 治疗及 TSH 抑制治疗奠定了重要的基础。

（一）术前评估

1. 甲状腺功能 若有甲状腺功能异常(甲亢或甲减),应采取相应治疗措施。

2. 影像学检查 虽然超声在评估甲状腺结节良恶性、寻找可能转移的淋巴结方面已经非常灵敏,但是对于病变较大、可能侵犯周围结构的肿瘤,颈部 CT 或 MRI 更有助于显示肿瘤与周围解剖结构的关系,进一步帮助寻找可能转移的淋巴结,有助于指导手术方案的制定。

3. 喉镜或胃镜 若怀疑肿瘤侵犯喉返神经、气管或食管,需对患者进行喉镜或胃镜检查,以指导手术。

4. 患者基本情况 应全面了解患者病史,评估身体状况。若年龄较大或合并心脏病、肝肾衰竭等严重疾病不能耐受手术者,应慎重选择手术治疗。对同时伴有呼吸道等疾病的患者,需联合相应专科医生,经治疗好转后,方可进行手术。

（二）手术方式

甲状腺癌手术包括甲状腺腺体的切除和相应部位淋巴结的清扫。切除腺体的主要手术方式包括:全/近全甲状腺切除术、甲状腺腺叶+峡部切除术。淋巴结清扫主要包括腺体周围(中央区)淋巴结清扫、颈总动脉和颈内静脉旁(侧方)的淋巴结清扫。不同手术方式各有利弊,应针对具体病情进行综合评估后制定恰当的手术方案。

全/近全甲状腺切除术的优点为:①一次性治疗多灶性病变;②利于术后监控肿瘤的复发和转移;③利于术后^{131}I 治疗;④减少肿瘤复发和再次手术的概率,避免因再次手术导致的严重并发症;⑤准确评估患者的术后分期和复发危险度分层。但是该种术式后出现甲状旁腺功能受损和(或)喉返神经损伤的概率增大。与全/近全甲状腺切除术相比,甲状腺腺叶+峡部切除术有利于保护甲状旁腺功能,避免对侧喉返神经损伤,但可能遗漏对侧甲状腺内的微小病灶,不利于术后通过血清 Tg 水平和^{131}I 全身显像监控病情,如果术后经评估还需要^{131}I 治疗,则要再次手术切除残留的甲状腺组织。对于单个小癌灶(小于 1cm)且没有淋巴结或远处转移、复发风险低的患者,一般可以行甲状腺腺叶+峡部切除术。

颈部淋巴结转移是 DTC 患者(尤其是>45 岁者)复发率增高和生存率降低的危险因素。20%~90% 的 DTC 患者在确诊时已存在颈部淋巴结转移,多发生于颈部中央区;28%~33% 的颈部淋巴结转移在术前影像学和术中检查时未被发现,而是在预防性清扫后获得诊断,并因此改变了 DTC 的分期和术后处理方案。

（三）DTC 术后 TNM 分期

DTC 的术后分期和复发危险度分层有助于预测患者的预后,指导术后制定^{131}I 治疗和 TSH 抑制治疗等个体化治疗和随访方案,以期降低复发率和死亡率,便于医师间交流。目前最常使用的 DTC 术后分层系统是美国癌症联合委员会的 TNM 分期(表 20-2),此系统基于病理学特征和年龄,侧重预测 DTC 的死亡相关风险。

（四）DTC 复发危险度分层

DTC 发病率逐年升高,复发率最高可达 60% 以上,但其死亡率始终无明显变化。因此,对复发风险的评估显得更为重要。2009 年美国甲状腺学会(American Thyroid Association,ATA)指南中提出 DTC 的复发风险分层,主要纳入了病灶大小、病理亚型、包膜及血管侵犯程度、淋巴结转移、远处转移、^{131}I 治疗后全身显像等权重因素,将 DTC 分为低危、中危、高危,复发率分别约为 3.00%、18.00% 和 66.00% [9-10]。此外 BRAF^{V600E}基因突变与肿瘤大小、是否多灶性、是否伴随包膜侵犯、淋巴结转移、TNM 分期等相关临床病理特征显著相关,故 2014 年我国新版^{131}I 治疗分化型甲状腺癌指南将 BRAF^{V600E}基因突变纳入复发风险分层中,对指南作出重要的补充和完善(表 20-3)。

表 20-2　　分化型甲状腺癌 TNM 分期[[131]I 治疗分化型甲状腺癌指南(2014 版)]

基础指标	定义	分期	不同年龄的分期标准	
			<45 岁	≥45 岁
T1	肿瘤局限于甲状腺内,最大直径≤2cm	Ⅰ期	任何 T,任何 N,M0	T1N1M0
T1a	肿瘤局限于甲状腺内,最大直径≤1cm	Ⅱ期	任何 T,任何 N,M1	T2N0M0
T1b	肿瘤局限于甲状腺内,1cm<最大直径≤2cm	Ⅲ期	无	T3N0M0
T2	肿瘤局限于甲状腺内,2cm<最大直径≤4cm			T1N1aM0
T3	肿瘤局限于甲状腺内,最大直径>4cm 或最低限度的腺外浸润			T2N1aM0
T4	任何大小的肿瘤越过甲状腺包膜侵及			T3N1aM0
T4a	甲状腺皮下软组织、喉部、气管、食管或喉返神经			
T4b	肿瘤侵及椎前筋膜、颈动脉鞘或纵隔腔	Ⅳa 期	无	T4aN0M0
Tx	原发肿瘤大小未知,但是没有腺外浸润			T4aN1aM0
N0	没有淋巴结转移			T1N1bM0
N1a	转移至颈部Ⅵ区淋巴结(气管前、气管旁、喉前/Deiph 淋巴结)			T2N1bM0
N1b	转移至单侧或双侧颈部Ⅰ~Ⅴ区淋巴结或上纵隔淋巴结(Ⅶ区)			T3N1bM0
Nx	术中未评估淋巴结			T4aN1bM0
M0	无远处转移	Ⅳb 期	无	T4b,任何 N,M0
M1	有远处转移	Ⅳc 期	无	任何 T,任何 N,M1
Mx	远处转移无法评估			

表 20-3　　分化型甲状腺癌复发危险度分层[[131]I 治疗分化型甲状腺癌指南(2014 版)]

复发风险分层	符合条件
低危	符合以下全部条件者: ——无局部或远处转移 ——所有肉眼所见的肿瘤均被彻底清除 ——肿瘤没有侵犯周围组织 ——肿瘤不是侵袭性组织学亚型(如高细胞型、柱状细胞型、实性亚型、弥漫硬化型、低分化型等),并且无血管侵犯 ——如果该患者清甲后行[131]I 全身显像,甲状腺床外没有发现碘摄取
中危	符合以下任何条件之一者: ——初次手术病理检查可在镜下发现肿瘤有甲状腺周围软组织侵犯 ——有颈部淋巴结转移或清甲后行[131]I 全身显像,发现有甲状腺外异常放射性摄取 ——肿瘤为侵袭性组织学亚型(如高细胞型、柱状细胞型、实性亚型、弥漫硬化型、低分化型等),或有血管侵犯 ——伴有 BRAF[V600E] 基因突变
高危	符合以下任何条件之一者: ——肉眼下可见肿瘤侵犯周围组织或器官 ——肿瘤未能完全切除,术中有残留 ——伴有远处转移 ——全甲状腺切除术后,血清 Tg 水平仍较高

三、分化型甲状腺癌¹³¹I治疗适应证与禁忌证

（一）适应证

¹³¹I治疗可显著降低DTC患者的复发及死亡风险,但并非所有DTC患者均可从中获益。对于DTC术后患者,应根据手术病理特征、血清学及影像学等检查综合评估是否有周围组织侵犯、淋巴结转移、远处转移以及患者意愿等进行术后复发风险分层,确定是否进行¹³¹I治疗。

具有下列复发高危因素之一的患者需行¹³¹I治疗:

1. 肿瘤病灶直径>1cm。

2. 肿瘤组织侵犯到甲状腺被膜外(如浸润甲状腺周围脂肪组织、包绕喉返神经等)。

3. 肿瘤组织表现为高侵袭性病理亚型(如实体亚型、高细胞型等),或伴有与侵袭性及不良预后密切相关的血管侵犯、BRAF^{V600E}基因突变等。

4. 伴颈部淋巴结转移或远处转移。

5. 血清Tg异常升高。

若肿瘤较小($\leqslant$1cm),没有周围组织的明显侵犯、淋巴结转移、远处转移及其他侵袭性特征者可考虑不行¹³¹I治疗。但如果甲状腺组织已全切,为方便随诊,可行¹³¹I"清甲"治疗。残留甲状腺组织被清除后,随访中可以通过检测Tg及¹³¹I全身显像了解DTC的复发和转移,简化随诊检查内容。

（二）禁忌证

妊娠期、哺乳期女性;计划6个月内妊娠者;无法遵从放射防护要求者。

四、¹³¹I治疗前准备

（一）甲状腺全切或近全切除术

DTC患者¹³¹I治疗前必须行甲状腺全切或近全切除术,若残余过多的甲状腺组织往往需多次¹³¹I治疗才能将残余甲状腺清除,造成反复的放射性暴露,增加辐射损伤风险。此外,在甲状腺癌转移灶和大量残余甲状腺并存时,由于转移灶摄碘能力明显低于甲状腺组织,残余的甲状腺组织会摄取大部分甚至全部¹³¹I,从而影响转移灶的治疗。

（二）¹³¹I治疗前的评估

¹³¹I治疗前应行完善相关检查,及早发现局部或远处转移,整体评估复发及死亡风险、排除治疗禁忌,从而制定¹³¹I治疗剂量及策略。¹³¹I治疗前评估项目主要包括颈部超声、胸部CT,以及血清甲状腺激素、TSH、Tg、TgAb水平和血常规、肝肾功能等检查。

必要时可进行诊断性全身¹³¹I显像(DxWBS),其作用为:①协助了解是否存在摄碘性转移灶;②协助计算¹³¹I治疗剂量;③预估体内碘负荷对清甲治疗的影响。有观点认为DxWBS所用的低剂量¹³¹I几乎全部被残留甲状腺组织摄取而不能有效显示摄碘性转移灶,并且可能造成"顿抑"现象,从而无需在¹³¹I治疗前行DxWBS。"顿抑"是指诊断用的低剂量¹³¹I抑制了正常残余甲状腺组织和摄碘性转移灶对随后用于治疗的高剂量¹³¹I的摄取。避免"顿抑"现象的方法包括:DxWBS使用低剂量¹³¹I(<185MBq),且在诊断性显像后72小时内实施清甲治疗;以¹²³I替代¹³¹I行DxWBS,但¹²³I来源困难且价格较贵,故临床上较少使用。

（三）TSH准备

升高TSH后可显著增加残余甲状腺滤泡上皮细胞或DTC细胞NIS蛋白对¹³¹I的摄取。因此,¹³¹I治疗前需升高血清TSH的水平至30mIU/L以上,主要包括以下两种方法:

1. **升高内源性TSH**　术后不服甲状腺激素药物3~4周或术后服用甲状腺激素药物后停服3~4周。术后补充甲状腺激素再停药与不补充甲状腺激素接受¹³¹I治疗,对患者伤口恢复、¹³¹I疗效和不良反应的发生无明显区别,前种方法在临床上较常用。

2. **给予外源性重组人促甲状腺激素（rhTSH）**　患者无需停服甲状腺激素,每日肌内注射

rhTSH 0.9mg,连续2天。该方法可以避免停用甲状腺素后出现甲状腺功能减退(简称甲减)所带来的不适,尤其适用于老年DTC患者、不能耐受甲状腺功能减退患者和停用甲状腺激素后TSH无法达标者。

(四) 低碘准备

^{131}I的疗效有赖于进入残留甲状腺组织和DTC内的^{131}I剂量。为了减少体内稳定碘与^{131}I的竞争,提高^{131}I治疗的疗效,在^{131}I治疗前1~2周应保持低碘饮食(<50μg/d)。

低碘措施通常包括:禁食海带、紫菜、海鱼、复合维生素等含碘丰富的食物或保健品2周以上;禁用碘伏、碘酒等含碘外用药物4周以上;由于增强CT造影剂(碘海醇注射液和碘普罗胺等)均含碘,建议增强CT检查后至少2个月;禁服胺碘酮等含碘药物6个月以上再行^{131}I治疗。因个人体质及代谢等不同,具体还应结合患者的尿碘测定结果把握治疗时机。

(五) 育龄女性妊娠试验

实施^{131}I治疗前,对育龄女性需除外其妊娠状态,妊娠者禁行^{131}I治疗。

(六) 辐射防护宣教

实施^{131}I治疗前,应向患者介绍治疗目的、实施过程、治疗后可能出现的不良反应及应对措施等,并告知治疗期间及治疗后的注意事项,进行辐射安全防护指导。

^{131}I治疗后患者应注意以下几个方面:

1. ^{131}I治疗后第3天开始遵医嘱剂量口服甲状腺激素片,开始TSH抑制治疗,并尽快缓解甲减症状。

2. ^{131}I治疗后2~4周内患者仍应保持低碘饮食,以确保^{131}I更加顺利地摄取进入残余甲状腺或转移病灶并发挥作用。

3. 多饮水、勤排便,保持大便通畅,如厕后多次冲洗马桶,便后勤洗手,使体内多余的^{131}I尽快排出并排入污水系统,以减少对自身及周围人群的辐射损害。

4. ^{131}I治疗后2周之内与周围人群保持1米以上的距离,孕妇和儿童要至少4周。

5. ^{131}I治疗后女性患者6~12个月内避免妊娠,男性6个月内避孕。

6. ^{131}I治疗后遵医嘱定期随诊血清学TSH、Tg、TgAb水平及颈部超声等影像学检查,及时调节甲状腺素剂量,并监测病情,及时应对病情变化。

五、^{131}I治疗方法

甲状腺激素的合成离不开碘和酪氨酸。绝大部分DTC表达NIS,具备摄碘能力。^{131}I治疗的方法是通过口服^{131}I溶液或胶囊,通过消化系统进入血液循环,靶向定位并吸收进入残余甲状腺细胞及残余的甲状腺肿瘤细胞中,通过衰变发射β射线引起靶细胞水肿、变性、坏死,从而将残余甲状腺及癌灶消灭,达到降低肿瘤复发及转移的目的。β射线在组织内平均射程不足1mm,能量几乎全部释放在残余甲状腺组织或转移病灶内,对周围正常组织和器官的影响极小。

^{131}I治疗DTC主要在以下几个方面发挥作用:①清甲治疗(remnant ablation):清除甲状腺全切或次全切手术残留的甲状腺组织,以便于在随访过程中通过血清Tg水平或^{131}I全身显像(whole body scan,WBS)监测病情进展,利于对DTC进行再分期,为清灶治疗打好基础;②辅助治疗(adjuvant therapy):清除术后可能残存的癌细胞,包括隐匿于术后残余甲状腺组织的微小癌病灶、已侵袭到甲状腺外的隐匿转移灶,以降低复发及肿瘤相关死亡风险;③清灶治疗(therapy of persistent disease):治疗无法手术切除的局部或远处转移病灶,以延缓疾病进展,改善疾病相关生存,提高生活质量。

(一) 清甲治疗

中低危患者的^{131}I清甲治疗剂量一般为30~100mCi。关于甲治疗剂量的选择,一直存在争议。多中心研究提示,对于低中危DTC患者,30mCi与100mCi ^{131}I清甲治疗疗效无明显差异。同时,部分研究提示100mCi治疗后的患者出现颈部肿胀、放射性唾液腺炎等短期副反应的概率增高。因此,为了减少辐射损伤,避免过度治疗,倾向对该部分患者行 30mCi 的清甲治疗。

对于伴有可疑或已证实的镜下残存病灶或高侵袭性组织学亚型(高细胞型、柱状细胞型等)但无远处转移的中高危患者,在清甲治疗的同时应兼顾清灶目的,推荐¹³¹I 辅助治疗剂量为 150～200mCi。

(二)清灶治疗

¹³¹I 清灶治疗即采用¹³¹I 清除 DTC 来源的无法手术切除之局部淋巴结转移病灶或肺、骨、脑等远处转移病灶。这些病灶可以是首次¹³¹I 治疗前已确诊的转移病灶,也可以是¹³¹I 治疗后随访过程中发现的新发病灶。¹³¹I 清灶疗效受到多重因素的影响,其中病灶的摄碘能力是关键因素。具有摄碘能力的 DTC 复发或转移病灶经¹³¹I 治疗,可使病情得到缓解,甚至病灶得以清除。

1. 局部复发或颈部淋巴结转移的¹³¹I 治疗 对于¹³¹I 治疗前评估中发现的可疑局部转移灶,应首先建议外科评估,术后再行¹³¹I 治疗。仅对于那些无法手术的患者,如病灶对于通过 DxWBS 发现的局部转移淋巴结或气管、食管转移病灶具有摄碘能力,则¹³¹I 治疗可作为治疗方法之一。针对局部复发或颈部淋巴结转移¹³¹I 剂量一般为 100～150mCi。

2. 远处转移病灶的¹³¹I 治疗 DTC 的常见远处转移部位为肺、骨、脑,有关远处转移的¹³¹I 治疗原则因病灶部位、摄碘能力等的不同而存在差异[14]。

(1)肺部转移病灶对¹³¹I 摄取及治疗反应较好。肺转移的首次¹³¹I 治疗剂量为 150～200mCi,并且对于病灶逐渐缩小或减少的患者每隔 6～12 个月再次施行治疗。经验性治疗剂量推荐为 100～200mCi,对于 70 岁以上患者剂量为 100～150mCi。DTC 肺转移患者¹³¹I 治疗后应注意观察其疗效,推荐胸部 CT 并结合血清 Tg 变化作为主要监测手段,综合各种因素作出疗效评估,根据评估结果制定治疗方案。

(2)针对孤立、有症状的骨转移灶,建议首选手术治疗。多发性摄碘性转移灶可采用¹³¹I 治疗,但其疗效不如肺转移灶对¹³¹I 的治疗反应,虽可通过¹³¹I 治疗稳定病情,达到缓解症状,改善生活质量,延长生存期的目的,但鲜有通过¹³¹I 治疗达到完全缓解的病例。推荐骨转移灶的¹³¹I 治疗剂量为 100～200mCi。无症状、不摄碘、对邻近关键组织结构无威胁的稳定期骨转移灶,目前无充分证据支持进行¹³¹I 治疗。

(3)脑转移多见于进展期老年患者,预后很差。外科手术切除和外照射是主要治疗手段。不管中枢神经系统转移灶是否摄碘,都应当首先考虑外科手术。不适合外科手术的中枢神经系统转移灶应考虑精确外放疗,多灶性转移可考虑全脑和全脊髓放疗。¹³¹I 是治疗脑转移的方法之一,但¹³¹I 治疗后可引起肿瘤周围组织的水肿,严重者可出现脑疝。因此,在给予¹³¹I 治疗时应同时给予糖皮质激素,并密切观察脑水肿变化,对症治疗。

六、随访及疗效评价

(一)¹³¹I 治疗后随访

手术及¹³¹I 治疗后的终生随访对 DTC 患者具有重要意义。尽管大多数 DTC 患者预后良好,但仍有约 30% 的患者出现复发或转移,其中 2/3 发生于术后 10 年内。对 DTC 患者进行长期随访的目的在于:

1. 对临床完全缓解者进行监控,以便早期发现肿瘤复发和转移。

2. 对复发或带瘤生存者动态观察病情的进展和疗效,以便及时调整治疗方案。

3. 监控 TSH 水平,保证抑制治疗疗效,同时对某些伴发疾病(如心脏疾病、其他恶性肿瘤等)病情进行动态观察。

¹³¹I 治疗后应第 3 天恢复甲状腺激素治疗,以达到 TSH 抑制治疗目的。通过定期监测血清学如 TSH、Tg、TgAb 水平变化及影像学检查如颈部超声、DxWBS、胸部 CT 甚至 PET/CT 等指标动态随访患者,及时评估疾病进展,以便进行 DTC 再分期,及时修订治疗及随诊方案。

清甲治疗 1～3 个月应常规随诊,监测血清甲状腺激素、TSH、Tg、TgAb 水平,及时了解 Tg 变化,调

整甲状腺激素剂量,将 TSH 控制至相应的抑制水平。必要时加做颈部超声监测可疑转移淋巴结的变化。^{131}I 治疗 6 个月左右,可停用甲状腺激素药物 3～4 周,检测血清 TSH、刺激性 Tg 及 TgAb 并行 DxWBS,以评估清甲是否成功,若残余甲状腺未完全清除甚至发现可疑复发或转移病灶,应在重新评估患者病情后制定后续 ^{131}I 治疗策略。

清灶治疗 1～3 个月应同清甲治疗进行常规随诊,需根据转移病灶情况完善胸部 CT、全身骨显像等检查进行疗效评估。若清灶治疗有效(详见下文),可重复清灶治疗。若清灶治疗无效(详见下文),应在重新评估患者病情后决定是否继续 ^{131}I 治疗。

DTC 患者经手术治疗和 ^{131}I 完全去除甲状腺后,若在停服甲状腺激素时血清刺激性 Tg 浓度低于 2μg/L,且无肿瘤存在的影像学证据,则视为完全缓解,但仍需要长期随诊。采用定期监测血清 Tg、颈部超声及其他影像学检查(如 CT、MRI、全身骨显像、Dx-WBS 等)及时监测复发或转移灶。如果发现摄碘性转移灶应再次进行 ^{131}I 清灶治疗。对随访中血清 Tg 水平持续增高(>10μg/L),但影像学检查未发现病灶的患者,可经验性给予 100～200mCi 的 ^{131}I 治疗;如治疗后 ^{131}I 全身显像发现病灶或血清 Tg 水平减低,可重复行 ^{131}I 治疗,直至病灶缓解或无反应,此后以 TSH 抑制治疗为主[7-8]。

(二) ^{131}I 治疗疗效评价

1. **清甲成功**　如不存在 TgAb 干扰,刺激状态下(TSH>30μIU/ml)Tg 不能检出,可不参考影像学检查;如存在 TgAb 干扰,可选择诊断剂量 ^{131}I-WBS 判断残留甲状腺是否清除完全。

2. **肿瘤完全缓解标准**　甲状腺手术后已行 ^{131}I 清除残余甲状腺组织的患者若满足以下全部标准,可认为肿瘤完全缓解:①没有肿瘤存在的临床证据;②没有肿瘤存在的影像学证据;③清甲治疗后 ^{131}I 全身显像没有发现甲状腺床和床外组织摄取 ^{131}I;④在无 TgAb 干扰的前提下,甲状腺激素抑制治疗下血清 Tg 测不到或 TSH 刺激下 Tg<1.0μg/L。

3. **清灶治疗疗效评价**

(1)清灶治疗有效:在无 TgAb 干扰的情况下血清 Tg 持续下降,DxWBS 显示病灶缩小、减少或浓聚程度减淡,或颈部超声、胸部 CT、全身骨显像其他影像学检查显示转移灶缩小、减少。

(2)清灶治疗无效:血清 Tg 仍持续升高;颈部超声、胸部 CT、^{131}I 全身显像、全身骨显像等影像学检查显示治疗后病灶无变化甚至数目增多、体积增大;^{18}F-FDG PET/CT 发现新增的高代谢病灶。

4. **^{131}I 治疗终止指征**

(1)DTC 患者经手术和 ^{131}I 治疗后,甲状腺及(或)转移病灶完全清除,在接受甲状腺激素治疗情况下,血清 Tg 浓度低于 1μg/L 为完全缓解,可终止 ^{131}I 治疗,进入长期随访阶段。

(2)初次 ^{131}I 治疗不摄碘或治疗过程中病灶逐渐出现不摄碘特征,或 ^{131}I 治疗过程中病灶摄碘,但治疗后病灶无变化甚至数目增多、体积增大,血清 Tg 持续上升者,提示放射性碘难治性 DTC,应终止治疗,考虑化疗、靶向治疗如索拉非尼、乐伐替尼,如尚无上述药物则考虑加入相关靶向药物的临床试验。

(3)患有严重心脑血管疾病、肝肾功能损伤或严重粒细胞缺乏、全血细胞减少等严重并发症及预期生存不足 6 个月者,应终止 ^{131}I 治疗。

(4)妊娠期、哺乳期或计划 6 个月内妊娠者不宜行 ^{131}I 治疗。

5. **动态评估概念**　随着病情的自然变化及治疗反应的不同,复发及肿瘤相关死亡风险不断发生改变。DTC 经 ^{131}I 治疗后的随访和疗效评估是一个动态的过程,通过实时监测来评估疾病转归情况,从而及时调整 DTC 的分期及复发危险度分层,修订后续的随访和治疗方案,并对不同治疗反应的患者的预后情况及后续治疗方案给出具体的随访及监测指导。2015 年美国甲状腺学会(American Thyroid Association,ATA)指南将初始治疗后的动态临床转归总结为 4 种反应(response to therapy),即:"疗效满意"(excellent response)、"疗效不确切"(indeterminate response)、"疗效不满意(血清学)"(biochemical incomplete response)、"疗效不满意(影像学)"(structural incomplete response)。其中,"疗效满意"是指无疾病存在的临床、血清学及影像学证据;"疗效不确切"是指血清学或影像学存在非特异性改变,但不能明确其良恶性;"疗效不满意(血清学)"是指异常的血清 Tg 水平或 TgAb 水平呈上升趋势,但无明确病灶存在;"疗效不满意(影像学)"则是指影像学检查可见明确的局部或远处转移癌灶存在(表 20-4)。

表 20-4 2015 年 ATA 指南首次¹³¹I治疗后疗效评估标准

疗效满意 excellent response (ER)	疗效不确切 indeterminate response (IDR)	疗效不满意(血清学) biochemical incomplete response(BIR)	疗效不满意(影像学) structural incomplete response(SIR)
同时具备:	同时具备;	同时具备:	同时具备:
抑制性 Tg < 0.2ng/ml 或刺激性 Tg<1ng/ml	抑制状态下 Tg 可测但<1ng/ml 或 TSH 刺激状态下 Tg < 10ng/ml,TgAb 稳定或下降	抑制性 Tg>1ng/ml 或刺激性 Tg>10ng/ml 或 TgAb 呈上升趋势	血清 Tg 或 TgAb 呈任何水平
影像学检查结果阴性	影像学检查未见特异性病变,无影像学证实的或功能性疾病存在证据 治疗后诊断性¹³¹I 全身显像甲状腺床区微弱显影	影像学检查结果阴性	具备影像学证实的或功能性疾病存在证据

七、增强转移灶摄取¹³¹I功能的方法

转移病灶具备摄碘能力是进行¹³¹I治疗的前提。然而,在治疗过程中,部分转移病灶会出现摄碘能力下降甚至不摄碘的情况。增强转移灶摄取¹³¹I功能可采用以下方法。

首先,准备¹³¹I治疗过程中必须确保去除外源性稳定碘的影响,做到严格低碘饮食,并排除含碘造影剂、含碘药物等因素对转移病灶摄碘能力的干扰。

其次,通过¹³¹I清甲治疗、手术或射频消融等方法及时去除残余甲状腺或局部病灶,可有效排除局部摄碘组织对碘的竞争,从而提高转移病灶对¹³¹I的摄取。

最后,碳酸锂具有提高转移病灶摄碘能力的作用。碳酸锂可通过阻断 TSH 对甲状腺腺苷酸环化酶的作用延缓碘从甲状腺排出,延长其停留时间,一定程度上提高病灶摄取¹³¹I的功能。一般认为碳酸锂阻止甲状腺激素释放的有效血药浓度为 0.6~1.2mmol/L,不同个体服药后血药浓度差异较大,因此,需经常监测患者的血药浓度并据此调整碳酸锂用量。

八、治疗病房管理与辐射防护措施病案分析

(一)¹³¹I治疗 DTC 副反应及处置

治疗剂量的¹³¹I对 DTC 病灶、残留甲状腺组织、邻近组织和其他可摄碘的正常组织器官形成直接辐射损伤,导致不同程度的放射性炎症反应。

1. 短期不良反应　¹³¹I治疗后 1~15 天会出现以下短期不良反应:乏力、颈部肿胀和咽部不适、口干甚至唾液腺肿痛、味觉改变、鼻泪管阻塞、上腹部不适甚至恶心、泌尿道损伤等。上述症状多出现于清甲治疗 1~5 天内,可自行缓解或经对症处理后逐渐缓解。颈部肿痛多由于¹³¹I破坏了残余甲状腺组织引起局部水肿,为减轻局部肿胀不适,可预防性口服泼尼松,15~30mg/d,持续 3~7 天。口干、唾液腺肿痛及味觉改变是唾液腺放射性损伤所致,在¹³¹I治疗期采用服用酸性糖果、嚼无糖口香糖、按摩唾液腺或补液等措施,可减轻唾液腺的辐射损伤。大量饮水、多排尿和服用缓泻剂等措施可有助于减轻腹腔和盆腔的辐射损伤,但需注意引发电解质紊乱的可能性。另外,清甲治疗后短期内患者可能出现一些心理方面的改变,如无聊感、焦虑、失眠、恐惧等,这并非¹³¹I的直接损伤,而是源于治疗实施过程中如辐射防护隔离、甲减逐渐加重和其他疾病影响等因素,在治疗前及治疗过程中应及时给予心理疏导和处理,消除其对¹³¹I治疗的辐射恐慌和身体不适。

2. **^{131}I治疗后中长期不良反应**　中长期损伤多发生于多次^{131}I治疗后,常见的包括慢性唾液腺损伤,慢性胃肠炎,性功能和生殖能力下降。少见的有继发或并发其他恶性肿瘤的概率升高,肺纤维化,骨髓抑制等。唾液腺永久性损伤比较罕见。唾液腺肿痛,持续口干和味觉减退,可采用中药治疗。偶见唾液腺分泌管不可逆性阻塞并形成腮腺瘤或颌下腺瘤,需手术处理。卵巢和睾丸组织对辐射敏感性高,不过这些细胞不直接摄取血液中的^{131}I,只是受到血液、尿道(尤其膀胱)和滞留在结肠区的^{131}I照射,目前^{131}I治疗对性腺产生的影响尚无定论。临床观察尚未发现^{131}I治疗后患者的子代存在发育障碍、畸变或恶性肿瘤发生率明显升高。但为了避免辐射损害,仍禁止妊娠期、哺乳期女性行^{131}I治疗,并建议女性DTC患者在^{131}I治疗后6~12个月内避免妊娠,男性6个月内避孕。

关于^{131}I治疗是否会继发性恶性肿瘤尚无一致结论。有报道^{131}I治疗后白血病、膀胱癌、乳腺癌、黑色素瘤等继发恶性肿瘤的发生率比正常人群略高,但在总体上处于极低水平。

（二）病房管理与辐射防护

DTC患者术后残余甲状腺组织较少,对^{131}I摄取多低于10%,^{131}I在服药后1~5天内大量排出体外,对周围环境及医务人员、周边人群造成辐射。^{131}I治疗病房必须做好辐射防护与管理工作,尽可能避免或减少周围环境及人员的辐射暴露。

1. **病房设置与管理**　核素治疗应在医院较为僻静、远离人群密集处的地方,并设有单独出入口,墙体及门窗必须严格按照辐射防护要求设置,没有铅玻璃的窗户应高于175cm以上。除具备普通病房的基本条件外,必须配备电子门禁系统(禁止患者随意出入)、高清电视监控系统(便于医护人员对隔离患者进行实时监控)、中央抽风机、伸出楼顶的通风排气口、辐射剂量监测仪以及与病房规模相匹配的衰变池等,同时必须设置各种辐射警示标志。

服用^{131}I患者的唾液、汗液、呕吐物、尿液、粪便中均具有放射性,必须在病房内配备生活垃圾、排泄物处理设施,医护人员应指导患者在指定区域存放具有放射性污染的废弃物。放射性垃圾、换洗的被服等需放置10个半衰期,经检测符合环境卫生标准后方可当做一般垃圾处理。患者排泄物中含有大量^{131}I,应嘱患者如厕后冲洗便器2~3遍。放射性污水排入衰变池储存,经检测放射性浓度达到国家标准后才可排放到医院公共污水池,进一步稀释后自然排放至下水系统。

2. **医护人员管理**　^{131}I治疗病房所有医护人员必须每4年参加一次辐射安全与防护培训,通过专业考核,经查体合格后取得上岗证方可上岗。同时认真学习并熟练掌握核医学基本理论知识和操作,执行国家有关放射防护的法律法规,严格执行医院放射防护的各项规章制度,定期组织辐射事故应急预案培训与演练,一旦发生放射性泄漏或污染,应立即按应急预案进行登记、处置,并按有关程序上报有关部门。

医护人员必须加强辐射防护意识,工作时必须佩带个人辐射剂量监测计,在查房、治疗、护理前应穿戴铅衣或围裙、颈围脖等防护用具,同时要佩戴口罩、帽子,以防接触或吸入放射性物质。还应加强业务能力,工作过程中熟练操作,尽量减少与患者接触的时间,并充分利用病房的视频监控系统进行查房等,减少辐射累积剂量。

同时,医护人员应做好对患者及家属的辐射防护宣教工作。基于患者对放射性缺乏正确认识的现状,应在患者入院后就开始健康和辐射宣教工作。将病房的管理制度、疾病相关知识、^{131}I治疗原理、辐射防护知识、低碘饮食指导、^{131}I治疗前后注意事项、可能出现的并发症及相关处置办法等告知患者及家属,消除其顾虑和紧张感,以便患者更好地配合,从而更顺利、安全地实施治疗。在患者治疗后出院前,再次告知相关注意事项及复查安排,做到定期随诊,及时监测患者病情变化。

（三）患者出院后管理

《WS533—2017临床核医学患者防护要求》规定^{131}I治疗的DTC患者出院时体内放射性活度应≤400MBq。

为避免自身辐射不良反应的发生以及对周围人群的辐射危害,DTC患者出院前必须接受辐射防护指导,告知以下注意事项:

1. ¹³¹I 治疗后 3～4 周内必须保持低碘饮食,以确保¹³¹I 更加顺利地摄取进入残余甲状腺或转移病灶并发挥作用;

2. 多饮水、勤排尿排便,保持大便通畅,如厕后多次冲洗马桶,便后勤洗手,使得体内多余的¹³¹I 尽快排出体外并排入污水系统,以减少对自身及周围人群的辐射损害;

3. 为减少对周围人群的辐射,《WS533—2017 临床核医学患者防护要求》对 DTC 与同事和亲属的接触以及患者出门旅行作出限制(表 20-5、表 20-6)。

表 20-5　　DTC 患者经¹³¹I 治疗出院后与同事和亲属接触的相关限制

¹³¹剂量 （MBq）	不上班 时间（天）	与伴侣不同床 时间（天）	限制于<2 岁儿童接触 时间（天）	限制于2～5 岁儿童 接触时间（天）	限制于>5 岁儿童 接触时间（天）
1850	3	16	16	13	10
3700	7	20	20	17	13
5550	10	22	22	19	16
7400	12	23	24	21	17

表 20-6　　DTC 患者经¹³¹I 治疗出院后出门旅行的相关限制

离出院的天数 （天）	离患者1m 处的周围剂量当 量率近似值（μSv/h）	自由行旅游	参团旅游
8	≤11.5	可以,但与同伴保持距离>1m	建议不参加
16	≤5.7	可以,但与同伴保持距离>1m	参加 3 天以内的短期旅游, 但与同伴保持距离>1m
24	≤2.8	可以	可以,但与同伴保持距离 >1m
32	≤1.4	可以	可以

注:8 天前建议不参与任何形式旅游

4. ¹³¹I 治疗后,女性患者 6～12 个月内避免妊娠,男性 6 个月内避孕;

5. ¹³¹I 治疗后遵医嘱定期门诊复查血清学 TSH、Tg、TgAb 水平及颈部超声等影像学检查,及时调节甲状腺素剂量,监测病情进展,以便医生对病情变化及时制定诊疗策略。

(林岩松)

思 考 题

1. 简述抗甲状腺药物、手术及¹³¹I 三种方法治疗甲亢的利弊。

2. 简述¹³¹I 治疗甲状腺癌的适应证、禁忌证及注意事项。

第二十一章　放射性核素治疗恶性肿瘤骨转移

教学目的和要求

【掌握】放射性核素治疗恶性肿瘤骨转移的原理、适应证及其临床应用。

【熟悉】恶性肿瘤骨转移的常用放射性药物及其特性。

【了解】恶性肿瘤骨转移的综合治疗方法。

骨转移是晚期恶性肿瘤的常见转移方式,人体各系统的恶性肿瘤发展至晚期有20%～70%发生骨转移,尤其是乳癌(47%～85%)、前列腺癌(33%～85%)和肺癌(32%～60%)。骨转移癌可致骨相关事件(skeletal-related events,SREs),主要有:①疼痛(50%～90%);②病理性骨折(5%～40%);③高钙血症(10%～20%);④脊柱不稳和脊髓、神经根压迫症状(<10%);⑤骨髓抑制(<10%)。骨转移最主要的症状是骨痛,严重影响患者的生活质量和预后。恶性肿瘤骨转移的治疗方法包括外放射治疗、手术治疗、骨修复治疗、化学治疗、中医治疗和放射性核素靶向治疗等,临床上可根据不同的病情、骨转移情况和患者预期生存时间等决定治疗方法,目的是获取最佳的疗效和最小的副作用。放射性核素靶向治疗具有疗效好、副作用小和方法简单等优势,已成为恶性肿瘤骨转移的有效治疗方法。本章重点介绍放射性核素靶向治疗并对其他方法进行简介。

第一节　常用放射性药物

一、原理

用于治疗恶性肿瘤骨转移的常用放射性药物主要有 ^{89}SrCl$_2$、^{223}RaCl$_2$、^{177}Lu-EDTMP、^{153}Sm-EDTMP、^{186}Re-HEDP 和 ^{188}Re-HEDP 等。^{89}SrCl$_2$ 和 ^{223}RaCl$_2$ 是钙的类似物,在骨转换加速的部位与骨矿物质羟磷灰石形成复合物,参与骨代谢;^{177}Lu-EDTMP、^{153}Sm-EDTMP、^{186}Re-HEDP 和 ^{188}Re-HEDP 的配体 EDTMP 和 HEDP 均属磷酸盐,在化学性质上具有强的亲骨性,由 EDTMP 和 HEDP 介导定位于骨,尤其是成骨活跃的骨转移灶上,因此治疗用的常用放射性药物都有强的趋骨性即靶向性。

恶性肿瘤骨转移病灶部位由于骨组织受到破坏,成骨细胞的修复作用极其活跃,所以浓聚大量的放射性药物。由于不是肿瘤细胞直接摄取放射性药物,是肿瘤部位骨组织代谢活跃形成的放射性药物浓聚,所以是一种间接的浓聚机制。

恶性肿瘤骨转移病灶浓聚大量的放射性药物,放射性核素衰变过程中发射 α、β 射线,内照射(internal exposure)电离辐射作用引起肿瘤组织内毛细血管扩张,水肿,细胞结构不清;核染色淡或固缩,炎细胞浸润;进一步肿瘤细胞核消失或空泡形成,坏死或纤维化。实验观察和临床资料都表明,体内电离辐射作用能致死肿瘤细胞而发挥治疗作用。

放射性核素缓解恶性肿瘤骨转移疼痛的机制复杂,可能主要有:电离辐射对肿瘤细胞产生直接杀伤作用,致使骨转移病灶缩小、局部骨皮质张力减低;抑制肿瘤致痛性化学物质的分泌,破坏肿瘤组织周围的痛觉传出神经;抑制缓激肽和前列腺素等炎性物质的产生等。

二、放射性药物

理想的用于治疗恶性肿瘤骨转移的放射性药物应有适合的有效半衰期;能选择性被转移灶所摄取,且有很高的病灶与正常骨组织摄取比;能迅速从软组织和正常骨组织清除;β 射线的能量在 0.5 ~ 1.0MeV 之间较理想,如能量太高,β 粒子在组织内射程过大,可对病灶周围正常组织或器官造成较大损害;伴随有发射 γ 射线的放射性药物在治疗同时可进行显像,利于观察放射性药物在体内分布和在病灶内的浓聚情况;

1. ^{89}SrCl$_2$　^{89}SrCl$_2$ 是目前临床上治疗恶性肿瘤骨转移应用较多的一种放射性药物。^{89}SrCl$_2$ 发射纯 β 射线,能量为 1.46MeV,半衰期为 50.5 天,平均软组织射程 2.4mm。^{89}SrCl$_2$ 的生物化学特性类似于钙,静脉注射后,血液迅速清除并选择性的浓集于骨,作为磷酸锶沉积在骨中,骨转移灶聚集的浓度明显高于周围的正常骨(为正常骨 2 ~ 25 倍)。^{89}SrCl$_2$ 一旦进入骨转移灶不再像正常骨一样代谢更新,因此,注射后 90 天 ^{89}SrCl$_2$ 在骨转移灶内的滞留量仍可高达 20% ~ 88%,可持久地维持疗效。未被骨吸收的 ^{89}SrCl$_2$ 80% 通过肾脏排泄,20% 通过胃肠系统排泄。

2. ^{223}RaCl$_2$　^{223}RaCl$_2$ 主要释放具有高能量、高 LET 和低组织穿透性(作用区域直径约相当于 2 ~ 10 个肿瘤细胞大小)的 α 粒子,引起邻近的肿瘤细胞 DNA 双链断裂,从而产生强效、范围局限的细胞毒效应。α 粒子的能量为 5.64MeV,半衰期为 11.4 天,作用范围<100μm,对肿瘤周围正常骨组织和骨髓影响很小,且易于进行放射性防护。

静脉注射后,^{223}RaCl$_2$ 迅速地从血液中清除,40% ~ 60% 被骨骼摄取,主要经消化系统排泄,仅极少量经肾脏排泄,因此肾功能损伤不会影响 ^{223}RaCl$_2$ 的临床应用。

3. ^{153}Sm-EDTMP　可发射三种中等能量的 β 射线(640、710 和 810keV),平均软组织射程 0.6mm,物理半衰期为 1.9 天,^{153}Sm-EDTMP 发射 β 射线,同时发射能量为 103keV 的 γ 射线。静脉注入后从血液中快速清除,注射后 3 小时,骨组织吸收剂量达到最高,6 小时已完成骨吸收和尿排出;5 天内骨摄取量保持不变,病灶和正常骨的放射性比值可达 4:1 ~ 17:1。

由于 β 射线射程短对周围组织影响小,骨髓抑制不良反应较低,相对比较安全。此外,由于血中清除快,短期内可进行重复治疗。

4. ^{177}Lu-EDTMP　发射三种能量的 β 射线(479keV、384keV、176keV),平均软组织射程 0.35mm,物理半衰期为 6.7 天,同时还发射 γ 射线(113keV 和 208keV)。^{177}Lu-EDTMP 药理特性与 ^{153}Sm-EDTMP 相似,静脉注射后主要被骨骼摄取,24 小时后血液滞留量<1%。与 ^{153}Sm-EDTMP 相比,由于其能量相对较低,射程较短,故骨髓抑制更轻。

5. ^{186}Re-HEDP 和 ^{188}Re-HEDP　^{186}Re-HEDP 和 ^{188}Re-HEDP 均为 β 和 γ 射线发射体。

^{186}Re-HEDP 发射能量为 1.07MeV 和 0.93MeV 的 β 射线,平均软组织射程为 1.1mm,物理半衰期为 3.7 天,同时还发射 137keV 的 γ 射线。^{188}Re-HEDP 发射能量为 2.11MeV 和 1.97MeV 的 β 射线,平均软组织射程为 3.1mm,物理半衰期为 0.7 天(16.9 小时),同时还发射 155keV 的 γ 射线。

^{186}Re-HEDP 和 ^{188}Re-HEDP 化学特性和生物学分布在人体内相似,静脉注射后迅速集聚于骨,在骨转移灶的浓聚量可高达正常骨的 5 ~ 20 倍。未被骨吸收的 ^{186}Re-HEDP 和 ^{188}Re-HEDP 通过泌尿系统快速地从血液中清除,由于 ^{186}Re-HEDP 在体内不稳定,血液清除时间相对较长。

^{186}Re 由反应堆生产,半衰期短,运输和储存均不方便,^{188}Re 可从 ^{188}W-^{188}Re 发生器获得,^{188}W 的半衰期 69.4 天,使用和运输较方便。由于 ^{188}Re 相对短的半衰期,对骨髓的抑制作用轻于 ^{186}Re-HEDP。

以上治疗放射性药物的主要特点见表 21-1。

^{89}SrCl$_2$、^{223}RaCl$_2$ 与骨显像剂 ^{99m}Tc-MDP 的趋骨性和体内分布非常相近,^{177}Lu-EDTMP、^{153}Sm-EDTMP、^{186}Re-HEDP 和 ^{188}Re-HEDP 的配体与 MDP 均属磷酸盐,生物学特性相似,故 ^{99m}Tc-MDP 全身骨显像可指导核素靶向治疗。

表 21-1　骨转移癌常用治疗放射性药物特点

	半衰期 （d）	治疗射线 α/β	最大能量 （MeV）	平均软组织射程 （mm）	γ能量 （KeV）	常用剂量
$^{89}SrCl_2$	50.5	β^-	1.5	2.4		4mCi
$^{223}RaCl_2$	11.4	α	5.64	0.05～0.08		1.35μCi/kg
^{177}Lu-EDTMP	6.7	β^-	0.497	0.35	113/208	100mCi
^{153}Sm-EDTMP	1.9	β^-	0.81	0.55	103	0.5～1mCi/kg
^{186}Re-HEDP	3.8	β^-	1.07	1.1	137	35mCi
^{188}Re-HEDP	0.7	β^-	2.12	3.1	155	0.4～0.6mCi/kg

第二节　临　床　应　用

一、适应证和禁忌证

（一）适应证

1. 临床和影像指征

（1）恶性肿瘤骨转移伴骨痛患者。

（2）核素骨显像示恶性肿瘤骨转移病灶异常放射性浓聚。

（3）恶性骨肿瘤不能手术切除或术后有残留癌肿，且骨显像表现为放射性浓聚增高患者。

2. 实验室检查指标　骨髓功能障碍是限制放射性核素靶向治疗的主要因素之一，外周血细胞计数反应骨髓功能。治疗前一周内，血红蛋白>90g/L，白细胞不低于 $3.5×10^9/L$，血小板不低于 $80×10^9/L$。如低于以上标准，可在治疗前进行干预，使用粒细胞集落刺激生长因子等药物，促进骨髓增生和功能恢复。在没有合并慢性弥散性血管内凝血（disseminated intravascular coagulation，DIC）的情况下，权衡利弊，血细胞计数的下限可放宽至：白细胞总数>$2.4×10^9/L$，血小板>$60×10^9/L$。

（二）禁忌证

1. 严重骨髓功能障碍者。

2. 严重肾功能损害者（血肌酐>180μmol/L 和（或）肾脏 GFR<30ml/min）。

3. 骨显像病灶仅为溶骨性改变者。

4. 妊娠和哺乳者。

骨显像示"超级显像"的患者（广泛的骨髓浸润，骨髓贮备状况差）、脊柱破坏伴病理性骨折或截瘫患者、预期寿命短于8周的患者以及晚期和（或）已经历多次放疗、化疗疗效差者应慎重用药。

二、治疗前准备及注意事项

（一）治疗前准备：

1. 测量身高和体重，骨显像，X 射线平片、病理学检查，治疗前 7 天内血常规检查，肝、肾功能检查，电解质和酶学检查。8 周内骨显像示转移部位有放射性浓聚。

2. 必要时测定患者对放射性药物的骨摄取率。

3. 患者可在门诊或住院接受治疗。治疗前应详细记录，包括年龄、性别、体重、身高、诊断及签署知情同意告知书等。

（二）注意事项

1. 治疗应在核医学科医师指导下进行，在有专门防护条件的活性室注射放射性药物。

2. 治疗过程中，医务人员应按防护要求注意自身的辐射防护，注意用药器皿的回收保管。

3. 应告诉患者该方法为姑息治疗，止痛有效率约为80%。

4. 应告诉患者该方法虽然有可能使病灶缩小或消失，但并不能完全治愈癌肿。治疗目的是缓解疼痛、控制病情进一步发展而非治愈转移性骨肿瘤。

5. 有可能发生暂时骨痛加重的"闪烁"现象。

6. 疼痛缓解可能发生在用药后1周、有的甚至4周才缓解,疼痛未减轻前止痛药物不减量。

三、治疗方法

1. $^{89}SrCl_2$　静脉注射。临床上多数学者推荐剂量范围为111～185MBq(3～5mCi),148MBq(4mCi)是最常用的剂量,过大的剂量不但加重经济负担和毒副作用,而且疗效并不随剂量的增加而明显提高。

2. $^{223}RaCl_2$　推荐剂量为50kBq(1.35μCi)/kg,每4周一次,6次为一疗程,每次大于1分钟缓慢静脉注射。

3. ^{177}Lu-EDTMP　常用推荐剂量为静脉注射3.7GBq(100mCi)。

4. ^{153}Sm-EDTMP　常用推荐剂量范围为18.5～37MBq(0.5～1mCi)/kg体重,有的学者使用固定剂量法,每次给予患者1110～2220MBq(30～60mCi),或可依据患者对^{153}Sm-EDTMP的骨摄取率计算治疗用剂量。

5. ^{186}Re-HEDP和^{188}Re-HEDP　常用推荐剂量分别为静脉注射1295MBq(35mCi)和14.8～22.2MBq(0.4～0.6mCi)/kg。

四、疗效的评价标准和随访观察指标

1. **骨痛反应的评价标准**　Ⅰ级,所有部位的骨痛完全消失;Ⅱ级,25%以上部位的骨痛消失或骨痛明显减轻,必要时服用少量的止痛药物;Ⅲ级,骨痛减轻不明显或无任何改善。

2. **疗效评价标准**　Ⅰ级为显效,X射线平片检查或骨显像证实所有部位的转移灶出现钙化或消失;Ⅱ级为有效,X线平片检查证实转移灶上下径和横径乘积减小50%或钙化大于50%,或骨显像显示转移灶数目减少50%;Ⅲ级为好转,X线平片检查证实转移灶的两径乘积减小25%或钙化大于25%,或骨显像证实转移灶数目减少25%以上;Ⅳ级为无效,X线平片检查证实转移灶两径乘积减小或钙化小于25%,或无变化,或骨显像显示转移灶数目减少不到25%,或无变化。

3. 观察和记录食欲、睡眠和生活质量的变化,并和治疗前比较。

4. **血象检查**　治疗后一月内每周一次,2～3个月每2周一次,以后每个月一次。

5. **生化检查**　治疗后1个月内查一次,如有异常则继续观察。

6. **X线平片检查或骨显像**　3～6个月一次。通常情况下治疗后如骨显像病灶部位摄取放射性降低或消失,是治疗有效的指标。但部分患者在放射性药物治疗后的早期,骨显像病灶摄取放射性增加,或在原不摄取放射性的病灶部位出现新的放射性摄取,通常预示有好的疗效。

五、疗效观察及影响疗效的因素

1. **疗效观察**　恶性肿瘤骨转移疼痛缓解率约为60%～92%,可使10%～30%患者骨转移灶消失、数量减少或病灶缩小。常用放射性治疗药物在疼痛缓解的治疗效果上无显著性差别。

多项临床研究成果证明发射α粒子的$^{223}RaCl_2$治疗效果好于发射β射线的放射性药物。其中一项922例前列腺癌骨转移$^{223}RaCl_2$治疗多中心研究表明,$^{223}RaCl_2$可使前列腺癌骨转移患者血PSA和ALP下降、SREs首发时间延迟,患者存活时间延长。

疼痛缓解时间因药不同而异,半衰期较长的疼痛缓解时间亦较长。对疼痛缓解时间文献报道各不相同,时间跨度较大。常用的$^{89}SrCl_2$平均约为3～6个月,最长可达1年以上,^{153}Sm-EDTMP约为4周～35周、^{186}Re-HEDP约为3周～12月、^{188}Re-HEDP平均约为7.5周。

2. **影响疗效的因素**

(1)原发肿瘤的类型和骨转移灶的表现形式对疗效有直接影响。原发癌为乳腺癌和前列腺的疗

效最好,肺癌和鼻咽癌次之。骨转移癌表现为散发性局灶型小病灶,病灶在中轴骨,疗效较好。如骨转移为巨块型,位于四肢或骨盆等部位疗效较差。

（2）已形成病理性骨折,或除骨转移以外,还有其他多脏器的转移患者止痛效果差。

（3）长期应用止痛药物已成瘾的患者,疗效差。

（4）骨显像病灶大于3cm者常伴有周围软组织侵犯,疗效差。

六、不良反应

1. 大多数患者在用药后短期内无不良反应,部分患者可有以下症状和体征,给予对症处理:①恶心、呕吐;②腹泻或便秘;③蛋白尿、血尿;④皮肤红斑或皮疹;⑤脱发;⑥发热或寒战;⑦过敏所致的支气管痉挛。

2. **早期副作用**　治疗后少数患者发生骨痛加重（闪烁现象）,持续2～5天。

3. **后期副作用**　治疗4～6周后部分患者出现暂时性骨髓抑制,可能出现白细胞、血小板计数一过性下降,经对症处理后恢复,发生不可逆骨髓抑制极为罕见。^{223}RaCl$_2$骨髓抑制最轻。

七、重复治疗指征

1. 骨痛未完全消失或有复发者。

2. 第一次治疗反应好,效果明显,白细胞不低于3.5×10^9/L,血小板不低于80×10^9/L,可重复治疗。

3. 重复治疗间隔时间应根据治疗用放射性药物的半衰期、骨髓功能恢复、病情的发展和患者的身体状况而定。一般情况下,放射性药物治疗宜间隔4～6周。但动力学研究显示,^{89}SrCl$_2$在恶性肿瘤骨转移病灶内的滞留时间约为100天,所以^{89}SrCl$_2$两次治疗应间隔3个月以上。首次治疗有效者,多数重复治疗效果较好。

八、综合治疗

在原发病的系统治疗基础之上,针对恶性肿瘤骨转移的治疗除放射性核素靶向治疗外,还有很多方法,如外放射治疗、骨修复治疗、手术治疗、化学治疗、中医治疗等。为最大限度地减少或延缓骨转移并发症及骨相关事件的发生,提高患者的生活质量,应采取多学科联合诊疗(multiple department theranostic, MDT),有计划、合理地制定个体化综合治疗方案。

1. **外放射治疗**　高能量的X射线或γ射线破坏治疗区域内肿瘤细胞DNA,肿瘤细胞被杀死或增殖受到抑制;继而骨的胶原蛋白合成增加,血管纤维、基质大量产生,成骨细胞活性增加形成新骨,溶骨性病变产生再钙化,有利于骨结构维持。放射治疗的疼痛缓解率约为80%,其中50%以上的患者疼痛缓解可维持6个月以上。由于大视野的放疗可致骨髓抑制和放射性肺炎等,限制了其临床应用。病灶集中的恶性肿瘤骨转移患者尤其是负重骨首选外放射治疗,起到缓解疼痛、减少病理性骨折发生、减轻骨髓压迫症状的作用。

2. **骨修复治疗**　包括双膦酸盐类和地诺单抗治疗等。它们能抑制破骨细胞,促进成骨,预防和治疗骨质破坏,并能降低骨转移引起的高钙血症。双膦酸盐在用药后4周疼痛达到50%的缓解。地诺单抗减少SREs的发生率效果优于双膦酸盐类且无肾脏毒性。它们可作为恶性肿瘤骨转移的基础用药,在诊断恶性肿瘤骨转移的开始就应用。

3. **手术治疗**　椎体骨转移是肿瘤发生骨转移的最常见部位,临床约40%的骨转移为椎体骨转移,约5%～10%可能因椎体出现脊髓压迫症。8%～30%的骨转移患者出现病理性骨折,多以四肢骨、骨盆、椎体等承重骨多见。此时应先进行肿瘤手术切除减压和骨骼稳定性重建,然后再行其他治疗措施。在手术前应对患者病情进行评估,预计患者可存活三个月以上。

4. **化学治疗**　针对骨转移癌的化学治疗目前临床应用较多的是铂类和紫杉醇类化合物等。铂类化合物能有效干扰和破坏肿瘤细胞 DNA 合成,或直接破坏分解已经生成的 DNA,对肿瘤细胞杀伤作用较强。紫杉醇类能诱导骨肿瘤细胞凋亡、抑制骨肿瘤生长增殖。临床研究表明,小剂量抗肿瘤药和核素靶向药物联用,可提高核素靶向药物的疗效,并延长缓解疼痛的时间。

5. 中医治疗　祖国医学中医对骨转移癌的研究有悠久的历史,将它归于"骨瘤""骨石疽""骨痹"的范围。中医认为:①"癌是阴成形,在脏在骨者多为阴毒";②癌痛的发生是由于脉络闭阻、瘀塞不畅所致,"不通则痛",引起不通的原因较多,主要与气滞、血瘀、痰湿、邪毒及正虚等环节相关;③"肾主骨",骨转移癌引起的疼痛还与肾虚相关。大部分骨转移癌患者中医辨证为阴毒内结、寒滞血脉、血行瘀滞。根据中医辨证临床用阳和汤、身疼逐瘀汤等治疗骨转移癌都取得了一定的疗效,可作为骨转移癌的基础治疗。

九、治疗方法的选择

骨转移癌治疗的目的是缓解疼痛、预防或处理病理性骨折、解除神经压迫、改善生存质量、延长生存期。

骨转移癌是一种全身性疾病,应采取积极的综合治疗,综合治疗的疗效优于于单一治疗方法。根据患者情况进行系统评估,制订个体化治疗方案,才能取得较好的疗效。

骨修复治疗和中医治疗是基础治疗,肿瘤骨转移明确诊断时,就可应用。多发性骨转移癌患者应首选放射性核素靶向治疗,如部分转移灶累及神经根或周围软组织,可加局部外放射治疗;病灶集中的恶性肿瘤骨转移患者尤其是负重骨首选外放射治疗;骨转移癌患者出现病理性骨折,应选择手术治疗,然后再行其他治疗措施;骨转移癌患者出现骨髓压迫的,可选择手术治疗或外放射治疗,以减轻骨髓压迫症状,防止截瘫的发生。

(周海中)

思　考　题

1. 简述治疗恶性肿瘤骨转移的常用放射性药物及其特性。
2. 简述放射性核素治疗恶性肿瘤骨转移的原理、适应证及其临床应用价值。
3. 简述恶性肿瘤骨转移的治疗方法和方法的选择。

第二十二章 放射性粒子植入治疗

教学目的与要求

【掌握】放射性粒子植入治疗的临床应用。

【熟悉】放射性粒子植入治疗的原理、技术流程及适应证。

【了解】治疗计划及验证方法。

放射性粒子植入治疗（treatment of radioactive particle implantation）属于近距离放射治疗（brachytherapy）的范畴，是将含有放射性核素（如^{125}I和^{103}Pd等）的微型封闭粒子源，按制订的治疗计划，通过术中植入方式或影像引导以一定的方式直接植入到肿瘤病灶、受浸润或沿淋巴途径扩散的靶区组织中，从而达到治疗作用的一种医学内照射治疗技术。

第一节 治疗原理与粒子特性

一、基本原理

是利用放射性粒子持续释放的低剂量率 γ 射线，在肿瘤靶区及受浸润区域持续不间断地积累损伤效应，使肿瘤靶区获得高剂量的照射治疗。放射性粒子治疗的特点是：首先它不仅使肿瘤细胞停滞于静止期，还能不断地消耗肿瘤干细胞，使其失去增殖能力，尤其是处于敏感期的肿瘤细胞，因辐射效应而遭到最大限度的毁灭性杀伤。其次是对氧的依赖性很小，不仅对繁殖周期各时相的肿瘤病变细胞有效，而且能克服乏氧肿瘤细胞对射线的抗拒性；另外，因放射性粒子对靶区周围危及器官（organs at risk，OAR）的照剂量很低，所以病灶靶区周围的正常组织不受或仅受到轻微的损伤。相比于"分次治疗时间短"的外照射放疗，具有较高的局部控制疗效和很低的毒副作用。放射性粒子植入治疗一般适合下列情况：需要保留的重要功能性组织或手术将累及重要脏器的肿瘤、缩小手术范围且保留重要组织，行局限性病灶切除与本疗法结合应用者；有根治手术或放疗禁忌者；拒绝手术或放疗者；孤立的复发灶或转移灶失去手术价值者。目前国内多用于前列腺癌、非小细胞肺癌、胰腺癌、头颈肿瘤及肝癌等治疗。

二、粒子种类及物理特性

^{125}I粒子：半衰期为59.4天，通过轨道电子俘获的衰变方式，主要发射释放能量为27keV光子，由于其能量低，穿透距离较短，根据反平方定律，较大的距离，剂量下降迅速，80% 被 1cm 内组织吸收；^{125}I粒子的铅半价层仅为 0.025mm 厚度，铅对^{125}I 有较好的吸收；用 0.1mm 的铅，使放射性减少到 1%。可极大地减少工作人员的辐射量，故不需要特殊防护。^{125}I粒子适用于对放射低或中等敏感性的局限性肿瘤进行永久性间质种植治疗。

^{103}Pd粒子：半衰期仅为 17 天，^{103}Pd 通过电子俘获的衰变方式，内转换过程中外层电子填充内层空位而发射能量为 20～30keV 的特征 X 射线。其初始剂量率为 20～24cGy/h，^{103}Pd 粒子的铅半价层更小，仅为 0.008mm 厚度，临床应用时易于防护且剂量局限。适合于治疗生长快速的肿瘤。由于其半衰期较短，目前在临床粒子植入治疗中发挥越来越重要的作用（彩图 22-1）。

三、治疗技术

（一）影像植入引导

包括 CT 引导、超声引导、内镜引导、放疗模拟机引导、治疗中模板或 3D 打印模板引导等,也可采用 PET/CT,MR 以及新纳米靶向显像等协助靶区的确定和引导植入。其中 CT 和超声引导是临床常用,CT 引导植入的优势是图像清晰,有利于治疗计划系统(treatment planning system,TPS)采集用于植入治疗前计划和治疗后的剂量学验证。超声引导与其他引导方式相比,具有无创伤、费用低和简便快捷等特点,可避开管腔结构(如血管和胰管等),防止粒子随血迁移而造成的正常组织损伤或出现其他严重并发症。

（二）治疗技术流程

治疗前麻醉及使用镇静剂,固定植入体位及重要器官。常规应用 CT、B 超、MR 或放疗模拟机显示肿瘤靶区的位置,模板固定肿瘤在体表的位置。依据 TPS 方案在治疗中在确保安全的情况下,尽量采用多点和多层面的方式进针植入,根据剂量分布要求,可采用均匀分布或周缘密集和中心稀疏的粒子布源方式(图 22-2)。

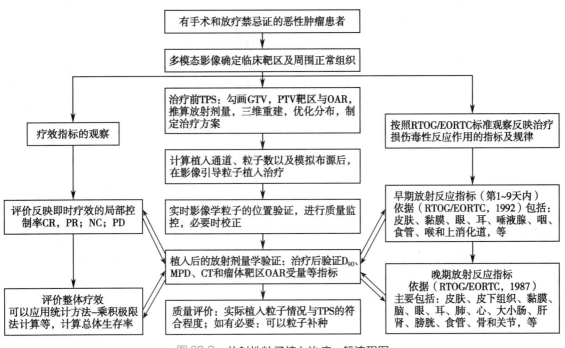

图 22-2　放射性粒子植入治疗一般流程图

四、治疗计划与剂量验证

（一）治疗前的计划制订

由于放射性粒子治疗前不仅需要了解照射靶点/靶组织的放射敏感性以及正常组织对射线的耐受能力,还要考虑放射性剂量限值、剂量的均整性和安全可行性。因此放射性粒子植入前必须制订放射治疗计划,通过 TPS 在诊断影像技术(CT、MR、PET/CT、超声图像或融合图像)引导下,定义肿瘤靶体积,勾画肿瘤的计划靶区(planning target volume,PTV)与周围 OAR。确定处方剂量后重建肿瘤和正常组织的立体模型。确保在三维空间上区能够区分肿瘤与正常组织。TPS 根据影像学资料计算肿瘤靶组织的体积和肿瘤匹配周边剂量(matched peripheral dose,MPD)等,根据轮廓和横断面(Z)设计粒子在靶组织内的空间分布和植入路径,提供粒子的数量与活度估计,通过剂量-体积直方图(dose volume histogram,DVH)和等剂量分布图进行 QA/QC 的优化、剂量学验证和治疗质量评价。

(二)治疗中计划与剂量优化

近距离治疗剂量优化的目标是使放射剂量分布能满足临床治疗的要求。基本原则是在 PTV 表面产生均匀剂量,限制 PTV 以内超高剂量范围,在 PTV 以外达到较为陡峭的剂量跌落。用 TPS 进行剂量优化要求:正确勾画实际肿瘤靶区,重建核算植入针及粒子数,及时纠正热区及冷区,使剂量分布均匀;通过调整处方剂量和 MPD 等,保护正常组织及器官,提高覆盖率及适形度。如果靶区中央有周围 OAR 或血管存在,可以靶区中央稀疏排布,周缘粒子排布则可以密集。治疗中要比照 TPS 方案,检验核对靶区位置、导针路径和植入粒子的位置数目,实时校正和调整粒子的位置分布。

(三)治疗后的计划和剂量学验证

粒子植入治疗的质量影响疗效的关键因素有:靶区的准确定位、照射剂量场(体积承受剂量)的合理分布、靶区足够放射剂量的获得、OAR 要得到有效保护、照射路径(穿刺通道)的合理以及易于植入治疗过程的实施。因此进行植入后的剂量学验证和质量评价是必要的。这是因为在粒子植入过程存在技术误差、体位变化和粒子移位等,将导致肿瘤实际吸收剂量偏离治疗前或治疗中计划的限值,而该变化与疗效和并发症之间密切相关。植入治疗后需要明确 PTV 和 OAR 的实际受量,否则无法发现治疗计划实施过程中所发生的偏移。治疗质量的评估包括粒子及剂量重建。具体方法是植入治疗后的 30 天内行 CT 检查,尽快对靶区正侧位进行 X 射线平片或超声检查,重新进行 CT 或 MR 检查,确认植入的粒子数目和部位,记录植入治疗与质量评估间隔时间。再依据影像检查的结果,通过 TPS 计算 PTV 及 OAR 等剂量分布,TPS 验证软件识别各个层面粒子的分布,要求粒子位置的准确度达 90% 以上。若有稀疏或遗漏导致放射剂量不足或分布欠合理,就要进行补充和纠正治疗,以期与植入前治疗计划相符。依据质量评估结果,必要时补充其他治疗。如需配合外照射,应在第一个半衰期内给予外照射的相应生物学剂量。另外,粒子植入治疗后的场所,必须用辐射监测仪进行工作环境的探测,以防粒子散失。

(四)放射防护

虽然放射性粒子植入的放射剂量很低,但也要遵循相关的国家及卫生等行业法规原则和标准。治疗场所要符合国家环保和职业卫生标准,应配备测量放射源活度的剂量仪和必要的辐射防护监测仪表,剂量仪应该定期检测或校准。核医学科要承担粒子放射源的全程管理、检验、辐射监测和治疗质量保证的工作,尤其是放射防护的环节管理。

第二节   临 床 应 用

一、治疗前列腺癌

(一)概述

前列腺癌是持续异质性且生长缓慢的肿瘤,其中 98% 为腺癌,常从前列腺萎缩的外周部分发生,大多数为多病灶。是男性生殖系最常见的恶性肿瘤,发病率随年龄而增长,发病率和病死率的高峰大约在 70 岁年龄组,欧美地区发病率明显较高。随着诊断方法的不断改进提高,使前列腺癌得以早期诊断。前列腺癌的治疗方法包括:经尿道前列腺切除术、根治性前列腺切除、放射治疗、内分泌治疗和综合治疗等。前列腺粒子治疗用于早期局限性患者,治愈率与外放疗和根治手术基本相当,且并发症少,因此在美国放射性粒子植入治疗已经成为早期前列腺癌的标准治疗手段之一。我国在近些年内也累积了大量的临床治疗,总体疗效优于单纯外放射,与手术切除相近,尤其是副作用明显减低。据统计前列腺癌粒子近距离治疗后随访 7 年与根治术后的治愈率是一样的。

（二）适应证与禁忌证

1. 适应证

（1）单纯粒子治疗时：$T_1 \sim T_{2a}$；Gleason 分级 2～6；PSA≤10ng/ml。

（2）联合外照射治疗时：$T_{2b} \sim T_{2c}$；Gleason 分级 7～10；PSA>10ng/ml；MRI 示肿瘤穿透包膜；前列腺多点或两侧针吸活检阳性。

（3）联合外照射和雄激素阻断治疗时：前列腺体积>60ml。

2. 禁忌证 预期寿命小于 5 年，经尿道前列腺电切术后前列腺缺损较大或愈合较差，肿瘤远处转移，糖尿病，恶病质。

（三）操作方法及程序

1. 植入前 包括超声引导下和 CT 引导下粒子植入术，目前临床较多应用超声引导。其他仪器设备要求：前列腺固定架、模板、步进器、放射性粒子治疗计划系统、植入器、粒子植入针和放射剂量检测设备等。患者的术前准备包括：术前患者或家属签署治疗知情同意书；术前 24 小时进流食，术前 3 小时可以进水；术前 2 周停服抗凝类药，可继续服用抗高血压及心脏病类药；术前肠道准备保证旨在保证术中无肠内容物流出，以防污染伤口。

2. 植入过程中

（1）患者麻醉后取膀胱截石位，体位要固定和留置导尿管，便于术中超声识别尿道，防止穿刺针穿入尿道以及粒子种植在尿道上。

（2）安装固定架、模板和步进器。

（3）连接直肠 B 超探头或 CT 定位，获取图像，传入治疗计划系统，以便实施植入方案。

（4）先于尿道两侧穿入两支固定针固定前列腺。

（5）根据治疗计划和针位图提供的位置进行超声横断或纵断监视下植入针穿刺，每支针保证不穿出前列腺包膜。

（6）植入粒子期间术中超声实时取图，实施术中治疗计划。

3. 植入术后 探测是否有粒子丢失，清点手术器械，结束手术；术后 24 小时要进行盆腔平片或 CT 扫描，进行剂量学验证与质量评估（图 22-3）。

（四）注意事项

术前全面检查，与相关科室共同讨论，决定治疗方案；治疗时物理师负责治疗计划设计及辐射安全与防护，放射肿瘤医师负责计划制订，泌尿科负责手术；必须充分准备术前肠道；患者麻醉可采用全身麻醉或硬膜外麻醉；必须准确摆放患者体位；术后要进行剂量学验证；嘱咐患者术后 15 天内注意观察尿液，确认是否有粒子排出；术后 15 天内应避免夫妻生活；术后 2 个月内不要与妊娠妇女或儿童紧密接触。

（五）疗效评估与并发症

外科根治术、外照射治疗和放射性粒子植入治疗，随访 5 年结果显示：Gleason 评分<7 者三者治疗效果无明显差异（如图 22-4 所示）。但本疗法的优势是尿道刺激、尿道梗阻症状或会阴部肿胀多为轻微，少数出现放射性直肠炎，多能较快消失，性功能障碍、直肠溃疡或直肠瘘等非常罕见。粒子迁移到其他器官一般不会引起相关的并发症。

二、治疗非小细胞肺癌

（一）概述

肺癌已经成为危害生命健康的一种主要疾病，肺癌的发病率高而病死率占首位，已知工业

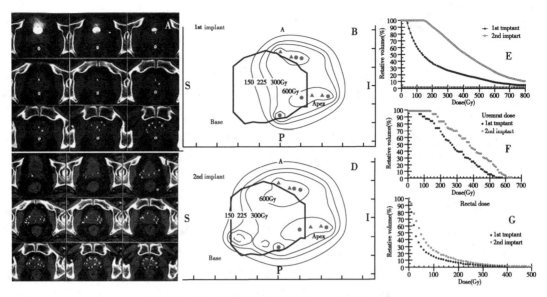

图 22-3　前列腺癌放射性粒子植入治疗与剂量验证

A. 第一次植入治疗的 CT 验证图；B. 第一次植入治疗的剂量分布图；C. 第二次植入治疗的 CT 验证图；D. 第二次植入治疗的剂量分布图；E. 两次植入治疗的前列腺 DVH 图；F. 两次植入治疗的尿道 DVH图；G. 两次植入治疗的直肠 DVH 图

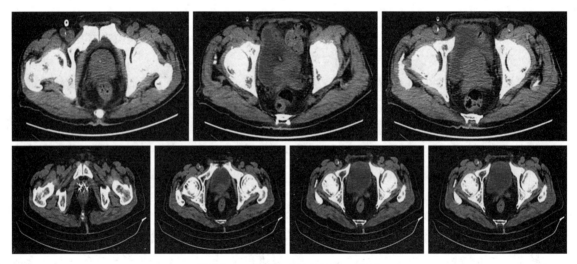

图 22-4　前列腺癌放射性粒子植入

治疗前 CT 图（左）、治疗后 2 年 CT 图（中图）和治疗后 2 年粒子重新排布 CT 图（右图）

　　废气、煤和汽油燃烧造成的大气污染是肺癌发病率高的重要因素。虽然普查方法已有所改善，但是仍不能及早地发现肿瘤。绝大多数肺癌起源于支气管黏膜上皮，故亦称支气管肺癌。常有局部转移至纵隔淋巴结，预示可能已有全身扩散。肺癌的治疗根据不同的类型有外科治疗、放射治疗、化学疗法和免疫疗法。外科治疗已被公认为治疗肺癌的首选方法，肺叶切除术手术治疗对早期局限于支气管或肺内和无转移征象者适用，术后再辅以化疗或放疗等，然而肺癌的早期发现和早期诊断工作还很不理想，临床就诊患者中 80% 确诊时已属中晚期，手术完全切除的可能性很小，加之手术也不符合晚期非小细胞肺癌（non-small-cell lung cancer，NSCLC）的治疗。外照射放疗对小细胞肺癌局部治疗及早期 NSCLC 有一定的疗效。中晚期肿瘤或身体虚弱患者不能盲目使用化疗，否则会导致病情迅速恶化，从而加速患者的死亡。因此许多有根治手术的禁忌证或无法耐受手术和外放疗的 NSCLC 患者,可选择应用放射性粒子植入治疗,因为该疗法具有靶区高剂量、周围低剂量的特点,粒子植入后长期持续释放低剂量率的 γ 射线对肿瘤细胞杀伤使其对氧的依赖性减小,进而部分克服了肿瘤乏氧细胞的放射抗拒性。再加之肿瘤局部获得的足够高的剂量,致使肿瘤细胞因辐射效应遭到最大限度的毁灭性杀伤,取得较好的控制效果。对周围 OAR 的影响确很小,能够显著减低治疗后的副作用,如放射性肺炎或肺纤维化等(彩图 22-5)。

(二)适应证与禁忌证

1. 适应证

(1)外科手术切除肿瘤过程中出现肉眼无法完全切除的肿瘤残余组织。

(2)肿瘤与周围组织及重要器官浸润粘连成团块无法切除者。

(3)无手术指征或手术禁忌且肿瘤直径<7cm 的 NSCLC 患者。

(4)Ⅰ期和Ⅱ期患者不能或不愿手术治疗,但 KPS 评分>60、预期生存时间>6 个月 NSCLC 患者。

(5)Ⅲ和Ⅳ期肿瘤手术切除后残留或复发 NSCLC 患者。

2. 禁忌证　肿瘤已经广泛转移;严重的恶病质。

(三)操作方法及程序

1. 术前准备　改善患者心肺功能,术前常规化验出凝血时间以及术前患者或家属签署组织间粒子植入治疗知情同意告知书。

2. 治疗计划的设计与实施　根据放射物理学的要求,放射性粒子植入时需要严格的剂量学保证,要使近放射源处剂量最高,即肿瘤局部受到的放射剂量最高,而周围正常组织剂量很低,如果无严格的剂量学保证下随意或盲目的植入会造成肿瘤周围正常肺组织、心脏、脊髓的放射性损伤,将无法取得满意的治疗效果。

3. 放射剂量学验证　利用等剂量曲线图和剂量体积直方图等推算出靶区 90% 体积受到的照射量、平均匹配周缘剂量、靶区接受的平均照射剂量、表示承受处方剂量的体积与靶区体积的比值即适形系数 r 和危及器官(如心、肺和脊髓等)的受量。如发现有稀疏或遗漏,立即补植粒子,以期与植入前治疗计划相符。

(四)疗效评估与并发症

粒子植入治疗的疗效通常与肿瘤的大小、局部接受的放射剂量等因素相关,临床一般通过术前术后的影像学检查观察病灶变化。本疗法的局部控制效果明显有效,与其他疗法(如外照射放疗等)相比,毒副作用很小。早期或急性放射反应和晚期放射反应均采用美国放射肿瘤学研究中心和欧洲肿瘤放射学会最新公布的"主观症状、客观体征、处理措施和分析"的放射反应评价标准,评价所有照射体积并因此可能受到损伤的各个组织和器官的反应(图 22-6)。

三、治疗胰腺癌

(一)概述

胰腺癌是消化系统常见恶性肿瘤,约90% 为起源于腺管上皮的导管腺癌,恶性程度较高,近20 余年来我国的有些城市胰腺癌发病率大幅度上升,胰腺癌早期的确诊率很低,手术死亡率较高且治愈率很低,确诊后患者生存 1 年者不到10% ,5 年生存率<1% ,是预后最差的恶性肿瘤之一。目前仍然是以外科手术治疗为主结合放化疗等综合治疗,但由于胰腺癌的生物学特性差和确诊时多属晚期,因此外科手术疗效差,另外胰腺癌对射线也不够敏感,所以外照射放疗效果也差。因放射性粒子对繁殖周期各时相的肿瘤细胞均有效,并能克服乏氧肿瘤细胞对射线的抗拒性,因此对胰腺癌具有的局部控制和止痛的效果。

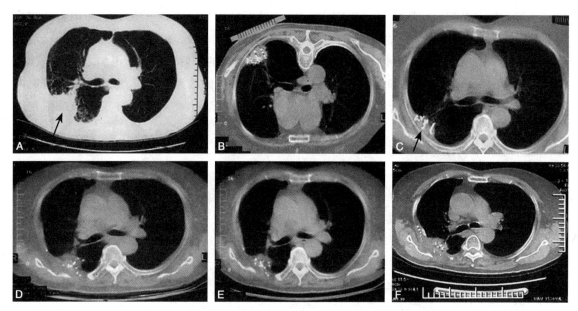

图 22-6　周围型肺癌患者植入 ^{125}I 粒子植入治疗情况

A. 右肺腺癌植入前 CT；B. 植入中；C. 植入 12 个月 CT 显示 CR；D. 植入 30 个月 CT 显示 CR；E. 植入 42 个月 CT 显示 CR；F. 植入 8 年，原发病灶无复发，但有胸壁转移。原发病灶无复发，且无放射性肺炎或肺纤维化

（二）适应证和禁忌证

1. 适应证

（1）手术禁忌且预计生存期大于 3 个月。

（2）分期较晚局部淋巴结和远处转移。

（3）原发肿瘤最大径小于 7cm 的病患者，化疗或放疗效果不佳者。

（4）预计生存期小于 3 个月，为提高生存质量，减轻疼痛或黄疸者。

2. 禁忌证　肿瘤已经广泛转移；严重的恶病质。

（三）操作方法及程序

治疗计划设计时应该使得靶区在三维方向上，放射性剂量分布更加均匀，能最大限度地减少周围正常组织的放射剂量分布，而且可以精确显示粒子种植的部位。超声引导植入时布针和植入粒子要避开血管、胆管和胰管；如有出血，调整针的位置至不出血再植入粒子。手术中植入时要求外科开腹要充分暴露肿瘤部位。胸腔镜和腹腔镜等微创技术的应用可明显减少患者的损伤，也扩大了该疗法的应用范围。

（四）疗效评估与并发症

疗效评估、疗效判断的方法主要包括超声、CT、MRI 和血清 CA$_{19.9}$、CEA 等肿瘤标记物以及患者疼痛缓解的程度等。病灶大小的变化通常用以影像学资料进行评估。本疗法对胰腺癌疼痛的疗效，总有效率达 80% 左右，显著高于其他治疗方法。并发症有胰瘘，可出腹膜刺激征和（或）进行性腹痛，应用抑制胰酶分泌药物等处理治疗。另外有腹水、胃肠道反应、感染、出血或乳糜漏等，临床不多见，经对症治疗后一般均可治愈。

四、治疗头颈部肿瘤

（一）概述

包括源于除眼、脑、耳、甲状腺和食管外头颈部任何组织或器官的肿瘤。头颈部恶性肿瘤虽然只占全身恶性肿瘤的10%,但肿瘤局部控制率及患者生存率较低。主要原因是近40%的患者在手术后或者放疗后短期内即出现局部复发。传统的头颈部肿瘤治疗包括手术、放疗和化疗等,尤其是不可避免出现较重的合并症和副作用,对患者的生存质量具有显著的影响。对于无法手术切除、术后和(或)外放疗后失败的病例,^{125}I粒子植入治疗对延缓肿瘤发展和缓解症状等具有较好的局部控制疗效,能够较好克服手术和放化疗对周围正常组织损伤的缺点,明显减少周围正常组织的损伤副作用。

（二）　适应证与禁忌证

1. 适应证

（1）手术禁忌且不适合外照射放疗的患者。

（2）经病理证实残存或复发的术后和外照射放疗后患者。

（3）分期较晚、手术和外照射放疗禁忌的患者。

（4）手术残存可考虑术中粒子植入。

2. 禁忌证　肿瘤侵犯大血管;肿瘤直径>5cm;有颅底侵犯;有远处转移;气管隆突、鼻小隔和咽旁隙受侵;有麻醉禁忌。

（三）　操作方法及程序

采用局部麻醉,按治疗计划,在超声、窥镜或CT等影像引导下应用相关手术器械和进行微创术下植入,植入时须避开血管、神经及其他OAR;尽量选择沿肿物长轴进针,可减少穿刺次数;进针点选择距体表较深部位进针,防止进针部位浅植入粒子后造成皮肤损伤;若肿瘤距危及器官或皮肤较近,可以适当选择较低放射活度粒子;植入后要进行剂量学验证及治疗质量评价（图22-7）。

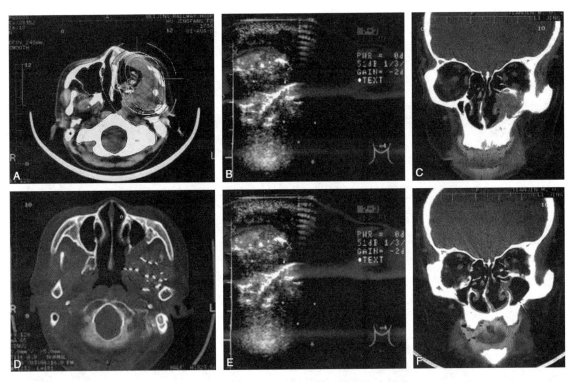

图22-7　头颈肿瘤-鼻咽癌的粒子植入治疗前后

A. 鼻咽癌术前 CT 靶区;B. 鼻咽癌术前 B 超图;C. 鼻咽癌术前 CT 靶区;D. 术后 CT 验证;E. 术后 B 超验证;F. 术后3个月 CT 图显示病灶基本消失

（四）疗效评价与并发症

对肿瘤病灶的局部控制效果好,可避免出现严重的毒副作用,提高患者的生存质量。并发症包括皮肤或黏膜溃疡、局部伤口感染和骨坏死等,较少见。轻度一般不需要处理,中度者则通过保守治疗多可治愈,如重度者即症状持续 6 个月以上,需要手术切除坏死组织。

（李小东）

思 考 题

1. 放射性粒子植入治疗的基本原理是什么?
2. 前列腺癌放射性粒子植入治疗的适应证是什么?

第二十三章　其他放射性核素治疗

教学目的与要求

【掌握】放射性核素敷贴治疗临床应用。

【熟悉】^{131}I-MIBG治疗、放射免疫导向治疗、受体介导治疗、基因靶向治疗以及肝癌动脉导管介入治疗相关内容。

【了解】血管内放射性支架介入治疗、硼中子俘获治疗、重离子治疗和核素示踪干细胞治疗。

放射性核素治疗还包括放射免疫导向治疗及其他治疗方式等,这些治疗方式在临床及动物实验中取得了较好的治疗效果。其中放射性核素敷贴治疗是临床最常应用的传统经典项目,需要掌握。^{131}I-MIBG治疗、放射免疫导向治疗、受体介导治疗、基因靶向治疗以及肝癌动脉导管介入治疗技术的广泛深入应用,也需要熟悉。其他如血管内放射性支架介入治疗、硼中子俘获治疗、重离子治疗和核素示踪干细胞治疗等治疗方法的临床应用的实践较少,技术尚需进一步完善及成熟,是核医学未来发展重要内容之一,了解即可。

第一节　放射性药物生物靶向治疗

一、放射免疫导向治疗

放射免疫治疗(radioimmunotherapy,RIT)是应用放射性核素标记特异性抗体导向治疗肿瘤的方法,能使肿瘤区域内获得高照射剂量,降低周围正常组织损伤。

（一）原理

利用发射α或β粒子的放射性核素标记特异性抗体,其进入体内后能与肿瘤细胞表面特定抗原进行结合,使放射性核素在肿瘤组织内大量聚集并长时间滞留,通过放射性核素衰变过程中发射α或β射线破坏或干扰肿瘤细胞的结构或功能,发挥抑制、杀伤或杀死肿瘤细胞的作用,达到治疗目的。

现阶段主要应用的抗体类型为单克隆抗体(monoclonal antibody,McAb),其具有高度的特异性和亲和力。FDA已经批准^{90}Y-ibritumomab tiuxetan替伊莫单抗(Zevalin)和^{131}I-tositumomab托西莫单抗(Bexxar)用于淋巴瘤的治疗。国内批准上市的唯美生(^{131}I-肿瘤细胞核人鼠嵌合单克隆抗体注射液)和利卡汀(^{131}I-美妥昔单抗注射液),唯美生能够靶向作用于肿瘤坏死区域中变性、坏死细胞的细胞核,将其荷载的放射性^{131}I输送到实体瘤坏死部位发挥作用。利卡汀通过^{131}I标记的单抗美妥昔HAb18F(ab')$_2$与肝癌细胞膜蛋白中的HAb18G抗原结合,将其荷载的^{131}I输送到肿瘤部位发挥作用。

（二）适应证

RIT主要适用于肿瘤复发、术后残留的较小病灶、转移形成的亚临床微小病灶和全身较广泛转移的患者。

利卡汀适用于不能手术切除或术后复发的原发性肝癌及不适宜做动脉导管化学栓塞(transcatheter arterial chemoembolization,TACE)或经TACE治疗后无效、复发的晚期肝癌患者。

唯美生适用于放化疗不能控制或复发的晚期肺癌。

（三）禁忌证

一般禁忌证为:对药品以及成分过敏;冷抗体皮试阳性或HAMA反应阳性;妊娠和哺乳的妇女;

肝肾功能严重障碍者。

特殊禁忌证包括以下几点：

1. 心肌损害或有充血性心衰者。

2. 未成年及 80 岁以上患者不宜使用本品。

3. 使用^{131}I 标记的抗体时，不能耐受甲状腺封闭药物的患者、碘过敏患者或抗 TNT 抗体反应阳性者。

4. 造血功能不良者。近期化疗和放疗患者，需要依靠造血恢复药物维持外周血患者。白细胞、血小板等血细胞计数低于正常范围者。

5. 有明显胸腹水者，或者肿块表面红肿热痛伴有白细胞>$10×10^9$/L 者。

6. 各种急性或慢性炎症患者。

（四）治疗方法

1. **准备**　进行常规检查，进行放射免疫显像（radioimmunoimaging，RII）确定病灶的浓聚情况；若用^{131}I 标记抗体，需封闭甲状腺；用"冷"抗体作皮试，观察是否有过敏反应发生。

2. **给药方法**　包括经静脉给药及局部给药，静脉给药最常用，且方便易行。局部给药可选择动脉插管、腔内灌注等方法，可明显提高肿瘤病灶的摄取率及疗效、降低毒副作用。

（五）临床应用

1. **非霍奇金淋巴瘤**（non-Hodgkin lymphoma，NHL）　CD20 是表达于正常或恶性 B 淋巴细胞膜上的抗原，美国 FDA 已批准两种放射性核素标记的抗 CD20 鼠源性单克隆抗体用于治疗 NHL，这两种抗体分别是^{90}Y-ibritumomab tiuxetan（Zevalin）和^{131}I-tositumomab（Bexxar）。

（1）^{90}Y-ibritumomab tiuxetan（Zevalin）治疗 NHL：用 Zevalin 治疗 NHL，在第一天用 185MBq ^{111}In-ibritumomab tiuxetan 进行示踪显像，第八天给予 Zevalin 7.4～15MBq/kg，两次注射前都应用冷抗体以减少体内非特异结合（250mg/m^2 体表面积）。Zevalin 的主要毒副作用是对血液的影响，一般治疗后 7～9 周血细胞达到最低值。中性粒细胞和血小板减少达到Ⅳ级约 8.5%，7.6% 的患者因感染住院，18% 的患者接受集落刺激生长因子治疗，22% 患者输血小板，HAMA 和 HACA 反应少于 2%，恶心、寒战、发热、乏力和腹痛等症状多为暂时性，易于控制。

（2）^{131}I-tositumomab（Bexxar）治疗 NHL：使用 Bexxar 之前 1 小时给予患者 450mg 冷抗体，并同时注意封闭甲状腺。该药物根据每个患者的药物清除率，每 1～2 周给药 4 次。使用 Bexxar 治疗 NHL 的主要的毒副作用为暂时性中性粒细胞和血小板降低、贫血，治疗后 4～6 周最为明显，8～9 周可逐渐恢复。中性粒细胞下降、血小板下降、贫血达到Ⅳ级的患者分别占 17%、3%、2%。使用 Bexxar 治疗的 NHL 患者中，12% 需要输血小板，10% 需要输白细胞，12% 接受集落刺激生长因子和促红细胞生长素治疗。曾经接受过化疗的患者，HAMA 反应发生率为 9%，未接受化疗的患者 HAMA 反应发生率为 65%。

2. **肝癌**　利卡汀可以治疗不能手术切除或术后复发的原发性肝癌，以及不适宜进行 TACE 治疗或经 TACE 治疗后无效和复发的晚期肝癌患者。其用量按患者体重计算，一般推荐剂量为 27.75MBq/kg（0.75mCi/kg），每次用药时间至少间隔 4 周以上。Ⅰ期临床耐受性研究中，29 例原发性肝癌患者给予 9.25MBq/kg、18.5MBq/kg、27.75MBq/kg 和 37MBq/kg 四个剂量，研究结果显示患者在最大剂量 37MBq/kg 时仍可耐受。Ⅱ期无对照开放的临床研究用药剂量：如肿瘤直径小于 8cm，则用药剂量为 27.75MBq/kg；肿瘤直径大于 8cm 时，用药剂量为 37MBq/kg。用药周期为 28 天，若患者病情稳定或部分缓解，且全身情况允许，则增加一次用药。利卡汀最佳用药次数尚不明确。已完成的Ⅱ期临床研究结果表明，多数患者第二周期时在瘤体缩小方面与第一周期相比未见明显变化。第一周期和第二周期的核素显像、AFP 定性变化、KPS 评分也基本一致。

3. **肺癌**　唯美生试用于放化疗不能控制或复发的晚期肺癌的放射免疫治疗。唯美生全身静脉注射时剂量为 29.6MBq（0.8mCi）/kg。局部给药剂量为 18.5～37.0MBq（0.5～1mCi）/cm^3 瘤体，给药量为 1850MBq（50mCi）。每疗程用药二次，间隔 2～4 周。骨髓抑制是唯美生主要不良反应，两种给药途径出现的所有严重不良反应（Ⅲ、Ⅳ）均为骨髓抑制，对于局部给药途径来说发生率在5%以上的不良反应均为骨髓抑制。

4. 其他肿瘤　用^{131}I标记的抗体通过腹腔注射给药治疗术后残留、复发或转移的肿瘤患者，放射剂量555MBq～5.55GBq，主要毒副作用是一过性骨髓抑制。另外膀胱腔内灌注治疗较表浅和弥散的膀胱肿瘤，也被证明是RIT的一种较好给药途径。

影响疗效的因素主要有：抗体和放射性核素的选择、给药途径及给药剂量高低等。提高RIT疗效的方法有：细胞因子的使用可增加肿瘤细胞抗原的表达，例如：使用106单位干扰素后，肿瘤细胞抗原表达提高约10倍，摄取McAb提高3倍以上；一些作用于血管的因素也可增加病灶对抗体的摄取，如辐射或使病灶局部温度升高可使血管通透性增加，作用于血管的药物可增加病灶的血液循环；高选择性动脉插管注射，也是提高肿瘤病灶摄取率的有效手段之一。

二、受体介导核素治疗

受体介导核素治疗（receptor-mediated radionuclide therapy）是依据配体和受体特异性结合的特性，利用放射性核素标记的特异配体，通过配体与受体之间的特异结合，使放射性核素浓聚于病灶，达到内照射治疗的目的。

在肿瘤细胞变异分化过程中，细胞膜某些受体的表达可明显增高，这些过度表达的受体则成为放射性核素靶向治疗的结构和功能基础。下面主要介绍生长抑素受体（SSTR）介导治疗。

生长抑素（somatostatin，SST）是存在于胃黏膜、胰岛、胃肠道神经、神经垂体和中枢神经系统中的肽激素。它通过高亲和力的受体介导实现抑制胃分泌蠕动和抑制促生长素释放的生理功能。许多肿瘤细胞含有SMS受体，如垂体肿瘤、脑膜瘤、乳腺癌、星形细胞瘤、少突神经胶质瘤、成神经细胞瘤、嗜铬细胞瘤、小细胞肺癌以及产生激素的胃肠道肿瘤，如胰岛瘤、胰高血糖素瘤、舒血管肠肽瘤、胃泌素瘤和类癌等。

（一）原理

SST及其类似物（somatostatin analog，SSA）主要通过抑制cAMP及基因转录、诱导细胞凋亡及抑制表皮生长因子等的合成释放发挥对肿瘤的抑制作用。SSTR在正常人体内分布广泛，在神经内分泌源性及一些非神经内分泌源性的肿瘤细胞中同样高表达，SSTR与放射性核素标记的生长抑素类似物能特异性结合，它通过内吞作用进入细胞溶酶体，可同时进行肿瘤受体阳性显像和靶向放射治疗。同时，核素射线还可以杀伤邻近的SSTR阴性肿瘤细胞（图23-1）。

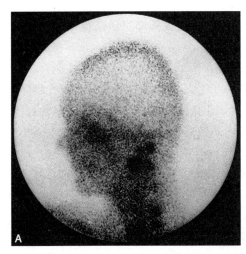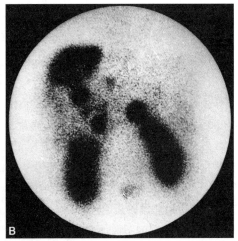

图23-1　**男性患者，转移性类癌的SSTR影像（显像剂：^{111}In-Depreotide）**
A. 头颈部左侧位像，可见颈椎和胸椎转移性类癌高浓集影；B. 腹部前位像，肝巨大转移性类癌及多个腹腔较小转移灶的高浓集影。腹部下方为左、右正常肾影

（二）介导治疗药物

天然 SMS 在体内易降解,且不易进行放射性核素标记。人工合成的 SMS 类似物 SSA,具有如下特点:体内半衰期长、易于标记、不良反应少、在体内既能与 SSTR 特异性结合,又不会刺激机体产生抗体。其中以奥曲肽(octreotide)的应用最为广泛,其他如兰瑞肽(lanreotide)、伐普肽(RC-160,vapreotide)和地普奥肽(P829,deprotide)等。

（三）适应证

对于不能手术或已经出现转移的神经内分泌肿瘤,以及其他难治性 SSTR 阳性的实体瘤,SSTR 介导的放射性核素治疗有一定的价值。

（四）临床应用

^{111}In-奥曲肽能够发射俄歇电子,能量为 3.6Kev 和 19Kev,组织穿透力为 10 微米,半衰期 2.8 天。多采用分次间歇用药。大剂量 ^{111}In-奥曲肽能减轻转移神经内分泌肿瘤的临床症状,可使病情稳定,肿瘤未见明显增大。^{90}Y 标记的 SSA 能够发射高能量的 β 粒子(最大能量为 2281keV),组织穿透力为 12mm,半衰期为 2.7 天,适于体积较大肿瘤的治疗。^{177}Lu 标记的 SSA 既发射 γ 射线又发射 β 射线,β 射线能量最大为 430keV,组织穿透力为 2mm,半衰期为 6.7 天,适用于治疗体积相对较小的肿瘤。

三、基因靶向治疗

基因治疗是指将特定的遗传物质转入细胞,达到预防或治疗疾病的疗法。将基因治疗与放射性核素内照射治疗相结合,基因介导放射性核素进行治疗,形成的"交叉火力"可以克服单纯基因治疗的不足,从而明显提高疗效。该疗法包括:放射性反义治疗和基因转染介导治疗。

（一）放射性反义治疗

反义治疗即应用较短的寡核苷酸序列与引发疾病的高表达基因 DNA 或 mRNA 序列特异性结合,从而使其得到抑制。

1. **原理**   反义寡聚核苷酸(antisense oligomerization nucleotide,ASON)其作用方式可能有:①反义 DNA 与 mRNA 结合形成互补双链阻断核糖体与 mRNA 的结合,从而抑制 mRNA 翻译成蛋白质;②反义 DNA 能与靶细胞形成一种三链核酸,它通过作用于控制基因的转录子、增强子和启动子区,对基因的转录进行调控;③反义核酸与 mRNA 的结合可阻挡 mRNA 向细胞质的运输;④反义核酸与 mRNA 结合后使 mRNA 更易被核酸酶识别而降解,从而显著缩短 mRNA 的生物半衰期。上述几种作用途径都可表现为对基因表达的特异性抑制或调节。

2. **放射性反义治疗方法主要有以下几种**

（1）转录抑制(transcriptional arrest):在转录水平有多种反义策略可供选择,如干扰多腺苷酰化(polyadenylation)、戴帽作用和内含子黏接(intron splicing)。常用的方法是进入细胞核的单链 DNA 与特异靶基因序列形成三螺旋结构,抑制 pre-mRNA 合成。

（2）翻译抑制(translational arrest):单链反义 DNA 在胞质内与靶 mRNA 结合阻止翻译。翻译水平的抑制作用依赖于核糖核酸酶 H(Rnase H),Rnase H 能识别 DNA/mRNA 双螺旋结构,并降解 mR-NA。这样反义 DNA 作为一种催化剂,从双螺旋释放出来后又开始新一轮的循环。

（3）放射性反义治疗:利用放射性核素标记与肿瘤细胞 DNA 或 mRNA 中某些序列互补的 ASON,通过 ASON 与靶序列形成特异结合物抑制癌基因的过度表达,又利用核素衰变发射的射线产生电离辐射生物效应杀伤癌细胞,发挥反义治疗和内照射治疗的双重作用。

（二）基因转染介导核素治疗

通过基因转染使靶细胞增强或获得表达某种蛋白质的能力,利用其表达产物介导放射性核素治疗。基因转染可使肿瘤细胞过度表达某种抗原、受体或酶,利用放射性核素标记的相应单克隆抗体、配体或底物,可进行放射性核素靶向治疗。例如:以腺病毒为载体,将 CEA 基因转染恶性胶质瘤细胞,使其摄取抗 CEA 单克隆抗体的能力提高 5~8 倍。

以下仅介绍钠碘同向转运子(NIS)基因转染介导^{131}I治疗。

^{131}I治疗DTC已被广泛应用于临床,疗效显著。因DTC细胞表达NIS(N+/I- symporter),NIS可逆浓度主动摄取血浆中的^{131}I,使DTC病灶浓聚大量^{131}I,^{131}I通过发射的β射线发挥治疗作用。如将NIS基因转染不同的肿瘤细胞使其表达NIS,具备浓聚^{131}I的能力,这样^{131}I治疗DTC的模式和方法,就可被用于治疗各种非甲状腺的恶性肿瘤。

^{131}I发射的β射线组织内射程1~2mm,体外培养的单层细胞只接受了^{131}I辐射能量的很小部分(<4%),经理论计算,如在体内病灶大于0.5mm,则可吸收90%以上的^{131}I β射线的辐射能量,所以对体内较大病灶的疗效可能更显著;由于^{131}I发射的β射线在组织内射程为1~2mm,病灶内的肿瘤细胞受到来自四周"交叉火力(crossfire)"的照射,所以如病灶内有部分不表达NIS的肿瘤细胞同样可被杀死;荷瘤动物体内实验显示,转染NIS基因肿瘤^{131}I摄取率为11%~17% ID/g,而每克正常甲状腺组织^{131}I摄取率约为1%,每克DTC组织^{131}I摄取率小于1%。Robert B等经计算后推测,NIS基因转染的肿瘤细胞过度表达NIS能特异性地浓聚大量^{131}I,使肿瘤病灶接受的辐射剂量可高达500Gy,远高于肿瘤细胞所需的致死剂量或外照射可能给予的辐射剂量;^{131}I是临床应用最广泛的治疗用同位素,供应方便,价格低。理论分析和实验结果都说明,NIS基因转染肿瘤细胞介导的^{131}I靶向内放疗可能成为高效低毒治疗各种非甲状腺恶性肿瘤的新方法。这一领域的研究也为核素靶向治疗开辟了全新的思路和建立了全新的模式,极可能获突破性进展。

第二节　其他治疗

一、放射性核素敷贴治疗

将放射性核素制成敷贴器(applicator)有效治疗某些疾病是核医学治疗的传统项目之一。一般选择产生β射线的核素制成敷贴器,β射线具有电离能力强、穿透能力弱、组织内射程短等优势。因而操作更为安全,不会对深部组织和邻近脏器造成辐射损伤,适于体表的直接照射治疗(敷贴治疗)。敷贴器使用方便、造价低廉,现广泛应用于皮肤病的治疗。

(一)原理

利用半衰期足够长且产生足够能量β射线的核素作为照射源紧贴于病变部位,通过β射线的电离辐射生物效应,导致病变局部组织细胞出现形态学及功能学改变,从而达到治疗目的。β射线敷贴器正是根据这一原理而设计的。

(二)适应证

局限性的慢性湿疹、牛皮癣、神经性皮炎;毛细血管瘤、瘢痕疙瘩和鲜红斑痣等;口腔黏膜和女阴白斑;角膜和结膜非特异性炎症、溃疡、翼状胬肉、角膜移植后新生血管等;浅表鸡眼、寻常疣和腋臭等。

(三)禁忌证

过敏性皮炎如日光性皮炎和夏令湿疹等;广泛性神经性皮炎和湿疹等;各种开放性皮肤损伤和感染等。

(四)β射线敷贴器

临床上制作β射线敷贴器核素应具备以下特性:纯β射线发生体,射线能量高,在组织内有足够的穿透力能满足治疗的需求;有足够长的半衰期,可较长时间使用;易于制备成所需形状;易于防护。符合要求核素有^{32}P、^{90}Sr-^{90}Y、钌[^{106}Ru]-铑[^{106}Rh]等,临床常用的是^{32}P或^{90}Sr-^{90}Y敷贴器。

^{32}P半衰期14.3天,发射纯β射线,在组织中射程约4mm,最大能量约为1711keV,组织最大射程8mm,易获得,敷贴器制作方法简单易操作,可根据临床需要制成形状、大小、放射强度不同的敷贴器,但必须按^{32}P的衰变率(4.7%/日)进行校正。

^{90}Sr半衰期为28.5年,发射纯β射线,能量较低,射程较短。但^{90}Sr衰变不断产生^{90}Y,^{90}Y半衰期

64.2 小时,发射 β 射线能量 2260keV,组织最大射程 12.9mm。^{90}Sr 半衰期长,故要求每年进行一次衰减校正。这种敷贴器是公共敷贴器,是根据临床需要,由专业厂家制成根据临床不同要求,可制成形状、大小和放射强度各异的不同敷贴器,如皮肤敷贴器、眼部敷贴器和耳鼻喉科专用敷贴器等。

（五）治疗方法

1. **毛细血管瘤的敷贴治疗**　根据不同年龄给予不同的剂量:一疗程总剂量,乳儿 12 ~ 15Gy;1 ~ 6 岁,15 ~ 18Gy;7 ~ 17 岁,15 ~ 20Gy;成人 20 ~ 25Gy。可以一次给予大剂量,也可分次(每日一次,连续十天),如一次未愈,间隔 3 ~ 6 个月行二次治疗。

2. **局限性慢性湿疹、牛皮癣、扁平苔藓、神经性皮炎的敷贴治疗**

（1）一次大剂量法:敷贴器持续地放在病灶部位,一次完成疗程总剂量 5 ~ 10Gy,如无效,可再给予 4 ~ 6Gy。注意事项:必须准时取下敷贴器,否则可发生过量照射或其他意外。

（2）分次敷贴法:每次给予 1 ~ 3Gy,总剂量 6 ~ 15Gy 为一疗程。在一个疗程中,开始剂量可偏高,视反应调整剂量。

3. **瘢痕疙瘩的敷贴治疗**　一般认为手术切除有效,但复发率高,结合敷贴可取得满意效果。治疗总剂量 20Gy,每周 2 次法或每周 1 次法。根据病情可重复治疗。

（六）临床应用

1. **皮肤毛细血管瘤**　该病一般的疗法是化疗、电凝固、冷冻法和手术切除等,但疗效不佳且常留下瘢痕。敷贴治疗与其他治疗手段相比方法简便,但疗效与年龄及病理类型有关,这是因为血管瘤组织的血管内皮细胞对射线的敏感性随年龄的增长而降低。若病例的选择符合适应证,且处方剂量合适,则患者的局部反应轻微,疗效满意且不留瘢痕。本疗法尤其适用于幼儿、特别是面积不大的粟粒状、点状或面积不大、且略高出皮肤表面 1 ~ 2mm 的皮内型毛细血管瘤,应该早期治疗,一般一个疗程即可治愈。一岁以下儿童治愈率可达 70% ~ 80%。成人及其他类型的毛细血管瘤疗效稍差,海绵状毛细血管瘤或皮下型毛细血管瘤则不适合敷贴治疗。

大部分患者于照射后 2 ~ 3 天出现血管颜色加深(充血)、局部发热、刺痛或蚁行感,几天后可减轻。疗程结束或结束后数月可出现薄片状脱屑(持续 1 ~ 3 个月),血管瘤颜色变淡,即干性皮炎。最佳者 3 ~ 6 个月后血管瘤消失,且不留下痕迹。若治疗后出现充血、水肿和灼痛,渗出和水疱形成则提示产生湿性皮炎,应及时处理,使其不发生感染或扩大,治疗后除保持较长时期的色素沉着外也可不留痕迹(彩图 23-2、彩图 23-3)。

2. **局限性慢性湿疹、牛皮癣、扁平苔藓、神经性皮炎**　疗效和反应取决于处方剂量和患者对射线的敏感性,治疗期间局部痒感可能加剧,撤除 2 ~ 5 天可减轻,一周后明显好转或消失,近期治愈率可达 70% ~ 80%,有效率 98% ~ 100%。治疗结束后,一般无全身和血象反映,少数患者结束后可发生干性皮炎,个别可能出现湿性皮炎。

（七）注意事项

毛细血管瘤好发于面部,因此治疗中一定要掌握好处方剂量,尽量避免皮肤后遗症的出现。实践表明以略保守为宜,决不可出现湿性红斑,否则会造成皮肤萎缩;如经一疗程治疗未愈者,3 ~ 6 个月后可行第二疗程。受照局部减少摩擦,保持皮肤的卫生。治疗开始到治疗后 2 周患处禁用热水烫洗、搔抓,避免感染和损伤;患处有红肿、破损或感染时,应终止敷贴治疗,并采用抗感染等对症处理。

重要一点,在治疗前要与患者交代好可能出现的情况,并要在知情同意书上签字,知情同意书必须写明治疗过程中可能出现的反应和有关副作用。

二、嗜铬细胞瘤、神经母细胞瘤的^{131}I-MIBG 治疗

肾上腺素能肿瘤(adrenergic tumors)是起源于交感神经胎胚细胞的一类肿瘤,主要包括嗜铬细胞瘤、神经母细胞瘤、交感神经母细胞瘤和神经节细胞瘤等神经内分泌肿瘤。

嗜铬细胞瘤(pheochromocytoma)起源于肾上腺髓质、交感神经节或其他部位的嗜铬组织,可持续

或间断地释放大量儿茶酚胺,引起持续性或阵发性高血压和多个器官功能及代谢紊乱,约10%为恶性。本病以20~50岁多见,男女发病率无明显差别。高血压为最主要症状。

神经母细胞瘤(neuroblastoma)是高度恶性的肾上腺素能肿瘤,可发生于全身任何部位,以肾上腺髓质多见,发病年龄小,多于6岁前出现症状,确诊时约70%患者已有广泛转移。神经母细胞瘤细胞不能合成儿茶酚胺类物质,但能合成其前体多巴胺及排泌其代谢产物,多数神经母细胞瘤能摄取儿茶酚胺类物质。

交感神经母细胞瘤(sympathoblastoma)和神经节瘤(ganglioneuroma)是分化较好的肾上腺素能肿瘤,多见于儿童及青少年,常发生于胸椎旁后纵隔,预后较好。

（一）^{131}I-MIBG 及其治疗原理

胍乙啶和溴苄胺均是神经元阻滞剂,胍基和苄基相结合而成的碘代苄胍抗肾上腺素能神经元作用明显增强。^{131}I-MIBG(metaiodobenzyl guanidine,间碘苄胍)的化学结构与去甲肾上腺素相似,因此能被肾上腺髓质和交感神经分布丰富的组织器官摄取。^{131}I-MIBG 被摄取的机制尚未完全明确,首先可能是通过主动摄取被摄取,其次通过基于浓度差而产生的弥散作用被摄取。^{131}I-MIBG 与肾上腺素能神经递质的受体有特异结合力也是^{131}I-MIBG 被浓聚的可能机制。

静脉输入^{131}I-MIBG,注入量的1/3分布在肝脏,其他组织分布量很少。正常肾上腺分布很少,但单位重量的肾上腺髓质摄取^{131}I-MIBG 最高。肝和膀胱是体内受辐射剂量最大的器官,因此肝和膀胱是^{131}I-MIBG 治疗的剂量限制器官。

^{131}I-MIBG 能被某些富肾上腺素能受体的肿瘤(如嗜铬细胞瘤、恶性嗜铬细胞瘤及其转移灶、神经母细胞瘤等)高度选择性摄取,同时也能被类癌及甲状腺髓样癌组织摄取。^{131}I 衰变发射 β 射线,在所聚集的病变部位产生低剂量、持续内照射作用,能抑制和破坏肿瘤组织和细胞,达到治疗目的。

（二）适应证和禁忌证

1. **适应证**　凡能够选择性浓聚摄取^{131}I-MIBG 的肿瘤。临床常用于恶性嗜铬细胞瘤和神经母细胞瘤的治疗。

（1）恶性嗜铬细胞瘤

1）不能手术切除的患者。

2）曾进行化疗或放疗无效者。

3）预期可以存活1年以上的患者。

4）广泛骨转移所致剧烈疼痛者。

（2）Ⅲ期或Ⅳ期的神经母细胞瘤。

（3）不能手术切除的家族性恶性无功能的副神经节瘤(paraganglioma)

（4）示踪剂量^{131}I-MIBG 显像证实病灶摄取放射性药物。

（5）高血压不能控制者。

2. **禁忌证**　分绝对禁忌证和相对禁忌证。

绝对禁忌证：

（1）孕妇及哺乳患者。

（2）预期存活不超3个月者(难于处理的骨痛患者除外)。

（3）肾衰短期需要透析者。

相对禁忌证：

（1）不能接受医疗隔离。

（2）尿失禁。

（3）肾功能快速恶化,GFR 低于 30ml/min。

（4）前期治疗所致的进行性血液或肾毒性。

（5）骨髓抑制（白细胞低于 $4.0×10^9$/L、红细胞低于 $3.5×10^{12}$/L,血小板低于 $9.0×10^{10}$/L）。

（三）治疗方法

1. 患者的准备

（1）在进行 ^{131}I-MIBG 治疗前,必须进行 ^{131}I-MIBG 全身显像,以观察病灶聚集情况。

（2）停用可卡因、利血平、生物碱、胰岛素、6-羟基多巴胺、γ 神经元阻滞剂、苯丙醇胺、N-去甲麻黄碱等影响 ^{131}I-MIBG 吸收药物。

（3）治疗前 3 天开始用卢戈氏碘液封闭甲状腺,每日 3 次,每次 5 ~ 10 滴,直到治疗后 4 周。

（4）患者住入专用的放射性隔离病房。

2. 给药剂量　一般采用一次性固定剂量法,治疗剂量在 3.7 ~ 11.1GBq 之间。要求 ^{131}I-MIBG 的比活度应达到 1.48GBq/mg。也可根据显像的结果进行估算给药,以肿瘤吸收剂量为 100 ~ 200Gy 计算 ^{131}I-MIBG 用量。由于摄取率和有效半衰期会因疗效次数增加而减低,因此第一次和第二次的治疗剂量宜采用允许量的最高剂量,以提高疗效。

3. 给药方法　静脉滴注给药,60 ~ 90 分钟滴注完毕。给药时严密监测脉搏、血压和心电图,每 5 分钟 1 次,给药后 24 小时内每小时测 1 次。

4. 注意事项　患者应多饮水,及时排空小便以减少对膀胱的辐射。患者应住院隔离至少 5 ~ 7 天。视病情的发展和患者的身体状况决定是否需要重复治疗,再次治疗的条件主要观察肿瘤是否仍具有摄取 ^{131}I-MIBG 的功能,如重复治疗应在 3 ~ 5 个月后进行,剂量的确定原则与第一次相同。

（四）疗效评价

1. 嗜铬细胞瘤　外科手术是治疗嗜铬细胞瘤的首选。嗜铬细胞瘤对外放射治疗和化疗均不敏感,二者联合治疗总有效率约 57%,而 95% 以上的嗜铬细胞瘤病灶能摄取 ^{131}I-MIBG,所以只有当肿瘤不摄取 ^{131}I-MIBG 或当用 ^{131}I-MIBG 治疗失败后才考虑用放疗或化疗。使用 ^{131}I-MIBG 治疗嗜铬细胞瘤目的如下:①缓解症状和改善患者生活质量;②抑制肿瘤分泌儿茶酚胺类物质的功能,降低患者血压,延长生存期;③控制肿瘤的进展,改善患者预后;④通过重复 ^{131}I-MIBG 治疗可能使肿瘤完全消退,但应注意权衡缩小或消除肿瘤与多次 ^{131}I-MIBG 治疗毒副作用之间的利弊。虽然根治肿瘤是追求的目标,但对大多数患者能通过治疗有效控制肿瘤是更易实现的目标。治疗中也存在一些问题,多次 ^{131}I-MIBG 治疗后,随着肿瘤体积明显缩小,肿瘤细胞摄取 ^{131}I-MIBG 的量也明显降低,因此一些可用于提高 ^{131}I-MIBG 疗效的方法,如:钙离子拮抗剂和血管扩张剂能够增加病灶的摄取,配合给予放射增敏剂增加肿瘤细胞的摄取和提高对射线的敏感性等措施被应用于治疗过程中。

2. 神经母细胞瘤　神经母细胞瘤患者的临床分期决定了患者的预后和治疗方法的选择。局部病变无远处转移者（TNM Ⅰ ~ Ⅱ期）,手术切除,预后较好（2 年生存率 90%）;发生淋巴结或其他器官的转移者（TNM Ⅲ ~ Ⅴ期）预后差。手术、化疗和 ^{131}I-MIBG 等方法相结合,开始治疗时有效率约为 80%,但随病程的进展,抗药性的产生,5 年存活率仅 10% ~ 20%。其他影响预后的因素有患者的年龄、原发肿瘤的部位、分泌儿茶酚胺的类型和速率、确诊时血清铁蛋白水平及肿瘤细胞的组织学特点等。

一般情况下是将 ^{131}I-MIBG 治疗作为一种手术和化疗的辅助措施,只有当其他方法治疗效果不理想后才采用。基于如下理由,可将 ^{131}I-MIBG 作为神经母细胞瘤的一线治疗方法:①诊断确定后,使用 ^{131}I-MIBG,可明显缩小肿瘤体积,有利于手术全部切除;②治疗活度的 ^{131}I-MIBG 显像,可以提供更多更确切的肿瘤位置、大小、是否转移及转移部位等信息,有助于手术的进行及临床方案的制定;③ ^{131}I-MIBG 只针对肿瘤及其转移灶,减少其他组织的照射,对患者的毒副作用较小,不影响甚至能够改善患者术前的身体状况,有利于手术治疗的进行;④术后采用 ^{131}I-MIBG 对残留的微小病灶可能更有效。

（五）毒副作用

用¹³¹I-MIBG 治疗，临床上发生严重毒副反应者少见。

1. 短期内（1~3天）可能有恶心、呕吐等胃肠道反应，一般轻微，仅需对症处理。

2. 治疗后4~6周通常可见暂时性的骨髓抑制，大部分患者仅见一过性白细胞下降，但数周后即恢复正常。

3. 儿童患者可能出现明显的骨髓抑制，特别是血小板，有些患者难以恢复。曾接受过化疗、骨髓移植或有骨髓转移的患者更明显。现在提倡治疗前收集患者骨髓细胞，当¹³¹I-MIBG 治疗出现骨髓功能受抑制时再输入自身骨髓细胞，这样明显提高患者对治疗毒副作用的耐受性。

4. 未见急性血流动力学、心电、甲状腺功能、肝酶学、肾上腺皮质激素分泌和自主神经系统功能的异常改变。无证据显示¹³¹I-MIBG 治疗可诱发白血病或继发性实体肿瘤。

5. 治疗过程中封闭甲状腺失败可能造成甲低。未见对身体其他组织器官有明显的损伤作用。

三、肝癌动脉导管介入治疗

原发性肝癌是我国最常见的恶性肿瘤之一，其死亡率在消化系统恶性肿瘤中居第三位，仅次于胃癌和食管癌，其发病隐匿，确诊时多已是中晚期，不仅失去手术机会且预后较差。因肝癌有动脉和门静脉双重血供，所以肝动脉栓塞化疗的疗效不甚理想。

放射性核素肝动脉导管介入治疗可起到局部给药、内照射和栓塞动脉等多重作用，达到阻断肿瘤血供、控制肿瘤生长及引起肿瘤坏死缩小的作用，而对正常肝组织的影响较小。核医学科医师应与临床相关科室同事合作，经动脉导管将标记有放射性核素的制剂导入肝癌组织，使肝肿瘤获较大的照射剂量，而正常组织获得较少受照量，从而得到较好治疗效果。

（一）原理

肝脏具有肝动脉和门静脉双重血供特点。正常肝组织的血供只有20%来自肝动脉，其余80%来自门静脉，而肝癌绝大部分血供来自肝动脉，早期在微循环的水平上常有血管增生，与正常组织相比可捕获正常肝组织3~4倍的球状颗粒（微球）。纯β粒子的放射性核素（³²P、⁹⁰Y、¹³¹I、¹⁹⁸Au、¹⁸⁶Re、¹⁸⁸Re等）用玻璃和树脂等基质封装成直径数十微米的微球，放射性微球经选择性动脉插管注入肝癌供血动脉，使微球到达肿瘤血管微小动脉，不仅可阻塞肿瘤的营养血管，还可以释放射线杀伤肿瘤细胞，起到阻塞血管和内照射的双重作用。导入途径可为经肝动脉栓塞、肝动脉和门静脉双栓塞或瘤内注射。

（二）常用药物

1. **放射性微球**　选择治疗用核素需考虑以下因素：射线类型、能量特点、物理半衰期、有效射程与供给等。用于标记放射性微球的核素有³²P、⁹⁰Y、¹³¹I、¹⁶⁶Ho和¹⁸⁸Re等，主要为发射β粒子核素，多由反应堆生产。目前常用于临床的是³²P和⁹⁰Y。微球内照射载体应符合以下标准：物理化学性质稳定、颗粒均匀、不碎裂、不溶解、易于制备等。常用载体种类有：玻璃微球、明胶微球、树脂微球、快速凝缩栓塞剂、碘化油和鱼肝油酸钠等。常用的有：³²P或⁹⁰Y-玻璃微球，⁹⁰Y、³²P为纯β射线放射性核素，射程适中，能量高，前者物理半衰期64.2小时，平均能量0.93MeV，组织内平均射程为2.5mm，最大10mm；后者物理半衰期14.3天，平均能量0.69MeV，组织内平均射程为4mm，最大8mm。微球直径15~30μm，密度3.29g/cm³，2.2万~7.3万/mg，比活度为30~35MBq/mg，化学性质稳定，几乎没有核素释出，不会引起骨髓抑制。

2. **稀释液**　放射性微球比重大，必须在使用前制备成混悬液方能注射。稀释液有碘油、100%甘油、50%葡萄糖及超液化碘油等。碘油和超液化碘油也是血管栓塞剂，并可在X射线透视下跟踪携带玻璃微球在血管内的运行以及在肿瘤内的聚集情况。其中，超液化碘油纯度高而黏稠度最低，不仅可减少术后发热等不良反应,而且又较普通碘油减小了推注时的阻力,与玻璃微球混合使用具有协同栓塞作用,是较为理想的稀释剂。

（三）适应证

1. 病理学检查证实为原发性肝癌或继发性肝癌,不适合手术切除者。肿瘤血管丰富,有明确的单一动脉供血者。

2. 肝肾功能较好,人血清蛋白浓度不低于正常值的75%,胆红素不超过正常值的133%,SGOT不高过正常参考值6倍,凝血酶原时间在3秒之内,血清肌酐不超过正常参考值的200%。

3. 化疗无效或不能耐受者。

（四）禁忌证

1. 肝癌晚期,恶病质,伴严重肝硬化者慎用。

2. 育龄妇女要在月经后10天内进行,孕妇和哺乳期妇女禁用。

3. 肿瘤血供差,坏死广泛者。

4. 肿瘤有动静脉瘘且分流量大者,有肝-心、肝-肺分流或大的动静脉瘘者。

5. 全身、局部插管和皮肤有急性感染尚未得到控制者。

6. 白细胞计数小于 $4×10^9/L$,血小板计数小于 $100×10^9/L$ 。患出血性疾病者。

7. 弥漫型肝癌。

（五）治疗方法

1. **用量**　肿瘤、非瘤肝组织及肺的吸收剂量与治疗效果和并发症密切相关,一般认为,人非肝组织安全耐受量上限80Gy,超过这一剂量将导致放射性肝炎的发生,肝的辐射吸收剂量为50Gy/GBq,治疗肝癌所需处方剂量为 80～150Gy。常用以下公式计算所需用量:

$$所需活度(GBq)=所需辐射吸收剂量(Gy)×肝质量(kg)/50$$

临床上一般用量为 1.55～6.29GBq(40～170mCi)。

2. **方法**　经肝动脉灌注核素微球是实现肝癌内照射栓塞治疗最为理想的途径。术前常规用导管经肝动脉灌注 ^{99m}Tc-MAA 模拟 ^{90}Y-GMS 分布,以确定插管准确无误,并观察有无肝心、肝肺分流和动静脉瘘等情况。否则注入 ^{90}Y-GMS 会导致胃十二指肠出血、肺栓塞、肺纤维化或心肌损害。确认导管位置正确后,将玻璃微球从动脉导管推注入肝癌病灶及其周围毛细血管床。注射完毕拔出导管,创口包扎固定并压迫止血。

（六）疗效评价

肝癌肝动脉灌注放射性核素微球的内照射栓塞技术能发挥动脉阻断术和内放射治疗的双重作用,迅速消灭癌细胞并造成癌肿大部分坏死;且放射性核素能在局部形成高剂量靶区辐射,对肿瘤周围正常组织肝组织损伤较小,提高了肝组织对放射性核素的耐受性。术前的应用可以减少肿瘤播散和转移;对中晚期患者使用本法治疗可以缓解症状,提高生存率,同时可以缩小肿瘤以利于二期手术切除;本疗法是一种安全、有效、可行的方法,尤其对于原发性、富血管的肝癌,表现出很好的治疗效果。分区模型的建立和应用可在术前预测肿瘤、非瘤肝组织及肺内的吸收剂量,有效估计患者术后并发症发生的危险性,保证治疗安全、有效重复进行。 ^{90}Y-GMS 治疗肝癌可明显延长中位生存时间和提高1年生存率。

治疗前须住院观察1～2天,B超、CT和胸片检查了解有无异位栓塞,观察有无胃十二指肠黏膜损伤和出血等反应。

（七）不良反应和并发症

1. **不良反应**　肝癌动脉导管介入治疗是一项安全可靠的治疗技术,多数患者术后不良反应轻微,尤其是单纯使用放射性微球治疗者。只要掌握好适应证,严格操作规程,就可以避免严重并发症的出现。不良反应主要包括:全身反应、消化道反应、发热反应、血液毒性以及肝毒性,如低热、恶心、食欲不振、右上腹部疼痛,部分患者有一过性转氨酶升高和黄疸等。治疗后 2~3 周内可有轻度低热、恶心、呕吐或右上腹痛,多在 1~2 周后恢复正常。

2. 并发症　并发症的发生与病例的选择,血管解剖变异以及术者的操作熟练程度有关。并发症主要包括:血肿、放射性肺炎及上消化道出血等。

四、血管内放射性支架介入治疗

心血管疾病已成为三大主要死亡原因之一,其中,阻塞性血管疾病占相当比重。目前,由于血管狭窄行经皮腔内冠状动脉成形术(percutaneous transluminal coronary angioplasty,PTCA)患者越来越多。虽然血管内支架可以发挥机械性支撑作用,但是不能抑制血管组织细胞增殖和内膜增生,甚至可以刺激增殖导致支架内再狭窄,术后再狭窄(restenosis,RS)发生率仍在 30%~50%,严重影响其远期疗效。血管平滑肌细胞(vascular smooth muscle cells,SMC)增殖所致的内膜增生在 RS 中起重要作用。冠状动脉内支架不能抑制 SMC 增生反应,药物涂层支架、机械治疗和基因转导治疗难以获得理想的疗效。带有放射性核素的支架可进行血管内近距离放射治疗(intravascular radionuclide brachytherapy)可以明显抑制细胞和新生内膜的增殖,减少再狭窄的发生率。放射性支架是预防血管成形术后再狭窄的有效途径。

(一)原理

将放射性支架置于血管腔内,所发射的射线对病灶部位进行集中照射,在局部产生足够的电离辐射效应。当细胞暴露于射线时,DNA 突变,染色体畸变,核酸及蛋白质合成受损,细胞增殖分裂能力下降或消失,最终抑制细胞增殖甚至导致细胞死亡,而这种作用对增殖旺盛的细胞更显著。电离辐射还能明显抑制细胞迁移及细胞外基质的合成,也能促进细胞凋亡,因此,可达到杀伤靶细胞,减少细胞外基质合成,减慢平滑肌细胞迁移以及抑制血管壁重构的目的,从而预防 PTCA 术后的再狭窄发生,对邻近血管和组织不产生影响或影响甚微。

(二)适应证和禁忌证

1. 适应证　原则上适合放置支架治疗患者均可应用此方法,根据患者临床表现、病变血管情况、照射时机及治疗装置使用情况而定。对于 18 岁以上成人原发性冠状动脉疾病患者;单只血管、单处病变;新病变或再狭窄病变;靶病变长度适合支架范围者均可应用。

2. 禁忌证　多支冠状动脉病变;近期(72 小时)内发生的心肌梗死;LVEF<30%;没有保护的左主干病变;有既往胸部放射治疗史。

(三)核素的种类

1. β 射线类　^{90}Y、^{32}P、^{90}Sr、钴[^{55}Co]等。

2. 低能 X 射线类　常使用^{103}Pd,从操作和放射防护讲,^{103}Pd 与 β 源相似,从剂量分布角度,^{103}Pd 与 γ 源相似。

3. γ 射线类　铱[^{192}Ir]、^{99m}Tc、^{133}Xe、^{125}I 等。穿透力强需要特殊防护,因此临床应用受到限制。

4. β、γ 射线类　^{56}Co、铬[^{51}Cr]、锰[^{52}Mn]、镍[^{57}Ni]、铁[^{55}Fe]、^{186}Re、^{188}Re、^{198}Au 等。

制备血管内放射性支架主要应用发射 β 射线和 γ 射线的放射性核素。

发射 β 射线核素射线穿透力较弱,近距离生物效应好,在组织中 5mm 以外有 99% 的射线被吸收,对周围非靶组织损伤小,放射源活性高,达到血管壁所需照射剂量时间短,对工作人员的照射少,防护简单,可以在常规导管室操作。发射 γ 射线核素穿透力强,内照射生物效应较大,对非靶组织损伤明显。治疗时辐射危害影响大,工作人员需特殊防护。但对残留有偏心狭窄的病变及大血管病变效果

优于 β 射线。

（四）治疗方法

1. **血管内导入术**　将放射源导入靶血管内进行快速照射，然后取出放射源。导入系统包括引导管、隔离导管、推进导丝和位于推进导丝末端的放射源胶囊。

2. **放射性液体球囊**　在导入系统基础上，将导管头端设计一个球囊，然后将液态放射源导入球囊，球囊膨胀后，膨胀球囊使放射性核素均匀地贴在靶血管壁上。

3. **涂膜技术**　制成具有不同放射活性，但物理性质与普通支架没有区别且具有极低放射性的支架，植入血管后发挥长期治疗作用，对人体放射污染极其微小。常用的有（1）普通金属架的直接激发；（2）^{32}P 直接轰入金属架；（3）钛线直接植入 ^{32}P；（4）^{198}Au 支架。

（五）疗效评价

血管内放射性支架介入治疗可有效防治 PTCA 后血管再狭窄，明显降低血管再狭窄的发生率，短期内并发症少且安全性较高，具有较好的应用前景（图 23-4）。血管扩张前后进行内照射都能抑制血管内膜增生，血管成形术后 48 小时为血管平滑肌细胞的增殖高峰期，此时照射效果更好，但是由于在较短时间内施行两次创伤性治疗，在临床实践中效果并不理想。对于多支冠状动脉病变、最近（72 小时内）发生的心肌梗死、LVEF<30% 和没有保护的左主干病变的患者则要慎用本疗法。本疗法的不良反应有：边缘效应，是指受照区边缘即支架两端与组织交界处管腔内径减少，出现再狭窄；血栓形成和阻塞；内皮化延迟和动脉瘤的形成，照射可使血管内皮化延迟而使血管内皮细胞密度降低。动脉瘤的形成则与内照射引起的动脉壁内细胞亚致死性或致死性损伤、动脉壁变薄、动脉夹层延迟愈合等因素有关。

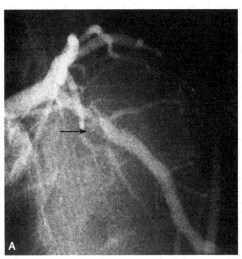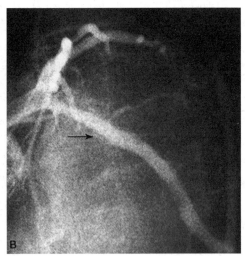

图 23-4　放射性核素血管内近距离放射治疗
A. 治疗前；B. 治疗后

五、硼中子俘获治疗及重离子治疗

硼中子俘获治疗（boron neutron capture therapy，BNCT）是 1936 年由美国物理学家 Locher 提出的一种新型靶向治疗概念：如果能利用 ^{10}B 选择性的聚集在肿瘤细胞中，使用热中子束照射肿瘤组织，那么将产生足以杀死肿瘤细胞的辐射剂量。目前，在临床中广泛应用的硼携带剂分别是对二羟苯丙氨酸（p-dihydroxyborylphenylalanine，BPA）和十一氢巯基十二硼化二钠（sodium mercaptoundecahydro-closo-dodecaborate，BSH），在胶质瘤及黑色素瘤等恶性肿瘤的治疗中取得了较好的效果。

重离子是一类原子量较大的原子核或离子，如碳、氖、硅等。重离子放疗是利用质子或重离子射线治疗肿瘤的一种手段。治疗时,重离子射线在加速器中被加速到光速的70%时引出并射入人体,通过调节高剂量治疗区域的大小与肿瘤的深度,使射线直射肿瘤病灶,射线在射程中的能量变化过程被称为"布拉格峰"的能量释放轨迹,类似于"立体定向爆破",即射线在到达肿瘤病灶前释放能量较少,而到达病灶的瞬间时可释放大量能量,杀灭肿瘤细胞,随后能量迅速减弱,从而达到杀灭肿瘤又不产生明显放射性副作用的目的。重离子疗法的射线对癌细胞杀伤力比X射线强,其较强的定位能力使其他正常组织免受辐射,或只受到低剂量照射。临床应用中,碳离子是迄今最佳的治疗用重离子。

六、放射性核素示踪干细胞应用

干细胞应用相关研究近年来发展迅速,干细胞治疗在部分遗传性疾病及癌症中取得了良好成绩,有望突破原始治疗手段,成为治愈疾病的新疗法。在干细胞治疗过程中,放射性核素示踪技术能在不损伤组织和器官的前提下观察干细胞,示踪干细胞功能及活性,有效的检测其动向、分化及作用机制。目前,分子成像技术在干细胞的示踪应用尚局限于外源性干细胞示踪,即体外培养干细胞后使用放射性药物进行标记,再注入体内。下文为几种较常应用干细胞示踪技术的疾病。

(一) 神经系统疾病

神经干细胞(NSCs)具有无限增殖分化、维持自我更新及多向分化的能力,其可以分化成为神经系统的三大谱系细胞:神经元、星形胶质细胞和少突胶质细胞。成年脑内的NSCs大多数处于静息状态,当神经系统出现病变如脑出血、脑梗死、脑外伤、阿尔兹海默病、帕金森病时可观察到内源性NSCs的激活、增殖、迁移及分化,以及在病变组织区域的分布,利用标记的神经干细胞能够充分显示出不同病变的干细胞聚集部位,深入了解其生理变化,充分利用同源NSCs的再生特性修复病变部位,并避免排异免疫反应等不良问题。

放射性核素标记神经干细胞在脑部疾病:脑外伤、脑缺氧及神经退行性疾病,如阿尔茨海默综合征、帕金森病等应用较多,主要利用神经细胞的无限增殖分化、维持自我更新及多向分化的能力。核医学的分子显像的主要方法包括代谢显像、抗体显像、受体显像、反义显像及报告基因显像,目前研究表明,NSCs表面存在相对应的受体,因而受体显像最有望成为实现干细胞活体示踪方法的显像技术。此外报告基因显像如单纯疱疹病毒、胸腺嘧啶核苷激酶(HSV1-kt)、多巴胺D_2受体及NIS等研究较为热门。其中大部分应用尚在动物实验阶段,有研究者成功应用BrdU标记了能够表达多巴胺受体D_2的神经干细胞,通过外伤动物移植干细胞后不同时间点的[11]C-NMSP及[18]F-PET成像以评价干细胞的存活情况,研究结果提示PET受体显像技术能够实现神经干细胞移植物脑内活体监测,建立了一种无创监测神经干细胞活性的方法。

(二) 心血管疾病

近年来,大量临床和动物研究表明心脏干细胞移植能够明确改善心功能,在治疗心肌梗死中取得了较大进展。目前心脏干细胞移植大部分使用骨髓间充质干细胞,此外研究者发现心外膜干细胞W1也能分化出新的心脏干细胞适用于治疗。在评价干细胞植入、分布、存活、迁徙及分化成为成熟的心脏干细胞过程中,放射性核素示踪技术起到了非常重要的作用。放射性核素示踪技术是一种非侵袭性的显像方式,能够提供心脏灌流情况、心肌收缩性以及心肌存活状态等信息。

现阶核素示踪的主要方式为放射物直接标记或报告基因标记,常用的直接标记示踪剂主要有[18]F-FDG、铟-羟基喹啉(^{111}In-oxine)、[99m]Tc-HMPAO等,其标记方法均为将示踪剂与待标记的干细胞共同孵育,研究表明[18]F-FDG标记干细胞的方法很好的反映了干细胞的分布和定量,但存在衰减快及非特异性摄取等问题。[111]In-oxine由于半衰期较长,能够检测移植后1周的干细胞,研究发现不同途径注射的干细胞在心肌内的聚集程度不同,其中心肌注射能起到较好的滞留效果。[99m]Tc-HMPAO半衰期较短,可用于动脉导管心肌灌注显像,能反应心脏干细胞向梗死细胞迁移的动态过程,注射后显像证实,左心室梗死后移植入骨髓干细胞能明显改善心肌再生、左心室再灌注及心肌收缩性能。

　　报告基因标记主要是在体外通过载体将报告基因转移入移植干细胞,体外检测报告基因表达率后注入体内,通过静脉注射特异性核素标记的报告探针对移植干细胞进行定性及定量分析。常用的示踪剂为^{99m}Tc、^{18}F-无环鸟嘌啶核苷衍生物(4-^{18}F-3-hydroxymethylbutyl-guanine,^{18}F-FHBG)等。成像信号与干细胞存活数量及质量相关,报告基因显像生物特异性更强,可重复性较好,无核素衰减的限制,能更多的提供亚细胞功能状态的信息。

(赵长久)

思 考 题

1. 放射性核素敷贴治疗的原理、适应证及治疗方法是什么?
2. ^{131}I-MIBG 治疗嗜铬细胞瘤、神经母细胞瘤的原理适应证及禁忌证是什么?

第二十四章 核医学在儿科疾病的应用

教学目的与要求

【掌握】儿科核医学在骨骼、泌尿、消化的临床应用。

【熟悉】儿科核医学检查要点。

【了解】放射性核素治疗神经母细胞瘤。

核医学检查在小儿各年龄阶段都有其临床价值,是儿科学诊治疾病必不可少的临床学科。核医学的诊疗手段具有简便、安全、灵敏、无创等特点,应用于小儿消化、泌尿、骨骼、循环、内分泌、神经系统等疾患的诊断,甲状腺疾病和神经母细胞瘤等疾病的治疗。儿科核医学的诊疗操作流程、适应证、药物剂量、图像判读等方面与成人核医学有差异。

第一节 儿科核医学检查特点

一、准备工作

(一) 患者与家属的密切配合

儿科核医学(nuclear medicine of paediatrics)临床工作中诊疗前的准备与诊疗期间观察常常比成人需要更多的时间和耐心,因此要求医务人员、患儿及家属的共同参与和密切配合。

(二) 检查期间体位保持不动

检查期间保持体位不变,可以减少位移伪影。使用胶带、布垫、沙袋、布毯等将检查部位与检查床固定;检查室的人性化布局、玩具、儿童书籍、影像和音乐等能够分散患儿的注意力,能顺利完成核医学检查。

(三) 检查镇静

少部分患儿不能在检查期间保持体位不动,需要镇静才能顺利完成,以便获得理想的影像。

二、放射性药物剂量

儿科核医学检查用放射性药物剂量,应满足检查所需的最小化剂量。临床工作中,儿科核医学检查显像剂用量,通常根据患儿体重或者体表面积在成人用量基础上进行校正计算。具体核医学显像的显像剂使用剂量见表24-1。

表24-1　儿童核医学显像应用显像剂的剂量表

项目/显像剂	最大剂量 mCi(MBq)	最小剂量 mCi(MBq)	按公斤体重剂量 mCi(MBq)
骨骼^{99m}Tc-MDP	20(740)	2(74)	0.2(7.4)
肾静态 DMSA	3.0(111)	0.3(11.1)	0.05(1.85)
肾动态 DTPA	5(185)	0.5(18.5)	0.1(3.7)
甲状腺^{99m}TcO$_4^-$	10(370)	0.5(18.5)	0.1(3.7)

续表

项目/显像剂	最大剂量 mCi(MBq)	最小剂量 mCi(MBq)	按公斤体重剂量 mCi(MBq)
甲状旁腺 MIBI	10(370)	2(74)	0.15(5.55)
Meckel 憩室^{99m}TcO₄⁻	10(370)	0.2(7.4)	0.1(3.7)
肝胆^{99m}Tc-EHIDA	3.0(111)	0.25(9.25)	0.05(1.85)
GER DTPA(Milk)	1.0(37)	0.2(7.4)	0.015(0.55)
心肌 MIBI	10(370)	2(74)	0.15(5.55)
肝脏 PHY	3.0(111)	0.1(3.7)	0.05(1.85)
脑 ECD	20(740)	1.0(37)	0.25(9.25)

第二节　常见儿科疾病的核医学诊断应用

一、骨骼系统

核素骨显像诊断骨骼疾病具有很高的敏感性,可以进行三时相、动态、静态、全身、局部、断层、融合显像、3D 融合等多种显像方式,骨显像在儿科骨病的应用逐渐增多。

(一) 良性骨病

1. **急性骨髓炎**　骨髓炎(osteomyelitis)常发生于小儿血流丰富的干骺端。常规 X 射线摄片对早期诊断有困难,但三时相骨显像在骨髓炎发病 24 小时内发现异常。急性骨髓炎三时相骨显像典型征象是在病变部位血流灌注增加、血容量丰富,延迟相上出现放射性异常浓聚。

急性骨髓炎和蜂窝组织炎在临床症状上较为相似,蜂窝组织炎延迟相骨显像剂分布基本正常。

骨显像对早期诊断骨髓炎非常敏感,具有较高的准确性。

2. **骨结核**　骨关节结核好发于儿童和青少年,90% 继发于肺结核。骨结核病灶表现为骨显像剂异常浓聚。对于诊断明确的患者,骨显像能发现更多的骨骼病灶,利于全面评估病情、判断疗效。

3. **儿童股骨头骨软骨病**　又称为无菌性股骨头骨骺坏死。常见于 4~8 岁男孩,单侧病变多见,临床表现为髋部轻度疼痛。骨显像的改变可早于 X 射线检查数月。骨显像对此病诊断的灵敏度和特异性高达 98% 和 95%,在症状出现的 5 周内,患侧股骨头显像剂部分或全部缺如。中晚期骨显像特征性表现:患侧股骨头骨骺部位显像剂摄取减低,髋臼部位因滑膜炎而呈现显像剂摄取增高。

4. **骨折**　骨显像主要用于细小骨折和部位比较隐蔽的骨折以及隐匿性、应力性和功能不全性的骨折。骨显像是诊断应力性骨折的金标准。可比 X 射线早数周发现病变。应力性骨折骨显像的典型表现为皮质区灶性、梭形或横带状显像剂摄取增高。

5. **腰椎峡部裂**　腰椎峡部裂患者多为青少年,多数患者无症状,少数出现下腰部进行性疼痛,可伴发一侧或双下肢放射性痛。病变部位可见骨显像剂摄取异常增高。SPECT/CT 局部断层显像能进一步明确诊断。

6. **骨移植的监测**　骨动态显像对移植骨是否成活具有独特价值。比 X 射线检查早 3~6 周准确判断移植骨存活与否,预测存活率近 100%。移植骨显像剂分布高于周围正常骨组织及对侧相应正常骨组织,骨床连接处显像剂分布增高,提示血运通畅,存活良好。

(二) 原发性骨肿瘤

1. **成骨肉瘤**　成骨肉瘤(osteosarcoma)三时相骨显像典型表现是病变部位骨骼血流灌注增加,延迟显像显像剂摄取增高,病灶内显像剂分布不均。成骨肉瘤易发生远处转移,特别是骨转移和肺转移,转移灶放射性摄取增高。

2. **尤文肉瘤**　尤文肉瘤(Ewing Sarcoma)90% 发生在 5~25 岁之间。好发于长骨的干骺端、骨干,肋骨、锁骨、肩胛骨和椎骨也可发生。骨显像典型征象表现为病灶显像剂摄取增高,分布较均匀。

尤文肉瘤易发生转移,因此,定期随访骨显像很有必要。骨显像在确定尤文肉瘤的侵犯范围和早期诊断转移灶优于 X 射线检查,同时还有助于确定手术范围和放疗定位。

此外,骨显像也用于骨巨细胞瘤、骨样骨瘤、骨软骨瘤、骨纤维异样增殖症、单发性骨囊肿、非骨化性纤维瘤的诊断,SPECT/CT 有助于明确诊断。

(三) 恶性肿瘤骨转移

骨显像是诊断恶性肿瘤骨转移常规诊断方法,较常规 X 射线早 3~6 个月发现骨骼转移病灶。同时也是骨转移灶治疗后疗效观察的主要方法。

1. 神经母细胞瘤　神经母细胞瘤(neuroblastoma,NB)转移发生很早,头颅骨转移多见,长骨转移多见于近端和干骺区。骨转移灶放射性摄取异常增高。

2. 横纹肌肉瘤　横纹肌肉瘤(rhabdomyosarcoma)是小儿最常见的软组织肿瘤,骨为常见转移部位。骨显像可早期发现骨骼转移灶,骨转移灶放射性摄取异常增高。

3. 肾母细胞瘤　肾母细胞瘤(nephroblastoma)是婴幼儿较常见的恶性实体瘤,肾母细胞瘤偶见多发性骨转移病灶,病灶部位可见异常放射性摄取增高。

二、泌尿系统

(一) 肾静态显像

^{99m}Tc-DMSA 肾静态显像,能观察肾实质损害,在临床上主要用于诊断小儿由于泌尿道感染继发肾皮质。

主要临床应用:

1. 肾内占位性病变、缺血性病变和破坏性病变(包括瘢痕和外伤)的检测。

2. 急性肾盂肾炎和慢性肾盂肾炎的诊断　肾盂肾炎(pyelonephritis)根据肾盂肾炎临床病程及疾病进展分为急性及慢性两期,慢性肾盂肾炎是导致慢性肾功能不全的重要原因。儿童尿路感染是常见的疾病。急性肾盂肾炎如没有得到及时的诊治,会造成受累肾组织坏死,形成瘢痕,从而发生不可逆转的改变。如早期发现与治疗,可有效地预防和阻止瘢痕的产生,故早期诊断肾盂肾炎对儿童具有重要价值。

急性肾盂肾炎早期,由于肾实质内局灶性缺血,肾静态显像表现为肾内局限性显像剂分布稀疏或缺损,可单发也可多发。如果此时进行及时有效治疗,病灶处水肿消退,肾小管缺血得到改善,局部显像剂分布稀疏缺损区消失,此时,病变组织可恢复正常功能。急性肾盂肾炎如有瘢痕形成,静态显像可表现为局部肾皮质变薄、肾轮廓缩小,肾内可见楔形放射性分布稀疏缺损"瘢痕征",常见于肾上、下极近边缘处。慢性肾盂肾炎表现为肾影缩小,整个肾显像剂分布不均匀,瘢痕处为缺损区。肾皮质显像探测急性肾盂肾炎及其瘢痕、显示病灶数为超声的两倍,断层显像比平面显现可发现更多的显像剂分布异常区域。肾皮质显像对于肾盂肾炎疾病诊断的灵敏度和特异性分别达到 96% 和 98%。

3. 先天性肾脏畸形,包括重复肾、孤立肾、肾发育不良、马蹄肾、多囊肾、异位肾等诊断。

4. 鉴别诊断腹部肿块与肾脏的关系。

(二) 肾动态显像与 GFR 测定

1. 评价小儿肾脏的功能状态。

2. 新生儿未成熟肾诊断。

3. 儿童肾积水及上尿路梗阻评价。

4. 急性肾动脉栓塞的诊断和随访。

5. 诊断肾性高血压。

6. 肾静脉血栓诊断。

7. 肾梗死。

8. 评价肾移植术后及肾外伤、肾输尿管术后有无尿漏。

9. 肾内占位性病变定位及定性诊断。

10. 重复肾畸形诊断及功能判定。

三、消化系统

（一）肝胆动态显像

1. 胆道闭锁和新生儿肝炎的鉴别诊断　肝胆动态显像对于胆道闭锁与新生儿肝炎的鉴别诊断具有重要的临床价值。^{99m}Tc 标记肝胆显像剂,用 γ 相机或 SPECT 做动态显像,观察有无胆道、肠道显影进行鉴别诊断。一般要延迟显像观察到 24 小时。肠道内出现放射性分布,即可诊断为新生儿肝炎。肠道内持续未见放射性分布,需要给患儿口服苯巴比妥每天 5mg/kg,连续 7～10 天,然后再次做肝胆动态显像,一旦出现显像剂分布,则考虑为新生儿肝炎的诊断,如 24 小时后肠道内无显像剂分布,则诊断为胆道闭锁。此检查对患儿精准诊治具有重要临床价值。

2. 急性胆囊炎诊断　肝胆显像胆囊持续不显影,可证实急性胆囊炎的临床诊断。相反,胆囊显影则可排除急性胆囊炎。介入试验后一旦出现胆囊影即可排除急性胆囊炎诊断。

3. 慢性胆囊炎诊断　肝胆显像肠道显像剂分布早于胆囊显像剂分布是慢性胆囊炎患者的一个非敏感的但却是非常特异性的征象。

4. Kasai 术后观察胆道通畅情况。

5. 诊断胆总管囊肿等先天性胆道疾患等。

（二）胃食管反流测定和显像

胃食管反流的诊断和定量评估反流程度;评价有无因胃食管反流导致的吸入性肺炎。

（三）胃排空显像

胃排空功能的评价;胃排空障碍原因的探讨;药物及手术治疗的疗效观察和随访。

（四）异位胃黏膜显像

1. Meckel 憩室　在腹部脐周,最常见于右下腹出现位置相对固定的灶状浓聚影,与胃同步显影,随着时间延长,影像渐浓。早期出现、位置和形态未见明显变化是诊断要点。

2. 小肠重复畸形的诊断。

3. 小儿下消化道出血病因筛查。

（五）胃肠道出血显像

各类急性、慢性消化道出血(尤其是下消化道出血)的诊断与定位。消化道出血显像诊断胃肠出血的灵敏度均可达 85%～90% 以上,能探测出血率低达 0.1ml/min 的消化道出血,其敏感性高于 X 射线血管造影检查,尤其是可用于间歇性肠道出血。典型影像表现为肠道异常显像剂分布,常沿着消化道移动,异常显像剂分布不固定。

（六）放射性核素唾液显像

主要应用于吸入性肺炎的诊断及随访。唾液显像诊断吸入性肺炎的灵敏度高于胃食管反流显像。出生时头颈部有缺陷的患儿,唾液显像可以确定是否存在反复唾液、食物吸入。

四、内分泌系统

（一）甲状腺显像

1. 异位甲状腺的定位诊断　文献报道的异位甲状腺显像多用 ^{99m}TcO$_4^-$ 甲状腺显像。^{131}I 或者 ^{123}I 甲状腺显像对异位甲状腺诊断有独特的价值。异位甲状腺分为迷走甲状腺和副甲状腺两种。甲状腺全部异位者正常甲状腺不存在,称为迷走甲状腺;甲状腺部分异位者正常甲状腺存在称为副甲状腺。两种异位甲状腺都可以出现单异位或者双异位。

2. 甲状腺结节功能的诊断　儿童时期出现的甲状腺结节 50% 为恶性。单纯甲状腺静态显像不能判断甲状腺结节的性质,可以进一步作甲状腺亲肿瘤阳性显像(如 ^{99m}Tc-MIBI 等),以协助判断甲状腺结节的良恶性。

3. **甲状腺癌转移灶的寻找**　儿童及青少年分化型甲状腺癌总体预后较好。清甲治疗后的^{131}I 显像可以寻找甲状腺癌转移灶,分化型甲状腺癌可能发生淋巴结转移、肺转移和骨转移。

4. 颈部肿块与甲状腺的关系。

5. ^{131}I 治疗前甲状腺重量的确定。

6. 甲状腺炎的诊断。

（二）甲状旁腺显像

约有 90% 的患儿由甲状旁腺良性腺瘤所引起。甲状旁腺显像能够诊断甲状旁腺腺瘤,还可诊断异位甲状旁腺瘤,特别是位于纵隔的甲状旁腺瘤。^{18}F-胆碱 PET/CT 诊断甲状旁腺腺瘤灵敏度高,SPECT/CT 局部断层显像具有独特优势。甲状旁腺瘤手术前甲状旁腺显像提供腺瘤的位置、大小、功能状态,对于指导手术有重要意义。

（三）肾上腺髓质显像

1. **神经母细胞瘤及转移灶的诊断**　神经母细胞瘤是儿童常见的肿瘤之一,肿瘤生长迅速,扩散早。约一半患儿在两岁前发病。^{131}I-MIBG、^{123}I-MIBG 或^{99m}Tc-OCT 显影,可以诊断神经母细胞瘤原发灶,也有助于寻找转移灶和疾病的分期,灵敏度和特异性均较高。

2. **嗜铬细胞瘤的定位诊断**　小儿嗜铬细胞瘤约 30% 是肾上腺外病变,见于主动脉分叉部及主动脉旁。MIBG 显像病灶区可见显像剂摄取异常增高,多数在 24 小时即可显影,其灵敏度可达 85.5% ~ 88.9%,特异性 97.1% ~ 100%,准确率 >95%。应用^{123}I-MIBG 显像,肾上腺/本底比值 2.6 判断,对嗜铬细胞瘤诊断的准确率达 99%。

3. **恶性嗜铬细胞瘤转移灶的诊断**　嗜铬细胞瘤转移灶多见于头、胸、腹及膀胱等处,显像剂分布异常增高,MIBG 显像的定位诊断的灵敏度优于其他影像学检查方法。

4. 甲状腺髓样癌、类癌、绒癌和胰岛细胞癌等也具有摄取 MIBG 的功能,有助于诊断与治疗。

五、神经系统

（一）脑血流灌注显像

1. **癫痫灶定位诊断**　癫痫灶在发作期,局部脑血流增加,放射性分布增高;癫痫发作间期局部脑血流降低,放射性分布减少。

2. **精神疾病**（小儿常用于自闭症、多动症-ADHD）。

3. **脑死亡**　脑血流灌注显像具有简便、安全、无创的特点,是评估脑死亡的一种重要方法。脑血流灌注显像评价脑死亡,动态采集血流相,20 分钟后采集静态平面图像,再行 SPECT 显像检查。

典型脑死亡血流相颈内动脉、大脑前、中动脉始终不显影;脑静态平面显像、脑 SPECT 显像脑组织无显像剂摄取。

（二）^{18}F-FDG PET 脑显像

1. **癫痫**　^{18}F-FDG PET 对癫痫灶定位诊断有很高的价值。80% 的部分性癫痫患儿发作间期脑内可见一处或多处代谢减低区,局部脑葡萄糖代谢降低幅度为 14% ~ 58%。而发作期增加幅度可达 82% ~ 130%,为癫痫的外科治疗提供了可靠的定位依据。

^{18}F-FDG PET 视觉评价结合 SPM 分析能提高非手术癫痫患儿葡萄糖代谢特征,非对称指数（asymmetric index,AI）可以评价临床严重程度和疾病进展,发展间隔时间长的患儿葡萄糖代谢轻度异常或者无异常。

2. **肿瘤的良恶性鉴别、分级、疗效和预后判断以及复发或残存病灶的诊断**　^{18}F-FDG PET 对恶性肿瘤的鉴别诊断、肿瘤恶性程度的分级、疗效监测、鉴别瘢痕或复发等均有重要应用价值。肿瘤复发组织代谢增高,而坏死或瘢痕组织代谢明显降低或无代谢。

3. **新生儿缺氧缺血性脑病**　新生儿缺氧缺血性脑病（hypoxic-ischemic encephalopathy,HIE）患

儿^{18}F-FDG PET 脑显像见脑组织均呈现低代谢状况,而且,病情越重低代谢越为明显,重度新生儿缺氧缺血性脑病患儿脑葡萄糖代谢较轻、中度 HIE 患儿显著降低。^{18}F-FDG PET 对新生儿缺氧缺血性脑病的诊断和预后的早期评估具有较高的准确性,是评价缺氧缺血性脑病的灵敏、可靠的诊断方法,优于 MRI 和 CT。

4. **神经生理学研究价值**　^{18}F-FDG PET 可以测定大脑在听觉、视觉、触觉等刺激下局部脑葡萄糖代谢的变化,对脑功能研究有重要价值。

六、循环系统

（一）心肌灌注显像

1. **川崎病**　川崎病是一种急性自限性血管性疾病,主要影响婴幼儿,以亚洲地区发病率最高。无创、简便、重复性好,心肌灌注显像广泛用于检测川崎病患儿的心肌缺血情况。川崎病患儿最常见是左室前壁,其余为下壁、心尖、侧壁及后壁心肌缺血。缺血灶可单一存在,也可出现两处或多处病灶,呈放射性分布稀疏或缺损。对于临床症状已缓解的川崎病患儿仍应该定期进行心肌灌注显像随访,避免发生心肌坏死等严重缺血性心脏病。

2. **心肌病**　扩张性心肌病心肌灌注显像表现为左室腔扩大、左室壁变薄,显像剂分布不均匀,呈弥漫显像剂分布稀疏或缺损。肥厚性心肌病的心肌呈不对称性增厚,以室间隔增厚明显。缺血性心肌病典型影像表现呈可逆性节段性显像剂分布稀疏或缺损。

3. **心肌炎**　心肌灌注显像是诊断小儿心肌炎的一种无创、经济的方法。病毒性心肌炎的心肌灌注显像特点为心肌内显像剂分布正常与显像剂分布减淡相间的异常改变,即"花斑样"改变。

4. **法洛四联症**　心肌灌注显像见右室显影清晰,右室壁肥厚,部分可见心腔狭窄,心衰期可见右室腔扩大。心肌灌注显像可监测术后局部心肌是否有诱导性心肌缺血。

5. **左冠状动脉异常起源肺动脉**　左冠状动脉异常起源肺动脉是一种罕见的先天畸形,患儿静息心肌灌注显像就可表现出明显的灌注稀疏或缺损。

6. **完全性大动脉转位**　完全性大动脉转位患儿必须行动脉调转术获得解剖矫治。动脉调转术后可用心肌灌注显像来监测心肌灌注情况。

7. **心脏移植**　心脏移植是目前有效治疗终末期心脏病的最后手段。心肌灌注显像在心脏移植术前主要用于检测有无显著的冠状动脉狭窄;术后用于检测心肌血流灌注、有无移植血管病变。

（二）^{18}F-FDG 心肌葡萄糖代谢显像

1. **判断心肌活性,鉴别缺血与坏死心肌**　^{18}F-FDG PET 心肌代谢显像在鉴别缺血与坏死心肌中有决定性意义。

儿科心脏病均可导致继发性的心肌缺血,部分可发展为心肌坏死。大动脉转位是非常严重的缺血性心脏病。术前要求非常准确的评估心肌活力。有存活心肌,可以进行手术,如果是瘢痕或坏死心肌,就没有必要进行手术。

2. **疗效及预后判断**　在血运重建术前评估心肌坏死患儿的心肌存活情况,对预测心肌局部功能和代谢的改善有重要意义。

（三）平衡门控心血池显像

反映左室功能的最佳参数是 LVEF。运动 LVEF 对心肌缺血的检出最敏感。LVEF 能直接显示川崎病对左室心肌的损害。平衡门控心血池显像相位分析及心动电影等对提高心肌缺血的检出率有较大价值。

七、呼吸系统

儿科核医学在呼吸系统中的应用主要包括肺通气与肺灌注显像,二者常联合应用于肺栓塞的诊断。肺栓塞儿童发生率仅为成人的 10%。约 40% 的肺栓塞由静脉血栓引起。儿童肺栓塞常漏诊,采用肺灌注显像有助于提高诊断率。在儿童中,手术患儿发生肺栓塞的概率是非手术患儿的两倍。心脏病与肺栓塞的发生密切相关。意外伤害,尤其是骨盆骨折的患儿,约 15% 发生肺栓塞。肺栓塞患儿进行肺功能试验,可能为正常或异常。肺通气灌注显像是诊断肺栓塞简便、安全、敏感性和准确性较高的一种方法。通气与灌注的不匹配是发生肺栓塞早期诊断和鉴别诊断的重要依据。急性肺栓塞时,局部灌注不良,显像剂分布缺损区呈肺叶、肺段、亚肺段分布,与解剖结构一致;由于相同部位的气道没有阻塞,该部位肺泡和气道早期多无明显变化,病变区 X 射线胸片检查和通气显像多属正常。肺栓塞的患儿,在采取抗凝和溶栓治疗后,灌注缺损区最早可在 1 周就出现明显缩小或完全消失。栓塞部位血栓越小,患儿年龄越小,灌注缺损区完全消散的概率也越大。

肺通气显像还可单独用于评价局部肺通气功能。

肺灌注显像还可单独用于肺血管和血流状况的评价,定量评价肺动脉狭窄手术效果。

八、造血与淋巴系统

(一) 骨髓显像

1. **再生障碍性贫血**　骨髓显像显示中央骨髓显像剂分布减少,严重病例全身骨髓显像剂分布减少,甚至可完全不显影。部分病例也可表现为中央骨髓活性降低伴外周骨髓扩张或灶状增生。

2. **白血病**　急性白血病骨髓显像中央骨髓活性水平明显抑制显像剂分布减少和外周骨髓扩张显像剂分布增高。

3. **选择最佳骨髓穿刺部位**　骨髓显像可以显示全身骨髓分布情况,有助于提供最有代表性的穿刺活检部位。

(二) 淋巴显像

淋巴显像用于淋巴水肿的诊断,可明确淋巴阻塞的部位和程度,为临床选择手术治疗方案提供依据。淋巴显像也能诊断淋巴漏。

(三) 脾显像

1. **左上腹肿块的鉴别诊断**　脾显像常有助于鉴别诊断左上腹肿块是源于脾肿大还是其他来源的肿块。

2. **脾脏占位病变的鉴别诊断**　脾转移性肿瘤、脓肿、囊肿、血管瘤、梗死等脾显像病灶处均为显像剂分布稀疏或缺损改变。

3. **副脾、功能性无脾的诊断**　大多数情况下副脾无临床意义。脾切手术后,副脾可能显像。功能性无脾因脾脏血供障碍或吞噬胶体颗粒能力受损,导致胶体显像时部分或全部脾脏不显影。

4. **自体脾移植的监测**　脾显像是监测自体脾移植简便而有效的方法,用作对手术效果进行客观评估。

九、肿瘤与炎症

^{18}F-FDG PET、PET/CT 或 PET/MR 肿瘤显像临床应用较多。[18]F-FDG、枸橼酸镓[^{67}Ga]注射液是儿童肿瘤与炎症显像的重要方法。放射性核素标记白细胞炎症显像具有灵敏性高、特异性强的特点。奥曲肽显像用于神经内分泌肿瘤的诊断、疗效判断与预后评价。

^{18}F-FDG PET、PET/CT 或 PET/MR 用于儿科常见的淋巴瘤、脑肿瘤,以及较少见的神经母细胞瘤、肾母细胞瘤(Wilms' 瘤)、肝母细胞瘤、骨与软组织肉瘤。[18]F-FDG 属于肿瘤非特异性显像剂,能在感染、炎症病灶浓聚。

第三节　常见儿科疾病的核医学治疗应用

儿科核医学在疾病治疗中的应用主要包括[131]I 治疗儿童 Graves 病;[131]I 治疗儿童非毒性甲状腺

肿;^{131}I 治疗儿童分化型甲状腺癌;^{131}I-MIBG 治疗神经母细胞瘤;放射性核素敷贴治疗小儿皮肤毛细血管瘤、瘢痕疙瘩等。

一、甲状腺疾病放射性核素治疗

（一）Graves 病甲亢

1. 适应证与禁忌证

（1）适应证

1）对 ATD 过敏、或 ATD 疗效差、或用抗 ATD 治疗后复发、或甲状腺肿大明显的儿童 Graves 病患儿。

2）儿童 Graves 病伴白细胞或血小板减少者。

3）儿童 Graves 病伴肝功能损害者。

（2）禁忌证

1）急性心肌坏死患儿。

2）严重肝肾功能不全者。

2. 方法
确定^{131}I 治疗剂量的方法很多,目前国内外采用的剂量计算方法主要有三种:计算剂量法、固定剂量法和半固定剂量法。一般采用一次口服法。

3. 注意事项与随访

（1）空腹口服^{131}I,服^{131}I 后 2 小时进食。

（2）治疗后注意事项:^{131}I 治疗后应休息 4～6 周,防止感染和避免精神刺激,勿挤压甲状腺,2～4 周内避免与婴幼儿及孕妇密切接触。甲亢未治愈前应低碘饮食。

（3）定期随访:^{131}I 治疗后应每 6～8 周随访复查一次。随访和检查的内容包括症状、体征、血清甲状腺激素、TSH、血常规等。

（二）分化型甲状腺癌

1. 适应证与禁忌证

（1）适应证

1）对患者进行危险度分层,所有 DTC 患者术后残留甲状腺组织摄^{131}I 率大于 1%,甲状腺显像甲状腺床有残留甲状腺组织显影,应使用^{131}I 去除残留甲状腺组织。

2）残留甲状腺组织已被完全清除的 DTC 患儿,复发灶或转移灶不能手术切除,且病灶摄取^{131}I 者。

（2）禁忌证

1）术后创口未愈合者。

2）WBC 在 3.0×10^9/L 以下者。

3）肝、肾功能严重损害者。

2. 方法

（1）^{131}I 消除 DTC 术后残留甲状腺组织（清甲）:消除剂量 Na^{131}I 口服 3.7GBq（100mCi）/1.73m^2。^{131}I 口服后 3～7 天行全身显像。

（2）^{131}I 治疗 DTC 转移灶（清灶）:甲状腺床复发或颈部淋巴结转移者 Na^{131}I 口服 5.55GBq（150mCi）/1.73m^2。骨转移者 Na^{131}I 口服 7.4GBq（200mCi）/1.73m^2。肺转移者 Na^{131}I 口服 2.96GBq（80mCi）/1.73m^2。^{131}I 口服后 3～7 天行全身显像。

3. 注意事项与随访
残留甲状腺组织较多的患儿,可给泼尼松 10mgTid,以减轻局部反应。嘱患儿多饮水,勤排小便,减少对膀胱的照射。每天至少排大便一次,减少对肠道的照射。服^{131}I 后,即刻嘱咐患儿含化维生素 C,促进唾液分泌,减轻辐射对唾液腺的损伤。

定期随访:^{131}I 治疗后 1 年内,每 1～2 个月随访一次。在第一次治疗后 6～12 个月应停服甲状腺制剂3~4周,评价疗效。1年以后每3~6个月随访。

二、神经母细胞瘤^{131}I-MIBG 治疗

(一) 适应证与禁忌证

1. 适应证

(1) 恶性神经母细胞瘤。

(2) 不能手术切除的嗜铬细胞瘤。

(3) 手术后残余肿瘤病灶及术后预防性治疗。

(4) 转移性嗜铬细胞瘤。

(5) 能摄取^{131}I-MIBG 的其他神经内分泌肿瘤。如甲状腺髓样癌、类癌、化学感受器等。

2. 禁忌证 白细胞低于$4.0×10^9$/L,红细胞低于$25.0×10^{12}$/L,血小板低于$9.0×10^{12}$/L 者不宜使用^{131}I-MIBG 治疗。

(二) 方法

静脉缓慢滴注^{131}I-MIBG3.7~7.4GBq(100mCi~200mCi)。^{131}I-MIBG 溶液注入250ml 生理盐水中,90~120 分钟完毕,滴注过程中严密监测脉率、血压和心电图,每5 分钟1 次,给药后24 小时内每小时监测1 次。治疗1 周后作^{131}I-MIBG 全身显像。

(三) 注意事项与随访

患者应多饮水,及时排空小便。治疗后在放射性核素治疗病房观察5~7 天。重复治疗视病情发展和患儿的身体状况而定。

定期随访:治疗后1~3 月随访1 次,评估治疗效果,确定后续的随访与治疗策略。

(陈 跃)

思 考 题

1. 如何做好儿科核医学检查准备,儿科核医学用药原则?

2. 骨显像在儿科骨良性疾病的主要应用有哪些?

3. 肾皮质显像在儿科肾脏疾病的主要临床应用有哪些?

4. 肝胆显像在儿科疾病的主要临床应用有哪些?

推荐阅读

［1］李少林,王荣福.核医学.8 版.北京:人民卫生出版社,2013.

［2］王荣福.核医学.3 版.北京:北京大学医学出版社,2013.

［3］王荣福,李少林.核医学-临床和教学参考书.2 版.北京:人民卫生出版社,2015.

［4］安锐,黄钢.核医学.3 版.北京:人民卫生出版社,2015.

［5］张永学.核医学(研究生教材)2 版.北京:人民卫生出版社,2014.

［6］申宝忠.分子影像学.北京:人民卫生出版社,2010.

［7］王治国.临床检验 6s 质量设计与控制.北京:人民卫生出版社,2012.

［8］王治国.临床检验质量控制技术.3 版.北京:人民卫生出版社,2014.

［9］Donald S. Young, MD, phD.分析前因素对临床检验结果影响.3 版.李艳,王传新,欧启兵,等译.北京:人民军医出版社,2009.

［10］北京协和医院.检验科诊疗常规.2 版.北京:人民卫生出版社,2012.

［11］李少林.放射防护学.北京:人民卫生出版社,2011.

［12］李亚明.核医学教程.3 版.北京:科学出版社,2014.

［13］金永杰.核医学仪器与方法.哈尔滨:哈尔滨工程大学出版社,2010.

［14］黄钢,石洪成.心脏核医学.上海:上海科学技术出版社,2011.

［15］黄钢,李亚明.核医学(国家卫生和计划生育委员会住院医师规范化培训规划教材).北京:人民卫生出版社,2016.

［16］潘中允.实用核医学.北京:人民卫生出版社,2014.

［17］张永学.核医学.2 版.北京:科学出版社,2016.

［18］谭天秩.临床核医学.3 版.北京:人民卫生出版社,2013.

［19］中华医学会.临床诊疗指南·核医学分册.北京:人民卫生出版社,2006.

［20］中华医学会核医学分会体外分析学组.核医学体外分析实验室管理规范.中华核医学与分子影像杂志,2015,35(4):327-334.

［21］临床核医学患者防护要求.中华人民共和国国家卫生和计划生育委员会.WS-533-2017.

［22］陈宇导,张峰,吴春兴,等.核医学科核素治疗病房的辐射防护及管理.中华护理杂志,2014,49(5):574-576.

［23］中华医学会核医学分会.^{131}I 治疗分化型甲状腺癌指南(2014 版).中华核医学与分子影像杂志,2014,34(4):264-278.

［24］中国临床肿瘤学会甲状腺癌专业委员会.复发转移性分化型甲状腺癌诊治共识.中国癌症杂志,2015,25(7):496-481.

［25］赫捷,陈万青.2013 年中国肿瘤登记年报.北京:北京军事医学科学出版社,2013.

［26］杨雷,王宁.甲状腺癌流行病学研究进展.中华预防医学杂志,2014,48(8):744-748.

［27］Simon R. Cherry,James A. Sorenson,Michael E. Phelps. Physics in Nuclear Medicine. 4th ed. Philadelphia,2012.

［28］Ralph Weissleder,Brian D. Ross,Az Rehemtulla. Molecular Imaging:Principles and Practice. PMPH-USA Limited,2010.

［29］Siegel JA,Sacks B,Pennington CW,et al. Dose Optimization to Minimize Radiation Risk for Children Undergoing CT and Nuclear Medicine Imaging Is Misguided and Detrimental. J Nucl Med,2017,58(6):865-868.

［30］Ross DS,Burch HB,Cooper DS,et al. 2016 American Thyroid Association Guidelines for Diagnosis and Management of Hyperthyroidism and Other Causes of Thyrotoxicosis. Thyroid Official Journal of the American Thyroid Association,2016,26(10):1343.

［31］Haugen BR,Alexander EK,Bible KC,et al. 2015 American Thyroid Association Management Guidelines for Adult Patients with Thyroid Nodules and Differentiated Thyroid Cancer:The American Thyroid Association Guidelines Task Force on Thyroid Nodules and Differentiated Thyroid Cancer. Thyroid Official Journal of the American Thyroid Association,2016,26(1):1.

［32］Paul J. Roach,Geoffrey P. Schembri,Dale L. Bailey. V/Q Scanning Using SPECT and SPECT/CT. J Nucl Med,2013,54

（9）:1588-1596.

［33］ Conzo G,Avenia N,Bellastella G,et al. The role of surgery in the current management of differentiated thyroid cancer. En-docrine,2014,47（2）:380-388.

［34］ Tuttle RM,Talah,Saha J,et al. Estimating risk of recurrence in differentiated thyroid cancer after total thyroidectomy and radioactive iodine remnant ablation:using response to therapy variables to modify the initial risk estimates predicted by the new American Thyroid Association staging system. Thyroid,2010,20（12）:1341-1349.

［35］ Fallahi B,Beiki D,Takavar A,et al. Low versus high radioiodine dose in postoperative ablation of residual thyroid tissue in patients with differentiated thyroid carcinoma:a large randomized clinical trial. Nucl Med Commun,2012,33（3）:275-282.

［36］ Haugen BR,Alexander EK,Bible KC,et al. 2015 American Thyroid Association Management Guidelines for adult patients with thyroid nodules and differentiated thyroid cancer:the American thyroid association guidelines task force on thyroid nodules and differentiated thyroid cancer. Thyroid,2016,26（1）:1-133.

¹¹C(¹²³I)-2-β-甲酯基-3-β-(4-碘苯基)托品烷　¹¹C(¹²³I)-β-CIT　127

¹¹C-B 型匹兹堡复合物　¹¹C-Pittsburgh compound-B, ¹¹C-PIB　131

¹¹C 标记 4-甲氧基-4′羟基芪　¹¹C-SB-13　131

¹¹C-醋酸　¹¹C-acetate　48

¹¹C-胆碱　¹¹C-choline, ¹¹C-CH　48,96

¹¹C-蛋氨酸　¹¹C-methionine, ¹¹C-MET　95

¹¹C 或¹⁸F 标记的胆碱　¹¹C 或¹⁸F-choline　125

¹¹C-甲基-L-蛋氨酸　¹¹C-methyl-L-methionine, ¹¹C-MET　48,125

¹¹C-甲基-N-2β-甲基酯-3β-(4-F-苯基)托烷　¹¹C-labeled 2β-carbomethoxy-3β-(4-fluorophenyl) tropane, ¹¹C-CFT　127

¹¹C-胸腺嘧啶　¹¹C-thymine　125

¹¹C-乙酸　¹¹C-acetate　96,125

¹²³I 标记 N-异丙基-安非他明　¹²³I-N-isopropyl-P-iodoamphetamine, ¹²³I-IMP　123

1/3 射血分数　first-third ejection fraction, 1/3EF　120

¹⁸F-2-氟-2-脱氧-D-葡萄糖　2-Fluorine-18-Fluoro-2-deoxy-D-glucose, ¹⁸F-FDG　93

¹⁸F-多巴　¹⁸F-dopamine, ¹⁸F-FDOPA　126

¹⁸F-氟比他班　¹⁸F-florbetaben, ¹⁸F-AV-1　131

¹⁸F-氟雌二醇　¹⁸F-Fluoroestradiol, ¹⁸F-FES　51

¹⁸F-氟代脱氧葡萄糖　¹⁸F-fluorodeoxyglucose, ¹⁸F-FDG　125

¹⁸F-氟代胸腺嘧啶　¹⁸F-thymine　125

¹⁸F-氟代乙基酪氨酸　¹⁸F-fluoroethyl tyrosine, ¹⁸F-FET　125

¹⁸F-氟胆碱　¹⁸F-choline, ¹⁸F-CH　48

¹⁸F-氟化钠　¹⁸F-sodium fluoride, Na¹⁸F　138

¹⁸F-谷氨酰胺　¹⁸F-glutamine, ¹⁸F-GLN　95

3,3′,5′-三碘甲状腺原氨酸　reverse triiodothyronine, 反T₃或rT₃　158

3,5,3′-三碘甲状腺原氨酸　triiodothyronine, T₃　158

3′-脱氧-3′-¹⁸F-氟代胸腺嘧啶　3′-deoxy-3′-¹⁸F-fluorothymidine, ¹⁸F-FLT　96

⁶⁸Ga-碳纳米颗粒　Galligas　206

⁹⁹ᵐTc 标记的半乳糖基人血清白蛋白　⁹⁹ᵐTc-galactosy-human serum albumin, ⁹⁹ᵐTc-GSA　182

⁹⁹ᵐTc 标记六甲基丙二胺肟　⁹⁹ᵐTc-hexamethyl-propyleneamine oxime, ⁹⁹ᵐTc-HMPAO　123

⁹⁹ᵐTc 标记双半胱乙酯　⁹⁹ᵐTc-ethyl-cysteinate dimer, ⁹⁹ᵐTc-ECD　123

⁹⁹ᵐTc-二乙烯三胺五乙酸　diethylene-triamine pentaacetic acid, DTPA　199

⁹⁹ᵐTc-硫胶体　⁹⁹ᵐTc-sulfur colloidal, ⁹⁹ᵐTc-SC　110

⁹⁹ᵐTc-人血清白蛋白　⁹⁹ᵐTc-human serum albumin, ⁹⁹ᵐTc-HAS　110

⁹⁹ᵐTc-右旋糖酐　⁹⁹ᵐTc-dextran, ⁹⁹ᵐTc-DX　110

α 衰变　alpha decay　11

β-淀粉样蛋白　β-amyloid protein, Aβ　131

β 衰变　beta decay　11

γ 衰变　gamma decay　11

γ 照相机　γ camera　3,18

CT 肺血管造影　CT pulmonary angiography, CTPA　206

DA 转运体　dopamine transporter, DAT　126

Graves 病　Graves' disease, GD　160,225

Graves 眼病　Graves' ophthalmopathy, GO　227

IgG4 相关性疾病　IgG4-related disease, IgG4-RD　219

MR 化学位移成像　magnetic resonance chemical-shift imaging, MRCI　135

PD-1 配体　PD-1 ligand, PD-L1　4

PET 评估实体瘤疗效标准　PET Response Criteria in Solid Tumors, PERCIST 1.0　103

SST 及其类似物　somatostatin analog, SSA　259

TSH 受体刺激性抗体　TSH-stimulating antibody, TSAb　160

A

阿尔茨海默病　Alzheimer's disease, AD　127

阿片受体　opioid receptor　128

奥曲肽　octreotide, OCT　97

B

靶/非靶　target/non target, T/NT　125

靶向治疗　targeted therapy　1

靶心图　polar bull's eye plot　114

半衰期　half life　12

贝克　becquerel,Bq　12

本底当量时间　background equivalent radiation time　79

苯二氮䓬　benzodiazepine,BZ　127

闭合性脑外伤　closed cerebral injury　133

标记化合物　labeled compounds　1,3

标准化摄取值　standardized uptake value,SUV　94

不典型腺瘤样增生　atypical adenomatous hyperplasia,AAH　99

不明原因发热　fever of unknown origin,FUO　217

不匹配　mismatch　200

部分代谢缓解　partial metabolic response,PMR　103

部分可逆性缺损　partial reversible defect　115

C

超级骨显像　super bone scan　140

超氧化物歧化酶　superoxide dismutase,SOD　81

成骨肉瘤　osteosarcoma　146

乘性代数迭代法　multiplicative algorithms,MART　73

程序性死亡分子1　programmed death-1,PD-1　4

传能线密度　linear energy transfer,LET　52,82,222

垂直长轴断层　vertical long axis slices　114

磁共振波谱　magnetic resonance spectroscopy,MRS　2

磁共振血管造影　magnetic resonance angiography,MRA　207

刺激试验　stimulating test　124

促甲状腺激素　thyroid-stimulating hormone,TSH　159,232

促甲状腺激素释放激素　thyrotropin-releasing hormone,TRH　159

促甲状腺激素受体抗体　TSH receptor antibody,TRAb　160

D

大颗粒聚合人血清白蛋白　^{99m}Tc-macroaggregated albumin,^{99m}Tc-MAA　197

代谢进展　progressive metabolic disease,PMD　103

代谢体积　metabolic tumor volume,MTV　94

代谢稳定　stable metabolic disease,SMD　103

代谢显像　metabolic imaging　48

代谢性骨病　metabolic bone disease　147

待积当量剂量　committed equivalent dose,H$_T$　80

待积有效剂量　committed effective dose,H$_E$　80

单道脉冲高度分析器　single channel PHA　17

单光子发射型计算机断层扫描仪　single photon emission computed tomography,SPECT　2,20

单光子和单能 X 线吸收法　single photon absorptiometry,SPA　154

单克隆抗体　monoclonal antibody,McAb　257

胆汁反流指数　enterogastric reflux index,EGRI　190

淡漠型甲亢　apathetichyperthyroidism　225

当量剂量 H$_{TR}$　equivalent dose　80

道宽　channel width　18

低原子序数物质　low atomic number material　85

地方性甲状腺肿　goiter　161

地球辐射　earth radiation　78

癫痫　epilepsy　130

电化学发光免疫分析　electrochemluminescence immunoassay,ECLI　62

电离　ionization　13

电子对生成　electron pair production　14

电子俘获　electron capture,EC　12

电子健康档案　electronic health records,EHRs　77

电子准直　electronic collimation　22

凋亡显像　apoptosis imaging　50

定标器　scaler　18

冬眠心肌　hibernating myocardium　117

动脉导管化学栓塞　transcatheter arterial chemoembolization,TACE　257

动态功能相　dynamic function phase　171

动态脑电图　electroencephalogram,EEG　130

毒性多结节性甲状腺肿　toxic multi-nodular goiter,TMNG　225

短暂性脑缺血发作　transient ischemic attack,TIA　129

短轴断层影像　short axis slices　114

对二羟苯丙氨酸　p-dihydroxyborylphenylalanine,BPA　268

顿抑心肌　stunned myocardium　117

多巴胺　dopamine,DA　126

多发性骨髓瘤　multiple myeloma,MM　146

多门电路采集　multigated acquisition,MUGA　118

多模态分子影像技术　multimodal molecular imaging technology　2

多模态生物成像　multiple model biological imaging　4

多系统萎缩　multiple system atrophy,MSA　132

多腺苷酰化　polyadenylation　260

多学科联合诊疗　multiple department theranostic,MDT　246

多药耐药基因　multidrug resistance gene,MDR　107

E

俄歇电子 auger electron 12

儿茶酚胺前体 6-[^{18}F]氟-L-3,4-二羟基苯丙氨酸 ^{18}F-fluoro-L-dihydroxyphenylalanine,^{18}F-DOPA 168

儿科核医学 nuclear medicine of paediatrics 271

儿童股骨头骨软骨病 osteochondrosis of capitular epiphysis of femur 150

耳聋-甲状腺肿综合征 Pendred's syndrome 162

F

发生器 generator 3

发作间期 interval 130

发作期 ictal 130

翻译抑制 translational arrest 260

反向运动 dyskinesis 119

反义寡聚核苷酸 antisense oligomerization nucleotide, ASON 260

反义显像 antisense imaging 50

放射化学 radiochemistry 3

放射化学纯度 radiochemical purity 36

放射免疫分析 radioimmunoassay,RIA 1,55

放射免疫显像 radioimmunoimaging,RII 4,49,98,258

放射免疫治疗 radioimmunotherapy,RIT 4,49,98,257

放射受体分析 radioreceptor assay,RRA 60

放射性比活度 specific activity 36

放射性核素 radionuclide 10

放射性核素纯度 radionuclide purity 35

放射性核素发生器 radionuclide generator 32

放射性核素骨显像 radionuclides bone imaging 137

放射性核素示踪技术 radionuclide tracer technique 40

放射性核素显像 radionuclide imaging,RI 1,11

放射性核素心室造影 radionuclide ventriculography,RVG 118

放射性活度 radioactivity,A 12,35

放射性粒子 radioactive seed 221

放射性粒子植入治疗 treatment of radioactive particle implantation 248

放射性衰变 radiation decay 11

放射性药房 radioactive pharmacy 3

放射性药物 radiopharmaceuticals 28

放射学信息系统 radiology information system,RIS 76

放射源 radioactive source 83

飞行时间 time of flight,TOF 207

非对称指数 asymmetric index,AI 275

非梗阻性尿路扩张 nonobstructive dilatation 170

非霍奇金淋巴瘤 non-Hodgkin lymphoma,NHL 101,258

非小细胞肺癌 non-small cell lung cancer,NSCLC 99

肺癌 pulmonary carcinoma 143

肺动脉造影检查 catheter pulmonary angiography CPA 207

肺栓塞 pulmonary embolism,PE 200

肺栓塞诊断前瞻研究 I prospective investigation of pulmonary embolism diagnosis I,PIOPED I 200

肺通气显像 pulmonary ventilation imaging 197

肺性肥大性骨关节病 hypertrophic pulmonary osteoarthropathy,HPO 153

肺血流灌注显像 pulmonary perfusion imaging 197

肺原位腺癌 adenocarcinoma in situ,AIS 99

分子功能显像 molecular functional imaging 1

分子核医学 molecular nuclear medicine 1

分子生物学技术 molecular biological technique 1

分子识别 molecular recognition 47

分子探针 molecular probe 2

分子影像 molecular imaging 47

峰值时间 time to peak,TTP 135

呋塞米 furosemide 170

敷贴器 applicator 261

氟代脱氧葡萄糖 fluorodeoxyglucose,FDG 217

符合探测 coincidence detection 22

辐射吸收剂量 absorbed dose 2

辐射自分解 radiation self-decomposition 28

副神经节瘤 paraganglioma 263

G

肝胆显像 hepatobiliary imaging 182

高峰充盈的时间 peak filling time,TPF 120

高峰充盈率 peak filling rate,PFR 120

高峰射血的时间 peak ejection time,TPE 120

高峰射血率 peak ejection rate,PER 120

高原子序数物质 high atomic number material 85

个人剂量限值 individual dosage limit 83

公众照射 public exposure 83

功能 MR functional magnetic resonance,fMR 2

骨动态显像 bone dynamic imaging 138

骨断层显像 bone tomography imaging 138

骨矿物质含量 bone mineral content,BMC 154

骨密度 bone mineral density,BMD 154

骨软骨瘤 osteochondroma 146

骨髓显像 bone marrow imaging 208

骨髓炎 osteomyelitis 149,218

骨相关事件 skeletal-related events,SREs 242

骨样骨瘤　osteoid osteoma　146

骨质软化症　osteomalacia　148

骨转移　metastatic bone tumors　143

固定缺损　fixed defect　115

固体闪烁计数器　solid scintillation counter　16

灌注-代谢不匹配　perfusion-metabolize mismatch　118

灌注-代谢匹配　perfusion-metabolize match　118

灌注加权成像　perfusion weighted imaging,PWI　130

光电倍增管　photomultiplier tube,PMT　17

光电效应　photoelectric effect　13

光激化学发光免疫分析　light initiated chemiluminesence assay,LICA　62

国际电气制造业协会　National Electrical Manufacturers Association,NEMA　75

过度灌注　luxury perfusion　129

过氯酸盐释放试验　perchlorate discharge test　162

过氧化氢酶　catalase　81

过氧化物酶　peroxidase　81

H

核反应堆　nuclear reactor　32

核化学　nuclear chemistry　3

核素　nuclide　10

核心脏病学　nuclear cardiology　112

核医学　nuclear medicine　1

核医学分子影像　nuclear medicine molecular imaging　47

核医学科　department of nuclear medicine　5

核子　nucleon　10

亨廷顿病　Huntington's disease,HD　128

化脓性脑脓肿　purulent abscess of brain　134

化学纯度　chemical purity　36

化学发光酶免疫分析　chemiluminescenceenzyme immuno-assay,CLEIA　61

化学发光免疫分析　chemiluminescence immunoassay,CLIA　61

化学合成法　chemical synthesis method　34

坏死心肌　necrosis myocardium　117

回旋加速器　cyclotron　32

活体(或在体)　in vivo　47

霍奇金病　Hodgkin disease,HD　101

J

机械性梗阻　mechanical obstruction　170

肌强直　muscle rigidity　132

畸形性骨炎　osteitis deformans　148

激动剂　agonist　128

激发　excitation　13

激发态　excited state　10

计划靶区　planning target volume,PTV　249

计数率仪　count rate meter　18

计算机辅助诊断　computer aided diagnosis,CAD　76

剂量-体积直方图　dose volume histogram,DVH　250

加性代数迭代法　algebraic reconstruction technique,ART　73

甲亢危象　thyroid storm　230

甲状旁腺功能亢进症　hyperparathyroidism　148

甲状旁腺素　parathyroid hormone,PTH　148

甲状腺毒性周期性麻痹　periodic paralysis,PP　227

甲状腺毒症　thyrotoxicosis　225

甲状腺高功能腺瘤　toxic adenoma,TA　225

甲状腺功能减退症　hypothyroidism　159

甲状腺功能亢进症　hyperthyroidism　159,225

甲状腺过氧化物酶　thyroid peroxidase,TPO　160

甲状腺过氧化物酶抗体　thyroid peroxidase antibody,TPO-Ab　160

甲状腺结合球蛋白　thyroxine binding globulin,TBG　158

甲状腺静态显像　thyroid static imaging　163

甲状腺滤泡癌　follicular thyroid cancer,FTC　232

甲状腺球蛋白　thyroglobulin,Tg　159,232

甲状腺球蛋白抗体　thyroglobulin antibody,TGAb　160

甲状腺乳头状癌　papillary thyroid cancer,PTC　232

甲状腺摄^{131}I试验　^{131}I thyroid uptake test　160

甲状腺摄碘率　rate of thyroid iodine taken　4

甲状腺素　thyroxine,T$_4$　158

甲状腺髓样癌　medullary thyroid cancer,MTC　232

甲状腺微粒体抗体　thyroid microsome antibody,TMAb　160

甲状腺未分化癌　anaplastic thyroid cancer,ATC　232

甲状腺血流灌注显像　thyroid blood flow perfusion imaging　163

间位碘代苄胍　metaiodobenzylquanidine,MIBG　167

简易精神状态检查　mini mental status examination,MMSE　131

交叉性小脑失联络征　crossed cerebellar diaschisis　124

交感神经母细胞瘤　sympathoblastoma　263

交通性脑积水　communicating hydrocephalus　132

拮抗　antagonist　127

结核病　tuberculosis　218

结节病　sarcoidosis　218

介入试验　interventional test　124

金属络合法　metal complexing method　35

进行性核上性麻痹　progressive supranuclear palsy,PSP

132

近距离放射治疗　brachytherapy　221,248

经尿道膀胱肿瘤切除术　transurethral resection of the bladder tumor,TURBT　101

经皮腔内冠状动脉成形术　percutaneous transluminal coronary angioplasty,PTCA　116,267

精氨酸-甘氨酸-天冬氨酸　Arg-Gly-Asp,RGD　97

精密度　precision　58

精神分裂症　schizophrenia　134

精准医学　precision medicine　2,50

静脉肾盂造影　intravenous pyelography,IVP　177

静止性震颤　tremor　132

居里　curie,Ci　12

局部脑血流量　regional cerebral blood flow,rCBF　123

局部射血分数　regional ejection fraction,REF　120

局部室壁运动　regional wall motion　119

局部心肌血流量　myocardium blood flow　113

距离　distance　85

K

卡托普利　captopril　171

康普顿效应　Compton effect　14

抗甲状腺药物　antithyroid drug,ATD　159

抗氧化酶　antioxygen enzymes　81

可逆性缺损　reversible defect　115

克罗恩病　Crohn's disease,CD　218

溃疡性结肠炎　ulcerative colitis　218

扩散加权成像　diffusion weighted imaging,DWI　130

L

老年斑　senile plaques　131

类风湿关节炎　rheumatoid arthritis,RA　152

冷结节　cold nodule　164

利尿剂介入试验　diuresis intervention test　170

凉结节　cool nodule　164

淋巴显像　lymphoscintigraphy　208

灵敏度　sensitivity　58

路易体痴呆　dementia with Lewy body,DLB　131

滤波反投影法　filter back-projection,FBP　21

M

脉冲高度分析器　pulse height analyzer,PHA　17

慢性淋巴细胞性甲状腺炎　chronic lymphocytic thyroiditis　160

酶标记免疫分析　enzyme immunoassay,EIA　61

酶联免疫吸附分析法　enzyme-linked immunosorbent assays,ELISA　61

美国放射学院　American College of Radiology,ACR　75

弥散性血管内凝血　disseminated intravascular coagulation,DIC　244

泌尿系统　urinary system　169

免疫放射分析法　immunoradiometric assay,IRMA　59

N

钠碘转运体　sodium iodide symporter,NIS　232

囊泡单胺转运体　vesicular monoamine transporter,VMAT　126

脑池显像　cisternography　128

脑磁图　magnetoencephalo-graphy,MEG　135

脑动静脉畸形　cerebral arteriovenous malformation,CAVM　129

脑梗死　cerebral infarction　129

脑脊液间隙显像　cerebrospinal fluid imaging　128

脑室显像　ventriculography　128

脑血管造影　X-ray cerebral angiography　134

脑血流灌注显像　cerebral blood flow perfusion imaging　123

脑血流量　cerebral blood flow,CBF　135

脑血容量　cerebral blood volume,CBV　135

脑氧代谢率　cerebral metabolic rate of oxygen,CMRO$_2$　125

脑卒中　stroke　130

内分泌系统　endocrine system　158

内含子黏接　intron splicing　260

内照射　internal exposure　242

内转换电子　internal conversion electron　12

O

欧洲核医学会　European Association of Nuclear Medicine,EANM　202

P

帕金森病　Parkinson's disease,PD　127

帕金森综合征　Parkinsonism　132

排胆分数　gallbladder ejection fraction,GBEF　183

配体　ligand　49

硼中子俘获治疗　boron neutron capture therapy,BNCT　268

皮质功能相　cortical function phase　171

皮质基底节病变　corticobasal degeneration,CBGD　132

皮质脑电图　electrocorticography,ECoG　130

疲劳性骨折　fatigue fracture　151

脾显像　spleen imaging　208
匹配周边剂量　matched peripheral dose, MPD　249
平衡法门控心血池显像　equilibrium radionuclide angiocardiography, ERNA　118
平衡法心室显像　equilibrium ventricular imaging　4
平均充盈率　average filling rate, AFR　120
平均通过时间　mean transit time, MTT　135
屏蔽　shield　85

Q

前列腺癌　prostate carcinoma　145
前列腺特异膜蛋白抗原　prostate specific membrane antigen, PMSA　4
前列腺特异性膜抗原　prostate specific membrane antigen, PSMA　98
前哨淋巴结　sentinel lymph node, SLN　110
前体　precursor　3
潜在照射　potential exposure　83
轻度认知受损　mild cognitive impairment, MCI　131
清除相　clearance phase　171
去甲肾上腺素　noradrenalin, NE　167
权重因子　weighting factor　80
全身骨静态显像　whole body bone static imaging　138
全身骨显像　whole body bone imaging　143
缺血性骨坏死　ischemic osteonecrosis　150
缺氧缺血性脑病　hypoxic-ischemic encephalopathy, HIE　275
确定性效应　deterministic effect　81

R

热结节　hot nodule　164
人表皮生长因子受体2　human epidermal growth factor receptor 2, HER2　49
人工智能　artificial intelligence, AI　77
认知功能　cognitive function　126
认知障碍　cognitive impairment, CI　131
韧致辐射　bremsstrahlung　13
溶骨性改变　lytic lesion　137
乳房专用伽玛射线成像　breast specific gamma imaging, BSGI　107
乳腺癌　breast cancer　145
软骨肉瘤　chondrosarcoma　146

S

三时相骨显像　three-phase bone scan　138
散射　scattering　13

扫描机　scanner　3
闪烁体　scintillator　16
闪烁现象　flare sign　143
上转换发光技术　upconverting phosphor technology, UPT　63
射血分数　ejection fraction, EF　120
深静脉血栓　deep venous thrombosis, DVT　205
神经核医学　nuclear neurology　123
神经节瘤　ganglioneuroma　263
神经母细胞瘤　neuroblastoma　263
神经受体显像　neuroreceptor imaging　126
神经元网络　artificial neuron network, ANN　77
神经元纤维缠结　neurofibrillary tangles, NFTs　131
肾动脉狭窄　renal artery stenosis, RAS　171
肾动态显像　dynamic renography　169
肾静态显像　static renography　179
肾皮质显像　renal cortical scintigraphy　179
肾上腺素能肿瘤　adrenergic tumors　262
肾上腺髓质显像　adrenal medullary imaging　167
肾图　renogram　173
肾小球滤过率　glomerular filtration rate, GFR　4, 169, 176
肾性骨营养不良综合征　renal osteodystrophy　149
肾血管性高血压　renovascular hypertension, RVH　170
肾有效血浆流量　effective renal plasma flow, ERPF　4, 169, 177
肾指数　renal index, RI　174
生长抑素　somatostatin, SST　97, 259
生长抑素受体　somatostatin receptor, SSTR　49, 97
生理性刺激　physiological stimulation　124
生物靶区体积　biological target, BT　105
生物半衰期　biological half-life, T_b　12
生物合成法　biosynthesis method　35
生物效应　biological effects　80
十二指肠-胃胆汁反流显像　duodenum-gastric reflux imaging　190
十二指肠-胃反流　duodenogastric reflux, DGR　190
十一氢巯基十二硼化二钠　sodium mercaptoundecahydro-closo-dodecaborate, BSH　268
时间　time　85
时间-放射性曲线　time-activity curve, TAC　1, 169
时间分辨荧光免疫测定　time resolved fluoroimmunoassay, TRFIA　62
时相电影　phase cine　121
时相分析　phase analysis　121
时相图　phase image　121
时相直方图　phase histogram　121

食管贲门失迟缓症　achalasia of cardia and esophagus　188

食管通过时间　the total esophageal transit time，TETT　187

食管通过显像　esophageal transit imaging　187

示踪技术　trace technology　3

示踪剂　tracer　2，40

试剂　reagent　28

适形放射治疗　conformal radiotherapy，CRT　105

室壁运动　wall motion　119

室壁轴缩短率　radius shortenning，RS　120

室内质量控制　internal quality control，IQC　58

嗜铬细胞瘤　pheochromocytoma　168，262

首次通过法心血池显像　first pass radionuclide cardioan-giography，FPRC　118

受体的放射配体结合分析　radioligand binding assay，RBA　60

受体介导核素治疗　receptor-mediated radionuclide therapy　259

受体显像　receptor imaging　49

瘦体重标准摄取值　standard uptake lean body，SUL　103

衰变常数　decay constant　12

衰减校正　attenuation correction　21

双光子吸收法　dual photons absorptiometry，DPA　154

双轨征　double strips sign　149

双密度表现　double-density sign　146

双能 X 线吸收法　dual energy X-ray absorptiometry，DEXA　154

双时相法　double phase study　166

水合电子　aqueous electrons　81

水平长轴断层　horizontal long axis slices　114

随机效应　stochastic effect　81

T

糖酵解总量　total lesion glycolysis，TLG　94

特异性　specificity　59

特征 X 射线　characteristic X ray　12

体内　in vivo　1

体外　in vitro　1

体外分析技术　in vitro analysis techniques　55

调强适形放射治疗　intensity modulated radiotherapy，IMRT　105

同步迭代重建技术　simultaneous algebraic reconstruction technique，SIRT　73

同位素　isotope　10

同位素交换法　isotope exchange method　34

同质异能素　isomer　10

同质异能跃迁　isomeric transition，IT　11

投影值　projection　21

图像存储与通信系统　picture archiving and communication systems，PACS　75

图像融合　fusion imaging　2

W

瓦伯格效应　Warburg effect　93，98

完全代谢缓解　complete metabolic response，CMR　103

危及器官　organs at risk，OAR　248

危险度　hazard　80

微浸润癌　minimally invasive adenocarcinoma，MIA　99

微气泡超声造影成像　microbubble ultrasound contrast ima-ging　2

为自身免疫性胰腺炎　autoimmune pancreatitis，AIP　219

胃肠动力障碍性疾病　disorders of gastrointestinal motility，DGIM　187

胃排空显像　gastric emptying imaging　189

胃食管反流性疾病　gastroesophageal reflux diease，GERD　188

温结节　warm nodule　164

纹理分析　texture analysis　2

纹状体黑质变性　striatonigral degeneration，SND　132

稳定核素　stable nuclide　10

稳定性　stability　59

无血管性骨坏死　avascular osteonecrosis　150

无运动　akinesis　119

物理半衰期　physical half life，$T_{1/2}$　2

X

西咪替丁　cimetidine　186

吸收　absorption　13

吸收剂量　absorbed dose　79

细针抽吸活检　fine needle aspiration biopsy，FNAB　99

下肢深静脉显像　lower limbs deep venography　204

先天性胆管囊状扩张症　congenital cystic dilatation of bile duct　184

显像剂　imaging agent　2，28

现场可编程门阵列　field-programmable gate array，FPGA　72

相对生物效应　relative biological effectiveness，RBE　222

相角程　phase shift　121

相位对比　phasecontrast，PC　207

消化道出血显像　gastrointestinal bleeding imaging　185

小细胞肺癌　small cell lung cancer，SCLC　99

心肌代谢显像　myocardial metabolic imaging　112

心肌血流灌注显像　myocardial perfusion imaging　112

心室容积曲线　ventricular volume curve　119

心脏负荷试验　cardiac stress test　113

心脏神经受体显像　cardiac neuroreceptor imaging　112

胸腺激酶-1　thymidine kinase-1，TK-1　96

血管活性肠肽　vasoactive intestinal peptide，VIP　97

血管紧张素 Ⅱ　angiotonin，AT Ⅱ　171

血管紧张素 Ⅰ　angiotonin Ⅰ，AT Ⅰ　171

血管紧张素原　angiotensinogen　171

血管紧张素转化酶抑制剂　angiotensin-converting enzyme inhibitor，ACEI　171

血管内近距离放射治疗　intravascular radionuclide brachytherapy　267

血管平滑肌细胞　vascular smooth muscle cells，SMC　267

血流灌注相　blood flow phase　171

血脑屏障　blood-brain barrier，BBB　129

Y

亚急性甲状腺炎　subacute thyroiditis　159

湮灭辐射　annihilation radiation　11，13

炎性肠病　inflammatory bowel disease，IBD　218

炎症　inflammation　217

氧提取分数　oxygen extraction fraction，OEF　125

药物成瘾　drug addiction　127

药物负荷试验　drug stress test　113，124

药物滥用　drug abuse　134

药物依赖　drug dependence　134

液晶显示器　liquid crystal display，LCD　72

液体闪烁计数器　liquid scintillation counter　25

液相色谱-质谱联用技术　liquid chromatography-mass spectrometry，LC-MS　63

医疗照射　medical exposure　83

医学数字成像和通信　digital imaging and communications in medicine，DICOM　75

医学影像存档与通信系统　picture archiving and communication systems，PACS　71

医学影像和技术联盟　medical imaging technology allied，MITA　75

医用回旋加速器　cyclotron　3

医院信息系统　hospital information system，HIS　76

胰胆管造影　endoscopic retrograde cholangio pancreatography，ERCP　185

胰高血糖素样多肽-1　glucagon like peptide，GLP-1　97

乙酰唑胺　acetazolamide　124

抑郁症　depression　128，134

应力性骨折　stress fracture　151

影像生物标记物　imaging biomarker　51

影像组学　radiomics　52

幽门螺旋杆菌　Helicobacter pylori，HP　196

尤文肉瘤　Ewing's sarcoma　146

游离 T_3　free T_3，FT_3　158

有效半衰期　effective half-life，Te　12，30，161

有序子集最大期望值法　ordered subset expectation maximization，OSEM　21

有序子集最大期望值算法　ordered subset-expectation maximization，OSEM　73

宇宙射线　cosmic radiation　78

宇宙射线感生放射性核素　cosmogenic radionuclides　78

原发性骨质疏松症　primary osteoporosis　148

原发性甲状旁腺功能亢进症　primary hyperparathyroidism　167

原子　atom　10

原子核　nucleus　10

运动迟缓　bradykinesia　132

运动负荷试验　exercise stress test　113

运动减低　hypokinesis　119

Z

再分布　redistribution　113

再狭窄　restenosis，RS　267

照射量　exposure　79

诊断核医学　diagnostic nuclear medicine　1

真符合事件　true coincidence event　22

振幅图　amplitude image　121

正电子发射型断层扫描仪　positron emission tomography，PET　2，20

正电子放射性药物　positron radiopharmaceuticals　4

职业照射　occupational exposure　83

质量控制　quality control，QC　57

质量控制图　quality control chart　58

质子　proton　10

治疗核医学　therapeutic nuclear medicine　1

中医针刺穴位　Chinese traditional puncture point　124

中子　neutron　10

肿瘤代谢体积　metabolic tumor volume，MTV　94

蛛网膜下腔出血　subarachnoid hemorrhage，SAH　129

蛛网膜下腔显像　subarachnoid space imaging　128

专用集成电路　application specific integrated circuit，ASIC　72

转录抑制　transcriptional arrest　260

准确度　accuracy　59

准直器　collimator　18

自发性神经病变　autonomic neuropathy　116

自由基　radicals　80

总 T_3　total T_3, TT_3　158

总 T_4　total T_4, TT_4　158

最大后验概率算法　maximum a posteriori, MAP　73

最大密度投影图像　maximal intensity projection, MIP　94

最大似然期望最大化算法　maximum likelihood expectation maximization, MLEM　73

最小二乘算法　weighted least squares, WLS　73

左束支传导阻滞　left bundle branch block, LBBB　116

作用容积　volume of interaction　222

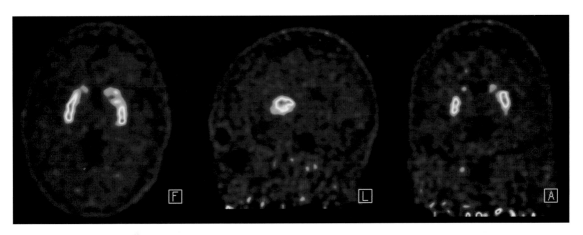

彩图 5-2　人脑¹¹C-Raclopride PET 多巴胺 D2 受体显像
双侧纹状体区多巴胺 D2 受体密度基本均匀对称

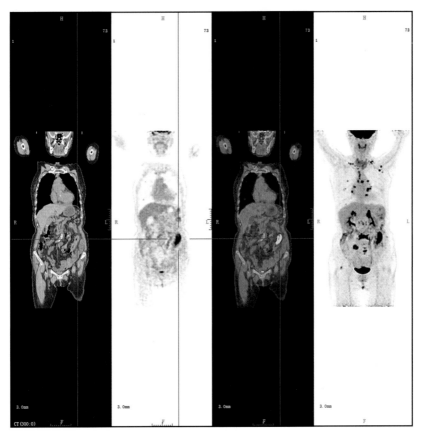

彩图 9-3　结肠癌伴全身多发转移¹⁸F-FDG PET/CT 显像图
左 1：CT 冠状位图；左 2：PET 冠状位图；左 3：融合冠状位图；左 4：PET MIP 图

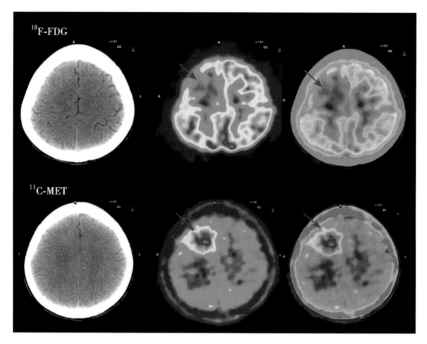

彩图 9-4　胶质母细胞瘤（WHO Ⅳ）^{11}C-MET 和^{18}F-FDG 显像图

上排：^{18}F-FDG PET/CT　　下排：^{11}C-MET PET/CT

左 1：CT 横状位图；左 2：PET 横状位图；左 3：融合横状位图

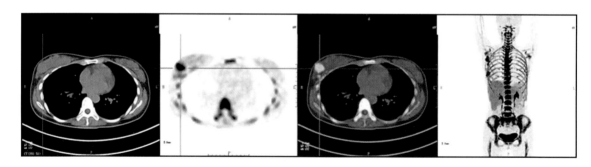

彩图 9-5　乳腺癌^{18}F-谷氨酰胺 PET/CT 显像图

左 1：CT 横状位图；左 2：PET 横状位图；左 3：融合横状位图；左 4：PET MIP 图

患者，女性，40 岁。^{18}F-谷氨酰胺 PET/CT 示右侧乳腺局灶性摄取增高灶。诊断：右侧乳腺浸润性癌（上海交通大学医学院新华医院提供图片）

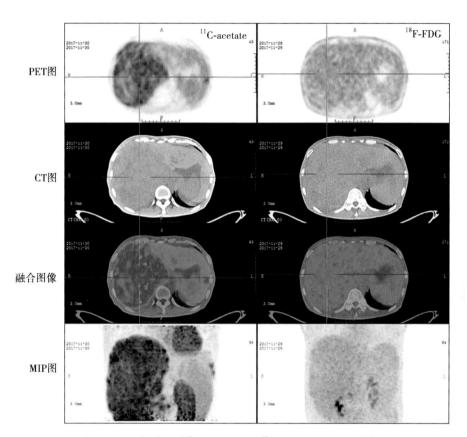

彩图9-6 肝细胞肝癌^{11}C-acetate 和^{18}F-FDG PET/CT 显像图

左列:^{11}C-乙酸 PET/CT;右列:^{18}F-FDG PET/CT

第一排:PET 横断位图;第二排:CT 横断位图;第三排:融合横断位图;第四排:PET MIP 图
患者,男,57 岁。^{18}F-FDG PET/CT 显像示肝右叶大块状低密度影,SUVmax=2.5。^{11}C-乙
酸 PET/CT 显像,SUVmax=11.6。诊断:肝细胞肝癌

CT图	PET图	融合图像	MIP图

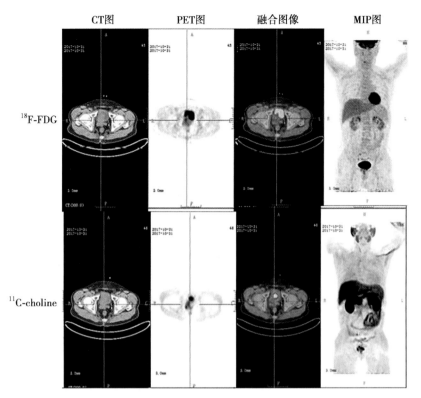

¹⁸F-FDG

¹¹C-choline

彩图 9-7　前列腺癌¹¹C-choline 和¹⁸F-FDG PET/CT 显像图

上排:¹⁸F-FDG PET/CT;下排:¹¹C-胆碱 PET/CT

左1: CT 横断位图;左2:PET 横断位图;左3:融合横断位图;左4:PET MIP 图

患者,男,65 岁。¹⁸F-FDG PET/CT 显像示前列腺外周带结节影,SUVmax=3.9。¹¹C-胆碱 PET/CT 显像,SUVmax=6.3。诊断:前列腺癌

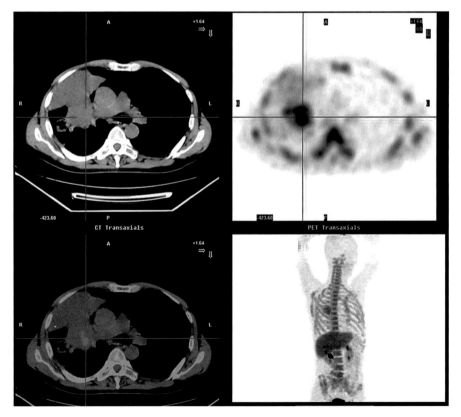

彩图 9-8　右肺上叶中心型肺癌伴肺不张¹⁸F-FLT PET/CT 显像图

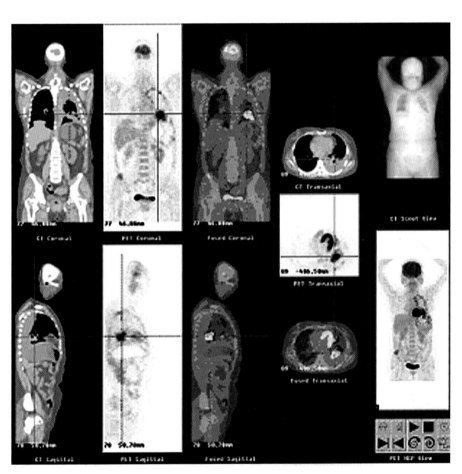

彩图 9-9 ^{18}F-FMISO PET/CT 肺肿瘤显像

见左下肺肿瘤灶异常放射性浓聚

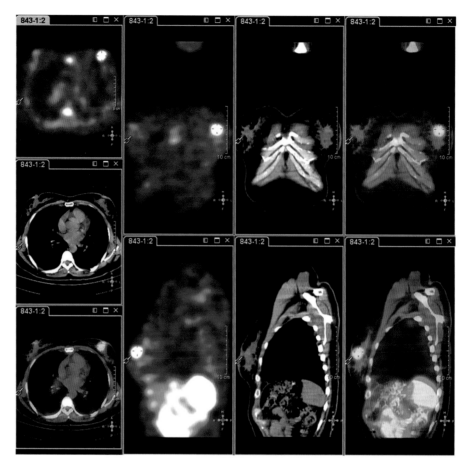

彩图 9-10 ^{99m}Tc-RGD 乳腺癌显像

静脉注射^{99m}Tc-3PRGD$_2$方法,11.1MBq/kg,体积 1.5ml。注射后 2 小时行 SPECT/CT 断层
显像。可见左侧乳腺对应 CT 肿物有一放射性分布浓聚区,病理结果为浸润性导管癌(吉
林大学中日联谊医院提供照片)

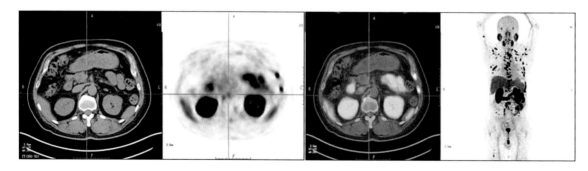

彩图 9-11 前列腺癌^{18}F-PSMA PET/CT 显像图

左 1:CT 横状位图;左 2:PET 横状位图;左 3:融合横状位图;左 4:PET MIP 图

患者,男性,67 岁。前列腺癌根治术后 3 年,PSA 进行性上升。^{18}F-PSMA PET/CT 显像示全身多发淋巴
结转移,多发骨转移(上海交通大学医学院新华医院提供图片)

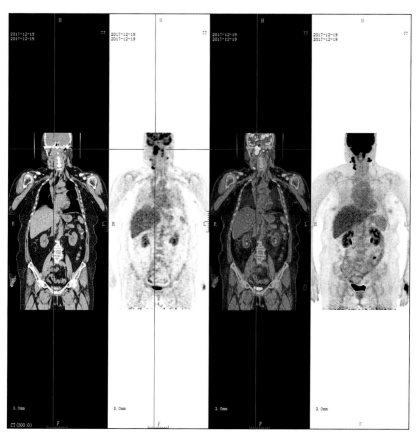

彩图 9-12　鼻咽癌伴颈部淋巴结转移^{18}F-FDG PET/CT 显像图

　　左 1：CT 冠状位图；左 2：PET 冠状位图；左 3：融合冠状位图；左 4：PET MIP 图 患者，女，66 岁。^{18}F-FDG PET/CT 显像示鼻咽部顶后壁黏膜增厚，SUVmax = 21.2；双侧咽旁间隙、颈深淋巴结、颌下淋巴结肿大，SUVmax = 2.8 ~ 17.8。诊断：鼻咽癌伴双侧颈部多发淋巴结转移

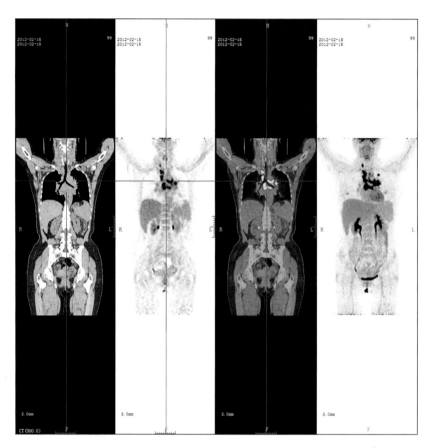

彩图 9-13　肺癌伴纵膈淋巴结转移、右锁骨上淋巴结转移（ⅢB）^{18}F-FDG PET/CT 显像图

左 1：CT 冠状位图；左 2：PET 冠状位图；左 3：融合冠状位图；左 4：PET MIP 图
患者，女，47 岁。^{18}F-FDG PET/CT 显像示左肺上叶结节，有毛刺，SUVmax = 12.3；左侧肺门、隆突下、主动脉窗、腔静脉后、右侧锁骨上多发肿大淋巴结，SUVmax = 5.3 ~ 10.7。诊断：左肺腺癌伴肺门、纵膈淋巴结转移及右侧锁骨上淋巴结转移

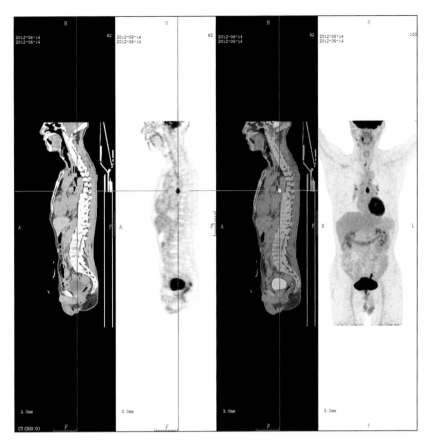

彩图 9-14　食管癌^{18}F-FDG PET/CT 显像图

左 1：CT 矢状位图；左 2：PET 矢状位图；左 3：融合矢状位图；左 4：PET MIP 图

患者，男，66 岁。^{18}F-FDG PET/CT 显像示食管中段管壁增厚，$SUV_{max}=18.5$。诊断：食管腺癌

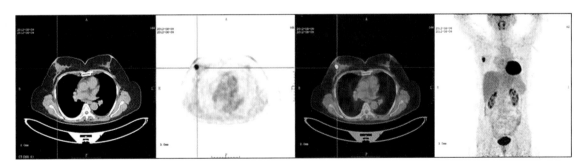

彩图 9-15　乳腺癌^{18}F-FDG PET/CT 显像图

左 1：CT 横状位图；左 2：PET 横状位图；左 3：融合横状位图；左 4：PET MIP 图

患者，女，60 岁。^{18}F-FDG PET/CT 显像示右侧乳腺外上象限软组织结节，$SUV_{max}=13.9$。诊断：乳腺导管腺癌

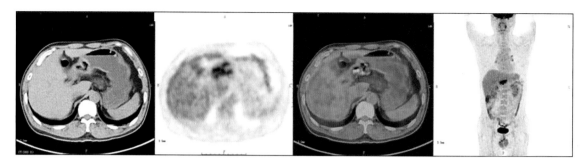

彩图 9-16　胃癌^{18}F-FDG PET/CT 显像图

左 1：CT 横状位图；左 2：PET 横状位图；左 3：融合横状位图；左 4：PET MIP 图

患者,男,52 岁。^{18}F-FDG PET/CT 显像示胃窦部胃壁增厚,SUV$_{max}$=9.3。诊断:胃窦部腺癌

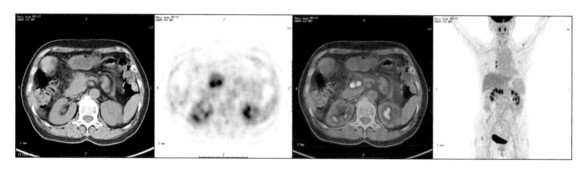

彩图 9-17　胰腺癌^{18}F-FDG PET/CT 显像图

左 1：CT 横状位图；左 2：PET 横状位图；左 3：融合横状位图；左 4：PET MIP 图

患者,男,68 岁。^{18}F-FDG PET/CT 显像示胰头部肿大,SUV$_{max}$=9.3。诊断:胰腺导管腺癌

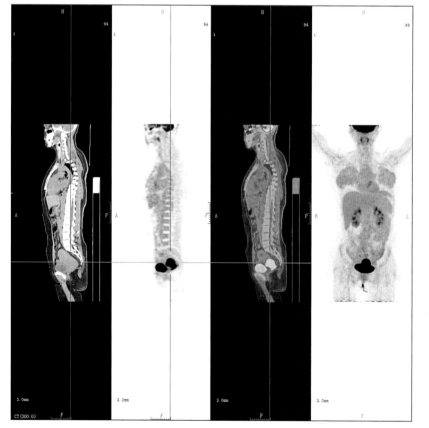

彩图 9-18　宫颈癌^{18} F-FDG PET/CT 显像图

左 1：CT 矢状位图；左 2：PET 矢状位图；左 3：融合矢状位图；左 4：PET MIP 图

患者,女,49 岁。^{18}F-FDG PET/CT 显像示子宫颈部明显增厚,SUVmax=12.1。诊断:宫颈鳞癌

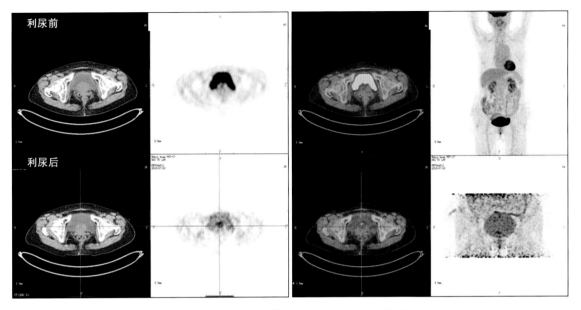

彩图 9-19   膀胱癌^{18}F-FDG PET/CT 显像图

上排:利尿前;下排:利尿后

左1：CT 横断位图；左2：PET 横断位图；左3:融合横断位图；左4:PET MIP 图

患者,女,71 岁。^{18}F-FDG PET/CT 显像示膀胱后壁软组织密度结节,利尿后延迟显像 SUVmax = 6.6。诊断:膀胱移行细胞癌

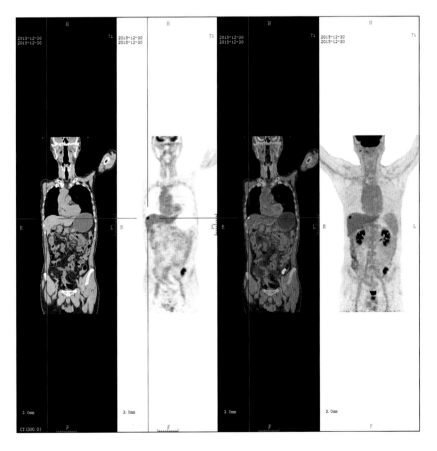

彩图 9-21   结直肠癌伴肝转移^{18}F-FDG PET/CT 显像图

左1：CT 冠状位图；左2：PET 冠状位图；左3：融合冠状位图；左4:PET MIP 图

患者,男,75 岁。^{18}F-FDG PET/CT 显像示降结肠肠壁增厚,SUVmax = 11.9;肝右叶前上段低密度结节灶,SUVmax = 8.5。诊断:降结肠癌伴肝转移

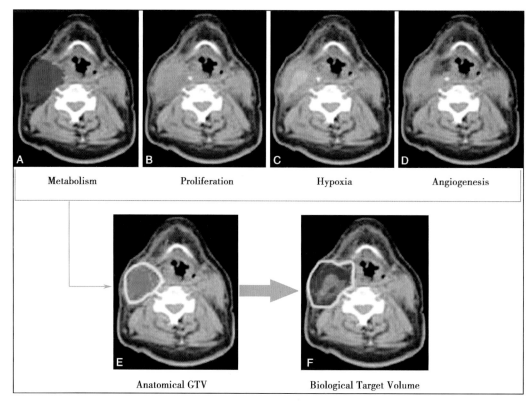

彩图 9-22 解剖靶区和生物靶区比较

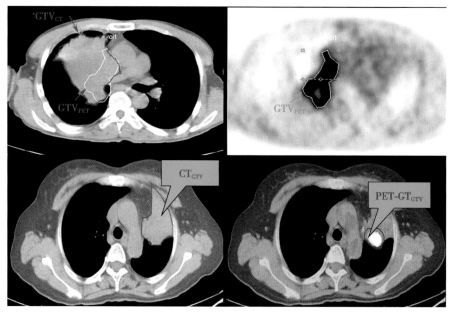

彩图 9-23 肺癌功能影像勾画靶区与 CT 靶区比较

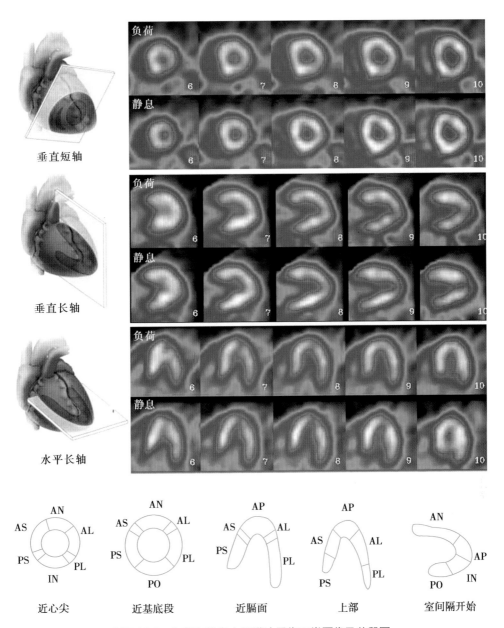

彩图 10-1　负荷和静息心肌灌注显像正常图像及节段图
AN:前壁;AL:前侧壁;PL:后侧壁;IN:下壁;AS:前间壁;PS:后间壁;PO:后壁;AP:心尖

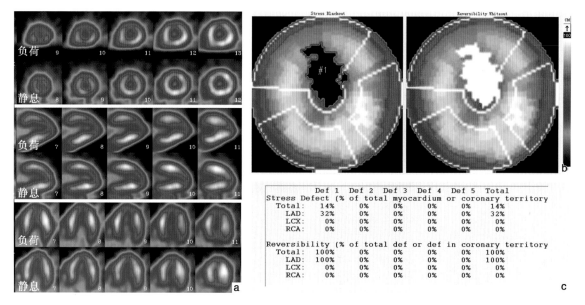

彩图 10-3　可逆性缺损

a. 断面图:在负荷态下前壁近心尖处见显像剂分布稀疏区,在静息态具有明显的填充;b. 靶心图;c. 定量分析结果:心肌缺血区域占左心室面积的 14% ,占前降支供血区域的 32% ,这些区域 100% 为可逆性缺损

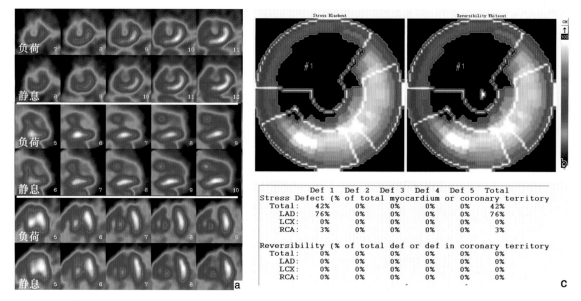

彩图 10-4　固定缺损

a. 断面图:前壁和心尖部在负荷态和静息状态下均表现为相同大小的缺损区;b. 靶心图;c. 定量分析结果:固定性缺损区域占左心室面积的 42% ,占前降支供血区域的 76% 、右冠状动脉供血区域的 3% 。病变区域 100% 为固定性缺损

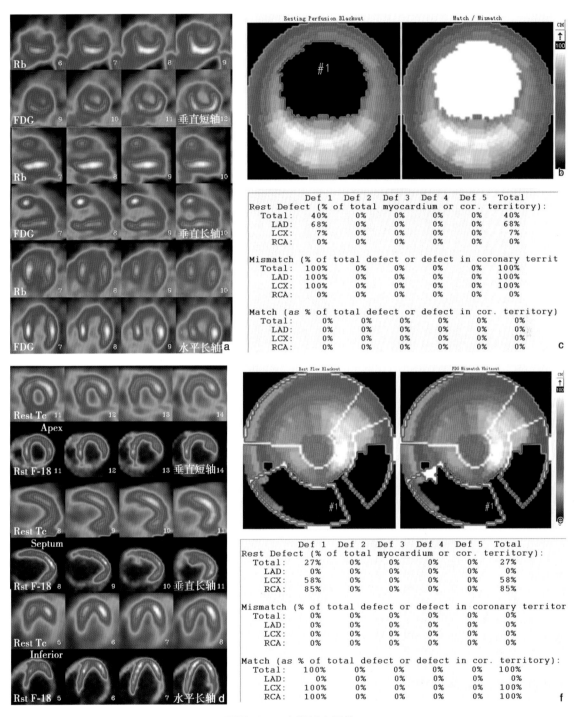

彩图 10-5　心肌活力评价

a~c:心肌灌注显像与代谢显像不匹配,提示缺血心肌存活;d~f:心肌灌注显像与代谢显像匹配,提示缺血心肌无活力。a 和 d、b 和 e 及 c 和 f 分别为心肌灌注显像与代谢显像对比分析断面图像、靶心图和定量分析结果

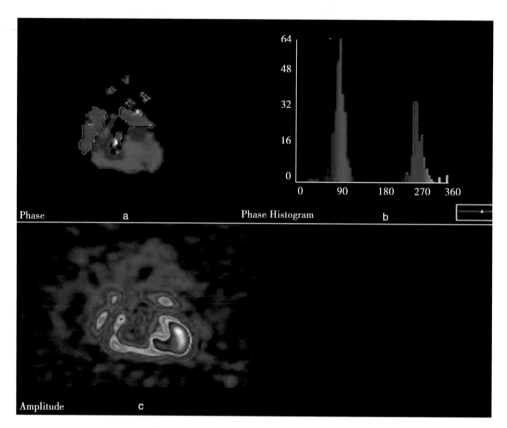

彩图 10-8　正常相位分析图

a. 时相图；b. 时相直方图；c. 振幅图

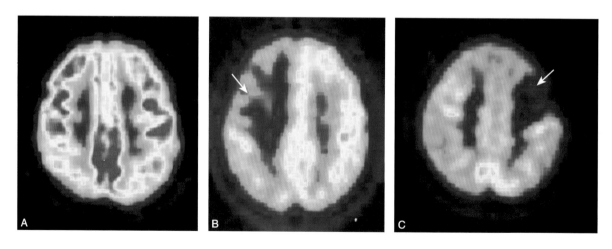

彩图 11-2　脑血流灌注 PET 图像

A. 正常；B. TIA, 右侧额顶叶放射性稀疏区；C. 脑梗死, 左侧额顶叶放射性缺损区

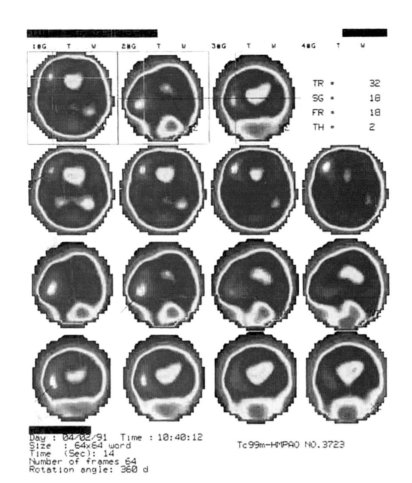

彩图 11-5　癫痫患儿发作期 SPECT 显像示右侧额叶放射性分布增高区

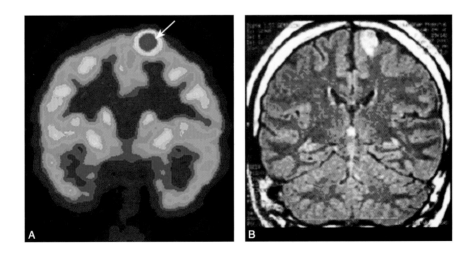

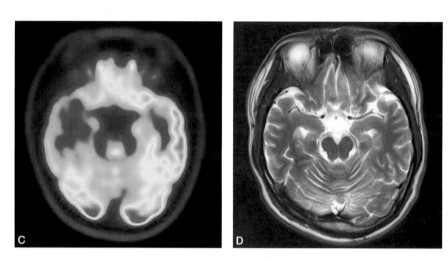

彩图 11-6　发作期和发作间期 PET 显像

发作期：A. ^{18}F-FDG 显像示左顶叶高代谢灶；B. MRI FLAIR 像呈高信号

发作间期：C. ^{18}F-FDG 显像示右颞叶低代谢灶；D. MRI T2 加权像未见明显异常

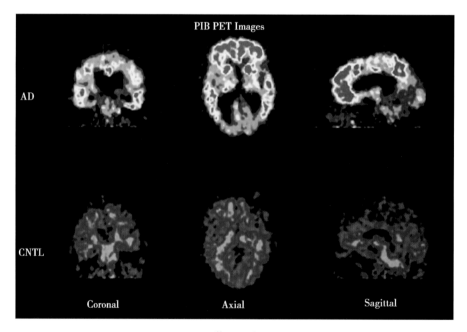

彩图 11-7　^{11}C-PIB PET 图像

下排：正常人；上排：AD 患者，放射性分布明显增高

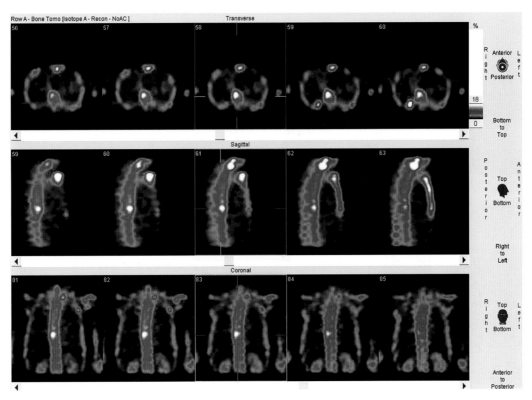

彩图 12-4　骨断层显像

从上到下依次为水平、矢状、冠状面断层

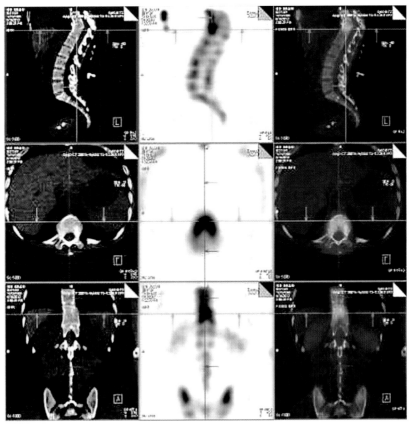

彩图 12-5　骨融合显像（SPECT/CT 融合显像）

由左向右第 1 ~ 3 列依次为 CT 断层、SPECT 断层、图像融合图

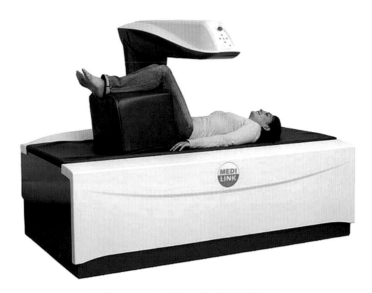

彩图 12-34　双能 X 线骨密度测定仪

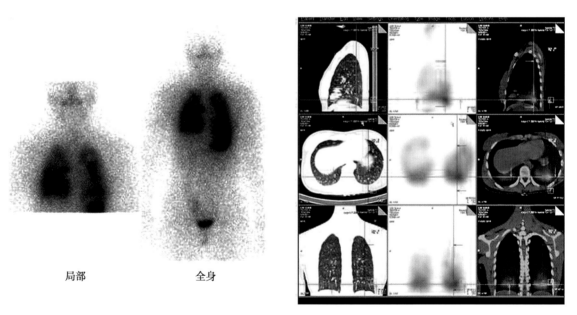

局部　　　　全身

彩图 13-11　甲状腺乳头状癌全身[131]I 显像
见双肺异常放射性浓聚,同机 CT 融合见双肺粟粒状结节,诊断甲状腺癌双肺转移

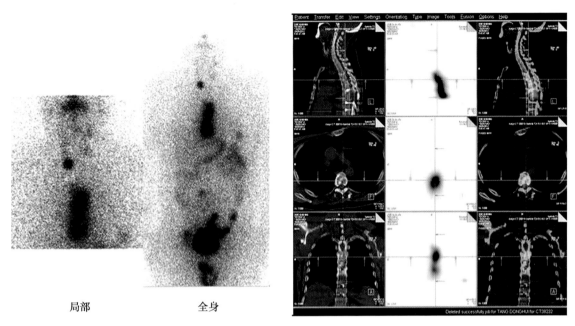

局部　　　　　全身

彩图 13-12　甲状腺乳头状癌全身[131]I 显像

见多处骨异常放射性浓聚,同机 CT 融合见多处骨骨质破坏,诊断甲状腺癌骨转移

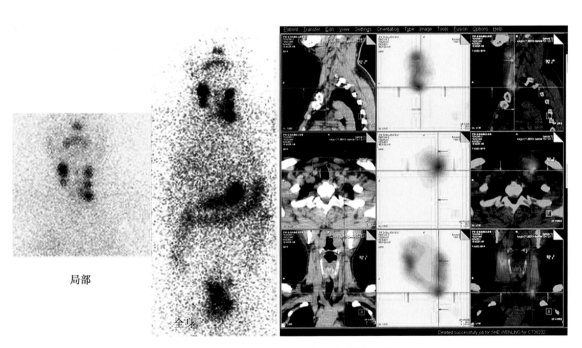

局部

全身

彩图 13-13　甲状腺乳头状癌全身[131]I 显像

见颈部多个异常放射性浓聚,同机 CT 融合见颈部多个肿大淋巴结,诊断甲状腺癌伴颈部淋巴结转移

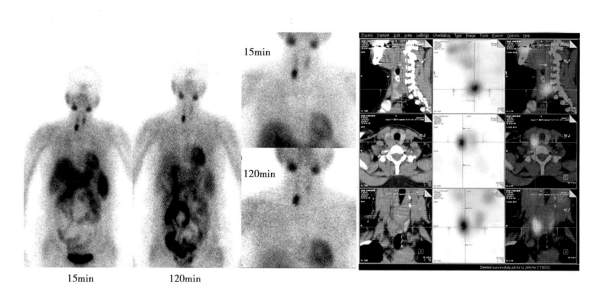

彩图 13-15　甲状旁腺腺瘤 MIBI 双时相显像

在甲状腺右叶下极见 ^{99m}Tc-MIBI 摄取增高区。手术治疗,术后病理证实为甲状旁腺腺瘤

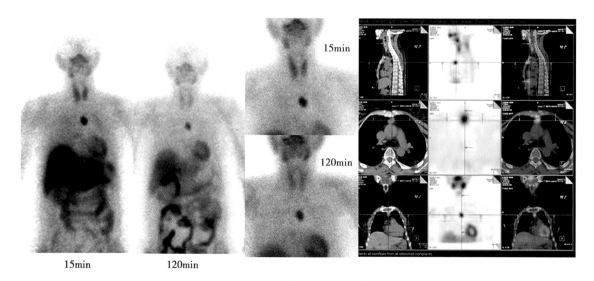

彩图 13-16　^{99m}Tc-MIBI 显像

上纵隔见一显像剂摄取异常浓聚区,同机 CT 融合于纵隔胸骨柄后方见一类圆形软组织密度影。术后病理为异位甲状旁腺腺瘤

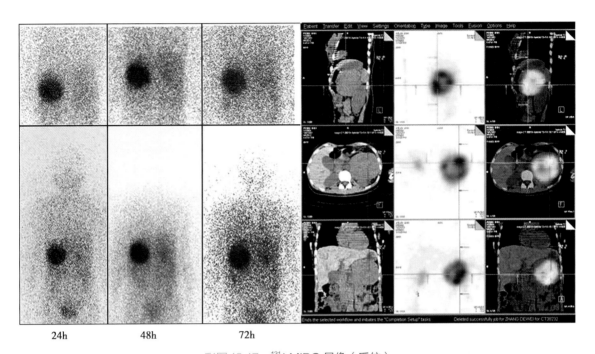

彩图 13-17　^{131}I-MIBG 显像（后位）

左侧肾上腺见异常放射性浓聚区，手术治疗，术后病理为左侧肾上腺嗜铬细胞瘤

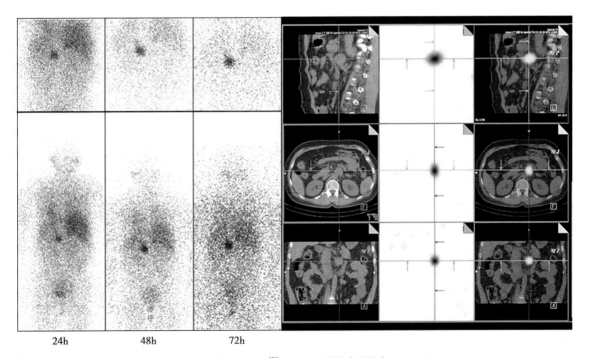

彩图 13-18　^{131}I-MIBG 显像（后位）

腹主动脉旁左侧肾上腺前方见异常放射性浓聚区，考虑腹主动脉旁异位嗜铬细胞瘤，术后病检证实

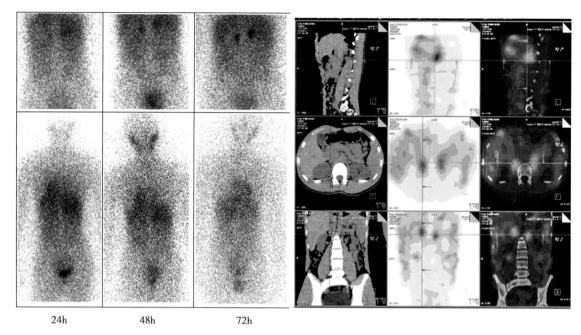

彩图 13-19 ^{131}I-MIBG 显像（后位）

48h 双侧肾上腺区域见放射性浓聚,72h 增强,提示双侧肾上腺髓质增生

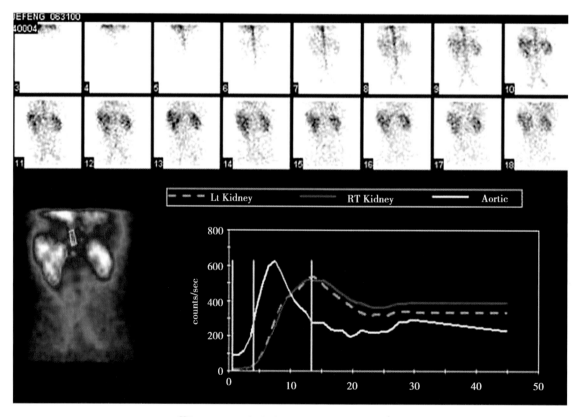

彩图 14-1 ^{99m}Tc-DTPA 肾血流灌注正常影像（后位）及双肾 TAC

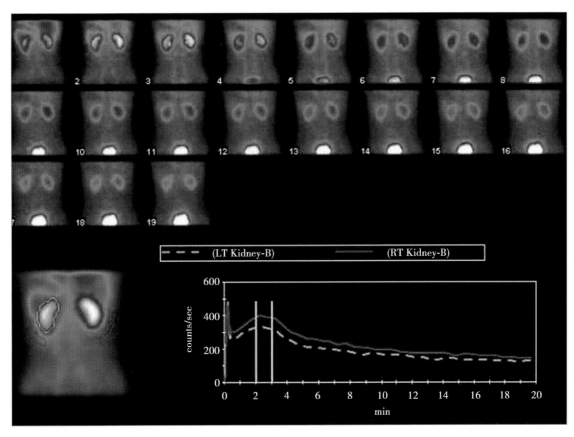

彩图 14-2　正常⁹⁹ᵐTc-DTPA 肾动态功能影像（后位）及双肾 TAC

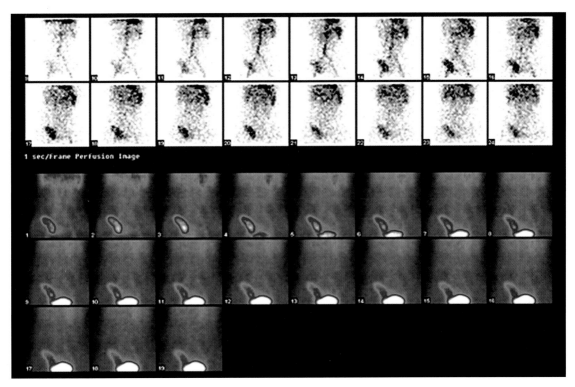

彩图 14-13　正常肾移植⁹⁹ᵐTc-DTPA 显像（前位）

上：血流灌注影像；下：动态功能影像

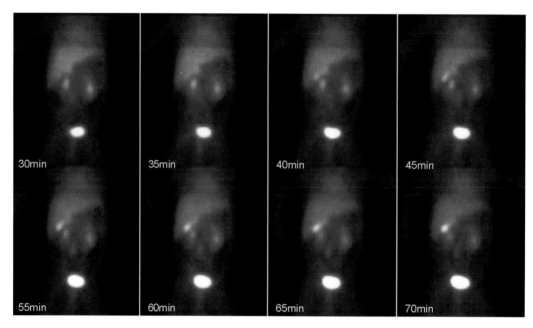

彩图 15-2　患儿，男性，53 天，发现皮肤黄疸 4 周。 静脉注射^{99m}Tc-EHIDA 30min 后开始显像。肝影尚清楚，30min 肝总管显影，40min 胆囊显影，45min 后肠道出现放射性聚集影，并逐渐增多。最后诊断新生儿肝炎

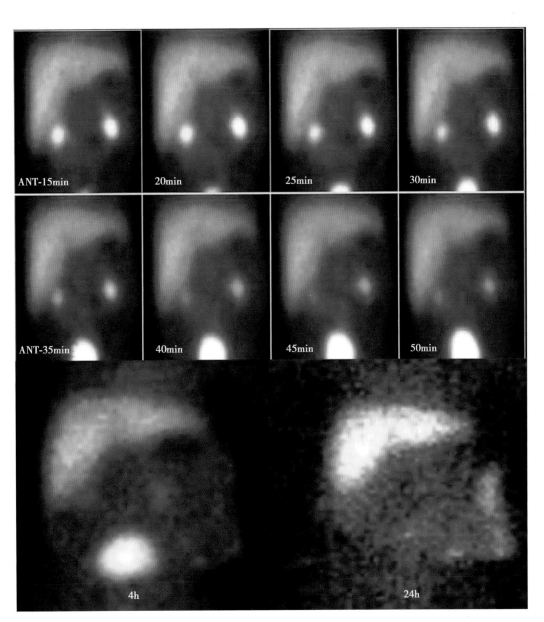

彩图 15-3　患儿，男性，45 天，发现皮肤黄疸 3 周。 静脉注射^{99m}Tc-EHIDA 10min 后开始显像。
肝影持续存在，50min、4h 及 24h 肠道未见放射性聚集影。 最后诊断先天性胆道闭锁

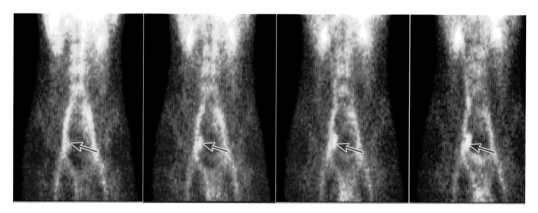

彩图 15-5 ⁹⁹ᵐTc-体内标记红细胞消化道出血显像，右下腹

右侧髂血管内侧见异常放射性浓聚，并随时间放射性聚集范围逐渐增大

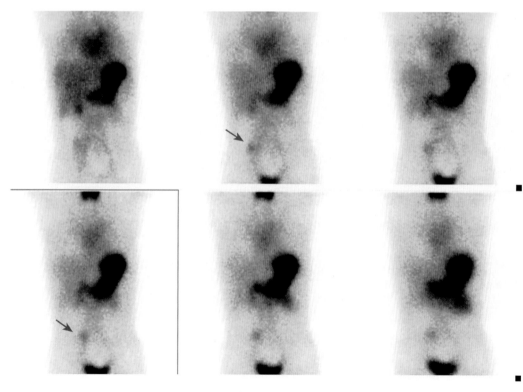

彩图 15-6 异常胃黏膜显像，1 帧/5min

10min 时右下腹髂血管外侧见异常放射性浓聚影，并随时间延长病灶范围逐渐增大，放射性减低。手术病理证实为小肠梅克尔憩室

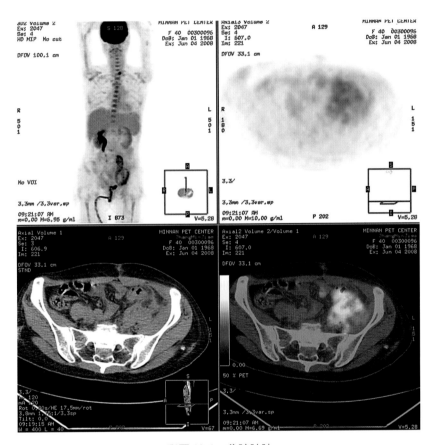

彩图 18-1　盆腔脓肿

女,40 岁。子宫颈癌术后两月,持续发热一月。^{18}F-FDG PET/CT 显示左侧盆腔感染性病灶。手术证实为脓肿

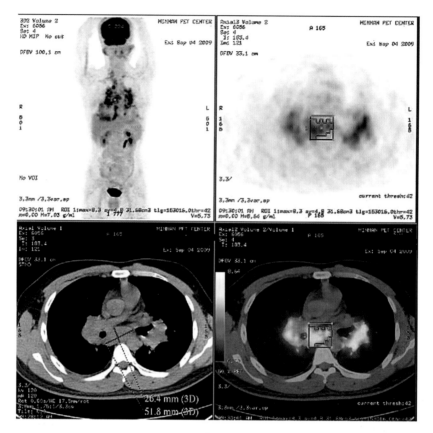

彩图 18-2　结节病 ^{18}F-FDG PET/CT 显像

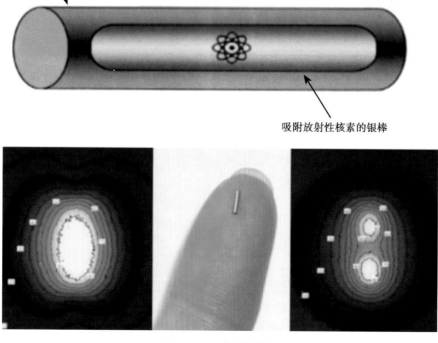

彩图 22-1　放射性粒子

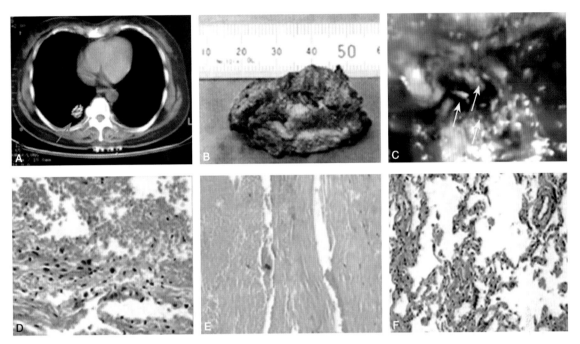

彩图 22-5　肺癌患者放射性粒子植入治疗 6 个月后的影像影像及病理诊断
A. 术后 6 个月 CT 显示 CR；B. 手术切除的病灶；C. 术中看见粒子分布；D. 病理证实肿瘤细胞坏死；
E. 病理证实肿瘤周围组织变性和纤维化；F. 病理证实邻近肺泡正常

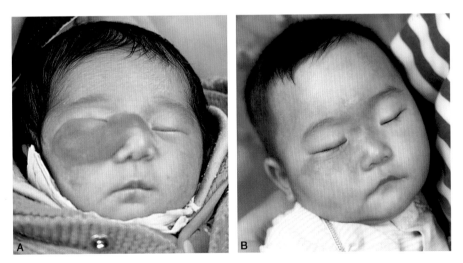

彩图 23-2　15 天右脸部混合性血管瘤患儿
A. 治疗前；B. 经 ^{90}Sr 敷贴 2 疗程，"^{32}P-D"注射治疗 3 个疗程后

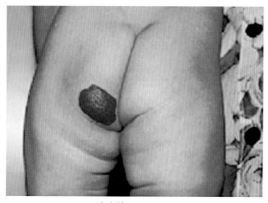

治疗前

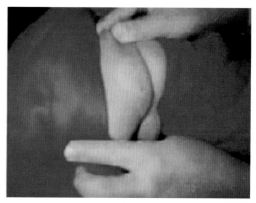

治疗后

彩图 23-3 臀部血管瘤敷贴治疗前后